LA FIÈVRE TYPHOÏDE

TRAITÉE

Par les Bains Froids

La Fièvre typhoïde

TRAITÉE PAR LES

BAINS FROIDS

PAR

R. TRIPIER
Professeur à la Faculté de Médecine
Médecin des Hôpitaux
de Lyon

L. BOUVERET
Agrégé à la Faculté de Médecine
Médecin des Hôpitaux
de Lyon

AVEC DIX-HUIT TRACÉS THERMOMÉTRIQUES
ET NEUF TRACÉS SPHYGMOGRAPHIQUES

PARIS
LIBRAIRIE J.-B. BAILLIÈRE ET FILS
19, rue Hautefeuille, près du Boulevard Saint-Germain
LYON

HENRI GEORG
65, rue de la République, 65

J.-P. MÉGRET
58, Quai de l'Hôpital, 58

1886

PRÉFACE

Pendant sa captivité à Stettin, en 1870-71, un jeune médecin lyonnais, M. Fr. Glénard, avait vu Brand traiter la fièvre typhoïde par la méthode des bains froids. Les résultats étaient de beaucoup supérieurs à ceux que donnent tous les autres traitements de cette maladie. Rentré en France, M. Glénard s'est, depuis dix ans passés, voué avec un zèle infatigable à la vulgarisation de la méthode de Brand.

Sans doute, durant cette période, la médication réfrigérante fut, en France, l'objet d'un grand nombre de publications et de discussions dans les Sociétés savantes. A Lyon, des milliers de typhiques ont été traités par l'eau froide, et des matériaux considérables ont été recueillis, propres à mettre en lumière l'incontestable supériorité du traitement de la fièvre typhoïde par les bains froids. Cependant la méthode de Brand est, en France, mal connue et encore plus mal jugée. Le grand ouvrage que Brand a consacré à l'hydrothérapie de la fièvre typhoïde n'a pas été traduit. Les importantes publications de M. Fr. Glénard sont disséminées dans les recueils périodiques. Nous n'avons donc pas un livre qui donne l'exposé complet des méthodes de la médication réfrigérante, et qui puisse fournir à peu près tous les renseignements désirables sur l'hydrothérapie de la fièvre typhoïde.

C'est cette lacune que nous avons voulu combler. Depuis longtemps déjà, nous avions réuni et mis en œuvre de nombreux matériaux, publications françaises et étrangères sur la médication réfrigérante, observations cliniques recueillies à l'hôpital, pendant une période de dix années. L'ouvrage que nous avions écrit sur ces documents était tout à la fois théorique et pratique. Nous y avions consacré beaucoup de pages à l'historique fort digne d'intérêt de la médication réfrigérante, ainsi qu'aux théories de la fièvre, de l'hyperthermie et de la réfrigération appliquée au traitement des états fébriles. Nous avons dû réduire notre travail à des proportions plus modestes. Notre but est, avant toute chose, de contribuer, nous aussi, à répandre dans le public médical français une méthode de traitement, dont nous avons maintes fois et dans les conditions les plus diverses, éprouvé la remarquable efficacité. Le praticien demande des faits, des résultats précis, une description claire et complète des moyens à mettre en usage. La théorie le préoccupe moins que la pratique. Nous avons donc retranché de ce livre la plus grande partie des considérations purement théoriques et résumé, en quelques pages seulement, l'historique de la médication réfrigérante.

Il est vrai que la vulgarisation de la méthode des bains froids rencontrera chez nous plus d'un obstacle. Les discussions de la Société médicale des hôpitaux de Paris et celles, plus récentes, de l'Académie de médecine ne lui sont rien moins que favorables; et, depuis quelques années, des recherches, poursuivies de tous côtés, sur les microphytes pathogènes, semblent ouvrir des voies nouvelles à la thérapeutique des maladies infectieuses.

La plupart des orateurs de l'Académie ont jugé la méthode des bains froids, appliquée au traitement de la fièvre typhoïde, moins d'après l'observation des faits, que d'après des vues théoriques, d'ailleurs très contestables. Quant à nous, nous voulons rester sur le terrain des faits que nous avons observés, l'un depuis douze ans et l'autre depuis six ans. Cette expérience, qui porte sur des centaines de cas de fièvre typhoïde traités par les bains froids, soit à l'hôpital, soit dans la clientèle de la ville, nous conduit à des conclusions bien différentes de celles qui paraissent résulter des discussions de l'Académie et de la Société médicale des hôpitaux de Paris. La méthode de Brand ne présente pas les périls dont on l'accuse si souvent ; il est facile de la mettre en usage dans toutes les conditions de la pratique médicale; elle exerce une action remarquable et décisive sur les plus graves symptômes et sur la marche de la dothiénentérie; elle diminue considérablement le taux de la mortalité; elle est supérieure à toute autre médication et mérite de prendre, dans le traitement de la fièvre typhoïde, une place tout à fait prépondérante.

L'originalité et l'efficacité de la méthode de Brand résident dans ces trois préceptes : il faut baigner dès les premiers symptômes de l'invasion ; il faut baigner toutes les fièvres typhoïdes ; il faut soumettre le fébricitant à une réfrigération vraiment systématique, depuis le début jusqu'à la fin de la période fébrile. Ces préceptes, qu'avaient indiqués déjà, et même en termes très explicites, Currie, Giannini et Récamier, trouvent encore un nouvel appui dans les travaux contemporains de Bartels, Jurgensen et Liebermeister. Ils ont cependant paru tout à fait révolutionnaires. On les a condamnés au nom de ce qu'on appelle la saine pratique médicale. La thérapeutique, a-t-on dit, est tout entière dans les indications. Or ces critiques ne tiennent pas devant l'observation des faits. Il est certain que cette notion de la réfrigération systématique constitue, dans le traitement de la fièvre typhoïde, un grand, un incontestable progrès. Donner un bain de temps en temps, ce n'est pas, comme le dit Brand fort judicieusement, ce n'est pas traiter la fièvre typhoïde par la méthode des bains froids. Appliquée suivant la formule générale de la médecine des indications, la réfrigération ne donne que des résultats incomplets et qui ne sont pas, en effet, très supérieurs à ceux que donnent les médicaments antipyrétiques. Bien différente est l'influence de la réfrigération vraiment systématique et mise en œuvre dès les premiers jours de l'invasion. La fièvre dothiénentérique est alors véritablement transformée et, dans l'immense majorité des cas, elle évolue promptement vers une terminaison favorable.

Chercher, dans l'ordre des antiseptiques, un médicament de la fièvre typhoïde réellement efficace, est assurément une très louable entreprise. Il n'est même pas impossible qu'on découvre un jour une substance médicamenteuse agissant dans cette maladie, comme le salicylate de soude dans le rhumatisme aigu, ou même comme le sulfate de quinine dans la fièvre intermittente. Mais qui oserait dire que ce médicament est aujourd'hui connu? — La quinine, l'acide phénique, l'acide salicylique, la kairine, l'antipyrine agissent seulement à titre de médicaments antipyrétiques. Toutes ces substances sont, même au point de vue exclusif de l'action antipyrétique, très inférieures à la méthode des bains froids; de plus, si l'usage en est continué à hautes doses et pendant toute la période fébrile, elles ne sont pas exemptes d'inconvénients, ni même de réels périls. — L'iodoforme, la naphtaline, le charbon végétal, le calomel et d'autres substances de ce genre peuvent probablement opérer, dans une certaine mesure, la désinfection, l'antisepsie de l'intestin malade; mais c'est là un résultat très insuffisant et qui ne peut être comparé à l'action si remarquable qu'exercent les bains froids, non pas seulement sur la fièvre, mais aussi sur les symptômes les plus graves, en particulier sur les troubles du système nerveux, de la circulation et de la sécrétion urinaire. D'ailleurs la réfrigération n'est pas sans doute dépourvue de toute action antiseptique. Des recherches expérimentales ont bien établi que les abaissements de température, auxquels peuvent être soumises les cultures artificielles, modèrent ou suspendent le développement et la vitalité des microphytes pathogènes. Si vraiment l'infection typhoïde est due à la pullulation d'un microphyte pathogène dans le sang ou dans le système lymphatique de l'intestin, il est bien permis de penser, et même certains faits tendent à démontrer, que la refrigération précoce, intense et systématique du fébricitant est capable d'exercer une influence modératrice de ce genre sur cette cause première de la fièvre typhoïde.

Esprits trop enclins à l'enthousiasme, médecins imprudents, novateurs dangereux, telles sont les moins sévères des épithètes dont on a volontiers qualifié les médecins qui ont osé affirmer la supériorité de la méthode des bains froids sur les médications traditionnelles de la fièvre typhoïde. Ces critiques nous touchent peu, et vraiment il est inutile d'y répondre. Avons-nous donc besoin de nous défendre contre le reproche de montrer pour ce traitement un enthousiasme exagéré ? Ce traitement n'est pas notre œuvre. D'ailleurs est-il contestable que l'hydrothérapie de la fièvre typhoïde et du typhus repose aujourd'hui sur des bases véritablement scientifiques ? Peu de médications ont été, sinon chez nous, du moins à l'étranger, soumises à une aussi vaste expérimentation.

Nos convictions sont nées d'une observation longue, patiente et, nous pouvons bien l'affirmer, sérieuse. Aussi, en présentant ce modeste ouvrage au public médical, osons-nous lui dire : « C'est icy un livre de bonne foy, lecteur. »

CHAPITRE I

HISTORIQUE DE LA MÉDICATION RÉFRIGÉRANTE APPLIQUÉE AU TRAITEMENT DES FIÈVRES (1).

On trouve dans Hippocrate plusieurs passages où il Hippo est question de l'eau froide dans les maladies aiguës. Peut-être quelques-uns de ces aphorismes des livres hippocratiques, mal interprétés, n'ont-ils pas été étrangers à la longue fortune de ce préjugé toujours si répandu : la chaleur et les boissons chaudes conviennent aux fébricitants. Voici quelques-uns de ces aphorismes, d'ailleurs bien connus : « Les choses froides donnent des spasmes et le tétanos. — Le froid est l'ennemi des

(1) Nous avons puisé bon nombre de nos indications bibliographiques dans le grand ouvrage de Lorain : *De la température du corps humain.* Mais nous avons le plus souvent consulté les originaux, soit à la Bibliothèque de la Faculté de Paris, soit à la Bibliothèque nationale. Nous regrettons de ne pouvoir utiliser qu'une partie des documents ainsi recueillis. Cette histoire de la médication réfrigérante présente en effet un très réel intérêt,

os, des nerfs, du cerveau et de la moëlle épinière, et le chaud est leur ami. — Les choses froides, comme la neige et la glace, sont ennemies de la poitrine; elles provoquent la toux, le catarrhe et le crachement de sang. » Cependant Hippocrate conseille assez souvent l'usage de l'eau, froide ou tiède, même dans les maladies aiguës. Le passage suivant traite du bain dans la pneumonie : « Le bain convient généralement plus dans la pneumonie que dans les fièvres ardentes. En effet, il adoucit la douleur de côté, mûrit l'expectoration, la facilite, dégage la respiration; il ôte le sentiment de lassitude par les propriétés qu'il a de relâcher les articulations et la surface de la peau; il est diurétique (1). » Les médecins grecs savaient déjà que, dans les maladies aiguës, le bain augmente la sécrétion urinaire. Or c'est là, nous le verrons, un des effets les plus remarquables et les plus salutaires de l'hydrothérapie, appliquée au traitement des maladies aiguës et surtout des maladies infectieuses. — Hippocrate avait observé que « les gonflements des articulations, la goutte, la plupart des ruptures sont amendées par d'abondantes affusions d'eau froide (2). » Il employait encore l'eau froide dans d'autres maladies aiguës fébriles, ainsi dans l'érysipèle non ulcéré. — Lorain, qui cite la plupart de ces textes, est avec raison frappé de l'oubli dans lequel ils sont tombés, pendant le règne si prolongé de la tradition hippocratique (3).

Cependant la médication réfrigérante fut en honneur dans quelques écoles hippocratiques. Les médecins de l'Ecole d'Alexandrie traitaient les fièvres par le froid,

(1) *Œuvres complètes d'Hippocrate.* Edition de Littré. J.-B. Baillière, 1839-1861, t. II, p. 365.

(2) Id. t. VI, p. 131.

(3) *De la température du corps humain.* Paris 1877. J.-B. Baillière. t. I, p. 49.

surtout les synoques et les fièvres putrides. Ils donnaient aux fébricitants des boissons froides et même des bains froids. Cette médication persista longtemps en Egypte, où Prosper Alpinus la retrouva fort en honneur, vers la fin du XVIe siècle.

Celse vivait au siècle d'Auguste. Il parle de l'eau Cels
froide dans les maladies aiguës, comme d'une pratique depuis longtemps connue. Un certain médecin du nom de Pétron, dit-il, postérieur à Hippocrate, antérieur à Hérophile et à Erasistrate, traitait la fièvre par l'eau froide en boissons. A peu près dans toutes les fièvres, Celse conseille des fomentations avec l'eau froide ou tiède, mêlée ou non à de l'huile; quelquefois même il a recours aux grands bains. Il discute les indications des bains chauds, des bains froids, des bains d'étuve et des lotions à l'eau froide; il conclut que l'eau froide convient surtout au début des maladies. *(De re medicâ, libri octo, liv. III).*

Suétone raconte qu'au retour de l'expédition de Biscaye, Auguste fut atteint d'une maladie fort grave (affection du foie ou fièvre continue). Son médecin, Antonius Musa, employa les applications froides sur la peau et les boissons froides. Ce traitement réussit là où tous les autres moyens avaient échoué.

L'usage des bains était si répandu chez les Romains, que médecins et empiriques ont dû naturellement les employer dans un but thérapeutique. Pline écrit que, pendant six cents ans, on ne connut pas d'autre médecine, à Rome, que celle des bains *(liv. XXIX. C. 1).* L'emploi de l'eau dans les maladies divisait profondément les médecins de Rome. Galien donne sur ce point de curieux détails. Les médecins étaient partagés en hydrophiles et hydrophobes; les hydrophiles comprenaient les psychrophiles (partisans de l'eau froide) et les thermophiles (partisans de l'eau chaude); à leur tour, les psychrophiles se divisaient en psychrolites (partisans du bain froid), en psychropotes (partisans des boissons froides) et en psychropantes (partisans des deux méthodes, bain froid et boissons froides). L'eau froide parut triompher, grâce au zèle d'un médecin marseillais, Charmis, venu à Rome vers le milieu du premier siècle de notre ère. Pline raconte ses exploits : « Charmis frigidâ, etiam hibernis algoribus, lavari persuasit, mersit ægros in lacus ; videbamus senes consulares usque in ostentationem rigentes. »

LIEN. Galien (128 à 198 ap. J.-C.) paraît avoir pris parti pour l'eau froide. Plus d'une fois, il blâme ceux qui refusent de se servir de ce moyen. Il considère l'eau surtout comme un dissolvant et un réfrigérant. Ses vues théoriques sur la réfrigération des fébricitants sont fort remarquables. Il a même, en termes très explicites, formulé la doctrine de l'hyperthermie nocive dans les maladies fébriles. « Dans les fièvres, dit-il, l'eau froide, unie à la saignée, doit remplacer toute autre médication. On sait que ce passage de Galien inspira à Leroy de Béthune son traitement de la fièvre typhoïde, basé sur l'emploi combiné de la saignée et des affusions froides. — Les bains guérissent les fièvres quotidiennes, les tierces et d'autres encore, mais portent beaucoup de préjudice dans les quartes *(Meth. medendi ad Glaucum. C. 9).* — Quelquefois les bains froids sont favorables dans les fièvres ardentes, dans les fièvres hectiques, quelquefois aussi dans les putrides. *(De temper. C. 5).* — Dans les fièvres extrêmement chaudes et brûlantes, dès que vous voyez les signes de coction, donnez hardiment pour boisson de l'eau froide, en réglant la dose d'après la saison, le pays, l'âge, la nature et l'habitude du patient. *(Meth. medendi).* »

Galien pose nettement le principe et l'indication fondamentale de la médication réfrigérante appliquée au traitement des fièvres : « La première indication est, si la maladie le permet, d'enlever toute la fièvre; la seconde, si la maladie ne le permet pas entièrement, d'en enlever ce que l'on peut. Or, *comme les fébricitants sont malades par excès de chaleur*, il faut, pour les guérir, chasser cette intempérance. Tout excès est guéri par l'excès contraire, comme on sait. Dans l'intempérie des fiévreux, il y a excès dans l'abondance de la chaleur. Donc il faut chercher le remède à cette intempérie dans les choses qui refroidissent. Par conséquent, si la fièvre existe déjà, et que la cause qui l'a produite ait cessé, le seul but à atteindre pour la guérison est la réfrigération (*Thérap. liv. XII*). » — En beaucoup d'autres passages, Galien traite de l'usage de l'eau dans les maladies. Nous bornons nos citations à ceux où il est particulièrement question de l'emploi de l'eau froide dans les fièvres.

Celse constate seulement l'influence favorable du froid; Galien cherche à l'expliquer. Sa théorie est à peu près la théorie moderne de l'hyperthermie. Les fébricitants sont malades par excès de chaleur, dit-il, et le meilleur moyen de combattre cet excès, c'est la réfrigération. Cette proposition si simple, et jusqu'à présent si vraie, pourrait servir d'épigraphe aux travaux de Liebermeister et de Brand.

Après Galien, les écrits des médecins latins ne renferment aucune vue nouvelle sur la médication réfrigérante. D'ailleurs l'hydrothérapie tombe de plus en plus aux mains des empiriques. — Cœlius Aurelianus (230 ap. J.-C.) traite à peine de l'emploi médical de l'eau froide. — Oribase (360 ap. J.-C.) écrivit une vaste encyclopédie des Sciences médicales. Un chapitre de cet ouvrage porte ce titre significatif : *De exacerbatione febris, febris exacerbatio balnæis naturalibus curata*. L'eau est employée en bains et en fomentations. Oribase a vu des fébricitants guéris après un jour de traitement;

l'exacerbation qui était longue et se résolvait difficilement, désormais ne se reproduisait plus. — Alexandre de Tralles (561 ap. J.-C) est l'auteur d'un traité sur les fièvres putrides. Dans le traitement de ces fièvres, il conseille l'eau froide en boissons, en lotions et en bains. Mais dominé, comme tous les médecins de son temps, par les théories humorales de la tradition hippocratique, il recommande d'attendre, pour employer l'eau froide, la coction parfaite de la matière morbifique. — Paul d'Egine (634 ap. J.-C) employait le bain froid dans quelques fièvres, surtout au début des fièvres inflammatoires. Le bain ne lui paraît pas contre-indiqué même chez les femmes, à l'époque des règles.

ÉDECINS ABES

Après la chute de l'empire romain, les traditions médicales furent recueillies par les médecins arabes. La plupart d'entre eux commentent Hippocrate et Galien. Ils ont cependant appliqué l'eau froide au traitement des fièvres éruptives. — Rhazès (860 ap. J.-C.) traite de l'emploi de l'eau froide dans la variole et la rougeole. Il administrait l'eau froide en boissons, en lotions et en bains. « Un des moyens les plus efficaces pour éteindre l'éruption de la variole est de faire boire au malade de l'eau refroidie autant que possible... Sitôt que les pustules ont apparu à la face, il faut asperger celle-ci très fréquemment d'eau froide et laver les yeux. » Dans la rougeole, Rhazès employait également l'eau froide, même dans les cas compliqués d'accidents thoraciques : « Si l'oppression est fort grande et prête à causer la syncope, on prendra le bain d'eau froide, et on usera des frictions pour faire sortir la rougeole (1). » — Mesué, au IXe siècle, conseillait les bains, dans la plupart des maladies fébriles. — Avicenne reproduisit

(1) Rhazès. *Traité de la variole et de la rougeole.* Traduction française de Leclerc et Lenoir. Paris 1866.

à peu près les règles posées par Galien. Zacutus Lusitanus cite de lui ce passage : « Quand la fièvre est si véhémente, si aiguë, qu'on ne peut user du régime habituel, il est nécessaire d'avoir recours à une grande réfrigération. » — Il est probable que la médication réfrigérante resta longtemps en honneur parmi les médecins arabes. Nous en avons la preuve dans le témoignage de Prosper Alpinus, qui visita l'Egypte vers 1580. Alpinus ne fut pas médiocrement surpris de voir quel usage faisaient de l'eau froide les habitants de ce pays, même dans les maladies aiguës. « Ils usent du bain tiède pour se rafraîchir... Ils se plongent souvent au sortir du bain chaud dans l'eau froide... Cette pratique ne concerne pas seulement les gens en bonne santé, mais encore les fébricitants... Les médecins, sans s'inquiéter des causes de la maladie, ont pour usage, dans presque toutes les fièvres indistinctement, de donner des médicaments réfrigérants. »

Pendant tout le Moyen Age et jusqu'au XVIe siècle, on ne connut guère que les pratiques superstitieuses. Quelques médecins italiens, P. d'Albano (1250), J. Dondis (1343), Savonarola (1430) traitent de l'emploi de l'eau, mais surtout au point de vue chirurgical. Cependant Savonarola, dans son livre *De Febribus*, recommande l'emploi de l'eau froide dans les fièvres ardentes.

XVIe XT SIÈCLE

Au XVIe et au XVIIe siècles, les livres se multiplient dans lesquels il est question de l'emploi médical de l'eau froide. C'est un retour aux traditions hippocratique et galenique. La plupart des médecins s'en tiennent aux témoignages des anciens. — Mercurialis, Rondelet (1507-1560), Zacutus Lusitanus (1642), Ballot (1660), Dodart (1660), Th. Bartholin (1661), Barra (1676), Van der Heyden, Bonnet (1687), Floyer (1697), etc... commentent Hippocrate et Galien, dont ils reproduisent les préceptes sur l'emploi de l'eau dans les fièvres. Les théories humorales dominent dans ces ouvrages. L'usage de l'eau froide y est indiqué, moins pour obtenir la réfrigération, que pour aider, après la période de coction, à l'expulsion, par l'urine et la sueur, de la matière morbifique. En 1553, parut à Venise une immense compilation de tout ce que les médecins grecs, latins et arabes ont écrit sur l'hydrothérapie (De balnæis omnia quæ exstant apud Græcos, Latinos et Arabas... etc... Venetiis, apud Juntas 1553). Les extraits de Galien y tiennent la plus large place (1).

C'est un fait digne de remarque que les médecins les plus illustres du XVIe et du XVIIe siècles furent peu favorables à la médication réfrigérante. — P. Schenck (1643) regardait l'excès de chaleur qui caractérise la fièvre, comme la conséquence d'une élimination insuffisante de la chaleur produite; il faut donc, dit-il, traiter la fièvre, non par les lotions froides, mais par les lotions tièdes, lesquelles ouvrent les pores de la peau et facilitent cette élimination. — Baillou enseignait que la fièvre est un élément nécessaire de la maladie; elle prépare la maturation de la matière morbifique; loin de la diminuer, il faudrait plutôt chercher à l'accroître. — Sthal (1660-1716) est encore plus explicite : « C'est précisément, dit-il, à l'aide des assauts fébriles, ainsi que des effets légitimes de l'attaque, que les hommes sont intégralement délivrés des fièvres, par la puissance spontanée de la nature... » Ainsi la fièvre est un mal nécessaire et que le médecin naturiste doit se garder de combattre. — Van Helmont pourrait fournir des arguments aux adversaires de la théorie de l'hyperthermie : « Pourquoi dire que cette fièvre s'allume dans le cœur ; n'est-il pas plus vrai

(1) Ce curieux ouvrage est à la Bibliothèque nationale.

de dire qu'il y a une cause morbifique, une matière peccante, qui est l'origine de la fièvre et précède cette chaleur? Donc ceux qui entendent traiter la fièvre par les réfrigérants ne peuvent prétendre qu'ils s'attaquent à la cause, mais il ne combattent que la chaleur qui est un effet, un produit secondaire de la maladie fébrile. » C'est bien là l'objection aujourd'hui si souvent répétée : le bain froid n'agit que sur un des symptômes, l'élévation de la température, et non pas sur la cause de la maladie fébrile. La proposition est contestable; mais qu'importe la théorie, si l'observation prouve que le bain froid procure plus souvent et plus sûrement la guérison de la fièvre !

L'hostilité de ces grands médecins du XVIe et du XVIIe siècles n'est pas sans explication. La médecine commence, dès cette époque, à s'écarter de la pure tradition hippocratique. C'est le début d'une médecine plus indépendante. Elle se fonde sur les premières découvertes en physiologie, en physique et en chimie. Elle a pour promoteurs Harvey, Borelli, Sanctorius, Van Helmont, le chef des antigalenistes. Quelles que fussent alors les théories de la fièvre, basées sur ces premières découvertes, et ces théories étaient nombreuses, elles ne concluaient guère à l'usage du froid dans les maladies fébriles.

LES EMPI

Au début du XVIIIe siècle, l'hydrothérapie devient, surtout en Angleterre et en Italie, la proie des empiriques; mais, au milieu de ce siècle, paraissent les remarquables mémoires de deux médecins silésiens, les frères Hahn, et, vers la fin, les beaux travaux de Currie et de l'École écossaise.

Hancock est le plus fameux de ces empiriques. Il était chanoine, et s'excuse d'ailleurs de traiter des choses de la médecine. Son livre, qui fit grand bruit, parut à Londres, en 1712, sous ce titre peu modeste : *Febrifu-*

gum magnum, or common water, the best cure of fevers. Hancock tient pour l'hyperthermie. Il distingue dans les fièvres l'augmentation de la chaleur et la maladie elle-même. « Je crois, dit-il, que les plus ou moins violents symptômes qui arrivent au commencement des fièvres, ne viennent que des différents degrés de la fièvre, et non pas de ses différentes espèces. » Aussi l'eau froide est-elle utile à peu près dans toutes les fièvres et même dans les fièvres éruptives. Hancock conseille quelquefois l'immersion froide, mais le plus souvent l'eau froide en boisson, une pinte pour un adulte, un demi-setier pour un enfant. Il cherche à combattre la chaleur fébrile, mais il n'échappe pas aux théories humorales de son temps; il croit aussi que l'eau dilue et entraîne les particules morbifiques. Du reste, en homme convaincu, Hancock fit sur lui et ses enfants, et avec grand succès, l'expérience de sa méthode. — L'ouvrage d'un autre empirique anglais, Smith, est une vaste compilation, dans laquelle sont accumulés les témoignages des médecins favorables à l'eau froide (1724). — Ainsi, un médecin anglais de cette époque, Brown *(Histoire des bains froids)*, a connu l'action excitante de l'immersion froide sur le cœur et le système nerveux; il rapporte avoir vu guérir les défaillances, dans les fièvres, par l'immersion brusque du malade dans l'eau froide.

C'est en Espagne et en Italie que l'empirisme se donna libre carrière. Un espagnol, Sanguez, traitait de la sorte les fièvres ardentes : le patient, complètement nu, était étendu dans un drap double, suspendu par les quatre coins; on l'entourait de neige jusqu'à la bouche; on lui donnait à boire de l'eau glacée, et on le balançait jusqu'à ce que la neige fût fondue. — Un italien, Jacob Todano, mérita le surnom de *medicus per aquam ;* dans les fièvres, il condamnait le malade à la diète et lui faisait boire, toutes les trois heures, plusieurs litres d'eau froide. — Deux moines napolitains firent grand bruit vers 1725 ; ils prêchaient la guérison de tous les maux par l'eau froide. — Un capucin de Malte eut encore plus de succès. On venait le consulter de tous les pays d'Europe. Il eut des princes pour clients. Dans certaines maladies fébriles, telles que la variole et la fièvre pourprée, il pratiquait des frictions avec de la glace ; la diète était absolue ; le patient ne prenait pas autre chose qu'un grand nombre de verres d'eau froide, et, paraît-il, ne se plaignait pas trop de souffrir de la faim. Le *Mercure français*, de 1724 à 1725, publia une série de lettres où se trouvent naïvement exprimés les témoignages de l'enthousiasme général. Quelques médecins italiens, Magliano, Crescenzo (1727), prirent parti pour les moines empiriques ; la plupart leur furent hostiles ; d'autres, Lanzani (1717), Vallisnieri (1725), Rosetti, Cyrillo, tentèrent de démêler quelques vérités au milieu de ces exagérations notoires.

Cyrillo était professeur à Naples. Son mémoire : *De frigidæ aquæ in febribus usu*, parut en 1730, dans le journal anglais, *Philosophical transactions*. Cyrillo fait plus d'un emprunt à la pratique des moines, qu'il avait pu voir à l'œuvre à Naples ; il s'appuie également sur la tradition. « L'usage de l'eau, dit-il, et de tout ce qui est froid, n'est pas nouveau ; les anciens en ont parlé ; mais guérir la fièvre avec la seule eau de neige, donnée pendant plusieurs jours et sans l'emploi d'aucun autre médicament, c'est, je crois, une pratique nouvelle et, à vrai dire, un peu hardie, tentée à Naples d'après une méthode venue d'Espagne. C'est par cette méthode que nous avons vu des malades arrachés à la mort contre toute attente. Les médecins prudents restèrent d'abord en suspens et furent effrayés de voir ainsi les malades inondés ; mais enfin, encouragés par des événements heureux et fréquents, ils tachèrent de rendre

CYRIL

sûre et mieux entendue une pratique qu'on employait d'abord aveuglément... » Cyrillo tient le fébricitant à la diète; il interdit tout aliment jusqu'au septième jour, et ne permet absolument que l'usage de l'eau froide. C'est vraiment la diète hydrique, telle que la conseille M. Luton dans la fièvre typhoïde. Cyrillo est humoriste; l'eau froide entraîne par les sécrétions les matières morbifiques. Il recommande vivement son traitement : « Telle est la méthode qui est accompagnée d'un si grand succès dans nos climats, qu'il n'y a point maintenant de remède plus communément employé. »

Beaucoup de médecins allemands du XVIIIe siècle ont écrit sur l'emploi médical de l'eau froide : Hoffmann, professeur à Halle; Schwerdtner, auteur du traité *aqua medicina ferè universalis (1733)*; Fuller qui vante les lavements d'eau froide; Fischer qui publie à Vienne (1728) un mémoire sur le traitement de la variole par les bains froids *(De remedio rusticano variolas per balnæum curandi)*... etc. Mais les travaux les plus remarquables de cette époque sont les deux mémoires des frères Hahn.

God. Hahn pratiquait la médecine à Breslau. Dans un mémoire souvent cité, il a décrit l'épidémie de typhus qu'il y observa en 1737 *(Epidemia verna quæ Vratislaviam anno 1737 afflixit)*. Cette épidémie présentait une haute gravité. Tous les traitements employés restaient impuissants; « que l'on tirât du sang ou non, les malades mouraient également. » Tous les médecins de Breslau échouaient. Hahn seul fut plus heureux. Il sauva le plus grand nombre de ses malades. Seul il employait l'eau froide. Il faisait pratiquer sur tout le corps de fréquentes fomentations avec une grosse éponge trempée dans l'eau froide. Hahn fut atteint par la contagion et se soumit aux lotions froides. Il rapporte sa propre observation.

L'ouvrage de J.-Siegm. Hahn est un véritable traité de la médication réfrigérante appliquée aux maladies aiguës (*Unter. von Krafft und Wirkung des Kaltenvassers..... Breslau et Leipzig, 1754*). Récemment, en Allemagne, on a tenté d'attribuer à J.-S. Hahn l'honneur, jusqu'à présent accordé à Currie, d'avoir le premier donné à la médication réfrigérante la base scientifique qui lui faisait défaut. — Hahn est, en effet, sur ce point, bien supérieur aux médecins de son temps. On peut en juger par le chapitre qui a pour titre : *Manière d'employer l'eau froide*. « Dans les maladies aiguës, on donne l'eau froide en boissons, en lotions, en affusions, en bains. On se règle pour tout cela sur la soif, *la température*, l'excitation et les sensations du malade, le pouls, *les résultats obtenus*... La psychrothérapie se modifie beaucoup suivant les circonstances. Ainsi la fréquence, la durée du bain froid et des applications froides varient suivant qu'on veut rafraîchir, fortifier, échauffer, exciter la sueur, débarrasser le corps d'humidités superflues par les selles ou par les urines... » Il ne s'agit plus seulement d'aider à l'évacuation des matières morbifiques, but que poursuivaient exclusivement ceux qui, fidèles aux théories humorales des anciens, faisaient boire de l'eau froide aux fébricitants. L'eau froide, en applications extérieures, possède d'autres actions que le médecin peut, à son gré, mettre en œuvre dans le traitement des maladies aiguës. « L'eau froide à l'extérieur est rafraîchissante, calmante, tonique, excitante, échauffante, résolutive, sudorifique. » De là, la possibilité de l'appliquer au traitement d'affections et de symptômes divers. Plus loin, Hahn réfute l'objection de la répercussion. « Loin de craindre que les applications froides ne répercutent les matières morbifiques dans aucun des cas indiqués par nous, on doit être au contraire persuadé qu'elles les dissolvent, les fluidifient et les poussent au dehors. » — Dans un autre chapitre, Hahn donne les observations de malades traités et guéris par l'eau froide. Une robuste servante est prise d'une fièvre ardente et de délire ; on lui donne à boire de l'eau froide et on la plonge dans un bain froid de trois quarts d'heure de durée; au sortir du bain, elle s'endort, sue abondamment et guérit en peu de jours. Un autre malade était atteint d'une fièvre éruptive ; on le baigne; après l'immersion froide, il reste pendant deux heures enveloppé dans sa chemise mouillée; il guérit également. — Hahn a mis en œuvre et apprécié la plupart des procédés de la médication réfrigérante. Currie n'employait guère que l'affusion froide. Hahn paraît avoir mieux connu l'action complexe des applications extérieures du froid. Sa manière de concevoir l'influence du froid dans les fièvres se rapproche beaucoup de celle que Brand devait développer dans son premier ouvrage. Mais Currie a plus complétement étudié l'action de l'eau froide sur la chaleur animale et il a fait, sur ce sujet, de nombreuses expériences.

Les médecins français de la fin du XVIIIe siècle ont peu parlé de l'eau froide dans les fièvres. — Pinel y fait à peine allusion ; il recommande surtout l'expectation. — Grimaud, professeur de Montpellier, auteur d'un *Cours complet des fièvres*, repousse l'emploi de l'eau et du bain, surtout pendant la période de coction. « Loin de ramollir et de relâcher la peau et d'imprimer à tout le corps un mouvement de raréfaction et de fonte, le bain sert au contraire à resserrer le corps de plus en plus. » — Pomme avait de son temps la réputation d'un médecin fort audacieux. Il a connu le grand bain tiède prolongé, récemment conseillé, en Allemagne, dans le traitement de la fièvre typhoïde. Pomme employait ce bain dans les névroses et les fièvres putrides. Il raconte quelque part, dans son *Traité des affec-*

tions vaporeuses, l'histoire d'une femme qui, dans l'espace de dix mois, resta près de 800 heures dans le bain. Elle y restait parfois pendant des journées entières. — Un docteur régent de la Faculté de Paris, peu connu, Macquart, est l'auteur d'un *Traité des propriétés thérapeuthiques de l'eau* (1783). C'est une sorte de manuel d'hydrothérapie, dont quelques chapitres ne sont pas, même aujourd'hui, dépourvus d'intérêt. L'auteur connaît l'action tonique et fortifiante du bain froid ; il fait remarquer que cette action dépend de la rapidité de l'immersion, de la durée du bain et du rapport entre la chaleur de la peau et la température de l'eau. Le bain peut donc être appliqué au traitement des fièvres ardentes ; mais ce moyen « n'est réservé qu'aux grands maîtres de l'art. » Déjà la réfrigération dans les fièvres inspirait une sorte de terreur, et ce sentiment fut plus vivace encore quelques années plus tard, au temps de Récamier.

En 1786, parut, dans le *London Medical journal*, l'observation célèbre de Wright, qu'on peut bien considérer comme le point de départ des travaux de Currie et de l'Ecole écossaise (1). Revenant d'Amérique, Wright fut pris, pendant la traversée, d'une fièvre grave ; il se traita par les affusions d'eau de mer et guérit. Un passager fut traité et guéri de la même façon. En 1797, Wright publiait à Londres un ouvrage sous ce titre : *Observations pratiques sur le traitement des maladies aiguës*. — La nouvelle méthode des affusions froides eut un grand succès. Quelques années après la première publication de Wright, la plupart des médecins écossais, Watson, Gregory, Brandreth, Duncan, Gérard, Mac Lean, traitaient couramment par l'eau froide

(1) V. *Lyon médical*, mai 1884. *Notes historiques sur la médication réfrigérante*. Currie et l'Ecole écossaise.

le typhus, la scarlatine, la variole et les fièvres nerveuses.

Currie est le plus connu de ces médecins écossais. Son grand ouvrage parut à Liverpool, en 1797 *(Recherches médicales sur les effets de l'eau froide et chaude dans le traitement des fièvres et d'autres maladies...).* Currie rappelle, tout d'abord, les travaux de Wright et de ses contemporains; puis, dans les premiers chapitres, il expose la manière d'appliquer l'affusion, ainsi que les effets qu'elle produit sur la température fébrile et les principaux symptômes du typhus. — Le malade est dépouillé de ses vêtements; on lui verse sur le dos 20 à 30 litres d'eau de mer très froide (3° R.) et, après l'avoir rapidement essuyé, on le reporte dans son lit. L'affusion est répétée tous les jours et même plusieurs fois par jour. Les modifications de la température sont notées avec le thermomètre. — Plus d'une fois, Currie insiste sur la nécessité d'employer l'affusion froide le plutôt possible, dès les premiers jours de la fièvre. « On ne saurait trop promptement avoir recours à l'eau froide, dès que les frissons qui annoncent l'invasion de la maladie sont bien passés. Je l'ai presque constamment vu réussir instantanément le premier jour de la maladie, souvent le second jour, quelquefois le troisième, rarement le quatrième. Cependant ce traitement est encore à ce moment, et même plus tard, d'une grande utilité pour abréger le cours de la fièvre. » Currie affirme, en effet, que l'affusion froide, appliquée dès les premiers symptômes de l'invasion, est capable de couper court à la marche du typhus. Cette proposition est sans doute exagérée. — Le moment le plus favorable pour l'affusion est le paroxysme fébrile. Il y a quelques contre-indications : le frisson, la transpiration abondante et prolongée, le refroidissement des extrémités avec élévation de la température centrale.

Dans les cas d'adynamie profonde, il faut craindre le choc de l'eau froide, et l'affusion doit être remplacée par la lotion. — L'eau salée, l'eau de mer, est préférable à l'eau douce; elle est plus excitante et plus propre à provoquer la réaction.

En quelques années, Currie avait réuni plus de 150 observations de typhus, traités et guéris par l'eau froide. Mais il traite également par l'affusion la fièvre intermittente pendant le stade de chaleur, la variole pendant l'invasion et l'éruption, la scarlatine dès le début, et, ajoute-t-il, « l'expérience montrera plus tard si les affusions froides conviennent aux autres exanthèmes. »

Les travaux de Currie dégagent la médication réfrigérante des obscurités de l'empirisme, et lui donnent un caractère vraiment scientifique. Currie a rompu avec les doctrines humorales et naturistes de la tradition hippocratique. Nulle part, dans son livre, il n'est question d'humeurs, de coction, de matières morbifiques. Les faits et les expériences y tiennent plus de place que les théories. Abaisser la chaleur fébrile et relever les forces du fébricitant, telle est sa constante préoccupation, et il montre que, mieux que tout autre traitement, l'affusion froide remplit cette double indication. « Nous ne sommes pas là, dit-il, pour attendre le bon vouloir de la nature et assister à ses prétendus efforts, mais bien pour combattre la fièvre à tous ses stades et avec toute notre habileté. . »

Currie a très nettement exprimé cette idée que, dans les maladies fébriles qu'il traitait par l'eau froide, l'élévation de la température est une source de dangers. C'est toute la théorie contemporaine de l'hyperthermie. « Bien que la chaleur fébrile ne puisse pas être considérée comme la cause première des symptômes de l'état fébrile, cependant il est évident de prime abord que pas un traitement ne peut combattre ces symptômes, s'il ne réussit à modérer cette chaleur fébrile. J'ai prouvé par mes observations, ce qui d'ailleurs pouvait être prévu, qu'une élévation de quatre à cinq degrés (Faren.) au-dessus de la température normale, quelle que soit d'ailleurs la cause de cette élévation, ne peut exister dans un organisme vivant, sans être accompagnée d'une accélération insolite de la circulation, de la prostration des forces et de tous les symptômes de la fièvre. »

Le livre de Currie eut un très grand succès; il en fut publié cinq éditions et il fut traduit en plusieurs langues. La méthode des affusions froides se répandit promptement en Ecosse, en Angleterre et même dans les pays étrangers. Dès sa seconde édition, Currie reçoit et insère dans son livre les observations d'un grand nombre de médecins: Dimsdale, J. Home, Reeve, Wilson, Harris, Farquhar, Margrath, Nagle, Gomès, etc.. Tous ces correspondants de Currie confirment ses propositions et proclament la supériorité de l'affusion froide dans le traitement des fièvres épidémiques. Ils reconnaissent aussi que la plupart des complications, même les complications thoraciques, ne constituent pas une contre-indication de l'affusion froide. Ils insistent, après Currie, sur la nécessité d'employer l'eau froide dès le début. « J'étais tellement convaincu, dit Nagle, médecin de la marine anglaise, de la nécessité d'employer l'eau froide dès le début, que j'avais pris des mesures pour que les hommes malades fussent soumis à mon examen dès les premiers symptômes..... Ce qui prouve bien que mes remarquables succès sont dus à l'affusion, c'est que, à bord d'autres vaisseaux, les médecins employaient d'autres médications, telles que la saignée, et que ces médications donnaient des résultats déplorables. »

Il y eut cependant de bonne heure, et même parmi

les compatriotes de Currie, des dissidents et des adversaires de la méthode des affusions. En 1798, Jackson publia les résultats peu favorables de sa pratique à Saint-Domingue, dans le traitement de la fièvre jaune et du typhus. Mais il n'employait la méthode de Currie que d'une façon très incomplète. Currie critique vivement l'ouvrage de Jackson; il déclare ne pas comprendre les idées théoriques de l'auteur et moins encore les règles qu'il adopte pour sa pratique. Mais ce que Currie ne pardonne pas, c'est de saigner et de purger au début de la fièvre, alors que le malade garde encore toutes ses forces, que la fièvre est à son paroxysme et que, par conséquent, l'affusion froide est si nettement indiquée.

La méthode des médecins écossais se répandit en Italie, dès le commencement du XIXe siècle. Mais elle y subit quelques modifications. Le bain froid fut généralement préféré à l'affusion froide. — Palloni (1804) traita avec grand succès la peste (?) de Livourne, par les immersions froides et le calomel. — Nicolini, médecin de l'hôpital de Milan, employait les immersions froides dans les fièvres pétéchiales, les miliaires et la rougeole, même au moment de l'éruption.

Giannini, également médecin de l'hôpital de Milan, fut le plus illustre des médecins italiens qui s'inspirèrent de Currie. Son livre, publié à Milan en 1805, traduit en français par Heurteloup en 1808, est un véritable traité de la réfrigération dans les fièvres *(Della natura delle febri e del meglior metodo di curar le. 2 volum.)* GIAN

Comme Currie, Giannini rejette les doctrines humorales, mais pour se rallier aux théories de Brown. Sa conception de la fièvre est, en effet, fondée sur la sthénie et l'asthénie de Brown. La doctrine est étrange, mais la pratique est vraiment remarquable. — Désireux de vulgariser la méthode des immersions froides, Giannini ne croit pas, comme Currie, à la nécessité de l'observation thermométrique; compter le pouls, examiner la respiration et palper la peau lui paraît une méthode suffisante et même supérieure à l'usage du thermomètre, pour saisir l'indication de l'eau froide dans le traitement des fièvres. A l'exemple de Currie, Giannini est guidé par un sentiment humanitaire; les drogues sont impuissantes; il faut, dans le traitement des fièvres contagieuses, trouver des moyens plus efficaces : « Jetons un regard sur les registres mortuaires, et nous verrons que les fièvres, par leurs effets et leur manière de se propager, sont la vraie peste permanente de l'Europe. » — Giannini rend toute justice à Currie. « L'humanité doit lui savoir gré d'avoir mis en évidence une pratique aussi avantageuse et d'avoir courageusement entrepris la lutte contre les préjugés. »

Cependant Giannini abandonne l'affusion froide de Currie. Il passe en revue tous les procédés de réfrigération, et il conclut en faveur de l'immersion froide, moyen moins insolite que l'affusion et d'une plus grande efficacité dans les fièvres les plus graves. Il avait donc recours au grand bain froid. Sa pratique est très comparable à celle de Brand et de Jurgensen. « Je me servais, dit-il, de baignoires dont on a coutume de se servir, je les faisais journellement remplir d'eau froide au degré où elle se trouvait naturellement en sortant du puits, en hiver comme en été. Le malade était transporté par deux infirmiers adroits et intelligents, dépouillé nu, plongé dans l'eau où il restait assis le temps nécessaire. Lorsqu'il en sortait, on le remettait dans son lit, après l'avoir négligemment essuyé, car un reste d'humidité ne lui était pas inutile. On versait de l'eau sur la tête pendant toute la durée du bain. » — L'immersion froide est considérée comme le remède par excellence du paroxysme fébrile; la durée doit en être proportionnée à l'intensité de la fièvre et à la quantité de chaleur qu'il faut soustraire ; aussi faut-il baigner le malade *même pendant la nuit*, lorsque l'exige la fréquence des paroxysmes fébriles. Enfin, comme pour compléter la très grande analogie de sa méthode avec celle de Brand, Giannini insiste sur la nécessité de nourrir, avec des aliments appropriés à son état, le fébricitant soumis aux immersions froides.

Giannini essaye d'expliquer l'action de l'immersion froide dans les fièvres. Dans le même chapitre, il répond aux objections, de son temps aussi nombreuses qu'aujourd'hui. Le bain froid agit surtout par la soustraction du calorique ; le choc est inutile pour modérer ou suspendre la fièvre. Et Giannini cite l'expérience du bain tiède progressivement refroidi. Dans ce bain peuvent disparaître les symptômes les plus graves de l'état fébrile. L'immersion froide, dit-on, refoule le sang de la périphérie au centre et provoque ainsi des congestions et des hémorrhagies. Giannini répond qu'il n'a jamais vu semblables accidents, et que le bain froid, loin d'accroître l'activité de la circulation, la diminue au contraire d'une façon constante. S'agit-il de l'affusion rapide, ce résultat est dû surtout à une action nerveuse sur le cœur ; s'agit-il de l'immersion prolongée, le ralentissement du cœur est dû à la soustraction du calorique. Les hémorrhagies des fièvres sont arrêtées par le bain froid. Giannini traite de chimère l'objection du reflux du sang vers les centres sous l'influence de l'immersion froide. « Si, dans cette circonstance, il y a une vive constriction des vaisseaux à la périphérie, la même constriction a lieu au centre. Chez des personnes auxquelles j'ai fait plonger la jambe et une partie de la cuisse dans l'eau froide, j'ai observé, au moment de l'immersion, que le pouls du poignet diminuait de fréquence promptement et d'une manière sensible ; les battements du cœur diminuent également. »

L'immersion froide convient au plus grand nombre des fièvres; mais, à l'exemple de Currie, Giannini la rejette dans les fièvres inflammatoires. L'immersion froide coupe court à l'accès de la fièvre intermittente. C'est un remède héroïque dans les formes pernicieuses. Le bain doit être associé au quinquina. « Le bain froid est le remède du paroxysme, il arrête l'accès; le quinquina est celui de l'intermittence, il prévient le retour des accès. » Sont encore heureusement traitées par l'eau froide : les fièvres nerveuses, les fièvres contagieuses, la fièvre miliaire, la fièvre pétéchiale, la peste, la fièvre jaune, la variole, la scarlatine, la rougeole.

La fièvre nerveuse de Giannini est notre fièvre typhoïde. Le traitement du médecin italien est très comparable au traitement de Brand, même dans les détails. L'immersion froide est employée à l'exclusion de tout médicament; la saignée est toujours et formellement proscrite. Le bain froid est le remède du paroxysme fébrile; il faut donc combattre les symptômes fébriles par le bain, toutes les fois qu'ils reparaissent, et même pendant la nuit. Chez les femmes fébricitantes, l'apparition des règles n'est pas une contre-indication du bain froid. La fièvre est véritablement transformée par ce traitement : « Le soulagement qu'éprouvent les malades affectés de fièvre nerveuse et traités par l'immersion froide, ne saurait s'exprimer. Délire, douleur de tête, oppression, chaleur, inquiétude, soif, tout par elle se dissipe promptement.... En général, le cours de la maladie devient ensuite léger et régulier ; il ne présente plus ces symptômes orageux qui inquiètent si souvent le médecin et les assistants, et qui font craindre pour la vie des malades.. » Giannini n'oublie pas l'autre indication qui consiste à alimenter convenablement le malade. « Immersions froides dans les exacerbations chaudes, fébriles ; corroborants très légers, nourrissants, choisis dans la classe des plus naturels, des plus homogènes, et pris pendant les apyrexies que procurent les immersions froides, telles sont les indications à suivre dans le traitement de la fièvre nerveuse. »

Refroidir et nourrir le fébricitant, voilà la formule définitive de Giannini. C'était celle de Currie et de ses disciples. Ce sera bientôt celle de Brand et de ses contemporains. Témoignage considérable, tous ces grands observateurs, qui surent si merveilleusement employer l'eau froide dans les fièvres, arrivent aux mêmes conclusions, et qu'ils formulent dans des termes à peu près identiques.

Dès le commencement du XIXe siècle, les ouvrages de Currie et de Giannini avaient été traduits en français. Sans doute ces publications ne furent pas sans influence sur la pratique des médecins français de cette époque. Néanmoins, on fut en France très réservé dans l'application de l'eau froide au traitement des fièvres. — De 1800 à 1815, la médication réfrigérante est commentée dans quelques dissertations inaugurales des Facultés de Paris et de Montpellier ; mais les aphorismes de Galien et d'Hippocrate y tiennent encore la plus large place. — A l'exemple des médecins de la marine anglaise, ceux de la marine française appliquèrent l'affusion et l'immersion froides au traitement des fièvres épidémiques des pays chauds ; tels furent Caillot, auteur d'un traité de la fièvre jaune, Prat, Boulet, Fontange, Valentin, etc... La plupart reconnaissent la supériorité de l'eau froide sur toutes les autres médications, en particulier sur la saignée et les évacuants. — En 1812, deux médecins alsaciens, Schaal et Hessert, traitent par l'eau froide la miliaire épidémique. Beaucoup plus réservés que les médecins écossais, ils n'emploient l'affusion de Currie que dans les cas extrêmement graves, lorsque la fièvre est très intense ou accompagnée de symptômes nerveux inquiétants. — Les auteurs classiques de l'époque parlent peu ou ne parlent pas de l'eau froide dans le traitement des fièvres. Pinel, plus explicite dans sa seconde édition que dans sa première, cite Currie et les Ecossais, convient même que l'affusion peut être quelquefois utile, mais il continue à disserter sur la saignée et les évacuants et conseille généralement l'expectation. Telle est à peu près la conclusion de Tissot.

Deux médecins français ont cependant, à cette époque, employé l'eau froide avec une certaine hardiesse, Portal et Récamier. Mais ni l'un ni l'autre n'en ont généralisé l'usage, comme l'avaient fait Currie et Giannini ; c'était pour eux un traitement d'exception, applicable seulement aux formes les plus graves des fièvres.

Au bain froid de Giannini, Portal préférait le plus souvent le bain tiède prolongé. Sa méthode est très comparable à celle que Riess recommande aujourd'hui en Allemagne. Ce bain réussit dans les fièvres ardentes, bilieuses et putrides. « Des malades que j'ai traités d'une fièvre ardente avec délire furieux, qu'on pouvait à peine faire boire, y étaient détenus pendant 4, 5 et 6 heures de suite ; ils n'étaient calmes que dans le bain, et guérissaient sans autres remèdes. »

AMIÈR

Récamier n'a rien écrit sur la médication réfrigérante (1) ; sa pratique et ses vues théoriques nous sont connues par les publications de ses élèves (Pavet de Courteille. *Thèse de Paris*, 1812). Récamier employait la plupart des procédés de réfrigération : les applications locales et permanentes, les lotions, les lavements froids, mais surtout l'affusion froide de Currie et l'im-

(1) V. *Lyon médical*, avril 1884. *Notes historiques sur les médications réfrigérantes*. RÉCAMIER.

mersion froide de Giannini. — L'une des observations de la thèse de Pavet est fort remarquable ; elle est tout à fait comparable à l'observation d'un malade atteint de fièvre typhoïde et traité, de nos jours, par la méthode de Brand. Il s'agit d'une jeune fille de douze ans. La nature des symptômes, fièvre intense, délire, agitation, météorisme, diarrhée, ainsi que la marche de la maladie, démontrent bien que cette fièvre est une fièvre typhoïde. La malade est traitée par les immersions froides, le dixième jour. Un élève de Récamier reste auprès d'elle *nuit et jour* pour observer la marche de la fièvre, *la montre et le thermomètre à la main,* et donner un bain à chaque paroxysme fébrile. Le bain est à 20° ou 22° et dure 15 à 25 minutes. On pratique une affusion froide sur la tête pendant toute la durée de l'immersion. Dans l'intervalle, application de glace sur la tête et lavements froids. La lutte contre la fièvre se poursuit ainsi pendant 35 jours et la malade prend 91 bains.

Récamier ne se préoccupe point d'humeurs peccantes ni de matières morbifiques. Comme Currie et Giannini, il a pris pour guide de la thérapeutique des fièvres cette idée nouvelle : l'élévation exagérée de la température est, dans les fièvres, le grand péril, et, le meilleur moyen de prévenir ce péril est d'avoir recours à la réfrigération. Il a parfaitement saisi la subordination habituelle des troubles nerveux aux élévations exagérées de la température. Chez sa malade, il ne cesse pas le bain froid après la disparition du délire, de la stupeur et de l'adynamie. Alors même que ces symptômes sont écartés par les premières immersions, la malade est encore systématiquement baignée, à chaque exacerbation fébrile, « parce que la fièvre n'a point disparu et que le retour d'un paroxysme peut ramener les accidents graves du début. »

Ainsi, Récamier n'appliquait l'eau froide qu'aux

formes les plus graves des fièvres. Même réduit à ces proportions d'une méthode d'exception, ce traitement paraissait déjà fort audacieux à ses contemporains et même à ses disciples. En 1848, J.-P. Teissier rappelait en ces termes la pratique de son maître : « On sait avec quelle heureuse hardiesse Récamier appliquait aux affections fébriles les plus graves les grandes méthodes perturbatrices, car nous n'oserions donner d'autre nom au traitement de la fièvre typhoïde par les affusions froides... Nous devons ajouter toutefois, et cette restriction est à peine nécessaire, tant elle se conçoit d'elle-même, que ce n'est là pour Récamier et ses imitateurs qu'une méthode exceptionelle, destinée à remplir un certain ordre d'indications, et dont l'application doit être aussi rare que faite avec prudence et circonspection. »

L'Allemagne était mieux préparée à accepter les méthodes de Currie et de Giannini. L'ouvrage de J.-S. Hahn et les dissertations d'Hoffmann sur l'excellence de l'eau dans les maladies, avaient eu, au siècle précédent, une influence certaine sur la pratique des médecins allemands. Aussi, dès le commencement du XIXe siècle, le livre de Currie fut traduit en allemand, et l'affusion froide fut, comme en Écosse, couramment employée dans le traitement des fièvres. Les publications sont à cette époque très nombreuses. Citons seulement les noms les plus connus : Reuss, Hubertus (1804), Bodeckser, Höger, Kolbany (1810), Grohman, Nasse (1811), Horn (1814), Pfeufer (1818), Mylius, (de Saint-Pétersbourg), Hirsch, Reich, Dühne, etc... Les discussions furent parfois très vives ; on se passionna pour ou contre la méthode des affusions. Cette période se termine, en Allemagne, par le célèbre concours auquel Hufeland convia ses compatriotes, sur la question si débattue du traitement des fièvres par l'eau froide (1821).

Le prix était de 50 ducats. Hufeland publia dans son journal les mémoires de trois concurrents, Frœlich, Reuss et Pitschaft. Le mémoire de Frœlich fut couronné.

Ce mémoire contient plus de trente observations de maladies aiguës traitées par l'eau froide : fièvres éruptives, typhoïdes, typhus, érysipèles. Frœlich emploie le bain et l'affusion. Le plus souvent il conseille le bain. La durée doit être courte, une à quatre minutes. Il faut s'arrêter au moment où paraît le frisson. Tous les paroxysmes fébriles doivent être combattus par l'eau froide. Il faut donc se guider sur la marche de la température et l'état de la peau, plus ou moins sèche et brûlante. — La température de l'eau varie suivant l'intensité de la fièvre. Si le malade a 40°, l'eau aura 15°5 ; une température fébrile de 41,6 à 42,2 nécessite de l'eau à 1,6, c'est-à-dire de l'eau glacée. — Sous l'influence de ces applications d'eau froide, le pouls diminue de 10 à 20 pulsations; la température fébrile s'abaisse de 4 à 5 Faren. ; la peau devient moite et souple ; la soif est moins ardente et le délire disparaît. — Les contre-indications sont celles qu'avait indiquées Currie : le frisson et la sueur abondante. — Quant à la théorie, elle est plus exclusive encore que celle de Currie ; l'eau froide opère la soustraction du calorique dont l'accumulation dans l'organisme du fébricitant peut avoir les conséquences les plus fâcheuses. — Frœlich a une confiance extrême dans l'efficacité de la réfrigération. Il répète, après Currie, que l'immersion froide, appliquée tout à fait au début du typhus contagieux, peut suspendre le cours de la maladie. Il termine par ces mots : « Avec un peu d'habitude et de jugement, l'homme de l'art pourra désormais arracher au trépas des malades voués en apparence à une mort certaine, et obtenir ainsi le plus beau triomphe. »

Certes, les témoignages favorables n'avaient point manqué. Les grandes épidémies, qui ont accompagné les guerres du commencement de ce siècle, avaient fourni matière à une immense expérimentation. Les deux principales méthodes de la médication réfrigérante, l'affusion de Currie et l'immersion de Giannini, avaient été largement appliquées au typhus, à la fièvre typhoïde, à la variole, à la scarlatine, à la rougeole, à la fièvre jaune. Pourtant, après une période d'éclat qui dura vingt ans à peine, les travaux des médecins écossais tombèrent dans l'oubli et la médication réfrigérante fut à peu près abandonnée. La coalition des préjugés et des théories humorales fut vraisemblablement la cause de ce profond discrédit. — Jusqu'à Priessnitz, les publications sont rares ou de peu d'importance. Quelques médecins plus audacieux vont bien jusqu'à pratiquer ou conseiller l'affusion froide, dans certaines circonstances exceptionnelles ; mais le plus souvent l'usage de l'eau froide dans les fièvres ne paraît présenter qu'un intérêt purement historique (en France, Guersant. Tanchou, Barbier d'Amiens, Martinet, Chomel, Gerdy, La Corbière; en Allemagne, Lauda, Thaër, Dursterberg; en Angleterre, W. Edwards, Armstrong, Bateman).

IESSNITZ

C'est vers 1840 que, du moins en France, on commença à s'occuper de l'hydrothérapie de Priessnitz. L'illustre empirique de Grœfenberg n'a rien publié. Sa pratique nous fut connue par les publications de Fleury, Scoutteten, Schedel et Boyer. A Grœfenberg, on traitait surtout les maladies chroniques. Cependant Priessnitz appliquait également l'eau froide au traitedes maladies aiguës. Schedel (1) rapporte qu'il employait fréquemment le bain froid, l'enveloppement

(1) SCHEDEL. *Examen critique de l'hydrothérapie*. Paris, 1845.

dans le drap mouillé et l'affusion froide, dans les cas de fièvres éruptives ou continues, incidemment développées parmi ses malades.

Le bruit qui se fit alors autour du nom de Priessnitz rappela l'attention sur le traitement des fièvres par l'eau froide. On se souvint de Currie et de Giannini, surtout de Currie. Pourtant la réfrigération resta toujours une méthode d'exception ; elle ne pénétra ni dans les ouvrages, ni dans l'enseignement classiques. Jusqu'à Brand (1861), les publications sont assez nombreuses, mais ne renferment généralement pas de vues nouvelles. — Telles sont, en Allemagne, les publications de Vogel, Thierfelder, Friedreich, Zuccarini, Diemer, Hallemann, J. Stein. Hallemann employait les enveloppements humides, les compresses froides, les lavements froids, le bain partiel à 14 R. Schedel cite de lui plusieurs observations de fièvres typhoïdes qui furent ainsi traitées avec un grand succès. — En Angleterre, nous n'avons guère à citer qu'un travail d'une certaine importance ; c'est l'ouvrage d'Armitage sur l'hydrothérapie appliquée au traitement des maladies aiguës *(Hydropathy as applied in acute diseases, Londres, 1852)*. — En France, parurent pendant cette période, de Priessnitz à Brand, les mémoires, leçons cliniques ou articles de journaux de Scoutteten, Champouillon, Bachelier, Lagarde, Lubanski, Beau, Fleury, Jacquez, Valleix, Hervieux, Burguières, Stackler, Aran, Kalicki, Leroy de Béthune, Schutzemberger, Reynier, Gillebert d'Hercout, Wanner, Trousseau, etc.

Un chapitre de l'ouvrage de Scoutteten (1) est tout entier consacré au traitement par l'eau froide de la fièvre typhoïde et du rhumatisme articulaire aigu. Quatre observations de fièvre typhoïde, traitée et guérie par

(1) *De l'eau sous le rapport hygiénique et médical.* Paris, 1843.

l'eau froide, y sont rapportées avec beaucoup de détails. Ces observations et les réflexions qui les accompagnent sont la preuve que Scoutteten et, avec lui, quelques médecins de l'Ecole de Strasbourg, avaient une entente réelle de la médication réfrigérante et de ses divers procédés. Les moyens mis en usage sont en effet : les boissons froides ; le demi-bain à 14°, d'une durée de quinze à vingt minutes ; le bain de siège à 14°, prolongé pendant vingt à vingt-cinq minutes ; la ceinture abdominale, large alèze trempée dans l'eau froide, enroulée autour du tronc et souvent renouvelée ; l'enveloppement général dans le drap mouillé ; le lavement froid. Scoutteten a parfaitement vu, comme avant lui Currie, Giannini et Récamier, que l'eau froide prévient le développement des accidents graves et qu'il faut par conséquent en continuer systématiquement l'usage jusqu'à cette période de la maladie, où le retour de ces accidents n'est plus à craindre.

JACQUEZ

Jacquez était un modeste praticien de Lure (Doubs). En 1847, il fit à la Société de médecine de Besançon une communication sous ce titre : *Recherches statistiques sur le traitement de la fièvre typhoïde par les réfrigérants* (1). — C'est une œuvre de bon sens et de jugement droit. Jacquez entre d'emblée dans son sujet. On abuse de la chaleur et des drogues dans le traitement des fièvres ; on n'a point assez recours aux remèdes naturels. « Quel bien peut faire la chaleur autour d'un malheureux consumé par la fièvre ? Pour aider efficacement la nature en pareil cas, n'est-il pas rationnel de recourir aux moyens plus propres à débarrasser le corps de cet excès de calorique qui, en se reproduisant sans cesse, tend à irriter, enflammer les

(1) *Bulletin de la Société de médecine de Besançon*. 1847. — Et *Archives générales de médecine*, 1847, t. XIV.

organes et à mettre le désordre dans leurs fonctions. » C'est, en termes très simples et très justes, formuler la doctrine de l'hyperthermie. — Or le meilleur moyen de combattre cet excès de calorique, c'est d'avoir recours aux applications froides. Il faut se servir de l'eau de puits; elle n'est jamais ni trop chaude ni trop froide. On place auprès du malade un grand vase contenant environ dix litres, et cette provision d'eau est renouvelée toutes les deux heures. Des pièces de linge y sont plongées; les unes, plus petites seront appliquées sur la tête; les autres, beaucoup plus grandes, recouvriront tout le ventre et la base de la poitrine. L'intervalle des applications est de cinq à dix minutes, si la fièvre est très intense; d'une demi-heure ou d'une heure, quand il y a une grande amélioration et que la chaleur de la peau s'élève peu au-dessus de l'état normal.

Ce qui fait l'originalité et la valeur de la méthode de Jacquez, c'est qu'elle est systématique, employée dans tous les cas, dès le début et jusqu'à la fin de la fièvre. « Voilà, dit-il, ce qu'il convient de faire, non dans quelque cas, mais dans presque tous; non un jour ou deux, mais 10, 20, 30, 40 jours, s'il est nécessaire, c'est-à-dire tant qu'on voit persister ou reparaître le moindre reste de chaleur fébrile. » — Il n'y a guère à la méthode, qu'une seule contre-indication, le collapsus. Chez les femmes enceintes, il convient seulement de remplacer les grandes compresses abdominales par les lotions froides générales. La toux, les bronchites et même les pneumonies ne sont pas des contre-indications, bien au contraire : les complications thoraciques sont plutôt améliorées par l'emploi systématique de l'eau froide. Quant aux indications, il n'y en a qu'une, la fièvre, l'excès de la chaleur fébrile. « A part ces circonstances, il ne faut consulter pour graduer l'énergie du traitement que le degré de chaleur des parties sur lesquelles les linges doivent être appliqués. » Il n'est pas moins important de continuer jusqu'à la disparition de la fièvre. « Il ne faut point se hâter de suspendre le traitement quand survient l'amélioration ; la fièvre peut reparaître avec son intensité première et tout est compromis. »

Aux applications extérieures du froid, il faut joindre l'usage des boissons froides. Jacquez fait une critique vigoureuse des tisanes et des boissons émollientes employées de son temps. « De l'eau, rien que de l'eau... Donnez de l'eau pure et fraîche en abondance ; n'exigez aucune autre boisson et vous rafraîchirez réellement votre malade... Vous ne verrez jamais de langues noires... » Jacquez proscrit la saignée. A l'eau froide, il associe quelquefois le calomel et l'eau de Sedlitz, mais le plus rarement possible; la grande majorité de ses malades ont été exclusivement traités par l'eau froide. Ce traitement, en apparence si simple, réclame cependant une surveillance attentive; il faut veiller à ce que les compresses froides soient renouvelées aussi souvent que l'indique l'intensité de la fièvre, et à ce que l'usage en soit continué jusqu'à cessation complète de l'état fébrile. — L'auteur est moins bien inspiré quand il traite du régime alimentaire qui convient aux fièvres typhoïdes ; c'est la diète absolue qu'il conseille, ou à peu près ; pendant plusieurs septénaires, le malade ne prend guère que de l'eau froide.

Les résultats obtenus sont très favorables. Sur 313 malades ainsi traités, 19 seulement sont morts, ce qui donne la très faible mortalité de 6 pour 100. Cette statistique porte sur une période de plus de 15 années, ce qui permet d'écarter l'objection tirée de la bénignité relative d'une épidémie. Quant aux morts, la plupart furent traités trop tard ou d'une façon insuffisante.

Nous avons longuement insisté sur ce mémoire de Jacquez. C'est que ce modeste médecin de campagne doit être vraiment considéré comme le continuateur de de Currie et le précurseur de Brand. Son mémoire renferme des vues très justes sur la médication réfrigérante et la pathologie des fièvres. Il sait que l'hypertermie est une source de dangers et que l'eau froide, en écartant ces dangers, réduit la maladie fébrile à un ensemble de symptômes de gravité beaucoup moindre : « Les applications froides soutirent le calorique qui est en excès; *elles décomposent en quelque sorte la fièvre*, en enlevant un de ses éléments... » D'ailleurs, il était utile d'exposer complétement la méthode de Jacquez; elle est d'une application extrêmement simple et peut être très avantageusement employée, lorsque la méthode des bains froids vient à être contre-indiquée.

Leroy (de Béthune) (1) est souvent aussi considéré comme un autre précurseur français de Brand. Théorie et pratique sont, dans ce mémoire de Leroy, très inférieures à celles de Jacquez. L'auteur ne s'est pas affranchi des doctrines erronées de son temps. La réfrigération ne lui apparaît, dans le traitement des fièvres, que comme le complément des émissions sanguines. « Combattre les congestions et abaisser la température du corps sont évidemment les deux indications les plus pressantes. La saignée peut les remplir toutes deux; c'est donc par elle qu'il faut débuter dans toute fièvre typhoïde. Je dis dans toute, car, pour moi, la saignée n'est pas moins indispensable ici que le quinquina dans les fièvres intermittentes. » Les émissions sanguines générales et locales sont ainsi pratiquées au début, pendant le premier septénaire. Alors intervient la seconde partie du traitement, la réfrigération, destinée

(1) *Union médicale*, 1852, p. 517.

à maintenir, jusqu'au terme de la maladie, l'amélioration produite au début par les émissions sanguines. Quant au mode de réfrigération employé, il consiste dans l'application sur tout le ventre d'une large serviette trempée dans de l'eau aussi froide que possible, et renouvelée dès qu'elle s'est échauffée au contact de la peau. — La méthode de Leroy fut expérimentée dans les hôpitaux de Paris. En 1853, Valleix (1) fit connaître les résultats qu'il avait obtenus à l'hôpital de la Pitié. Ces résultats étaient peu favorables. Leroy répondit que sa méthode était mal appliquée; il reprochait surtout à Valleix de remplacer les applications locales du froid par des lotions froides avec l'éponge.

RAND. Brand (1861-1877) a repris les traditions de Currie. Depuis vingt ans passés, il lutte pour le triomphe de l'hydrothérapie du typhus et de la fièvre typhoïde. A l'exemple de Currie, Brand s'est voué à la vulgarisation de sa méthode des bains froids. Il répond aux objections de ses adversaires. Il s'efforce d'établir l'hydrothérapie des fièvres sur une observation rigoureuse des faits.

Le premier ouvrage de Brand parut à Stettin, en 1861; il a pour titre : *De l'hydrothérapie du typhus*. L'analyse de ce livre nous fera connaître à peu près complétement la théorie et la pratique du médecin de Stettin.

Le premier chapitre est consacré à l'historique. Il est digne de remarque que tous les médecins qui, à diverses époques, ont tenté de vulgariser l'emploi de l'eau froide, y ont été conduits par le spectacle affligeant de l'inefficacité des médications traditionnelles dans les fièvres épidémiques. Brand insiste plus longuement sur l'œuvre de Currie, qu'il regarde comme le créateur de l'hydrothérapie des fièvres. — Le deuxième chapitre

(1) *Union médicale*, 1853.

est une étude sommaire sur l'étiologie de la fièvre typhoïde. Nous savons aujourd'hui que cette maladie est due à une infection du sang; cette vue nouvelle est certainement favorable à l'emploi de la médication réfrigérante. — L'eau froide ne jugule pas la fièvre typhoïde. Nous avons vu Currie et ses correspondants répéter, en termes très explicites, que l'affusion froide peut suspendre le cours du typhus. Brand ne partage pas cette opinion. L'hydrothérapie constitue surtout une médication prophylactique; appliquée dès le début, elle prévient le développement des complications qui font toute la gravité de la maladie.

Dans le quatrième chapitre, Brand expose l'action de l'eau froide sur les symptômes, la marche, la terminaison et le pronostic de la fièvre typhoïde. En regard, il place le tableau de la fièvre typhoïde traitée par les moyens ordinaires. Il conclut à l'incontestable supériorité de l'eau froide. Tous les symptômes de la maladie sont modérés par l'eau froide et cessent d'inspirer aucune inquiétude. C'est surtout sur la fièvre que se fait sentir l'influence favorable de la réfrigération. Le niveau moyen de la courbe thermométrique est abaissé; autour de ce niveau, la température fébrile exécute de nombreuses oscillations, dues, les unes à la marche naturelle de la fièvre, les autres à l'action du bain fréquemment renouvelé. Chaque exacerbation fébrile tend à ramener le cortège des symptômes graves; mais chaque exacerbation est efficacement combattue par le bain froid. Combattre toutes les exacerbations fébriles par l'eau froide, telle est donc pour Brand, comme pour Currie, Giannini et Récamier, l'indication fondamentale du traitement de la fièvre typhoïde. — Sous l'influence de la réfrigération systématiquement appliquée *dès le début*, la fièvre parcourt ses périodes, contenue dans des limites où elle cesse d'être dangereuse.

Les formes graves, menaçantes, sont transformées en des formes moyennes ou même légères. La maladie est d'autant plus courte que le traitement a été plus tôt et plus rigoureusement mis en œuvre.

Laissant de côté les chapitres du diagnostic et du pronostic, sur lesquels nous reviendrons dans une autre partie de cet ouvrage, nous arrivons au chapitre capital de la thérapeutique de la fièvre typhoïde. Il y a, dans cette maladie, cinq indications fondamentales : 1° protéger le système nerveux ; 2° limiter au sang l'influence du poison typhique ; 3° favoriser l'élimination de ce poison ; 4° maintenir les forces du malade ; 5° prévenir les complications locales. Aucune autre médication ne permet, aussi complètement que l'hydrothérapie, de remplir ces cinq indications. Convenablement appliquée, l'eau froide peut, en effet, exercer des actions stimulante, antifébrile, dérivative et tonique. L'action stimulante sur le système nerveux est obtenue par l'affusion froide, les frictions humides, l'immersion froide et courte ; l'action antifébrile, par le demi-bain tiède avec affusion froide ; l'action dérivative, par les frictions, les lotions et les compresses froides ; l'action tonique, par l'ensemble de tous ces moyens qui diminuent la fièvre, répriment la dénutrition et relèvent l'activité des voies digestives. Enfin l'application locale du froid sur la tête, le thorax et l'abdomen prévient le développement des complications. — Ainsi, et c'est là un point important à mettre en lumière, le traitement par l'eau froide n'est pas renfermé dans une formule étroite, exclusive, indistinctement applicable à tous les cas. Plus encore dans ce premier ouvrage que dans ses publications ultérieures, Brand se préoccupe, à l'exemple de son compatriote J.-S. Hahn, d'adapter les procédés hydrothérapiques aux indications qu'il faut remplir. Ces procédés sont à cette époque (1861) : l'affusion froide, les frictions dans le drap mouillé, les lotions, les compresses froides et surtout le demi-bain tiède avec affusion froide, bain longtemps connu en Allemagne sous le nom de bain de Brand. L'auteur n'emploie pas encore le grand bain froid. — Doit-on pendant le traitement par l'eau froide, mettre en usage quelques médicaments? Brand se prononce nettement pour la négative. « Où l'eau est impuissante, il n'y a rien à attendre des médicaments. » C'était à peu près le sentiment de Currie, Giannini, Récamier et Jacquez.

Brand applique l'hydrothérapie à toutes les fièvres typhoïdes, légères ou graves. On a beaucoup blâmé ce qu'on appelle l'absolutisme de Brand. Il ne serait pas seul à mériter ce reproche, s'il était véritablement fondé. C'est aussi à titre de médication exclusive, que Currie employait l'affusion froide; Giannini, l'immersion froide, et Jacquez, les applications de compresses froides. Du reste, Brand a prévu la critique; il y a très judicieusement répondu : « Je suis fort éloigné de soutenir que toute fièvre typhoïde ait besoin d'être réellement traitée. La tendance de cette maladie à guérir, quand elle est sans complications, est trop évidente pour être mise en doute. Pourtant, comme on ne peut jamais prévoir ce que deviendra chaque cas, que trop souvent une forme, légère en apparence, devient subitement grave, et qu'il est plus facile de prévenir que d'écarter les complications fatales, je crois qu'il ne faut jamais abandonner une fièvre typhoïde à elle-même. J'impose, *dès le début*, à toute fièvre typhoïde le traitement complet et rigoureux. Je suis d'autant plus fondé à montrer une telle exigence, que l'hydrothérapie est un traitement simple et sans danger. »

Brand ne se préoccupe pas moins de l'hygiène que du traitement du typhique. Il ne craint pas d'entrer dans les moindres détails. Il faut au typhique de l'air, de la lumière, de l'eau fraîche et pure, des soins constants et dévoués, une alimentation aussi substantielle que le permet son état. Nourrir le malade est une autre indication du traitement. Diminuer le plus possible l'alimentation, ce n'est pas comprendre la situation créée par la consomption fébrile. Il s'agit seulement de donner des aliments que puissent tolérer les voies digestives. — Les dernières parties de l'ouvrage sont consacrées aux détails du traitement dans les diverses formes de la fièvre thyphoïde, dans celles qui évoluent régulièrement et dans celles qui sont compliquées et, suivant l'expression de Brand, dégénérées.

Deux ans plus tard, un mémoire de Brand faisait connaître les résultats obtenus par l'application de sa méthode à Saint-Pétersbourg, Stettin et Luxembourg *(Bericht über die in Petersburg, Stettin und Luxemburg hydriatische behandelte falle. Stettin 1863.)* — Dans un deuxième mémoire, publié en 1868, Brand répond aux critiques faites à sa méthode et surtout aux critiques de Jurgensen (*Die heilung des typhus. Berlin 1868.)* — En 1872, Brand expose, dans un journal de médecine de Vienne, la théorie de l'hyperthermie, qui peut, en effet, servir de base à l'hydrothérapie de la fièvre typhoïde *(Wienner medizin. Wochen. 1872, n° 6.)* — En 1876, Brand fait une étude comparative de l'hydrothérapie et de la médication salicylée, dans le traitement de la fièvre typhoïde. On avait tenté, en Allemagne, d'associer au bain froid des médicaments antipyrétiques, parmi lesquels l'acide salicylique et la quinine. Aucun de ces médicaments n'ajoute rien aux effets de l'hydrothérapie. C'est d'ailleurs une tendance fâcheuse que de chercher par ces moyens à diminuer le nombre des bains. Il faut se garder surtout de supprimer les bains de la nuit *(Salicyl oder Wasserbehandlung, Deutsche milit. Zeitsch ; 1876)*.

La deuxième édition du livre de Brand, parut en 1877. *(Die Wasserbehandlung des typhösen fieber. Tubingue).* Brand base maintenant ses affirmations sur un nombre de faits beaucoup plus considérable, plus de 8,000 cas de fièvre typhoïde traités par les bains froids, soit en Allemagne, soit en France. Pour achever de faire connaître la doctrine et la pratique actuelle de Brand, il nous suffira d'analyser l'introduction de cette seconde édition.

Brand débute par l'exposé de la théorie de l'hyperthermie. Parmi toutes les indications qu'a posées Murchison, une seule est, de l'avis unanime de Liebermeister, Gerhardt, Ziemssen et Jurgensen, vraiment fondamentale; c'est la troisième : abaisser la température fébrile et maintenir l'intégrité du muscle cardiaque. L'observation prouve, en effet, que la fièvre n'a point le rôle utile que lui prêtaient les anciens. Il y a des degrés thermiques qui ne peuvent être atteints, sans que la vie soit immédiatement, et de ce seul fait, très gravement compromise. Et si l'hyperthermie se prolonge, voici les conséquences qu'elle peut entraîner : mort dès les premiers jours par excès de calorification; dégénérescence d'un grand nombre d'organes, d'où la paralysie du cœur et du cerveau; mort par consomption; développement et aggravation des complications locales; dégénération du processus typhique, c'est-à-dire apparition des gangrènes, des nécroses et de la diathèse hémorrhagique. — Or, si l'excès de la calorification vient à être heureusement combattu par l'eau froide, si le fébricitant est maintenu dans un état d'apyrexie relative, tous ces accidents ne sont plus à craindre; la scène change, et nous avons sous les yeux un tableau clinique dégagé des influences fâcheuses de l'hyperthermie. Ce tableau clinique, manifestation inévitable de l'empoisonnement typhique, se réduit à ces seuls symptômes qui, d'ailleurs, ne sont point inquiétants : fièvre modérée, catarrhe bronchique léger, tuméfaction de la rate, roséole et éruptions diverses. Tous les autres symptômes, qu'élimine la médication réfrigérante, peuvent donc être regardés comme des effets de l'hyperthermie ; ce sont : du côté du système nerveux, le délire, la somnolence, la typhomanie ; du côté des voies respiratoires, l'atelectasie, l'hypostase, la pneumonie, la gangrène, les processus ulcératifs ; du côté des voies digestives, les fuliginosités, la dysphagie, l'anorexie, le catarrhe intestinal, la diarrhée, le météorisme, les ulcérations et leurs conséquences, les hémorrhagies et les perforations.

On peut, avec assez de vraisemblance, établir une sorte de dichotomie dans les symptômes de la fièvre typhoïde ; les uns représentent la maladie réduite à ses éléments primordiaux ; les autres sont en quelque sorte surajoutés et tirent leur origine, moins de l'intoxication typhoïde elle-même, que de l'excès de la calorification. Du reste, Brand n'a point généralisé cette doctrine de l'hyperthermie à toutes les fièvres, à tous les états fébriles ; il reconnaît que cette allure particulière de la fièvre n'appartient guère qu'à la dothiénentérie et au typhus.

La fièvre typhoïde est une infection du sang, et l'agent de cette infection est très probablement un microphyte pathogène. Comment agit la réfrigération sur un processus de cette nature ? C'est ici que se place cette comparaison fameuse de l'infection du sang à la fermentation d'un mélange d'orge et de levure.

L'action du poison typhique sur le sang peut être, en effet, comparée à une fermentation. La réfrigération systématique du fébricitant modère ou suspend cette fermentation du sang, comme l'abaissement de la température du milieu fermentescible de moult et de levure arrête les phénomènes tumultueux de la fermentation alcoolique. Est-il besoin d'ajouter que ce n'est-là qu'une vue de l'esprit, d'ailleurs très ingénieuse, et non pas une théorie vraiment scientifique ? « Je veux seulement, dit Brand, mettre mieux en lumière le rôle important et mal connu de la fièvre dans la dothiénentérie. Pour accepter cette idée théorique, il faut avoir traité un grand nombre de fièvres typhoïdes dès le début. Ma conviction est que cette idée sera dans l'avenir la base du traitement. »

Voilà, mis en pleine lumière, le rôle capital de l'hyperthermie dans la dothiénentérie. Il faut donc, dans le traitement de cette maladie, s'appliquer à combattre la fièvre. Tous les médicaments antipyrétiques sont inférieurs à l'eau froide. C'est l'eau froide qu'il faut mettre en usage pour remplir cette indication première. Brand définit en ces termes l'hydrothérapie de la fièvre typhoïde : « C'est la soustraction par l'eau froide de la chaleur fébrile, pendant tout le cours de la maladie, jour et nuit, du commencement à la fin, dans le but de maintenir constamment la température à un degré modéré et par là d'assurer le fonctionnement des organes dans des conditions normales. »

On accuse la médication réfrigérante d'être dangereuse ; le bain froid, dit-on, provoque des complications thoraciques, la congestion pulmonaire, la pneumonie et la pleurésie. Brand examine longuement cette question si vivement débattue des complications thoraciques. Il établit des statistiques, dont les éléments sont empruntés à différents observateurs et desquelles il résulte que, chez les malades traités par la méthode des bains froids, les complications thoraciques sont moins fréquentes, moins graves et moins souvent la cause de la mort.

La pratique de la méthode est maintenant modifiée. Brand remplace la plupart des procédés hydrothérapiques, décrits dans sa première édition, par le grand bain froid, dont Jurgensen a montré la supériorité. Il abandonne la thermométrie axillaire pour la thermométrie rectale, recommandée par Ziemssen. Ainsi modifié, le traitement est devenu très simple; les garde-malades en comprennent aisément les détails ; la direction en est très facile. La température du malade est prise toutes les trois heures, jour et nuit; un bain est administré toutes les fois que cette température atteint ou dépasse 39°. Dans sa première édition, Brand avait donné le chiffre de 39,5 comme indiquant l'opportunité du bain. Ce nouveau chiffre 39° est mieux choisi ; il permet d'arriver plus facilement à cette apyrexie relative dans laquelle il faut maintenir le malade, pendant toute la période fébrile. La température de l'eau et la durée du bain varient suivant l'intensité de la fièvre et la résistance qu'oppose le fébricitant à la réfrigération. Nous étudierons avec détail tous les termes de cette formule qui résume en quelque sorte la pratique de la méthode des bains froids, et nous verrons que, loin d'être une règle posée à *priori* et d'après des vues théoriques plus ou moins contestables, cette formule procède au contraire d'une exacte observation des faits.

L'hydrothérapie réduit au tiers ou même au quart de ce qu'elle est avec les médications ordinaires, la mortalité de la fièvre typhoïde. Combien ce résultat est précieux, quand on songe que le plus grand nombre des victimes de cette fièvre sont des hommes jeunes et robustes ! La fièvre est une grande cause de mortalité. Prévenir la mort par la fièvre serait le plus beau triomphe de la médecine scientifique.

Depuis la première publication de Brand (1861), la méthode des bains froid fut, en Allemagne, soumise à une très vaste expérimentation, non seulement dans la fièvre typhoïde, mais encore dans d'autres maladies aiguës. Ainsi, Jurgensen a formulé le traitement par les bains froids de certaines pneumonies aiguës. Le nombre des publications est considérable. Les plus connues sont celles de Liebermeister, Jurgensen, Ziemssen, Winternitz. Nous y reviendrons plus d'une fois au cours de cet ouvrage. Mais il est nécessaire de donner ici une analyse succincte des recherches de Liebermeister. L'illustre médecin de Bâle a poussé, plus loin qu'on ne l'avait fait avant lui, l'étude scientifique de la fièvre et de la médication réfrigérante. Ses recherches jouissent aujourd'hui d'une grande autorité (1).

La doctrine et les travaux antérieurs de Liebermeister LIEBERM
se trouvent condensés et résumés dans une de ses dernières publications (*Pathologie et traitement de la fièvre. Leipzig, 1875*). — Dans la conception nouvelle de la fièvre, due en grande partie à Liebermeister lui-même, on accorde un rôle prépondérant à l'élévation morbide de la température. L'observation a montré, en effet, que cette élévation de la température du corps est, par elle-même et abstraction faite de la nature et de la cause de la fièvre, une source de dangers : elle peut déterminer des lésions viscérales et des altérations du sang ; elle peut, portée à un haut degré, tuer le fébricitant à la manière d'un agent toxique. C'est là la doctrine de l'hyperthermie, que Liebermeister a d'ailleurs développée dans d'autres mémoires (*Effets des hautes températures dans les maladies. Deutsch. Archiv. fur Klin. med. 1865-1866*). — La chaleur en excès n'agit pas, comme le pensaient les anciens, par l'évaporation des liquides, la coagulation du sérum ou la concrétion de la fibrine ; mais elle provoque des dégé-

(1) Voyez dans le grand ouvrage de LORAIN (*De la température du corps humain. Paris, 1877. t. I et II*), l'indication complète et l'analyse étendue des publications de Liebermeister.

nérescences parenchymateuses, le plus souvent de nature graisseuse, dans les principaux viscères, le foie, les reins et le cœur. Ces dégénérescences peuvent être rencontrées dans toutes les maladies fébriles à hautes températures : la pyohémie, la fièvre puerpérale, la scarlatine, la tuberculose aiguë, les fièvres du groupe typhoïde. La constatation de semblables dégénérescences chez un malade qui succombe à une maladie fébrile, permet d'affirmer que ce malade a présenté de hautes températures. Dans les fièvres, le danger de l'hyperthermie réside surtout dans la paralysie du cœur et du cerveau.

De cette manière de concevoir le rôle pathogénique des hautes températures, découle une indication thérapeutique : abaisser la température fébrile, refroidir le corps du fébricitant. Le moyen le plus simple de remplir cette indication est assurément de plonger le malade dans l'eau froide. Depuis les temps hippocratiques, bien des médecins ont tenté de combattre la fièvre par la réfrigération. Liebermeister trace un historique succinct de la médication réfrigérante jusqu'à Brand. Il pose, lui aussi, cette question : comment expliquer qu'une méthode si remarquablement efficace soit cependant tombée dans l'oubli? Ni les préjugés, ni les théories médicales régnantes ne peuvent rendre compte d'un tel discrédit. Le véritable obstacle à la vulgarisation d'un tel traitement venait, d'après Liebermeister, de l'idée fausse et préconçue qu'ont encore beaucoup de médecins, touchant le mode d'action des procédés hydrothérapiques, dans le traitement des maladies aiguës. Pour appliquer convenablement l'eau froide au traitement des états fébriles, il importe, en effet, d'avoir des notions plus précises sur la fièvre, et aussi sur la manière dont se comporte l'organisme du fébricitant soumis à la réfrigération. (*Die Regulirung der War-*

mebildung bei den Thieren von constanter temperatur. Deutsh. Klin. 1859 — Physiologische Untersuchungen über die quantitativen Veränderungen der Warmeproduction. Archiv. f. anat. und Physiol. 1860. — Uber Warmeregulirung und Fieber. Sammlung Klin. Vorträge von R. Volkmann. 1871).

Sans doute, l'élévation de la température est un caractère important de la fièvre. Mais elle ne constitue pas l'essence même de la fièvre; elle en est plutôt un symptôme. Pendant la fièvre, il y a une déperdition plus grande de chaleur à la surface du corps, ce que prouvent d'ailleurs la simple palpation de la peau et l'exploration thermométrique. Comme, d'autre part, la température centrale reste plus élevée qu'à l'état normal, il s'ensuit nécessairement qu'il y a, dans la fièvre, production exagérée de calorique. Du reste, Liebermeister a démontré expérimentalement cette production exagérée de calorique pendant la fièvre. Mieux encore que l'urée, l'acide carbonique éliminé par les poumons donne une mesure de la production de chaleur. Or, dans l'accès fébrile, la quantité d'acide carbonique éliminé dépasse la quantité éliminée pendant l'apyrexie (*Recherches sur les changements quantitatifs dans la production de l'acide carbonique chez l'homme. Deutsch. archiv. fur Klin. med. 1870*). — Il y a donc, dans la fièvre, tout à la fois élévation de la température et production exagérée de chaleur. Pourtant ces deux phénomènes ne suffisent pas encore à caractériser la fièvre. Ainsi, chez un homme sain et nullement fébricitant, un exercice violent peut augmenter beaucoup la production du calorique, et même élever un peu la température centrale. Mais, dans le milieu habituel, cette élévation ne dure pas. Dans un tel milieu, la température centrale reste ou revient rapidement au degré physiologique, 37,5. C'est que, chez l'homme à l'état de santé, la production et la déperdition de chaleur sont proportionnées de façon à maintenir constamment la température du corps à 37,5. La température centrale est en quelque sorte réglée pour ce degré thermométrique. Il y a une fonction de régulation thermique.

Or la caractéristique de la fièvre est une perturbation de cette fonction, la régulation thermique. Dans la fièvre, l'organisme n'est plus, comme à l'état de santé, réglé pour la température de 37,5 ; il est réglé pour une température plus élevée, par exemple 40°. De même que, chez l'homme sain, la production et la déperdition de chaleur sont proportionnées pour ramener toujours la température centrale à 37,5, ainsi, chez le fébricitant, cette production et cette déperdition sont dans un rapport tel que la température centrale tend toujours à être ramenée à ce degré anormal que nous avons pris pour exemple, 40°. Dans les deux cas, chez l'homme sain comme chez le fébricitant, une déperdition plus grande entraînera nécessairement une production plus grande de calorique. L'organisme sain résiste aux influences perturbatrices par tous les moyens dont il dispose, et invariablement il maintient sa température à 37,5. L'organisme fébricitant résiste de la même façon, quoique moins énergiquement, et tend aussi à se maintenir au degré anormal et plus élevé pour lequel il est accidentellement réglé. L'essence même de la fièvre consiste donc, d'après Liebermeister, dans ce fait que la température du corps est réglée pour un degré plus élevé qu'à l'état normal. Sur la cause même de cette perturbation de la régulation thermique, on ne peut faire que des hypothèses. On peut admettre, par exemple, qu'il existe dans le système nerveux un centre régulateur thermique et que les agents pyrogéniques peuvent directement ou indirectement en troubler la fonction.

Cette conception nouvelle de la fièvre nous permet de mieux comprendre les effets de la réfrigération. Chez l'homme sain, un bain froid ne fait pas immédiatement baisser la température centrale ; parfois même cette température subit une légère élévation. La fonction de régulation lutte contre le refroidissement pour maintenir la température centrale à 37,5 : le rayonnement à la surface du corps est diminué par le spasme des vaisseaux périphériques et, d'autre part, la perte subie est compensée par une production plus grande de calorique. Cet accroissement de la production est prouvé, soit par l'évaluation directe de la chaleur produite, soit par l'augmentation de la quantité d'acide carbonique exhalé pendant l'immersion froide. Mais cette résistance peut être vaincue par un refroidissement plus intense ou plus prolongé. Alors la déperdition l'emporte sur la production du calorique et la température centrale s'abaisse au-dessous de 37,5. Un frisson plus ou moins violent annonce que la régulation thermique est vaincue. — L'organisme du fébricitant se comporte ainsi dans le bain froid ; il résiste de la même manière au refroidissement : spasme des vaisseaux périphériques, production plus grande de chaleur. Le fébricitant défend sa température. Mais cette résistance est moindre, et la régulation du fébricitant peut être plus aisément vaincue que celle d'un organisme sain.

Si l'application extérieure du froid incite l'organisme du fébricitant à produire une quantité plus grande de chaleur, la méthode des bains froids peut paraître de prime abord illogique et même dangereuse. Liebermeister répond à ces objections. Il distingue les soustractions modérées et les soustractions intenses de calorique. Dans le premier cas, la température centrale peut bien subir une certaine élévation ; mais, au moment où cesse la réfrigération, il y a un abaissement de cette température, et cet abaissement est toujours bien plus marqué que l'élévation produite pendant l'immersion froide. Dans le cas d'une soustraction intense de calorique, par exemple lorsque le bain est plus froid ou plus long, on peut obtenir l'abaissement même pendant le bain froid, c'est-à-dire vaincre immédiatement la régulation thermique. L'abaissement est alors plus prononcé et persiste plus longtemps.

Pour abaisser par la réfrigération, et d'une façon durable, la température du fébricitant, il faut donc entreprendre une véritable lutte contre la régulation thermique. Cette notion est nouvelle. Elle a manqué au plus grand nombre des médecins qui ont appliqué l'eau froide au traitement des fièvres. La plupart se contentaient de quelques lotions, affusions ou immersions froides. L'effet immédiat était souvent une amélioration remarquable, mais qui ne durait pas. Après quelques heures, ou même beaucoup plus tôt, la chaleur fébrile revenait au degré initial ; et, de ces tentatives incomplètes de réfrigération, ni l'intensité, ni la marche de la fièvre n'éprouvaient de modifications durables et vraiment salutaires. — Liebermeister fait honneur à Bartels et à Jurgensen d'avoir les premiers prouvé l'innocuité de la réfrigération intense dans les fièvres, et surtout d'avoir bien mis en lumière la nécessité de lutter, par l'application fréquemment répétée des moyens de réfrigération, contre cette tendance de l'organisme fébricitant à revenir sans cesse et à se maintenir au degré anormal de la régulation thermique. Cependant nous avons vu Currie, Giannini et Récamier poser en principe qu'il faut combattre par la réfrigération toutes les exacerbations fébriles. D'autre part, les premières publications de Brand (1861) sont antérieures à celles de Jurgensen (1866). Quoiqu'il en soit, cette notion est capitale dans l'histoire de la médication réfrigérante, et les travaux de Liebermeister n'ont pas peu contribué à nous en donner la démonstration scientifique. De cette notion procèdent la plupart des méthodes contemporaines de la médication réfrigérante. Toutes celles qui possèdent une réelle efficacité reposent, en effet, sur ce principe : contrôler, nuit et jour, la température du malade et le refroidir aussi souvent que l'exige l'élévation de la température fébrile.

Ainsi systématisé, le traitement par l'eau froide a donné les plus heureux résultats, d'abord dans la fièvre typhoïde. Nous reviendrons sur les statistiques que cite Liebermeister. Bientôt l'eau froide devient, en Allemagne, le médicament de la fièvre. On tente d'appliquer la médication réfrigérante à la plupart des maladies fébriles dans lesquelles la lésion locale, quand elle existe, disparaît, comme élément de gravité, devant le danger d'une élévation notable et prolongée de la température centrale ; telles sont le typhus exanthématique, les pneumonies adynamiques, la scarlatine, la rougeole, la variole, la méningite cérebro-spinale épidémique.

Parmi tous les procédés de la médication réfrigérante, la supériorité appartient au grand bain froid. Cependant, dans certains cas, ce bain est inapplicable, ou bien ne donne que des abaissements peu marqués de la température. Liebermeister propose alors d'associer au bain froid les médicaments antipyrétiques, la quinine, la digitale et la vératrine. — La quinine ne possède une action antipyrétique réelle, qu'à la condition d'être employée à hautes doses : 1 gr. 50 à 2 gr.50 chez un adulte, et il est utile de donner cette quantité d'une certaine façon ; toute la dose doit être prise dans l'espace d'une demi-heure, d'une heure au plus, dans l'après-midi ou dans la soirée. Le maximum de l'effet produit par la quinine a lieu cinq à six heures après l'administration du médicament, et, grâce à ce mode d'emploi, coïncide avec la rémission spontanée de la fièvre et augmente cette rémission. — Liebermeister emploie la digitale en nature, en poudre ou en pilules, à la dose de o gr. 50 à o gr. 75 en trente-six heures. Cette forme est préférable à l'infusion qui convient mieux au contraire dans le traitement des maladies de cœur. La faiblesse et la fréquence du pouls sont plutôt une contre-indication qu'une indication de la digitale, qui peut, en effet, accroître l'affaiblissement du cœur. — La vératrine serait un antipyrétique puissant et souvent supérieur à la quinine elle-même. Liebermeister en donne 5 milligr, en pilules, toutes les heures, jusqu'à production de vomisssements ou d'un abaissement très marqué de la température. Le collapsus se produit quelquefois; cet accident ne serait pas dangereux et serait efficacement combattu par le vin et l'alcool.

Liebermeister expose le traitement de la fièvre typhoïde à l'hôpital de Bâle. D'autres maladies fébriles peuvent être et sont, en effet, traitées par l'eau froide, à la façon de la fièvre typhoïde. Dans le choix des moyens propres à abaisser la température, au cours des maladies aiguës, il faut prendre en considération la nature et la marche de la fièvre. Ainsi, l'indication d'abaisser la température est moins urgente, même quand elle est très élevée, dans les fièvres de courte durée, comme un accès de fièvre intermittente.

Dans la période contemporaine de l'histoire de la médication réfrigérante, dominent les travaux de Brand et de Liebermeister, comme, à la fin du siècle dernier, les travaux de Currie et des médecins écossais. Par ses recherches expérimentales sur la fièvre et les effets de la réfrigération dans l'organisme du fébricitant, Liebermeister a beaucoup contribué à compléter les données de la pure observation clinique, et à faire de la médication réfrigérante une médication vraiment scientifique. Brand a de nouveau, et très heureusement, mis en lumière ce fait, signalé déjà par Currie et Giannini, que, dans certaines fièvres, tous les périls qu'entraîne l'excès de la calorification, peuvent être écartés par l'emploi précoce et systématique de l'eau froide. L'un et l'autre ont montré la nécessité, pour obtenir des résultats favorables et constants, d'entreprendre une lutte véritable contre la fièvre, de rendre la réfrigération réellement systématique, et Brand a donné du traitement de la fièvre typhoïde par l'eau froide une formule efficace et d'une application facile.

En Allemagne, beaucoup de médecins ont cherché à modifier cette méthode de Brand. De cette tendance sont nées les méthodes de Jurgensen (1866), de Ziemssen (1870), de Riess (1880), et d'autres procédés de moindre importance. Mais, depuis quelques années, on revient à la pure méthode de Brand, dont des statistiques, aujourd'hui considérables, démontrent l'incontestable supériorité. Du reste, les principes mêmes de la médication réfrigérante sont de moins en moins contestés, et le bain froid est, dans certaines maladies aiguës, généralement regardé comme le plus puissant agent de la médication antipyrétique.

Les statistiques publiées tous les ans par le Conseil de santé des armées allemandes, nous permettent, dans une certaine mesure, de suivre, en Allemagne, les progrès de la médication réfrigérante appliquée au traitement de la fièvre typhoïde. D'année en année, la méthode des bains froids est de plus en plus employée dans les hôpitaux militaires. La mortalité de la dothiénentérie, autrefois très élevée, a subi, depuis cette innovation thérapeutique, un abaissement considérable; et, en comparant entre elles

les statistiques des divers hôpitaux, on y voit que la mortalité est d'autant plus faible, que la méthode des bains froids est appliquée plus rigoureusement et plus conformément aux préceptes de Brand.

Dans tous les autres pays d'Europe et en Amérique, il faut bien en convenir, la médication réfrigérante a fait peu de progrès. (1)

Pendant la guerre de 1870, nombre de médecins militaires allemands appliquaient la méthode des bains froids dans leurs ambulances. Les médecins militaires français furent ainsi conduits à l'expérimenter eux-mêmes. Les premiers essais de M. Libermann datent de cette époque ; mais c'est en 1874 seulement qu'il les a fait connaitre.

LÉNARD C'est à M. F. Glénard, de Lyon, que revient le mérite d'avoir introduit en France la méthode des bains froids. Depuis plus de dix ans, M. Glénard est resté sur la brèche, répondant sans cesse aux objections et ne laissant passer aucune occasion de mettre en lumière la supériorité de ce traitement de la fièvre typhoïde. — En 1873, dans un premier mémoire, M. Glénard fait connaître la méthode des bains froids, telle qu'il l'a vu appliquer par Brand lui-même. Il publie les premiers résultats qu'il a obtenus dans les hôpitaux de Lyon (*Lyon Médical*, 1873). — Dans un deuxième mémoire, il expose la doctrine de l'hyperthermie et les vues théoriques sur lesquelles peut être appuyée la méthode des bains froids. De nouvelles observations sont jointes à ce mémoire. Déjà la méthode se répand hors des hopitaux, dans la pratique de la ville et même à la campagne (*Lyon Médical* 1874). — La troisième publication de M. Glénard porte ce titre significatif : *Acide phéni-*

(1) V. LONGUET. Où en est la méthode de Brand ? *Lyon médical, 1882.*

que ou bains froids? (*Lyon Médical*, 1881). M. Desplats, à Lille, et M. Claudot, à Lyon, venaient de publier les résultats qu'ils avaient obtenus dans le traitement de la fièvre typhoïde par l'acide phénique. M. Glénard établit un parallèle entre les deux méthodes. La méthode des bains froids, moins dangereuse, donne des résultats bien supérieurs ; à l'hôpital, elle abaisse jusqu'à 7 pour 100 le taux de la mortalité, tandis que la mortalité indiquée par M. Desplats, 19, 5 p. 100, n'est pas inférieure à celle que donnent les médicaments ordinaires et même l'expectation. — Le quatrième mémoire de M. Glénard parut en 1883 (*Traitement de la fièvre typhoïde à Lyon. Gazette hebd. de Médec. et de Chirurg.* 1883). Ce mémoire résume ses publications antérieures et renferme des documents nouveaux et d'un grand intérêt : une note présentée par M. Glénard à l'Académie, au nom des médecins des hôpitaux de Lyon, sur le traitement de la fièvre typhoïde par les bains froids ; un historique de la méthode à Lyon, depuis 1874 ; un exposé du mode d'application des bains froids; enfin une étude sur la mortalité comparée de la fièvre typhoïde, dans l'armée allemande et dans l'armée française. — Les conclusions de cette dernière étude avaient été contestées. M. Glénard a répondu d'une façon péremptoire aux objections. C'est un fait désormais placé au dessus de toute contestation : la mortalité par fièvre typhoïde reste stationnaire dans l'armée française ; elle a considérablement baissé dans l'armée allemande. Or ce résultat est dû tout entier à l'application de plus en plus générale et rigoureuse de la méthode de Brand, dans les hôpitaux militaires allemands (*De l'interprétation des statistiques militaires sur la mortalité de la fièvre typhoïde. Lyon Médical*, 1883 *et G. Masson, Paris*, 1883).

A Lyon, l'épidémie de fièvre typhoïde qui sévit en 1874, au moment même de la première publication de

M. F. Glénard, fournit matière à une première expérimentation. Des statistiques, publiées par M. Rollet, par M. H. Mollière et par MM. Mayet et Weil, firent connaître les résultats obtenus. Le traitement par les bains froids ne fut généralement appliqué qu'aux formes les plus graves de la fièvre typhoïde, le plus souvent à une période déjà trop avancée de la maladie, et non toujours suivant les préceptes de Brand. Nous reviendrons d'ailleurs sur ces statistiques, dont on a plus d'une fois, mais bien à tort, tiré des arguments contre la méthode des bains froids. Parmi les médecins lyonnais, il y eut bientôt des hésitations, des incertitudes ; on essaya diverses modifications de la méthode. Depuis, la plupart sont revenus à la pure méthode des bains froids, telle que l'avait exposée M. F. Glénard. Aujourd'hui, le traitement de Brand est accepté et pratiqué par la grande majorité des médecins des hôpitaux de Lyon.

Du reste, nous avons de cette presque unanimité un témoignage considérable et d'une grande valeur dans l'histoire de la médication réfrigérante. A la fin de 1882 et au commencement de 1883, l'Académie de médecine avait ouvert une discussion sur le traitement de la fièvre typhoïde. Le président de l'Académie avait fait appel aux communications qui pouvaient intéresser cette importante question de thérapeutique (octobre 1882). Les médecins des hôpitaux de Lyon répondirent à cet appel. Depuis neuf ans déjà (1874-1882), ils appliquaient la méthode des bains froids au traitement de la fièvre typhoïde. Leurs appréciations étaient donc basées sur une expérimentation sérieuse et suffisante. Ce document fut présenté à l'Académie par M. F. Glénard. Il se termine par cette déclaration décisive : « Les médecins soussignés se déclarent partisans de la méthode de Brand contre la fièvre typhoïde, avec la conviction éprouvée que cette méthode, régulièrement appliquée dès le début de la maladie, abaisse considérablement le taux de la mortalité : Lépine, Mayet, Perroud, Rambaud, Renaut, Soulier, R. Tripier, professeurs à la Faculté; — Boucaud, Carrier, Drivon, Faivre, Gignoux, L. Meynet, H. Mollière; — Bard, Bouveret, Clément, Colrat, Laure, P. Meynet, Perret, Vinay, agrégés à la Faculté. » Ce document était signé de vingt-deux médecins, sur vingt-quatre qui composent le corps médical des hôpitaux de Lyon. C'était presque l'unanimité.

A Paris, la méthode de Brand eut beaucoup moins de succès. Elle fut peu favorablement accueillie par les Sociétés savantes (Société médicale des hôpitaux de Paris, 1874-1876-1877. — Académie de médecine, 1882-1883). Nous retrouvons, dans les discussions de ces Sociétés, les mêmes objections que réfutaient, au commencement de ce siècle, Currie et Giannini : les bains froids sont dangereux; ils peuvent provoquer un grand nombre d'accidents, parmi lesquels la syncope, les congestions, les hémorrhagies et les inflammations du poumon; ils constituent une médication peu rationnelle, car l'élévation de la température qu'ils combattent, n'est qu'un symptôme de la fièvre typhoïde; ils ne peuvent tout au plus remplir que quelques indications, et doivent être regardés comme une médication d'exception. Cependant cette condamnation ne fut pas tout à fait unanime. A la Société médicale des hôpitaux, M. Libermann, M. Féréol et M. Raynaud présentaient des observations cliniques favorables à la méthode des bains froids. A l'Académie de médecine, M. Bouley, frappé du témoignage presque unanime des médecins lyonnais, plaidait en termes éloquents la cause de la médication nouvelle, et demandait qu'on prît en sérieuse considération les remarquables résultats obtenus à Lyon et à l'étranger.

La médication réfrigérante, telle que l'ont formulée Currie, Giannini, Jacquez et Brand, se heurte, non seulement aux préjugés, mais aussi à ce précepte général, qui domine la thérapeutique médicale : la pratique est tout entière dans les indications. Sans doute, ce précepte restera notre guide le plus sûr, pendant longtemps encore et pour le traitement du plus grand nombre des maladies. Mais il ne faut plus l'appliquer, rigoureusement du moins, dans certaines fièvres, telles que le typhus et la fièvre typhoïde. Dans le traitement de ces deux maladies infectieuses, la méthode des bains froids est plus que la médecine des symptômes. Mise en œuvre régulièrement et dès l'invasion, la réfrigération systématique ne tend à rien moins qu'à prévenir, dans ces fièvres, le développement des complications qui font la maladie si souvent grave et mortelle. C'est par là qu'elle constitue un incontestable progrès. C'est par là également qu'elle est, aujourd'hui, attaquée et critiquée, comme elle le fut, au temps de Currie et de Giannini.

CHAPITRE II

Observations personnelles. — Statistique. Mortalité.

Les observations cliniques, qui forment la base de cet ouvrage, appartiennent seulement à la pratique hospitalière. Elles ont été recueillies dans les différents services de médecine dont nous avons été chargés, l'un à l'Hôtel-Dieu depuis 1874, et l'autre à l'hôpital de la Croix-Rousse depuis 1883. Notre statistique comprend tous les cas que, durant cette période de 1874 à 1885, nous avons traités par la méthode de Brand; mais elle ne comprend pas toutes les fièvres typhoïdes qui, pendant cette même période, ont été soumises à notre observation.

S'il y eut, parmi les typhiques que nous avons traités à l'hôpital, une certaine sélection, elle fut évidemment défavorable à la méthode des bains froids. Au début de nos essais, et particulièrement pendant la grande épidémie de 1874, nous étions encore très réservés dans l'application de l'eau froide au traitement de la fièvre typhoïde. Les formes légères, et même beaucoup de formes moyennes, étaient par nous, comme par la plupart de nos collègues, traitées par les médicaments, ou bien abandonnées à l'expectation. Seules, les formes intenses étaient d'emblée, et sans hésitation, soumises à la méthode des bains froids.

Pendant l'épidémie de 1874, l'un de nous, M. Tripier eut, à l'Hôtel-Dieu, le service de l'une des salles consacrées au traitement des typhiques par les bains froids. Les premiers malades, amenés dans ce service nouveau, furent choisis parmi les plus gravement atteints, alors en traitement dans les différentes salles de l'hôpital. Cette épreuve périlleuse fut cependant favorable à la méthode nouvelle. Tous ces typhiques, au nombre de 15, ont fort bien guéri. Aussi longtemps que fonctionna ce service spécial, d'où proviennent bon nombre de nos observations, on n'y reçut jamais que les formes sévères de la dothiénentérie. En effet, le choix des typhiques destinés à la méthode nouvelle n'appartenait point au médecin chargé de la direction du service. Ce choix était exclusivement confié, soit aux internes préposés à la réception des malades, soit aux différents chefs de service de l'hôpital. Or la plupart de ces typhiques, que nous adressaient nos collègues, nous arrivaient à une période déjà fort éloignée du début de la fièvre; ils nous arrivaient après avoir séjourné pendant cinq, dix et même quinze jours, dans les services voisins, et après l'insuccès bien constaté du traitement par les médicaments. On voit par là que, pendant toute la durée de l'épidémie de 1874, le choix des malades ne fut rien moins que favorable à la médication nouvelle.

Ce service spécial fut ensuite supprimé; car il fut bientôt prouvé qu'il était facile de créer, dans toutes les salles de médecine indistinctement, l'installation très simple de la méthode des bains froids. A dater de cette époque, la sélection de nos malades cesse d'être aussi défavorable. Cependant nous ne traitons encore par l'eau froide que les fièvres de quelque intensité, et la preuve, c'est que, dans deux grandes salles de 60 lits au moins, l'un pendant dix ans et l'autre pendant deux ans et demi, nous n'avons pas recueilli plus de 233 observations de fièvre typhoïde traitée par la méthode de Brand. Il est vrai que, pendant les années 1875, 1876 et 1877, l'un de nous n'a reçu, dans son service, aucun malade atteint de fièvre typhoïde. Depuis trois ans seulement, convaincus, par une expérience déjà longue de l'innocuité de l'eau froide, convenablement appliquée au traitement de la fièvre typhoïde, nous traitons indistinctement par la méthode de Brand toutes les fièvres, légères ou graves, qui se présentent dans les salles dont nous avons la direction. Nous exceptons de cette règle générale les typhiques qui, nous arrivant à une période avancée de la fièvre, sont déjà, au moment de l'admission, en voie d'amélioration très évidente.

Il importe néanmoins de remarquer qu'il s'agit toujours de malades traités à l'hôpital. Le plus grand nombre ne peuvent être soumis au traitement de Brand dès le début, dès les premiers jours de la fièvre. Or, c'est un fait bien établi, le succès est d'autant plus sûr que la méthode des bains froids est mise en œuvre à une époque plus voisine du début. Aussi, les statistiques, composées d'observations appartenant à la pratique privée, donnent-elles une mortalité de beaucoup inférieure à celle des statistiques comprenant exclusivement, comme la nôtre, des malades traités par la même méthode, mais dans la pratique hospitalière.

Nos observations ont été recueillies pendant une période de plus de dix années. Durant cette période, l'endémie typhoïde, qui règne à Lyon, a subi des recrudescences de durée et surtout d'intensité variables. On ne peut donc pas attribuer les résultats favorables que nous avons obtenus, même dans les conditions relativement fâcheuses de la pratique hospitalière, au caractère particulièrement bénin d'une ou de plusieurs épidémies.

La méthode de réfrigération que nous avons employée fut la méthode de Brand, telle que M. F. Glénard nous la fit connaître en 1873. Nous en exposerons plus complètement les détails ; rappelons seulement ici les principales règles du traitement de la fièvre typhoïde par les bains froids. La température rectale du typhique est prise toutes les trois heures, jour et nuit, et, chaque fois que la fièvre atteint ou dépasse 39°, le malade est mis au bain. La température et la durée de l'immersion froide varient suivant beaucoup de circonstances que nous aurons à apprécier, surtout suivant le degré de la fièvre, la résistance qu'elle présente à la réfrigération, et l'époque plus ou moins avancée de la maladie. En règle générale, l'eau du bain est à 20° et le malade y reste plongé environ quinze minutes. Pendant la durée de l'immersion, plusieurs affusions sont pratiquées sur la tête, avec de l'eau plus froide que celle de la baignoire. Sorti du bain, le malade, modérément essuyé, est rapidement conduit à son lit, recouvert d'un drap seulement en été, d'un drap et d'une couverture en hiver, et ses jambes sont enveloppées, jusqu'aux genoux, dans une couverture de laine. Les forces du fébricitant sont soutenues, pendant toute la durée du traitement, à l'aide d'une alimentation adaptée à l'état des fonctions digestives. Des aliments liquides, du lait, du bouillon, des potages légers, du vin, tels sont les principaux élétmens de cette alimentation, surveillée avec non moins de sollicitude que la réfrigération elle-même.

A l'époque de nos premiers essais, nous n'avons pas toujours appliqué très rigoureusement la méthode des bains froids, telle que Brand l'a formulée. Nous avons, plus d'une fois, suspendu le traitement, en présence de certaines complications que, depuis, nous avons appris à ne plus considérer comme de réelles contre-indications. Souvent aussi, la température et la durée du bain n'ont pas été suffisamment proportionnées à l'intensité de la fièvre, ni à la résistance qu'elle oppose à la réfrigération. Il nous a fallu plusieurs années pour apprendre à reconnaître l'exactitude de la plupart des règles que Brand a formulées touchant l'application de la réfrigération systématique au traitement de la fièvre typhoïde.

Nous aurions voulu reproduire *in-extenso* toutes nos observations cliniques. Mais ce chapitre eut pris des proportions beaucoup trop étendues. Nous avons dû nous borner à donner quelques observations seulement, à titre d'exemples, dans les différents chapitres de cet ouvrage.

Les faits que nous avons observés, et dans lesquels fut appliqué plus ou moins rigoureusement le traitement de Brand, sont au nombre de **233**; parmi ces 233 typhiques traités par les bains froids, nous avons **20** morts, soit une mortalité de **8,5** p. **100**.

Il était indispensable de grouper ces faits et de consacrer quelques développements à la question fort importante des complications. Non seulement la méthode des bains froids guérit plus souvent, mais, plus souvent aussi, elle prévient les complications. Nous avons pris, pour base de cette classification, la durée de la période fébrile et l'intensité de la fièvre, estimée d'après le nombre des bains qu'a nécessités le traitement complet. Tous les cas terminés par la mort sont réunis dans une même catégorie. Nous les étudierons d'ailleurs avec quelques détails. De cette étude ressortiront d'utiles enseignements, non-seulement pour l'application pratique, mais encore pour l'exacte appréciation de la valeur thérapeutique de la méthode des bains froids.

I. — Les formes intenses sont au nombre de soixante-seize, à peu près le tiers du total de nos observations. Nous comprenons d'ailleurs dans cette catégorie toutes les fièvres terminées par la mort, lesquelles ont été, en effet, des formes intenses. C'est là une preuve de plus de la sélection dont nous parlions tout à l'heure. Les formes intenses n'existent pas dans la proportion du tiers des cas observés, successivement dans une même épidémie, ou dans plusieurs épidémies, ou encore dans une salle d'hôpital. En général, sur cent fièvres typhoïdes, vingt seulement sont vraiment des formes intenses. — Le nombre des bains qu'a nécessités le traitement complet a varié de 80 à 200. Il est vrai que ce nombre a pu être très inférieur à 80, chez les malades qui ont succombé peu de jours après le début du traitement. La plupart de nos malades gravement atteints ont pris de 100 à 115 bains. La durée du traitement a varié de treize à trente jours; la durée moyenne peut être estimée à dix-huit ou vingt jours. — Pour preuve de la gravité de la maladie, nous n'avons pas seulement le nombre considérable des bains, la longue durée du traitement et l'intensité du mouvement fébrile, mais encore, dans la plupart des cas, l'existence de symptômes alarmants, nerveux, thoraciques et abdominaux. Plusieurs malades sont mis au bain avec du délire, ou dans un état de stupeur prononcée; d'autres ont un catarrhe bronchique intense; d'autres enfin présentent un météorisme très marqué et une diarrhée très abondante. — Des complications plus tardives témoignent encore de la gravité de la maladie, tels sont les hypostases, la cyanose, les suppurations, les eschares. La plupart des malades qui nous ont présenté des accidents de ce genre, avaient été tardivement baignés; ces accidents, comme nous le verrons bientôt, font, en effet, le plus souvent défaut chez les typhiques mis au bain à une époque voisine du début. Cependant beaucoup de ces typhiques tardivement baignés ont guéri; mais la transformation de la maladie fut moins rapide et l'apyrexie, plus difficilement obtenue que dans les cas traités dès le début.

II. — Nous avons quatre-vingt-sept fièvres de moyenne intensité. Dans les fièvres de ce genre, le traitement complet nécessite de 40 à 80 bains. La durée du traitement varie de huit à vingt et un jours. Certaines de ces fièvres ont cependant présenté une réelle gravité. Quelques malades déliraient au moment de la première immersion froide, ou bien étaient déjà tombés dans l'adynamie. Toutes ces fièvres ont un caractère commun : la température fébrile, même très élevée au début, cède plus facilement à la réfrigération systématique et l'apyrexie définitive est plus rapidement obtenue que dans les formes intenses. Les complications sont moins communes, celles surtout qui relèvent plus immédiatement d'un état fébrile intense et prolongé. — Les rechutes n'ont pas été rares parmi ces fièvres de moyenne intensité. Il est certain que la méthode de Brand ne les prévient pas; quelques-uns prétendent qu'elle les rend plus fréquentes. C'est une question que nous examinerons plus loin. Mais les rechutes que nous avons observées n'ont pas été graves. Elles n'ont jamais entraîné la mort.

III. — Enfin nous avons soixante-dix formes légères.

La durée du traitement varie de trois à douze jours. Le nombre des bains ne dépasse pas 40. Chez quelques malades, 8 à 10 bains, et quelquefois moins, ont suffi pour provoquer un mouvement de défervescence, aboutissant rapidement, en quatre ou cinq jours, à l'apyrexie complète. Ce qui caractérise, en effet, ces formes légères, c'est la très faible résistance que la température fébrile oppose à la réfrigération systématique. — Il y a sans doute, parmi ces fièvres, un certain nombre de typhus abortifs. Cependant, chez plus d'un malade de cette catégorie, la fièvre avait débuté avec les apparences d'une forme grave. Mais, dès les premières immersions froides, les symptômes inquiétants sont écartés, et la fièvre prend les allures d'une forme bénigne. — Toutes ces fièvres, même les plus légères, ont été certainement des fièvres typhoïdes. Nous n'avons admis aucun cas douteux. Si, parmi les formes intenses, les taches rosées ont été quelquefois absentes, nous n'avons accepté, dans la catégorie des formes légères, que des fièvres ayant présenté la roséole dothiénentérique. — Ces fièvres sont, en somme, relativement peu nombreuses. C'est que, nous l'avons dit déjà, pendant très longtemps, nous n'avons appliqué la méthode de Brand qu'aux formes intenses ou de moyenne intensité. Depuis trois ans seulement, nous traitons indistinctement par l'eau froide à peu près toutes les fièvres typhoïdes, intenses, moyennes ou légères. Comme beaucoup d'autres observateurs, nous avons vu plus d'une fois une fièvre, qui débute avec des allures bénignes, devenir grave et compliquée dans le cours du second ou du troisième septénaire. D'autre part, une expérience déjà longue ne nous permet plus de douter que la méthode des bains froids, convenablement appliquée, ne présente, dans les formes légères et au début, absolument aucun danger.

Complications. — Nous avons relevé toutes les complications qu'ont présentées nos 233 malades. Le tableau suivant montre, tout à la fois, la fréquence relative de chaque complication et la date du début du traitement, dans chaque cas compliqué. Il arrive assez souvent que le même malade figure plusieurs fois dans ce tableau, car diverses complications peuvent survenir chez le même sujet ; de là, l'apparente fréquence des cas compliqués.

COMPLICATIONS	NOMBRE DE CAS	JOUR DU DÉBUT DU TRAITEMENT
Abcès furonculeux nombreux	12	19, 8, ?, 5, 19, 6, 9, 13, ?, 5, 15, 10.
Abcès sous-cutanés.......	13	13, 19, 19, 9, 8, 9, 10, 11, 8, 10, ?, 11, 8.
Otite purulente	5	8, 22, 22, 7, 9.
Inflam. gangrén. de la peau	7	4, 8, 25, 25, 7, 11, 8.
Vaste eschare sacrée......	2	9, 22.
Erysipèle	2	10, 9.
Œdèmes prononcés........	4	7, 10, 15, 7.
Phlegmatia alba dolens....	2	?, 21.
Ang. érythémateuse intense	2	8, 9.
Angines pultacées........	9	10, ?, 9, 11, 7, 17, 8, 9, 13.
Muguet.................	4	5, 10, 16, 11.
Douleurs abdominales vives	9	22, 10, 7, 10, 8, 9, 10, 9, 11.
Perforation, péritonite....	2	8, 13.
Hémorrhagie intestinale...	4	5 (8 jours ap. cessation des bains), 22, 12, 21.
Péricardite..............	1	8.
Thrombose artérielle......	1	5 (?).
Syncopes, Lipothymies....	14	4, 7, 8, 9, 7, 10, 10, 12, 13, 14, ?, 21, ?, 22.
Broncho-pneumonies......	12	3, 4, 8, 9, 22, 7, 6, 8, 11, 22, 25, 21.
Pneumonie	1	22 (existait avant le début du traitement).
Suffocation avec cyanose ..	3	8, 10, 12.
Doul. vives des extrémités.	5	22, 11, ?, 8, 8.

Un certain nombre de ces complications existaient déjà au moment où fut commencé le traitement. D'autres sont de peu d'importance et méritent à peine le nom de complications. Dans les chapitres III et IV, nous étudierons les complications plus complètement, et nous verrons que la plupart sont notablement moins fréquentes chez les malades traités par les bains froids, que chez les malades traités par les médicaments ou par l'expectation. Mais un simple coup d'œil jeté sur ce tableau fait voir que les complications sont particulièrement fréquentes chez les typhiques tardivement baignés. Rares dans les cas où le traitement est commencé avant le huitième jour, elles le deviennent d'autant moins que le début du traitement s'éloigne davantage du début de la fièvre. On peut en dire autant de la gravité des complications ; elle est d'autant plus grande que le typhique est mis au bain, pour la première fois, à une époque plus reculée de la fièvre.

Cas mortels. — Parmi nos 233 malades, 20 ont succombé. La mortalité est donc de 8,5 p. 100. Assurément cette proportion est faible d'une façon absolue ; mais elle paraîtra bien plus faible encore, si l'on veut bien ne pas oublier les conditions dans lesquelles ont été recueillies nos observations : sélection des cas les plus graves, pendant l'épidémie de 1874 ; pendant plusieurs années encore, application de la méthode de Brand seulement aux formes intenses ou de moyenne intensité ; dans la majorité des cas, mise en œuvre tardive de la méthode, la plupart des malades ne nous arrivant, surtout à l'Hôtel-Dieu, qu'après le huitième jour. Malgré toutes ces conditions défavorables, la mortalité que nous avons obtenue est inférieure à 10 p. 100. Or il résulte des recherches statistiques de M. Mayet et de celles que nous avons faites nous-mêmes (1) que, dans les hôpitaux lyonnais et avant l'introduction de la méthode de Brand, la mortalité par fièvre typhoïde a le plus souvent dépassé 20 p. 100, souvent atteint 30 et 33 p. 100, et peut être assez exactement représentée par une moyenne de 24 à 25 p. 100. Eh bien, et c'est là une conclusion tout à fait légitime, l'application de la méthode de Brand a, dans ces mêmes hôpitaux lyonnais et parmi les malades que nous avons traités pendant une période de dix années, diminué de plus de moitié, on pourrait dire des deux tiers, le taux de la mortalité par fièvre typhoïde. Jusqu'à présent, dans ce même milieu, aucune autre médication n'a produit semblable résultat.

Bien plus, cette proportion, 8,5 p. 100, ne représente certainement pas la mortalité vraie, à l'hôpital, de la fièvre typhoïde traitée par la méthode de Brand. Il est possible, facile même, d'obtenir une mortalité notablement plus faible. A l'hôpital de la Croix-Rousse, la mortalité, pour les deux années 1882 et 1883, est tombée au-dessous de 5 p. 100, sur un total de 126 cas traités par la méthode des bains froids (2). Peut-être même une application plus rigoureuse de la méthode permettra-t-elle, dans l'avenir, d'abaisser encore le taux de cette mortalité. D'ailleurs, pour être convaincu que ce n'est point là une illusion, il suffira d'examiner les observations des 20 malades que nous avons perdus. Nous ne pouvons reproduire ces observations *in extenso* ; nous en donnons seulement le résumé.

(1) *Lyon médical* 1875, p. 491 et 528.

(2) Voir chapitre V. Mortalité. Statistique de l'hôpital de la Croix-Rousse.

N° 1. — *Début du traitement le* **25e jour** *de la fièvre. Adynamie. — Eschares.*

Maria A., 22 ans, domestique, entre à l'Hôtel-Dieu, le 3 mai 1874. Début présumé le 12 avril, par de la céphalalgie, des vertiges, des bourdonnements d'oreilles, des épistaxis chaque jour, et de la diarrhée.

Au moment de l'admission : langue humide, recouverte d'un enduit saburral épais. Bouche sèche, amère ; soif continuelle. Diarrhée intense, jamais moins de 5 à 6 selles par jour.

Ventre ballonné, très tendu, présentant un grand nombre de taches rosées. Peau moite et chaude. T. 40,3. Diminution très notable de l'ouïe. Stupeur. Visage d'une pâleur jaunâtre. La malade présente, du reste, un embonpoint excessif. Lèvres très sèches, couvertes de fuliginosités. Toux, crachats muqueux striés de sang. Râles sonores et muqueux disséminés dans les deux poumons. Quelques râles plus fins à la base gauche, en arrière. Ces symptômes vont en augmentant d'intensité ; le 4 mai, le soir, la T. est de 41° et le 5, au matin, de 40,5.

Le 6 mai, la T. n'est plus qu'à 39,5 malgré la continuation de l'aggravation, en raison de laquelle la malade est transportée dans un service spécial, pour être traitée par les bains.

Voici, en résumé, les principaux symptômes qu'elle a présentés avant d'arriver dans ce service : décubitus dorsal, prostration complète des forces, délire, tremblement des lèvres, soubresauts des tendons, carphologie ; teinte jaunâtre de la face, fuliginosités sur les lèvres et sur la langue ; respiration fréquente avec rhonchus sonores entendus à distance ; ventre météorisé, selles involontaires. Toux avec expectoration de crachats sanguinolents. Râles sonores et muqueux dans toute la poitrine. Pouls 120. Déglutition très difficile. Les aliments liquides et toutes les boissons sont le plus souvent rejetés sans être allés au-delà de la bouche. T. 40° (25e *jour*).

Pour mettre la malade aux bains on est obligé de la faire porter par deux hommes.

L'état de la malade continue à s'aggraver, sans élévation de la température, jusqu'au 10 mai. La T. oscille entre 39° et 40°, s'abaissant suffisamment après chaque bain ; puis ensuite c'est plutôt entre 38 et 39° que la température se maintient. Enfin, à partir du 12, elle se trouve souvent au-dessous de 38°, jusqu'au moment de la mort qui a lieu le 14 mai. 39 *bains en 8 jours.*

Du 11 au 13 mai, la malade prit plus facilement quelques aliments et, le 13, on note que la figure est plus naturelle. Mais ce jour-là même, on découvrit une petite eschare sur la partie la plus proéminente du sacrum et, sous le bras droit, un gonflement érythémateux du bras avec engorgement des ganglions axillaires; et de plus, une éruption bulleuse sur tout le tronc et sur les pieds.

En somme, fièvre ataxo-adynamique baignée à une période avancée, ne laissant guère de doute sur le résultat du traitement, et qui, en effet, a suivi une marche fatale malgré les bains.

Autopsie. — Dans l'intestin grêle, un follicule ulcéré à un mètre environ de la valvule iléo-cœcale, et près de la valvule ainsi que sur la valvule, seulement quelques ulcérations (4 ou 5) affaissées, en voie de réparation. Quelques ganglions mésentériques hypertrophiés. Rate doublée de volume. Foie volumineux, gras. Reins volumineux, gras. Surcharge graisseuse des organes et du tissu cellulaire sous-cutané, en raison de l'embonpoint. Toutefois, les muscles des membres et même ceux du cœur qui sont un peu plus décolorés, ne présentent pas de dégénération graisseuse au microscope. Poumons emphysémateux, présentant aux deux bases quelques points atelectasiés et quelques noyaux de pneumonie lobulaire isolés. Dans les points correspondants aux eschares, aux bulles et aux pustules, mortification du tissu cellulaire jusqu'à l'aponévrose, dans une étendue plus considérable que ne pourrait le faire supposer la lésion extérieure.

N° 2. — *Début du traitement le* **25e jour** *de la fièvre. Broncho-pneumonie gangréneuse. Adynamie.*

Jean C., 24 ans, cultivateur, entre à l'Hôtel-Dieu, le 4 août 1878. — Début présumé le 17 juillet. Le malade est d'abord reçu dans un service où la feuille d'observation a été égarée. Il reste cependant le tracé thermométrique du 5 au 7 août; la température se maintient un peu au-dessous ou au-dessus de 40°. Le 8, la température descend le matin à 38,8, pour remonter le soir au-dessus de 40°. Le lendemain, sous l'influence d'une douche froide, la température descend à 37,5 et remonte le jour suivant à 40,4, atteignant le soir 40,9. La température oscillant ainsi entre 40 et 41°, le malade est envoyé dans notre service pour être traité par les bains froids.

A ce moment, le malade présente du météorisme et du gargouillement abdominal, des taches rosées, une diarrhée assez abondante, séro-muqueuse et fétide, de la toux et des râles muqueux aux bases des deux poumons, de la stupeur avec incohérence des idées, les narines pulvérulentes et enfin une fièvre intense.

Le malade prend son premier bain le 11 août (25e *jour*), à 11 h. du matin, avec une température de 40,7 avant et 40° immédiatement après. Pendant les 24 premières heures on a de 3 heures en 3 heures, les chiffres suivants, pris avant et après le bain : 41,4 40,5 ; 40,5-40° ; 40,5-40,2 ; 40,7-40,4 ; 40-39,5 ; 40,4-39,8 ; 40°-39,4 ; 39,5-39°. Ensuite la température se maintient presque constamment au-dessous de 40° ; car elle n'atteint ce degré qu'une fois par jour pendant les trois jours suivants. Toutefois le malade manifeste une vive répugnance pour les bains froids. Après chaque bain, il tremble pendant une heure environ.

Le 17, la température commence à s'abaisser de temps en temps au-dessous de 39°. Il y a une amélioration dans l'état du malade ; ses idées sont plus nettes et sa langue est dépouillée et humide. Il se plaint cependant toujours des bains. La diminution de l'ouïe persiste. Faiblesse très grande. Impulsion du cœur faible. Râles muqueux aux bases. Les conjonctives ont une teinte subictérique. A partir de ce moment, la température est aussi souvent au-dessous qu'au-dessus de 39° ; mais toujours près de ce degré.

C'est à partir du 21 qu'on saute un ou plusieurs bains par jour, jusqu'au 26, où l'abaissement de la température au-dessous de 38,5 permet de suspendre les bains. Le 22 août, on découvre une petite eschare sacrée. La température devient presque normale du 27 au 28 ; mais, le soir même de ce dernier jour, elle remonte au-dessus de 38° ; elle atteint 39° le 29 au soir et 39,5 le 30 au soir ; de telle sorte que le malade prend encore deux bains, les deux derniers, après une interruption de deux jours. En tout, *103 bains en 20 jours*.

Dans ces derniers jours, le malade était devenu tout à fait indocile, cherchant par tous les moyens à se procurer des aliments, demandant à se lever avec insistance, en disant qu'il était guéri. Toutefois la température continue à se maintenir entre 38,5 et 37,5 jusqu'au 4 septembre, où elle remonte une fois à 39°.

Le 7 septembre, le malade se plaint d'un point de côté à la base du poumon droit. Matité au niveau de la région postéro-externe inférieure, diminution des vibrations thoraciques. Souffle aux deux temps de la respiration, plus marqué à l'expiration, avec quelques râles muqueux. Les urines, examinées à ce moment, ne contiennent pas d'albumine. La température remonte le 10, à 39, 2 et le 11, à 40, 2. Le 12, elle est encore à 39, 9. Le malade est très affaibli et éprouve de l'anxiété. On ne trouve rien au cœur, mais l'épanchement pleurétique paraît avoir augmenté. La température oscille de nouveau entre 38, 5 et 37,5 jusqu'au moment de la mort. Le 17, on constate la perte complète des forces avec des sueurs abondantes et on trouve le souffle moins marqué que précédemment. Le 18, la respiration est très gênée et l'on entend des râles trachéaux. Diarrhée. Amaigrissement considérable. Outre les phénomènes stéthoscopiques indiqués précédemment pour le côté droit, on trouve du côté gauche, les signes d'un épanchement pleurétique récent. Enfin le malade succombe le 19 septembre.

Autopsie.— Epanchement purulent gélatiniforme abondant dans la plèvre droite. A la base du poumon correspondant, on trouve, outre l'actelectasie, deux ou trois petites cavités pouvant contenir une noisette, à parois grisâtres, tomenteuses, mal limitées et renfermant un liquide sanieux grisâtre, qui répand une odeur très-fétide (noyaux pneumoniques suppurés). Du côté gauche, on trouve un épanchement moins abondant d'un liquide séreux. Pas de tubercules sur les plèvres ni dans les poumons. Dans le péricarde, léger épanchement avec exsudats fibrineux récents. Cœur hypertrophié. Parois artérielles un peu épaissies. Foie normal. Reins légèrement graisseux.

Les plaques de Peyer apparaissent très nettement et se distinguent des parties avoisinantes par une pigmentation très-accentuée. Elles sont lisses; quelques-unes sont gaufrées. Près de la valvule iléo-cœcale, on en trouve deux ou trois qui sont ulcérées, à bords plats, et dont le centre laisse voir la tunique musculeuse de l'intestin. Les autres plaques sont cicatrisées. Les cicatrices apparaissent sous forme de points blanchâtres ou même d'un anneau complet ayant la même coloration. Quelques plaques offrent des arborisation vasculaires à leur pourtour.

N° 3. — *Début du traitement le* **21e jour**. — *Adynamie. Broncho-pneumonie suppurée. Thrombose de la veine iliaque.*

Eugène M. 27 ans, cordonnier, entre à l'Hôtel-Dieu, le 26 août 1878. A l'âge de 10 ans, chute sur la tête, enfoncement du crâne au niveau de la partie supérieure de la région fronto-pariétale droite. Etat comateux pendant deux jours, et, consécutivement, paralysie du membre inférieur gauche.

Début présumé de la fièvre le 5 août, par une violente céphаlalgie, de la lassitude, de la courbature, de l'inappétence et enfin par des frissons et de la fièvre. Toutefois, le malade n'est alité que depuis dix jours. Diminution de l'ouïe depuis cette époque.

A son entrée, persistance de ces symptômes. Anorexie, constipation depuis 4 jours. Langue saburrale, rouge à la pointe et sur les bords. Gencives un peu fuligineuses; abdomen météorisé; quelques taches rosées. Douleurs très prononcées dans la région iléo cœcale, sans gargouillement. Pouls rapide, non dicrote. Peau brûlante. Pas de stupeur. Peu de toux. Quelques râles sibilants disséminés. Sueurs abondantes. Pas d'hypertrophie appréciable de la rate. Rien au cœur.

Le malade est mis de suite au bain, le 26 (*21e jour*), à midi, avec une température de 40, 5, qui s'abaisse immédiatement après le bain à 40°. Trois heures après, il a encore 40° et sous l'influence du bain, il descend à 39,3. La température continue à osciller entre 39 et 40, 5, mais en se maintenant presque constamment au dessous de 40°. Le 1er septembre, selles involontaires dans le lit. On a constaté ces jours derniers des poussées successives de taches rosées. Le 2 septembre, ces taches sont confluentes. Diarrhée abondante avec selles involontaires. Potion avec extrait thébaïque 5 centigr. et élixir de Garus. Glace sur le ventre. Le 4 septembre, le malade s'est trouvé mal cette nuit au moment où on le mettait au bain (5 h. 1/2 du matin). On a suspendu le traitement jusqu'au moment de la visite où l'on a trouvé une élévation de la température (40,2). Le malade se sent un peu mieux. Cependant il est très affaibli. Beaucoup de taches rosées. On reprend le traitement en donnant au malade du vin d'Espagne, du café noir, de l'eau albumineuse et des potages liquides, comme précédemment. La température tend à s'abaisser et, à partir du 6, on la trouve assez fréquemment au dessous de 39°. Il saute un bain le 7 et, à partir du 9, il saute chaque jour un ou plusieurs bains.

Malgré cet abaissement de la température, l'état du malade ne s'améliore pas, et l'on constate toujours la présence de symptômes graves. Le 5 septembre, on trouve des râles muqueux disséminés dans les poumons, mais pas de souffle. Persistance des selles involontaires dans le lit. Adynamie. Le 7 septembre, le malade crie dans le bain en disant qu'il étouffe. Diarrhée fétide persistante. Rien de particulier aux poumons. On fait faire au malade une lotion froide à 20° entre deux bains. Le 12 septembre, mêmes symptômes avec refroidissement des extrémités. Même traitement. La température s'abaisse suffisamment pour que le malade prenne son dernier bain le 13 septembre. *122 bains en 19 jours.*

Le 14 septembre, le malade se couche sur le côté. La diarrhée a un peu diminué. On continue de l'alimenter. Le 15 septembre, la température est presque normale. Plus de diarrhée. Le malade s'est levé tout seul pendant la nuit pour aller à la selle. La respiration est gênée. Râles muqueux. Le 17 septembre, le malade a meilleur aspect, il entend, il parle et nous le trouvons couché sur le côté. Le 23, bien que le malade ait eu pendant quelques jours de la dyspnée et des vomissements, il semble que son état s'améliore peu à peu, la température oscillant entre 37° et 38,4.

Le 25, depuis hier soir, sommolence continuelle. Lorsqu'on approche de son lit, le malade parle avec volubilité en délirant. La diarrhée a reparu. La respiration est rapide, saccadée, dyspnéique, et cependant l'auscultation ne révèle rien de particulier. Le regard est hébété; les traits sont tirés. La température est le matin de 38,3 et le soir de 38,5; puis elle s'abaisse immédiatement pour devenir tout à fait normale à partir du 1er octobre. En même temps, le délire disparaît et une amélioration progressive se produit. Appétit vif, mais faiblesse toujours très grande.

Le 4 octobre, frisson très intense, le matin, sans cause appréciable. Le 5 octobre, nouveau frisson moins fort. Le 8 octobre, apparition d'un violent frisson cette nuit; cependant la température ne s'est pas élevée notablement ces jours-ci. Voici, du reste, les températures prises matin et soir : 4 octobre, matin 36,8, soir 36,5; le 5, matin 37° soir 36,8; le 6, matin 37°, soir 37,4; le 7, matin 37°, soir 38°; le 8, matin 38,2. Le malade s'était déjà plaint le 7 de souffrir du membre inférieur gauche. Le 10, ce membre est très douloureux et le siège d'un œdème très accusé dans toute son étendue. Pas d'albumine dans l'urine. Le 14, l'œdème et la douleur du membre inférieur gauche ont notablement diminué. L'état général semble s'améliorer depuis quelques jours; mais l'appétit ne revient pas et la diarrhée est toujours assez forte. Le 17, le membre inférieur gauche est toujours très douloureux au niveau de la hanche, surtout pendant les mouvements. Le malade ne fait que gémir, jour et nuit. Affaissemen progressif et mort le 21 octobre.

Autopsie. — Dans les 30 ou 40 derniers centimètres de l'intestin grèle, on trouve une dizaine d'ulcérations assez petites, la plupart cicatrisées, sauf deux ou trois d'entre elles, situées près de la valvule de Bauhin. Ces dernières sont encore en pleine évolution : les bords sont déprimés, taillés à pic et le fond n'est pas de niveau avec la muqueuse voisine. — Thrombose de la veine iliaque gauche. Le caillot oblitère complètement l'origine de la crurale, sur une longueur de 4 centimètres environ. Le caillot de la veine iliaque en occupe toute la longueur et fait saillie dans la veine cave; mais il n'oblitère pas toute la lumière de la veine iliaque qui reste en partie perméable. Poumons : adhérences pleurales presque complètes et très solides à droite. Au sommet droit, semis de petits points jaunâtres, ramollis. A la base, le tissu est un peu induré et friable. A la coupe, surface presque uniformément jaunâtre, comme purulente, occupant environ la moitié inférieure de la base. Au-dessus, les bronches contiennent un liquide purulent. A gauche, quelques adhérences récentes. Légère congestion de la base. Sur la face externe du lobe supérieur, on voit un noyaux caséeux du volume d'un haricot qui est situé tout à fait superficiellement. Rien au cœur. Foie volumineux et gras. Reins à peu près normaux; les pyramides semblent plus pâles et plus jaunes que de coutume.

La dépression du crâne correspond au point de jonction de la frontale ascendante et de la première frontale. Substance cérébrale atrophiée à ce niveau. Adhérences aux méninges et au crâne.

N° 4. *Début du traitement le* **31e jour.** — *Persistance des symptômes graves. Adynamie. Accès d'oppression dans le bain.*

Marie B., 19 ans, vermicellière, entre à l'Hôtel-Dieu, le 9 septembre 1881. — Elle a déjà fait deux séjours à l'hôpital pour des affections abdominales. Début présumé le 10 août, par des douleurs violentes à la tête, à la nuque et à la région lombaire. Quelques jours après, elle aurait rendu beaucoup de sang par la bouche, et elle aurait éprouvé en même temps une violente douleur abdominale, de la diarrhée et des bourdonnements d'oreilles avec obtusion de l'ouie. Toux depuis le début de la maladie. Alimentation avec des potages et avec de la viande. Elle a mangé un pigeon, il y a quinze jours.

Actuellement, la malade a la face cyanosée. Elle est très faible et répond avec peine. Pas de douleur abdominale à la pression. Gargouillement dans la fosse iliaque droite. Persistance de la diarrhée. Endolorissement général et oppression. Toux très légère. Nombreux râles sonores dans les deux poumons.

Le 9 septembre, matin, T. 39,8; soir, 40,5. Le 10, matin 40°; soir 40,7. On met la malade au bain à 6 heures (*31e jour*), après le bain 39,9. Températures avant et après les bains jusqu'au lendemain matin à 10 heures : 40°-39,6; 40,2-39,7; 40°-38,4 ; 40.2-39,6; 39,6-39°. La température se maintient entre 39,6 et 40°, jusqu'à 10 heures du soir.

Le 12, la température n'atteint 40° qu'à 1 heure de l'après-midi et elle oscille entre ce degré et 39,2. L'urine contient beaucoup d'albumine. Le 13, la température atteint 40°, à 10 heures du matin et 40,5, dans l'après-midi. Le 14, la température n'oscille qu'entre 40° et 40,3 ; toutefois, l'abaissement après chaque bain est suffisant. Il oscille entre 5 et 13 dixièmes. La malade a eu des frissons dans la journée d'hier. Même état. On trouve toujours de gros râles sonores et muqueux dans les deux poumons. Le 15, la température se maintient à peu près au même niveau que la veille, s'abaissant seulement à 39,9 et à 39,8 dans l'après midi. Léger mal de gorge. Grosses taches rosées. Le 16, à 6 heures du matin, la malade a encore 40°. Depuis le 13, à 10 heures du matin, la température s'est maintenue à 40° ou 40,2 et 40,3, descendant seulement deux fois à 39,9 et une fois à 39,8.

A partir du 16, à 1 heure de l'après-midi, les températures sont moins élevées, oscillant au-dessus de 39° et même un peu au-dessous. Le 17, la température remonte à 40° une fois, oscillant entre ce degré et 39,1. Diarrhée toujours très abondante. Délire pendant la nuit. La malade va aux bains avec répugnance. Elle tousse et elle a craché un peu de sang. Le 18, T. oscillant entre 40° et 38,1 ; on saute un bain. Le 19, 39,5 à 38,6.

Le 20, à 1 heure du matin, la malade a été prise d'un accès de suffocation dans le bain. On l'a sortie immédiatement et remise au lit. Elle est devenue alors de plus en plus cyanosée et l'oppression a augmenté. Cependant, après des applications de moutarde, elle est un peu revenue à elle. Mais, à 6 heures du matin, les suffocations ont recommencé dans le lit, et elle est morte à 7 heures, avec toute sa connaissance. *69 bains en 9 jours.*

Autopsie. — La dernière portion de l'intestin grêle (un mètre environ), ainsi que tout le gros intestin, présente des ulcérations arrondies et isolées, peu profondes, dont la plupart sont presques cicatrisées. Elles sont plus nombreuses, à mesure qu'on se rapproche du rectum. — Reins un peu congestionnés. Les poumons sont sains, à peine congestionnés sur quelques points, notamment à la partie déclive du lobe inférieur droit. Ils sont partout crépitants. Rien au cœur. Rien dans les gros vaisseaux. Aucune trace d'embolie.

N° 5. — *Début du traitement le* **22e jour**. — *Persistance des symptômes graves. Vomissements. Hémorrhagie intestinale. Otite. Broncho-pneumonie.*

Léontine P., 21 ans, dévideuse, entre à l'Hôtel-Dieu, le 6 septembre 1881. — Début présumé de la maladie le 16 août, par une sorte d'étourdissement suivi de céphalalgie et par de la courbature.

Actuellement, obnubilation intellectuelle. Légère diminution de l'ouïe et bourdonnements d'oreilles. Douleurs à la nuque et au niveau des reins, moins marquées qu'au début de la maladie. Le ventre est augmenté de volume et douloureux à la pression. Gargouillements dans la fosse iliaque droite. Taches rosées nombreuses. Constipation au début, jusqu'au moment où l'on a administré des lavements. Lèvres sèches, recouvertes de fuliginosités. Langue saburrale. Cyanose et refroidissement de la face et des extrémités. La malade tousse un peu depuis une semaine, mais ne crache pas. Quelques râles ronflants et humides à la base des poumons en arrière. Rien au cœur. A l'entrée, le 6, matin, T. 39,8 ; à partir de 1 heure, la température prise toutes les trois heures donne les chiffres suivants : 1 heure, 38,5 ; 3 h., 38,9 ; 6 heures, 38,5 ; 10 heures, 39,5 ; 1 heure, 40°.

La malade n'est pas encore mise au bain, parce que la chambre des bains est en réparation ; mais elle prend son premier bain le 7, à trois heures du matin (*22e jour*) avec une température de 39,6. Après le bain, 39°. Températures prises jusqu'au lendemain matin 8, à 10 heures : 39,4-38°1 ; 39,6-38,3 ; 39,3-38,1 ; 39,6-39° ; 39,2-39,5 ; 39,9-39° ; 40°-39,2 ; 39,6-39° ; 40,2-39,5 ; 38,5. Les températures obtenues dans le reste de la journée sont intéressantes en raison des variations de l'abaissement immédiat de la température sous l'influence des bains : 40,2-38,4 ; 39,9-39°-2 ; 40,7-39,6 ; 40,2-39,4. L'état général est amélioré ; mais toux fréquente et râles muqueux nombreux à la base des poumons en arrière. Ce matin, vomissements, à deux reprises, de café et de vin. Le 9, les températures élevées persistent, oscillant entre 39,5 et 40,2. La malade délire un peu, par moments. Elle a encore vomi les boissons qu'elle a prises, ainsi que de la bile.

Le 10 et le 11, les températures s'abaissent légèrement, en oscillant entre 40° et 39°. Persistance du délire. La malade chante pendant le bain. Peu de diarrhée. Langue bonne. Le 12, la température ne dépasse pas 39,8 et s'abaisse à 38,6, ce qui permet de sauter un bain. Le facies est meilleur, bien que le délire et l'agitation persistent. Râles très nombreux dans les deux poumons, surtout à droite où l'on trouve un peu de matité à la base. Le 13, la température oscille d'abord entre 39,3 et 38,5; on saute un bain et, 3 heures après, la température remonte à 40°. Le 14, T. de 39,6 à 38,6.

Depuis hier, écoulement purulent par les deux oreilles. Pas de douleurs abdominales. Persistance d'un délire tranquille. Le 15 et le 16, les températures continuent à s'abaisser, et on saute trois bains dans ces deux jours. Cependant le délire continue. Toujours un peu de diarrhée. L'urine contient un peu d'albumine non rétractile. Par suite de l'abaissement de la température, on saute beaucoup de bains. C'est ainsi que la malade ne prend plus que trois bains chaque jour, le 17, le 18 et le 19. Cependant, persistance du délire avec les mêmes caractères que précédemment. La malade parle de tout sur un ton plaisant, mais sans incohérence. On obtient néanmoins toujours une réponse en fixant son attention. Il existe encore des râles muqueux dans les poumons; mais ils sont peu nombreux. La malade prend quatre bains le 20, trois bains le 21, quatre bains le 22 et deux bains le 23. Ce dernier jour, on a trouvé du sang mélangé aux matières diarrhéiques. Il arrive encore souvent à la malade de rejeter une partie des liquides ingérés; mais hier, elle a vomi tout ce qu'elle a pris, ainsi que de la bile. Suppuration très abondante par les oreilles. Le 24, la température s'est abaissée jusqu'à 37,6 et s'est maintenue presque constamment au-dessous de 39°. Elle n'a atteint qu'une fois ce degré et une autre fois 39,2. La malade fait toujours du sang. On suspend les bains. *93 bains en 17 jours.* Application de glace sur le ventre. Ratanhia; opium.

La malade tousse toujours et présente les mêmes râles. Elle continue à parler à tort et à travers. Le 25, la température oscille entre 38,6 et 38,1. L'hémorrhagie intestinale paraît avoir diminué, sans cependant qu'on puisse l'affirmer. La malade a un peu reposé et elle est plus calme. En somme, amélioration légère de son état. Le 26, il n'y a plus de sang dans les matières fécales. La température oscille entre 38,2 et 39,2, n'atteignant qu'une fois ce dernier degré et se maintenant plutôt près de 38,5. La malade a toujours des vomissements. Le ventre est sensible à la pression, dans la fosse iliaque droite. Le 29 et le 30, la température remonte chaque jour une fois à 40° et plusieurs fois au-dessus de 39°, et même il n'y a pas de température inférieure à ce dernier degré, le 30. La malade continue à souffrir du ventre. Nouvelles taches rosés. Il n'y a plus de sang dans les selles. Persistance du délire et des phénomènes d'auscultation indiqués précédemment.

Le 1er octobre, la température se maintient constamment au-dessous de 39°, descendant même jusqu'à 37°. Le 2, T. de 38° à 37,2. Le 3, de 38,5 à 36,5. Le 4, de 37,8 à 36°. Depuis quelques jours, la diarrhée est devenue plus forte et les selles sont involontaires. En outre, elles contiennent un peu de pus. On est obligé de prendre la température dans l'aisselle. La malade est toujours très pâle. Elle a du subdelirium. Œdème des jambes. Persistance de l'écoulement purulent des oreilles. Elle prend cependant des potages. Le 5, T. de 38° à 37°. Le 6 et le 7 octobre, de 37,5 à 37,1. Persistance des mêmes symptômes; ventre ballonné et douloureux. Le 8, état demi-comateux avec résolution générale. Diarrhée coliquative très fétide, la malade allant constamment sous elle. Elle meurt le 10 octobre.

Autopsie. — On trouve dans la dernière portion de l'intestin grêle des ulcérations en voie de cicatrisation à fond plat et lisse, à bords minces et lisses. Elles sont plus nombreuses et plus larges près de la valvule iléo-cœcale. A ce niveau, la muqueuse présente sur certains points, entre les ulcérations, un aspect bleuâtre et lisse, comme s'il s'agissait de cicatrices récentes. Pas d'ulcérations dans le gros intestin. Le foie et les reins sont volumineux et graisseux. La rate est volumineuse. Les poumons sont parfaitement sains.

N° 6. — *Début du traitement le* **21e jour.** — *Mort subite 9 heures après le dernier bain.*

Claudine C., 24 ans, entrée à l'Hôtel-Dieu, le 22 septembre 1884. — Début présumé le 1 ou le 2 septembre : céphalalgie, accablement des forces, diarrhée abondante et fétide dès les premiers jours.

Au moment de l'admission : P. 124, T. 40,5. Diarrhée moins abondante qu'au début. Nombreuses taches rosées sur l'abdomen. Facies assez bon. Peu de délire. Un peu de toux. Quelques râles sonores dans la poitrine.

Jusqu'au 29 septembre inclusivement, on applique la formule générale de Brand. Amélioration très évidente sous l'influence du traitement par les bains froids. La température ne s'élève plus à 39°. On cesse les bains.

Le lendemain, 30 septembre, à 7 heures du matin, mort subite.

Autopsie. L'intestin grêle, dans sa dernière portion, renferme encore une dizaine d'ulcérations incomplètement cicatrisées. Nombreuses ulcérations dans le gros intestin. Tuméfaction des ganglions mésentériques. — Foie volumineux, pesant 1730 gr, présentant de nombreuses plaques de dégénérescence graisseuse. Rate, 150 gr., congestionnée. — Rein, 180 gr. — Cœur, 245 gr. surchargé de graisse, à fibre musculaire un peu décolorée. — Poumon sain, sauf un peu d'hyperhémie aux bases.

N° 7. — *Début du traitement le* **21e jour**. — *Hémorrhagie intestinale au 4e jour du traitement. Adynamie croissante.*

Jean C., âgé de 32 ans, est entré à l'Hôtel-Dieu, le 28 août 1885. Cet homme est alcoolique. Il a des antécédents tuberculeux : adénite cervicale pendant l'enfance. — Début présumé de la fièvre il y a trois semaines, vers le 6 ou 7 août. Les symptômes du début n'ont pas été très graves ; le malade ne s'est définitivement alité que depuis quinze jours environ.

Au moment de l'admission : P. 130, dicrote. T. 39,9-40,5. Agitation. Délire bruyant pendant la nuit. Carphologie. Langue sèche. Ventre ballonné à l'excès. Nombreuses taches rosées. Cinq ou six selles diarrhéiques par jour. Rien au cœur, ni aux poumons.

Les premiers bains ne sont pas très bien tolérés. Tendance marquée aux lipothymies. Cependant les troubles nerveux diminuent et, dès le troisième jour du traitement, le malade est beaucoup plus calme. Mais les troubles digestifs persistent ; le ventre est très météorisé.

Le 31 août, quatrième jour du traitement, à la suite d'un lavement froid donné entre deux bains, expulsion d'une notable quantité de sang, en caillots et liquide. Aussitôt, cessation des bains et application permanente de vessies de glace sur le ventre. L'examen des selles y fait découvrir une grande quantité de débris de raisins. — La suspension des bains est suivie du retour des symptômes graves : agitation, délire, météorisme de plus en plus prononcé. P. 124. T. 40,5 ; 40,5 ; 40,2 ; 41°.

Le 2 septembre, l'hémorrhagie n'ayant pas reparu et la situation devenant de plus en plus grave, on reprend le traitement par les bains. Le délire diminue dès la première immersion froide. Ces nouveaux bains donnent des abaissements thermiques très marqués :

Avant le bain	41°	après	39°
—	40,5	—	38,9
—	39,3	—	38,4
—	40°	—	38,5

L'hémorrhagie ne se reproduit pas ; mais, dans les matières, on trouve, pendant plusieurs jours, quantité de graines de raisin.

Malgré ces grands abaissements de la température, l'état du malade s'aggrave évidemment. Les troubles digestifs ne sont pas améliorés ; le délire persiste et l'adynamie est extrême.

Mort dans la soirée du 3 septembre.

Autopsie. — Nombreuses plaques tuméfiées et gaufrées ; quelques plaques ulcérées à la fin de l'intestin grêle. — Foie et reins volumineux et graisseux. — Cœur dilaté. — Dans les poumons, quelques noyaux de broncho-pneumonie très disséminés aux bases ; lésions tuberculeuses anciennes aux deux sommets.

N° 8. — *Début du traitement le* **13e jour.** — *Persistance des symptômes graves, malgré l'abaissement de la température. Mort subite le 18e jour.*

Georges A., 17 ans, cordier, entre à l'Hôtel-Dieu, le 25 octobre 1878. — Début présumé, le 15 octobre, par de la céphalalgie, des épistaxis, de la perte des forces, de la diarrhée et une fièvre intense. Le malade reste trois jours dans un service voisin où les symptômes s'aggravent et s'accompagnent de délire.

On le fait passer dans notre service, le 28 octobre, pour être mis au bain. Le malade prend ce même jour (*13e jour*), à 2 heures, son premier bain avec une température de 39,8, après le bain, 37,7. Trois heures après, la température n'est qu'à 38,2 : le malade saute un bain, puis on a les températures suivantes, prises avant et après les bains : 40,5-38,4 ; 39,8-37,9 ; 39,5-37,5. La température n'atteignant ensuite que 38,5, puis 38,6, on saute deux bains, et un troisième bain à 5 heures du soir.

Malgré cet abaissement de la température, l'état général s'améliore peu et le subdelirium persiste pendant la nuit. Le malade manifeste une très grande répugnance pour les bains. L'urine contient beaucoup d'albumine. La température se maintient ainsi entre 38° et 39,5, de telle sorte que le malade saute encore trois bains, le 30, et trois bains, le 31. Il ne prend que trois bains le 1er novembre, le dernier bain étant pris à 2 heures du soir. *21 bains en 5 jours.* A partir de ce moment, on a les températures suivantes : à 5 heures, 38,4 ; à 8 heures, 38,5 ; à 11 heures, 38 ; à 2 heures 38,6. Enfin, le 2 novembre, à 5 heures du matin, le malade était couché sur le côté depuis quelques minutes pour laisser prendre sa température, lorsqu'il est mort subitement.

Autopsie. — *Intestin grêle.* La dernière portion, sur une longueur d'un mètre, contient plus de vingt plaques de Peyer infiltrées, hypertrophiés et à surface gaufrée. Les follicules isolés font des saillies très appréciables; mais il n'y a aucune trace d'ulcération. Les ganglions mésentériques sont rouges, tuméfiés et ramollis en très grand nombre. Les matières contenues dans l'intestin sont fluides, jaunâtres. On ne trouve aucune trace d'hémorrhagie.

Reins. — Ils offrent les caractères typiques du gros rein blanc. Ils sont très volumineux (trois fois plus qu'à l'état normal) et pâles. Sur les coupes, la surface de section est totalement décolorée, sauf au niveau d'une ou deux pyramides; ces coupes ont un aspect blanchâtre, lardacé.

Foie. — Congestionné et volumineux.

Rate. — A peine hypertrophiée.

Poumons. — Congestionnés aux bases.

Cœur. — Aucune altération appréciable.

Encéphale. — Aucune altération appréciable.

N° 9. — *Début du traitement le* **11me jour**. — *Traitement antérieur par les lavements phéniqués. Bains difficilement supportés. Persistance des symptômes graves. Broncho-pneumonie.*

Eugène N., 22 ans, maçon, entre à l'Hôtel-Dieu, le 17 juillet 1879. Début subit de la maladie le 11 juillet, par une céphalalgie violente et un affaiblissement général. Le malade s'alite de suite pour ne plus se lever. Dès le lendemain, diarrhée assez abondante (2-3-4 selles par jour). Pas de rachialgie ni d'épistaxis.

Au moment de l'admission : état de somnolence assez accentué, céphalalgie gravative avec bourdonnement d'oreilles. Langue sèche, rouge sur les bords ; anorexie, soif vive. Ventre très peu saillant, présentant partout du gargouillement. Pas de taches rosées. Fièvre considérable. Pas de toux. Rien aux poumons. Le 18 juillet matin, persistance de ces phénomènes. T. 40,1. Pouls 96. Tremblement de la langue. Tympanisme stomacal. On prescrit au malade (qui ne se trouve pas encore dans notre service) : vin, lait, bouillon, eau gazeuse avec sirop de groseilles, sulfate de quinine 50 centigr. et 4 lavements froids par jour, dont un avec acide phénique, 1 gr. pour décoction de camomille 1.000 gr. Le 18 juillet soir, T. 41,4. Le 19 matin, 40,1, soir 40,7. Le 20 matin, 40,5, soir 40,6. Le 21 juillet, la température se maintient très élevée matin et soir ; symptômes ataxiques (contractions de la face, tremblement des mains, subdelirium continu, malgré l'extrait thébaïque et 4 lavements froids par jour). Météorisme abdominal considérable. Vessie de glace sur la tête ; 2 lavements froids avec acide phénique 1 gr. pour décoction de camomille 500 gr.

Le 22 juillet, l'état du malade continuant à s'aggraver, on le fait passer dans notre service pour le traiter par les bains.

En conséquence, le malade est mis au bain le 21 juillet, à 8 heures du soir (*11e jour*), avec une température de 40°; après le bain, 39,7. On a inscrit les températures suivantes, prises avant et après les bains, jusqu'au lendemain matin à 11 heures : 39,8-39,3 ; 39,6-39,3 ; 39,9-39,5 ; 39,8-39,2 ; 39,8-39°. Le 22, on trouve, outre les symptômes précédemment indiqués, de l'obscurité de la respiration surtout à la base, à droite, où il y a aussi de la matité, et des râles muqueux à la base gauche. La température oscille ensuite autour de 39°, sans remonter jusqu'à 40° et sans s'abaisser au-dessous de 38,6. La température ne s'abaisse pas beaucoup immédiatement après les bains (de 3 à 8 dixièmes ordinairement et une fois seulement de 1°). Le plus souvent, la température était au-dessus de 38° après les bains et deux fois seulement, elle est descendue à 37,8. Le 23, l'abdomen est affaissé et douloureux, sans taches rosées. Diarrhée. Assoupissement persistant. Le 24, la matité du côté droit est plus étendue. Râles muqueux nombreux à gauche et râles sonores. Le 25 juillet, à 8 heures du matin, T. 39,6, après le bain 39°. *29 bains en cinq jours.*

On supprime les bains en raison de l'augmentation des troubles du côté des voies respiratoires, avec aggravation de l'état général. Le soir, T. 40,4. Le 26, matin 40,5. Pouls petit, filant. Respiration fréquente (40) bruyante et difficile. Elle présente un temps d'arrêt entre l'inspiration et l'expiration. Souffle dans toute l'étendue du côté droit en arrière et, en même temps, râles nombreux Vibrations diminuées. En avant, sonorité. Pas de déplacement de la matité. Face cyanosée. État typhique très accusé. Toutefois, le malade a conservé sa connaissance. Le 27 juillet soir, T. 40,7. Amélioration légère. La cyanose est moins accusée, le malade répond mieux ; la peau est moite. Persistance du souffle à droite et des râles muqueux des deux côtés. Le 28 juillet, mort.

Autopsie. — Plaques de Peyer rouges et tuméfiées surtout dans la portion terminale de l'intestin grêle. On n'en voit aucune qui soit ulcérée. Dans la poitrine, à droite, léger épanchement. Adhérences pleurales très étendues à gauche. Congestion intense des poumons aux deux bases et au sommet gauche. — Le cadavre est dans un état de putréfaction très-avancé, le malade étant mort le 27, à 10 heures du soir et l'autopsie n'ayant pu être faite que le 29, à 8 heures du matin

N° 10. — *Début du traitement le* **13me jour.** — *Symptômes abdominaux graves. Péritonite.*

Jacques B., 23 ans, jardinier, entre à l'Hôtel-Dieu, le 17 novembre 1880. — Début présumé le 9 novembre, par des coliques assez fortes, terminées par une abondante évacuation. Persistance des coliques, ces jours derniers, avec 5 à 8 selles par jour. Le malade aurait même fait un peu de sang le 13; mais sans épreintes, sans ténesmes. Perte de l'appétit. Langue rouge très sèche. Pas d'envies de vomir. Le ventre est légèrement douloureux à la pression et on y constate un gargouillement variable de siège. Céphalalgie. Rien aux poumons ni au cœur. La température du malade est peu élevée. Le diagnostic est douteux.

Le 18 soir, la température est de 39,3 et le lendemain matin 19, de 38,4, mais le 19 au soir, elle monte à 40,4. Le 20 au matin, 39,8. On s'était borné jusque-là à donner au malade de l'eau de riz et du bismuth ;mais en présence de cette élévation de la température, on prescrit des lavements froids, malgré lesquels la température monte le soir à 40,7.

Le 21 au matin, elle est à 39,9. Douleur dans la fosse iliaque droite très prononcée. Pas d'albumine dans l'urine. Les températures du soir et du lendemain matin ne sont pas notées; mais elles ont dû être élevées, car on nous envoie le malade pour le baigner. En conséquence, le premier bain est donné le 22, à 11 heures du matin (*13e jour*), avec une température de 40,1. Après le bain, 39,2. Températures prises avant et après les bains, jusqu'au lendemain à la même heure : 39,6-39°; 40,1-38,4; 40,3-39,2 ; 40,5-39,5; 40,5-38,5; 40,5-38,5; 40,1-39°; 40,3-39°. La température se maintient à peu près au même niveau, du 23 au 24. Quelques taches rosées. Du 24 au 25, la température baisse très-légèrement en se maintenant à 40°, à 1 ou 2 dixièmes près. L'abaissement de la température sous l'influence des bains est plus marqué ; car il est plusieurs fois de 2 degrés. Du 25 au 26, abaissement plus prononcé de la température, au point que le malade saute trois bains, avec des températures de 38,9 et 38,8. La température se maintient ensuite au-dessus de 39°. On saute cependant un bain, le 27, avec 39°. Le 28, la température remonte encore trois fois à 40°, mais en s'abaissant de plus de 2 degrés, sous l'influence des bains.

Le 29, la température est toujours un peu au-dessus de 39°, sauf une fois où l'on a 38,8 et où l'on saute un bain. La langue est meilleure ; mais le météorisme abdominal est toujours très prononcé ; glace sur le ventre. Le 30, la température se maintient à peu près au même niveau que le jour précédent, et l'on saute deux bains, avec 38,7 et 38,5. Le 1er décembre à 1 h. du matin, T. avant le bain 39,2, après 37,6; à 4 h. 39,4-38°. C'est le dernier bain. *65 bains en 9 jours.* A 7 h. du matin, 38,7; à 10 h., 38,8. Le malade a la face pâle. Le pouls est très petit. La diarrhée continue à être très forte. En sortant du dernier bain, le malade s'est plaint vivement de souffrir du ventre. On cesse les bains en raison de ces souffrances et de l'abaissement notable de la température. Le ventre est toujours très ballonné. Dans la journée, prostration considérable; hoquet continuel ; envies de vomir et vomissements bilieux très abondants. Le malade n'a jamais déliré, ni perdu connaissance à aucun moment. Le 2 décembre, vers 7 h. du matin, le malade se lève pour aller à la chaise ; il parle à la sœur, puis se recouche et meurt quelques secondes après.

Autopsie. — La cavité péritoniale contient environ un litre de liquide louche, jaunâtre, répandant une odeur fétide. L'intestin grêle offre à l'extérieur des plaques rouges, qui sont piquetées par places ; à 50 cent. environ au-dessus du cœcum, on trouve un amincissement considérable de la paroi et, au milieu d'une plaque rouge, un point blanchâtre et friable qui cède et se perfore sous l'influence d'un courant d'eau. Il existe aussi, à 4 ou 5 cent. du cœcum, une plaque ulcérée profondément et donnant lieu à une tache rouge foncé du côté du péritoine. Il est difficile de dire s'il existait une perforation pendant la vie ou s'il n'y avait qu'une péritonite consécutive aux ulcérations profondes de l'intestin. Sur la deuxième portion de l'intestin grêle, on compte 10 à 15 plaques de Peyer ulcérées, de la dimension d'une pièce de 2 francs et à divers degrés d'ulcération. Sur les 10 cent. de l'intestin qui se trouvent au-dessus de la valvule de Bauhin, on trouve des plaques ulcérées, confluentes, de la dimension d'une pièce de 50 cent. Il y en a 15 ou 20. Les ulcérations de l'intestin sont de formes ovalaires et à bords saillants, sinueux; et le plus souvent leur grand diamètre se trouve dirigé dans le sens de la longueur de l'intestin. Rate volumineuse et dure. Les reins sont également augmentés de volume. Rien de particulier dans les autres organes.

N° 11.—*Début du traitement le* **13me jour.**— *Fièvre intense. Phlegmon gangréneux de l'aisselle le 30me jour, au début de la convalescence. Mort le 49e jour.*

M. C., âgée de 20 ans, est entrée à l'Hôpital de la Croix-Rousse, le 5 mai 1884.— Bonne santé antérieure.— Début probable le 22 avril : frissons, céphalalgie, épistaxis. Elle est traitée en ville par la quinine.

Au moment de l'admission : face pâle, d'une teinte plombée. Langue rouge et sèche. T. 40,5. Quelques taches rosées sur l'abdomen. Météorisme modéré. Urines très fébriles, D : 1026. Albuminurie légère. Céphalalgie intense. Insommie.

La résistance à la réfrigération est extrêmement prononcée. Pendant plusieurs jours, la lutte contre la fièvre nécessite des bains à 18° et même à 15°. — Au cinquième jour du traitement, amélioration évidente : langue rosée, humide, plus de céphalalgie, urines pâles et abondantes, D. : 1002. — Jusqu'au 28 mai, la marche de la fièvre est celle d'une forme intense, exempte de complications et évoluant régulièrement. La température s'abaisse enfin au-dessous de 39°, et la malade désormais ne prend plus que quelques bains dans la soirée.

Le 29 mai, la fièvre s'élève de nouveau à 40°, et la malade se plaint de vives douleurs dans les aisselles. C'est le début d'un phlegmon gangréneux. Incisions fort étendues, drainage des décollements, pansements antiseptiques rigoureux, rien ne peut arrêter la marche envahissante de ce phlegmon. Le 13 juin, l'apparition d'une dyspnée subite, bientôt suivie des signes du pneumothorax, annonce la perforation de l'espace intercostal. Mort le 15 juin.

Autopsie. — Épanchement séreux dans la plève gauche dû, en effet, à une perforation du troisième espace intercostal. Sphacèle des muscles pectoraux. — Nombreuses cicatrices récentes dans l'intestin grêle, dont les lésions paraissent avoir été très étendues. Encore quelques petites ulcérations dont la cicatrisation n'est pas complétement achevée. — Traces d'ulcérations cicatrisées dans le gros intestin. Trois grandes ulcérations taillées à pic et pénétrant jusqu'à la musculeuse, au niveau de l'S iliaque. — Tous les autres organes paraissent sains.

N° 12. — *Début du traitement le* **15me jour.** — *Très grande résistance à la réfrigération. Œdœme du larynx. Trachéotomie. Hémorrhagie de la plaie.*

Observation rapportée *in extenso* dans le chapitre IV (obs. VI).

N° 13. — *Début du traitement le* **8me jour.** — *Obésité. Coma. Adynamie. Muguet du pharynx et de l'œsophage.*

Cécile R., 28 ans, lingère, entre à l'Hôtel-Dieu, le 4 septembre 1881, dans un état comateux complet. D'après les renseignements fournis par les parents, la maladie aurait débuté le 27 août, par des maux de tête violents et par un sentiment de courbature très prononcé. Elle s'est mise au lit et a eu la diarrhée; elle allait à la selle cinq ou six fois par jour. Epistaxis, il y a trois jours. Antérieurement, écarts de régime, excès de tous genres, dyspepsie; embonpoint depuis plusieurs années.

A son entrée, la malade ne peut répondre à aucune question. Elle présente une résolution générale très prononcée. La face exprime la stupeur. Lèvres fuligineuses. Langue rôtie. La malade présente un embonpoint considérable. Le ventre est volumineux et douloureux à la pression. Gargouillement dans la fosse iliaque droite. Quelques taches rosées, papuleuses, très marquées. L'urine contient beaucoup d'albumine. La respiration est fréquente, un peu irrégulière. A l'auscultation, obscurité de la respiration à la base du poumon en arrière. Pouls 136. T. à 5 heures du soir, 40,8. Avec le secours de deux hommes, on met immédiatement la malade au bain (*8e jour*). Après le bain, 39,6. Températures avant et après les bains, jusqu'au lendemain matin à 10 heures: 39,6-39 ; 40,1-39,5 ; 39,8-39,3 ; 39,9-39,5 ; 40,1-39,6 ; 39,9-39,5. Le soir, la température remonte à 40,4, puis elle continue d'osciller, le 6, entre 39,9 et 39,2, s'abaissant de trois à neuf dixièmes immédiatement après les bains. Le 6 au soir, et dans la nuit du 6 au 7, on suspend les bains, pour cause de réparations de la chambre des bains; la température remonte quatre fois à 40° et même jusqu'à 40,5, à 6 heures du matin, heure à laquelle on reprend les bains.

La température s'abaisse un peu dans la journée, oscillant entre 39,8 et 39°. La malade va beaucoup mieux. Elle a repris toute sa connaissance et répond parfaitement aux questions. Elle apprécie très bien l'amélioration survenue dans son état et réclame elle-même le bain, lorsqu'elle craint qu'on ne le lui donne pas. L'aide des sœurs lui suffit pour se mettre dans le bain.

Le ventre est très douloureux. Le 8, la température remonte quatre fois à 40°, oscillant entre 39,4 et 40,2. Moins d'albumine dans l'urine. Céphalalgie très intense. Ventre toujours très douloureux et taches rosées très prononcées. Le 9, la température, toujours au-dessus de 39°, arrive seulement une fois à 40,3. Le 10, elle n'atteint plus 40° et même elle descend une fois à 38,5, ce qui permet de sauter un bain.

Le 11, l'abaissement de la température est encore plus marqué, elle ne dépasse pas 39,5. Elle est trois fois au-dessous de 39° dont une fois à 38,4, ce qui fait qu'on saute encore un bain. Il y a une amélioration évidente de l'état général : l'appétit revient, la langue est nettoyée. Toutefois, persistance de la céphalalgie, et diarrhée toujours abondante. Le 12, la température ne dépasse 39° que deux fois, et elle se maintient plutôt au-dessous de 39°. On saute trois bains. Persistance de l'amélioration. Langue encore un peu chargée. La diarrhée est moins forte; mais la malade a une selle involontaire, chaque fois qu'on la lève. Ventre toujours douloureux. Taches rosées toujours très nombreuses. Pouls 120. Rien aux poumons. Le 13, la température se maintient un peu au-dessus ou au-dessous de 39°, sans que la malade saute un bain. Elle est toujours très abattue.

Le 14, la température ne dépasse pas 39,1, et elle est presque toujours au-dessous de 39°; on saute cinq bains. La malade se plaignant de souffrir de la gorge, on trouve sur le voile du palais des plaques pseudomembraneuses de coloration gris jaunâtre. Prostration assez marquée. On fait des pulvérisations avec l'eau de chaux sur l'arrière-gorge, que l'on badigeonne aussi avec une solution au borate de soude. Le 15, le 16 et le 17, la malade ne prend chaque jour qu'un bain, la température se maintenant presque constamment au-dessous de 39°. L'arrière-gorge est un peu nettoyée. Légère amélioration de l'état général. Le 18, pas d'albumine dans l'urine. La température se maintient un peu plus près de 39°, de telle sorte que la malade prend trois bains. Elle prend deux bains le 19, le 20 et le 21 et un seul bain, qui est le dernier, le 22 septembre. *81 bains, 18 jours de traitement.*

Le 23, l'enduit qui recouvre l'arrière-gorge est toujours très épais et très adhérent. Depuis quelques jours, la malade parle difficilement; voix rauque, éteinte, obscurité de la respiration en arrière, surtout à droite. Depuis une huitaine de jours, on a remarqué, au niveau du sacrum, une petite excoriation produite par une eschare superficielle et qui n'a pas augmenté. Le 25, la bouche et l'arrière-gorge sont plus propres, par suite des nettoiements fréquents auxquels on a recours, et la malade respire mieux. Les exsudats, examinés au microscope, sont formés de débris épithéliaux contenant de nombreuses spores qui les font considérer comme appartenant au muguet. La température, qui était remontée, le 23, un peu au-dessus de 39°, continue ensuite à osciller entre 39° et 38°. Le 26, la malade paraît s'affaisser progressivement, en gardant toujours sa connaissance. Elle refuse ses remèdes, ses lavements, et même ne veut plus laisser prendre sa température, qui se maintient au même niveau. L'arrière-gorge est encombrée de mucosités qui gênent la respiration. Le 27, la malade meurt à 4 heures du matin, par affaiblissement progressif avec gêne de la respiration.

Autopsie. — Dans l'intestin grêle, près de la valvule iléo-cœcale, on ne trouve qu'un petit nombre d'ulcérations peu étendues à bords plats et lisses, en voie de cicatrisation. Rate volumineuse. Foie et reins volumineux et graisseux. Rien aux poumons. Muguet dans la bouche et tout le long de l'œsophage. Le tissu cellulaire sous-cutané présente une couche épaisse de graisse. Le grand épiploon, le mésentère et du reste tous les organes présentent une surcharge graisseuse très-prononcée.

N° 14. — *Début du traitement le* **8e jour.** — *Forme ataxique. Péritonite.*

Claudius P., 19 ans, apprêteur d'étoffes, entre à l'Hôtel-Dieu, le 24 janvier 1880. Début présumé, le 16 janvier, par de la céphalalgie (qui avait même commencé à se faire sentir quelques jours auparavant), et des épistaxis. Perte rapide de l'appétit et du sommeil. Diarrhée.

A son entrée, facies exprimant l'abattement et la stupeur. Fuliginosités très prononcées sur les lèvres et sur les dents. Langue rôtie. Peau sèche. Ventre un peu sensible au niveau de la fosse iliaque où l'on sent du gargouillement. Pas de taches rosées. Toux légère. Râles sonores disséminés. Pouls rapide sans dicrotisme marqué. L'urine contient beaucoup d'albumine. Délire pendant la nuit dernière. T. matin, 40,8. Le malade n'a pu prendre son premier bain qu'à 2 heures (8e jour). T. avant le bain 40,2, après 40°; glace sur la tête. Températures prises avant et après les bains jusqu'au lendemain à la même heure: 40,3-39,9; 40,1-39,7; (aucune indication pour 11 heures); 40,2-39,8; 39,7-39,5; 40,1-39,6; 40,1-39,6; 39,8-39,4. Après les deux premiers bains, les fuliginosités étaient moins marquées, la langue était plus humide. Toutefois, pendant la nuit, délire violent qui a empêché de donner le bain de 11 heures. La température s'est un peu abaissée. Le malade prend difficilement ses potages.

Le 26, la température va en s'abaissant, avec légères oscillations, jusqu'à 38,8, à 11 heures du matin. Le malade n'a pas déliré pendant la nuit. On le trouve couché sur le côté; la figure est calme et la langue est humide. Il prend bien ses potages. Persistance de la diarrhée. Les évacuations ont lieu dans le bain. Le ventre n'est pas météorisé. Quelques taches rosées apparaissent sur l'abdomen. Le 27, la température se maintient un peu au-dessus ou au-dessous de 39°. Le malade saute un bain le matin. Il va beaucoup mieux. Les selles diarrhéiques ont cessé. Il existe toujours des râles sonores et muqueux des deux côtés. Le malade saute un autre bain le soir.

Le 28, la température oscille entre 38,8 et 39,1. L'urine contient encore une notable quantité d'albumine. Le 29, la température se maintient à peu près au même niveau, sauf qu'à 11 heures 1/2, elle s'abaisse assez (38,4) pour qu'on saute un bain. Il est à remarquer que, depuis le début de la fièvre, c'est toujours dans la matinée qu'on a trouvé la température la plus élevée. 30 janvier, le malade a eu cette nuit de fortes douleurs abdominales avec très peu de diarrhée. Decubitus dorsal. La face exprime la souffrance et les traits sont tirés. Plaintes fréquentes. Respiration accélérée, embarrassée. Pouls très petit, 140 Toujours beaucoup d'albumine dans l'urine. A 2 heures du matin, T. 38,7-38,3; à 5 heures, 38,8-38,2; à 8 heures, 38,9-38,5; à 11 heures, 39°. L'aggravation de l'état du malade empêche de donner le bain, et il meurt un moment après qu'on a pris sa température. *43 bains en 6 jours.*

Autopsie. — La surface extérieure de l'intestin présente çà et là un léger dépoli, et il existe, dans le petit bassin, une faible quantité de liquide roussâtre. On voit par place sur l'intestin, notamment vers la fin de l'intestin grèle, une vascularisation intense. Sur la surface interne de l'extrémité inférieure de l'intestin grèle, on voit de très nombreuses plaques ulcérées. Près de la valvule iléo-cœcale, elles sont confluentes. La surface de la valvule elle-même est irrégulière, comme bourgeonnante, et rappelle l'aspect d'un carcinome ulcéré. Ces plaques sont à bords saillants et tuméfiés, à surface rouge, inégale, framboisée, déprimée, comme taillée à l'évidoir. Leur forme et leurs dimensions varient. Certaines sont petites, très rondes, avec les dimensions d'une pièce d'un franc environ. D'autres, plus grandes, ont la forme allongée avec leur grand diamètre dans le sens de la longueur de l'intestin. L'épaisseur de la couche infiltrée et enflammée est énorme. On voit encore des plaques isolées, ulcérées, à deux ou trois centimètres au-dessus de la valvule de Bauhin. — Rate très volumineuse, ayant au moins 20 centimètres de longueur Reins également très volumineux. Foie, rien de particulier. Rien pour les autres organes.

N° 15. — *Début du traitement, le* **8e jour**. — *Coma profond. Paralysie du cœur. Broncho-pneumonie.*

Bernardine E., âgée de 15 ans, est entrée à l'hôpital de la Croix-Rousse, le 4 janvier 1882. — Bonne santé antérieure. — Début difficile à préciser. Une lettre du médecin qui l'a soignée en ville, indique le 8e jour; mais les parents ajoutent que l'enfant avait des malaises et de la diarrhée depuis plus longtemps.

Etat au moment de l'admission : coma profond, insensibilité absolue à toute excitation. Nulle réponse aux questions. Face pâle, plombée. Pupilles moyennement dilatées. De temps en temps, gémissements plaintifs. Ventre météorisé. Langue sèche et noire. Pas de taches rosées appréciables. Plusieurs plaques hémorrhagiques au niveau de l'ombilic. Pouls à 164, très faible. T. 41,5. — Les premiers bains produisent des abaissements considérables de la température, de 1° à près de 3°. Quelques mouvements convulsifs dans le premier bain. — On recommande de donner des bains très courts, de deux ou trois minutes seulement, avec affusion très froide sur la tête.

Jusqu'au 8 janvier, la malade survit et paraît même présenter une certaine amélioration des troubles nerveux et digestifs. Mais l'affaiblissement du cœur persiste ; le pouls ne s'est pas abaissé au-dessous de 140. — Dans la matinée du 8 janvier, dyspnée avec cyanose et apparition d'un souffle tubaire à la base des deux poumons. La broncho-pneumonie s'étend rapidement et l'oppression devient extrême. Mort dans la matinée du 10 janvier.

Autopsie. — Nombreuses plaques tuméfiées dans la partie inférieure de l'intestin grêle. Les plaques molles sont les plus nombreuses. Ulcération commençante au niveau de la valvule iléo-cœcale. — Ganglions mésentériques très gros et très hyperhémiés. — Congestion étendue de la muqueuse du gros intestin. — Les reins paraissent sains. — Rate énorme et diffluente. — Cœur pâle ; à la coupe du ventricule, teinte feuille-morte de la substance charnue. — Hépatisation rouge broncho-pneumonique de la moitié inférieure des deux poumons.

N° 16. — *Début du traitement le* **8e jour.** — *Mort causée par la dysentérie infectieuse, survenue pendant la défervescence.*

Lucie B..., âgée de 16 ans, est entrée à l'Hôpital de la Croix-Rousse, le 23 août 1881. Elle a toujours eu une bonne santé. — Début présumé le 16 ou le 17 août : céphalgie, anorexie, accablement, diarrhée persistant à la suite d'une purgation.

Au moment de l'admission : fièvre intense, 40,9. Langue très saburrale. Météorisme modéré. Céphalalgie prononcée. Urine légèrement albumineuse. — Pendant deux jours, la malade est traitée par la quinine, les lotions et les lavements froids. Son état s'aggrave : T. matinale 40,8 ; T. vespérale 41,1. Ventre météorisé et douloureux. — Le 25 août, traitement par les bains froids. Les abaissements thermiques sont assez prononcés, mais la température remonte très rapidement après le bain, si bien que, pendant les six premiers jours du traitement, presque tous les maxima sont à 40° et au-dessus. — L'amélioration se produit lentement. Le 2 septembre, la température s'abaisse vers 39° ; la prostration diminue et le pouls est moins fréquent. La diarrhée reste encore abondante. — Le 15 septembre, petit abcès dans le sillon interfessier. Comme la fièvre a beaucoup baissé, cette complication décide à suspendre les bains. — Le 16 septembre, l'état général est très bon et l'abcès se cicatrise.

Le 20 septembre, la malade est prise de dysentérie infectieuse. — Cette maladie avait été importée dans la salle par une jeune femme venue de Rochecardon, village où régnait alors la dysentérie. Il y eut dans la salle une véritable épidémie, et qui en rendit l'évacuation nécessaire. — Cette jeune fille fut la première des deux victimes que fit l'épidémie. Malgré tous les moyens employés, la situation devint de plus en plus grave : selles sanglantes au début, puis diarrhée fétide très abondante, vomissements incoërcibles, adynamie, gangrène de la peau et du tissu cellulaire sous-cutané au voisinage de l'abcès. — Mort le 9 octobre.

Autopsie. — Tous les organes paraissent sains, sauf l'intestin grèle et le gros intestin. — Dans l'intestin grèle, nombreuse ulcérations cicatrisées. Deux seulement, sur la valvule iléo-cœcale, dont la cicatrisation n'est pas complète. — Ulcérations dysentériques très étendues dans le gros intestin. En beaucoup de points, la muqueuse paraît complétement détruite.

N° 17. — *Début du traitement le* **8e jour**. — *Mort subite le 38e jour, pendant la défervescence.*

Félicité V... âgée de 20 ans, est entrée à l'Hôtel-Dieu le 11 août 1883. Bonne santé antérieure. — Début présumé le 2 ou le 3 août : douleurs lombaires, céphalalgie, diarrhée. La malade séjourne d'abord à la Charité, d'où elle est envoyée à l'Hôtel-Dieu.

Au moment de l'admission : fièvre modérée 39,3, un peu d'agitation, mais sans délire. Douleurs dans les membres. Diarrhée. Ventre un peu douloureux. Taches rosées sur le ventre et le thorax. Râles sonores et muqueux, disséminés dans les deux poumons. Beaucoup d'albumine dans l'urine. — Application de la formule générale de Brand; bain à 20°. Les immersions ne sont pas très bien tolérées; la malade se plaint de vives douleurs dans le ventre et dans les reins. L'amélioration est peu marquée dans les premiers jours du traitement. La diarrhée persiste, quoique un peu moins abondante. — Le 20 août, les bains ont provoqué des coliques violentes, suivies de vomissements de bile et de matières très fétides, d'odeur et d'aspect fécaloïdes. Ce jour là, les bains sont supprimés; d'ailleurs la fièvre a beaucoup baissé; les maxima dépassent à peine 39°.

Du 20 août au 9 septembre, amélioration lentement progressive de tous les symptômes, sauf cependant de la diarrhée qui persiste longtemps et ne commence à diminuer que dans les premiers jours du mois de septembre. Le 7 et 8 septembre, l'apyrexie est à peu près complète ; on peut prévoir que la convalescence est prochaine. Le 8 septembre, T. 37,6. Dans la nuit du 9 septembre, la veilleuse trouve la malade morte dans son lit.

Autopsie. — Tuméfaction et congestion des ganglions mésentériques. — Dans le gros intestin, très nombreuses ulcérations typhoïdes, arrondies, taillées à l'emporte-pièce, les plus petites de la dimension d'une tête d'épingle et les plus grandes, de celle d'une pièce de 20 centimes. Entre ces ulcérations, nombreux follicules tuméfiés, apparaissant sous formes de petites saillies blanchâtres. — Dans l'intestin grêle, les plaques de Peyer sont à peine tuméfiées. Mais les follicules isolés présentent, en grand nombre, la même lésion que ceux du gros intestin. — Rate grosse et friable, 255 gram. — Foie volumineux et peu consistant, 1,700 gram. — Reins très congestionnés ; dans l'un, la substance corticale est très pâle. Chaque rein pèse 155 gram. — Cœur, sain. — Poumons : très légère hypostase limitée aux bords des lobes inférieurs.

N°18. —*Début du traitement le* **7e jour** (?) — *Catarrhe purulent des fosses nasales. Affaiblissement du cœur. Broncho-pneumonie gangréneuse.*

Françoise P..., âgée de 30 ans, entre à l'Hôtel-Dieu le 6 juillet 1885. — Antécédents suspects de tuberculose. — Début présumé du 30 juin au 1er juillet; mais, huit jours auparavant, vers le 22 juin, cette femme avait déjà ressenti quelques malaises. Le 1er juillet, mal de tête violent, frissons, cessation de tout travail.

Au moment de l'admission, 6 juillet : malade profondément débilitée, très abattue, en état de stupeur et répondant à peine aux questions qu'on lui fait. Délire pendant la nuit. Pouls faible, dicrote, à 122. T. 40,6. Surdité prononcée datant déjà de plusieurs jours. Face pâle, plombée. Langue rouge, sèche. Fuliginosités des lèvres et des gencives. Ventre ballonné, mais sans diarrhée. Gargouillement iliaque. Quelques râles humides aux deux bases. Urines très albumineuses. — Le lendemain, nombreuses taches rosées.

Début du traitement le 7 juillet : bains à 20°. La résistance à la réfrigération est très prononcée. Pendant les cinq premiers jours du traitement, tous les maxima sont à 40° et au-dessus. Au septième jour, la température s'abaisse une fois un peu au-dessous de 39° et la malade saute un premier bain. — Du reste, les premiers bains ne sont pas très bien tolérés : deux fois, lipothymies, tendance à la syncope, au moment où la malade quitte son lit pour être conduite au bain. — 15 juillet, les bains sont mieux tolérés. Etat général meilleur. — Le 18, anasarque. Urines très albumineuses. Abondant écoulement de pus par les deux narines. — Le 22, diminution de la diarrhée. Intelligence beaucoup plus nette. Un peu d'appétit. — Le 24, défaillance dans un bain. La malade revient à elle en peu d'instants. On cesse les bains, à dater de ce jour. La température est abaissée, mais elle est souvent encore au-dessus de 39°. Diminution marquée de la diarrhée; mais persistance de l'œdème.

Le 27, la cessation des bains n'a pas été suivie, comme il arrive fréquemment, d'une élévation nouvelle de la température fébrile. La langue est redevenue sèche. — Le 28, arrière-gorge encombrée de mucosités; écoulement purulent des narines toujours abondant; paralysie du voile du palais; reflux des boissons par le nez; voix nasonnée. Toux fréquente. — Le 30, la situation s'est subitement aggravée : dyspnée croissante, prostration, soif vive. — Le 31, respiration difficile, 40 par minute. Pouls faible et fréquent, 140. Mort dans la nuit.

Autopsie. — Dans la plèvre droite, environ 300 gram. de liquide sanieux, très fétide. Dans la partie moyenne du poumon, au niveau de la scissure interlobaire, foyer gangréneux de la dimension d'une pièce de 2 francs. Hypostase aux bases des deux poumons. — Cœur sain, pesant 245 gram. — Foie sain pesant 1,150 gram. — Rate énorme et ramollie, 525 gram. Volumineux infarctus de la rate, mesurant 7 centim. de grand diamètre. — Reins congestionnés, pesant l'un 150, et l'autre 160 gram. — Dans l'intestin grêle, nombreuses ulcérations des plaques de Peyer, mais qui toutes sont en voie de réparation. — Très nombreuses ulcérations typhoïdes du gros intestin, depuis le cœcum jusqu'au rectum, toutes également en voie de réparation. Examen des fosses nasales : on n'y trouve qu'une inflammation très intense, mais non ulcéreuse, de la muqueuse des fosses nasales et des sinus. On ne découvre aucune lésion du squelette.

N° 19. — *Début du traitement le* **4e jour**. — *Obésité. Coma. Persistance des symptômes graves. Adynamie.*

Observation reproduite *in extenso* au Chapitre IV (Obs. V).

N° 20.— *Début du traitement le* **5me jour** (?). — *Affaiblissement du cœur. Suspension du traitement au 18me jour. Thrombose artérielle des deux membres inférieurs. Nombreux infarctus. Kystes fibrineux du cœur gauche.*

Marie C., âgée de 24 ans, est entrée à l'Hôtel-Dieu le 21 mars 1884. Constitution robuste. Aucune maladie antérieure. — Début présumé le 16 ou le 17 mars : frissons, maux de tête, rachialgie, épistaxis cinq ou six fois répétée, diarrhée dès les premiers jours.

Au moment de l'admission : état déjà très grave. T. 41°. Pouls faible, dicrote, très fréquent. Langue rouge aux bords et à la pointe.

Diarrhée très abondante. Ventre météorisé et douloureux, surtout dans la fosse iliaque droite. Râles sonores disséminés dans la poitrine. Nombreuses taches rosées sur le ventre, ce qui permet bien de penser que les renseignements donnés sur la date du début sont inexacts, et que la fièvre est arrivée déjà probablement au huitième ou neuvième jour. — Application de la formule générale de Brand. Très grande résistance à la réfrigération; pendant les cinq premiers jour du traitement, les maxima sont constamment au-dessus de 40 et quelquefois même s'élèvent à 41°. Du reste, les bains sont mal tolérés; ils provoquent des accès de suffocation avec cyanose. Les signes de l'affaiblissement du cœur persistent et augmentent : bruit de galop permanent, pouls fréquent, s'élevant de 130 à 140. — Le 4 avril, diarrhée très abondante, ulcérations sur les fesses, œdème des extrémités qui bientôt se généralise. On n'a pas pu proportionner la température et la durée des bains à l'intensité de la fièvre, car l'oppresion persiste; aujourd'hui, un nouvel accès de suffocation oblige à suspendre le traitement. En *13 jours*, la malade a pris *97 bains*.

Le 18e jour, la température s'est cependant abaissée, mais la diarrhée est toujours abondante et le pouls fréquent.

Le 38e jour, la malade a, coup sur coup, trois selles diarrhéiques, elle est prise d'un violent frisson et d'une douleur très vive dans la jambe droite. Le lendemain et les jours suivants, on constate les signes d'une oblitération artérielle, bientôt suivie de la gangrène du pied et de la partie inférieure de la jambe. Les mêmes phénomènes se produisent ensuite à la jambe gauche. L'état général s'aggrave rapidement et la malade succombe le 43me jour.

Autopsie. — Dans l'intestin, petites ulcérations typhoïdes en voie de réparation. — Sérosité abondante dans toutes les séreuses et dans le tissu cellulaire sous-cutané. — Foie gras et muscade, pesant 2.018 gram. — Reins pesant 210 et 190 gram. avec teinte blanchâtre de la substance corticale. Infarctus. — Rate grosse, ramollie, pesant 250 gram. et présentant deux infarctus. — Poumons un peu emphysémateux; plusieurs infarctus. — Dans les artères des membres inférieurs, caillots oblitérants, à droite remontant jusque dans la fémorale, à gauche ne dépassant pas les artères tibiales et péronière. — Cœur volumineux, pesant 350 gram. et rempli de caillots cruoriques et fibrineux. Au niveau de la pointe du ventricule gauche, trois kystes fibrineux adhérents, intriqués dans les cordages et les piliers, ramollis au au centre. — Très certainement ces kystes fibrineux ont été le point de départ des embolies dont procèdent les nombreux in farctus trouvés dans les viscères, ainsi que les oblitérations artérielles des membres inférieurs. — Cette femme avait eu un accouchement six mois auparavant, et, depuis, elle avait allaité un nouveau-né. Le cœur était déjà malade au moment où fut commencé le traitement par les bains; de là, sans doute, l'intolérance pour les immersions froides, manifeste dès les premiers jours, et l'apparition très précoce des signes de la paralysie du cœur.

Baigner dès le début, telle est la règle la plus importante à suivre dans l'application de la méthode des bains froids. C'est à cette condition seulement que cette méthode produira certainement un abaissement considérable du taux de la mortalité. Or la plupart de ces vingt typhiques, qui ont succombé, n'ont pas été mis au bain dès les premiers jours de la fièvre. Au point de vue de la date du début du traitement, nous pouvons établir trois catégories:

7	malades	ont été	baignés	après le 20e jour.
10	—	—	—	du 8e au 15e jour.
3	—	—	—	avant le 8e jour.

I. — *Malades baignés après le 20e jour.* — Ce sont les nos 1 à 7. Dans ces cas, le traitement fut commencé les 25e, 25e, 21e, 31e, 22e, 21e et 21e jour. — Plusieurs de ces malades n'ont pas été soumis à la méthode des bains froids dès le premier jour de l'admission. Deux fois, avant d'envoyer le typhique dans la salle spécialement consacrée au traitement de Brand, on le traite par les médicaments, et c'est au moment où l'inefficacité des moyens ordinaires est bien constatée, qu'on se décide à recourir aux bains froids (nos 1 et 2). — Or il n'est pas douteux pour nous que l'insuccès de la médication réfrigérante doit être, sinon exclusivement, du moins en grande partie, attribué, chez ces malades, à l'application beaucoup trop tardive de la méthode des bains froids. La réfrigération systématique a pour but de maintenir le fébricitant dans un état d'apyrexie relative, pendant toute la durée de la période fébrile, et d'écarter ainsi les complications qui, durant cette période, procèdent de l'excès prolongé de la calorification. Il est bien évident que ce résultat ne peut être obtenu dans toute sa plénitude, si pendant dix, quinze, vingt et trente jours, le malade a souffert d'un état fébrile toujours sérieux et quelquefois d'une très grande intensité. Au moment où, pour la première fois, ce typhique est plongé dans l'eau froide, déjà, sous l'influence de l'hyperthermie, se sont développées des altérations graves du sang et des principaux viscères, les reins, le foie, le cœur et les centres nerveux. — Pour tous ceux qui ont une expérience suffisante de la méthode des bains froids, c'est un fait au-dessus de toute contestation, le succès est d'autant plus sûr que la méthode est mise en œuvre à une époque plus voisine du début de la fièvre.

Nos sept malades, baignés après le vingtième jour, ont succombé à une période de la dothiénentérie où le processus typhique lui-même n'est presque plus en cause. Les ulcérations de l'intestin sont, chez tous, cicatrisées, ou du moins en voie de cicatrisation. Chez tous, la mort fut causée, soit par l'adynamie et la consomption fébrile, soit par une complication viscérale. Or l'expérience nous apprend que la consomption fébrile et les lésions viscérales graves font défaut chez la très grande majorité des typhiques soumis de bonne heure à la réfrigération systématique. Il est donc bien légitime de conclure que, chez ces typhiques si tardivement baignés, la terminaison fâcheuse de la maladie témoigne, non pas de l'impuissance, mais bien de l'application insuffisante, incorrecte, de la méthode des bains froids.

Examinons d'ailleurs avec plus de détails les causes

de la mort. — Dans l'observation n° 1, la cause de la mort, survenue au 35e jour de la fièvre, réside assurément dans une infection septicémique, qui se manifeste par la gangrène du tissu cellulaire sous-cutané, l'eschare de la région sacrée et le phlegmon érysipélateux du bras. De plus, les reins et le foie sont frappés de dégénérescence graisseuse, lésion viscérale commune à tous les états fébriles intenses et de longue durée. — Dans l'observation n° 2, l'apyrexie était à peu près établie et, bien que le patient fut profondément débilité, on pouvait penser que la convalescence était prochaine, lorsque la gangrène de quelques noyaux broncho-pneumoniques provoque une pleurésie purulente, laquelle entraîne la mort au 63e jour de la fièvre. Cette gangrène du poumon témoigne évidemment d'un trouble profond de la nutrition, et il est bien permis de penser que, si cet homme n'avait pas été, au moment de la convalescence, épuisé par une fièvre de longue durée, cette complication broncho-pneumonique, de peu d'étendue, n'eut pas pris cette tendance funeste à la gangrène et à la suppuration. — Dans l'observation n° 3, la mort survient le 74e jour. Chez ce malade, baigné seulement au 21e jour de la fièvre, la mort est causée par une grave altération du sang (thrombose fémorale, dégénérescence graisseuse du foie), et surtout par une broncho-pneumonie suppurée. C'est encore un exemple de ce que Brand appelle le typhus dégénéré ; or l'eau froide, appliquée dès le début, prévient cette dégénération de la fièvre typhoïde. — La malade de l'observation n° 4 est baignée au 31e jour de la fièvre. L'adynamie était extrême ; les forces étaient épuisées par un mois de consomption fébrile ; la dyspnée et la cyanose étaient l'indice d'un affaiblissement profond du cœur. Dans de telles conditions, l'insuccès était à peu près certain, et l'application de la méthode ressemblait fort à l'une de ces opérations pratiquées *in extremis*, dont la réussite est une exception tout à fait rare. Du reste, comme il arrive le plus souvent lorsque le cœur est très affaibli, les bains furent mal tolérés et provoquèrent des accès de suffocation avec cyanose. Un de ces accès s'est prolongé après la cessation du bain et la malade a succombé. La cause de la mort réside évidemment dans la paralysie du cœur, dont les signes furent très évidents pendant la vie. Les ulcérations de l'intestin étaient à peu près cicatrisées, et les organes, les poumons en particulier, ne présentaient aucune grave altération, capable d'expliquer la mort. — Dans l'observation n° 5, la réfrigération systématique, mise en œuvre seulement au 22e jour d'une fièvre intense, ne produit qu'une très légère amélioration, et n'empêche pas le développement des graves complications auxquelles cette jeune fille a succombé : vomissements incoërcibles, otite purulente, hémorrhagie intestinale, broncho-pneumonie, toutes complications qui relèvent d'une fièvre intense, insuffisamment combattue par les médicaments. Le cœur est déjà très affaibli au moment où débute le traitement ; on note dans l'observation : cyanose de la face et refroidissement des extrémités. Or la réfrigération systématique réussit bien mieux à prévenir l'affaiblissement du cœur qu'à le combattre, lorsqu'il existe déjà. — La malade de l'observation n° 6 est morte de mort subite. L'accident n'est certes pas imputable au traitement ; il se produit neuf heures après le dernier bain. La méthode de Brand n'avait été appliquée qu'au 21e jour de la fièvre. Or, comme le prouve l'observation d'un grand nombre de faits, la mort subite est plus rare chez les malades traités, dès le début, par la méthode des bains froids, que chez ceux qui sont traités par les médicaments. — Dans l'observation n° 7, le traitement est commencé au 21e jour de la fièvre. Ce malade est encore un exemple du péril que crée l'affaiblissement du cœur. Les bains sont mal tolérés et la réfrigération systématique, trop tardivement appliquée, ne dissipe pas les symptômes graves, ni ne prévient le développement des complications. L'hémorrhagie intestinale n'eut cependant d'autre influence fâcheuse que d'obliger à suspendre le traitement pendant quelques jours. L'adynamie et l'affaiblissement du cœur furent les véritables causes de la mort, et il n'est pas douteux que ces deux complications ne relèvent d'un état fébrile intense, prolongé pendant vingt jours, et d'ailleurs particulièrement grave chez un homme alcoolique depuis de longues années.

Remarquez la fréquence, dans ces cas si tardivement baignés, des suppurations et des gangrènes de la peau ou des viscères. Ces lésions, cause habituelle de la mort, procèdent véritablement d'une infection septicémique, qui succède en quelque sorte à l'infection typhoïde. Or l'eau froide, très efficace contre la fièvre de l'infection typhoïde, reste généralement sans action favorable sur la fièvre des infections septicémiques.

Ainsi, chez ces sept typhiques, traités après le vingtième jour, la méthode de Brand fut impuissante, tout simplement parce qu'elle fut mise en œuvre beaucoup trop tard. Il faut baigner dès le début. A cette condition seulement, le succès sera, sinon certain, du moins extrêmement probable.

Il semble que, tardivement appliquée, la méthode des bains froids ne rencontre plus sa véritable indication. Comparez les modifications, opérées par la réfrigération systématique sur les symptômes et la marche de la dothiénentérie, chez les malades baignés de bonne heure et chez ceux qui le sont, comme les typhiques dont nous venons de parler, à une époque de la fièvre déjà très éloignée du début. La température fébrile peut toujours être modérée par l'immersion froide ; les abaissements thermiques sont même plus marqués à une période avancée de la fièvre. Mais le tableau clinique ne subit pas, dans les deux cas, les mêmes transformations. Au début, c'est une règle qui souffre très peu d'exceptions, les symptômes graves, le délire, l'ataxie, le météorisme paralytique de l'intestin suivent une marche parallèle à celle de la température fébrile; le niveau de la fièvre venant à baisser notablement, sous l'influence de la réfrigération systématique, tous ces symptômes graves diminuent d'intensité, ou même disparaissent complètement. Or, dans la plupart de nos cas tardivement baignés, malgré l'abaissement de la température, l'état général reste grave ; l'adynamie est au même degré et ces troubles fonctionnels persistent néanmoins, qui témoignent de lésions probablement irrémédiables du cœur, des reins et des centres nerveux. Ce défaut d'une amélioration parallèle, sous l'influence de la réfrigération systématique, de la fièvre et des symptômes graves est, à une période avancée, regardé avec raison comme un signe pronostique très inquiétant.

L'indication véritable de la méthode des bains froids réside dans cette fièvre initiale, qui procède de l'infection typhoïde elle-même, bien plus que dans la fièvre des périodes plus avancées, laquelle s'accompagne déjà de désordres plus ou moins graves dans la nutrition des organes, si même elle n'est entretenue par ces lésions viscérales.

II. — *Malades baignés du 8me au 15me jour.* — Commencer le traitement à cette période, dans le cours du second septénaire ou au commencement du troisième, est sans doute une condition plus favorable au succès ; mais très souvent, lorsque la fièvre présente quelque intensité, il est déjà trop tard pour prévenir à peu près sûrement le développement des complications. Aussi, la plupart des typhiques de cette catégorie doivent-ils être considérés comme ayant été trop tardivement baignés.

Deux de ces malades ont succombé à des péritonites avec ou sans perforation (Nos 10 et 14). Il semble que la médication réfrigérante, même appliquée dès le début, n'ait pas qualité pour prévenir le développement des complications de ce genre. La réfrigération systématique prévient les complications qui relèvent plus ou moins de l'hyperthermie. Or la perforation et la péritonite procèdent plutôt de l'inflammation ulcéreuse de l'intestin. Mais l'expérience prouve que l'eau froide, appliquée dès le début de la fièvre, n'est pas sans influence favorable sur le processus typhique de l'intestin (1). Le météorisme paralytique et la diarrhée abondante, plus d'une fois, diminuent et disparaissent après quelques jours de réfrigération générale et locale. Enfin les statistiques, portant sur des chiffres considérables, démontrent que la perforation et la péritonite sont plus rares, chez les typhiques traités par la méthode des bains froids.

Deux autres malades, deux femmes (Nos 13 et 15), étaient atteintes d'une forme de la plus haute gravité. Au moment de l'admission, la situation était vraiment désespérée : coma complet, pouls extrêmement fréquent, température très élevée, 40,8 et 41,6. Chez l'une et l'autre, le traitement est commencé au 8me jour. Il faut les porter dans la baignoire. Le coma diminue, et, chez l'une (no 13), l'intelligence reparaît pendant quelques jours. Mais l'affaiblissement du cœur persiste ; l'adynamie augmente de jour en jour, et la mort survient, causée, chez l'une par une bronchopneumonie, et

(1) V. Chapitre IV, *Troubles Digestifs*.

chez l'autre par un muguet confluent du pharynx et de l'œsophage, qui fait obstacle à toute tentative d'alimentation. Sans doute la médication fut impuissante. Mais cette impuissance est seulement relative et non véritablement absolue. Nous avons vu, plus d'une fois, le coma disparaître et les malades guérir, sous l'influence d'une réfrigération énergique et précoce. Il faut, en effet, dans ces formes comateuses si promptement fatales, intervenir hâtivement, dès le début, car le péril est aussi grand que dans la scarlatine ataxique, ou dans le rhumatisme hyperpyrétique.

Le malade de l'observation nº 9 est baigné le 11me jour de la fièvre. A ce moment, son état est fort grave : météorisme considérable, délire, soubresauts des tendons, température très élevée. La réfrigération systématique intervenait trop tard, étant donné l'extrême gravité de la situation. Bientôt paraissent des troubles inquiétants de la respiration, et qui obligent à suspendre les bains. L'interruption du traitement est, comme il arrive toujours en pareil cas, suivie, à bref délai, du retour et de l'aggravation des symptômes typhiques. La mort arrive au 19me jour, due autant au progrès de l'adynamie qu'aux troubles respiratoires. L'autopsie révèle une congestion intense des deux poumons. Sans doute, un médecin qui, chez le premier typhique traité par les bains froids, verrait se développer une semblable congestion des poumons, n'hésiterait guère à incriminer la médication réfrigérante, beaucoup plus que la fièvre typhoïde elle-même. Une telle interprétation ne peut être acceptée. Une expérience déjà longue de la méthode des bains froids nous apprend, en effet, que, chez les typhiques ainsi traités, les complications pulmonaires sont plus rares que chez les typhiques traités par les médicaments, et d'autant plus rares que la refrigération systématique est appliquée à une période plus voisine du début. L'affaiblissement du cœur, telle est la cause la plus efficace de ces hypostases qui surviennent dans le cours du second, ou au commencement du troisième septénaire. Or, chez les typhiques traités dès le début par l'eau froide, on ne voit pas, pendant la période fébrile, apparaître l'accélération croissante du pouls, signe non douteux de l'affaiblissement du cœur.

Dans l'observation n° 11, la cause de la mort est un phlegmon gangréneux de l'aisselle. Le traitement fut commencé le 13me jour. Il s'agissait d'une forme intense, et dans laquelle la résistance de la fièvre fut extrêmement prononcée. La réfrigération systématique n'a pas prévenu le développement de cette complication funeste. Peut-être en eût-il été tout autrement, si la malade avait été baignée beaucoup plus tôt. On accuse le bain d'augmenter le nombre et la gravité des complications cutanées. Comment alors expliquer la très grande rareté, on pourrait même dire l'absence, de l'eschare sacrée, chez les typhiques baignés rigoureusement et dès les premiers jours de la fièvre ?

La malade de l'observation n° 12 est traitée par les bains froids, seulement au 15me jour de la fièvre. Comme on peut s'en convaincre par l'examen du tracé thermométrique (Tracé n° 18, chapitre IV), la lutte contre la fièvre fut, pendant sept jours, conduite avec une rigueur insuffisante ; ou bien, autre interprétation peut-être acceptable, il s'agissait d'un de ces cas fort rares, dans lesquels une réfrigération, même énergique, est impuissante à vaincre l'excès de la calorification. Au huitième jour du traitement, survient une dyspnée laryngée très intense et qui nécessite la trachéotomie. La malade succombe néanmoins, emportée peut-être par une hémorrhagie de la plaie chirurgicale. L'œdème du larynx est-il imputable au bain froid ? Nous ne le pensons pas. Parmi nos 233 malades, c'est le seul exemple d'un accident de ce genre que nous ayons constaté, et personne n'ignore que les complications laryngées ne sont pas inconnues chez les typhiques traités par les médicaments.

Deux malades (nos 8 et 17) sont morts de mort subite. Ils avaient été baignés, l'un le 8e et l'autre le 18e jour de la fièvre. Un des malades de la première catégorie (no 6), baigné le 21e jour, a succombé au même accident. Dans ces trois cas, la mort est survenue dans l'intervalle des bains, ou même après la cessation définitive du traitement. Le bain n'est donc pas la cause directe de la mort. En est-il la cause indirecte ? La mort subite, dans la fièvre typhoïde, survient le plus souvent à une période avancée de la maladie. L'ischémie et les troubles de la nutrition des centres nerveux (1) d'une part, et, d'autre part, les lésions des fibres musculaires du cœur, dégénérescences diverses et désintégration (2), telles sont les altérations viscérales qui, développées durant la période fébrile, préparent la mort subite au moment du déclin de la fièvre, ou au début de la convalescence. Or l'excès prolongé de la calorification n'est pas étranger à la production de ces lésions cérébrales et cardiaques. Les troubles nerveux et les signes de l'affaiblissement du cœur disparaissent ou font défaut, chez les typhiques traités de bonne heure par la méthode des bains froids : preuve évidente que, en modérant la consomption fébrile, la réfrigération systématique exerce une influence salutaire sur la nutrition du cœur et des centres nerveux. La mort subite rentre dans le groupe de ces complications qui relèvent plus ou moins immé-

(1) HUCHARD. Union médicale, 1877. *Etude critique sur la pathogénie de la mort subite dans la fièvre typhoïde.*

(2) CHALOT. Thèse de Paris, 1880. — *De la désintégration de la fibre musculaire cardiaque.*

diatement de l'excès prolongé de la calorification, complications que la méthode des bains froids écarte à peu près sûrement, quand elle est mise en œuvre dès le début. — Or nos trois malades ont été baignés les 8e, 18e et 21e jour.

Dans l'observation n° 16, la mort est causée par une dysentérie infectieuse, survenant au moment de la défervescence. La fièvre typhoïde était guérie, lorsque parut cette maladie intercurrente qui devait être funeste. Nous avons dit comment la dysentérie infectieuse fut importée dans la salle. Ici, la méthode des bains froids n'est en cause d'aucune façon. Ce fait malheureux prouve seulement la nécessité d'isoler, dans une salle spéciale, les convalescents de maladies aiguës et surtout de fièvre typhoïde.

III. — *Malades baignés avant le 8e jour.* — Ces typhiques sont au nombre de trois. Ce sont les observations nos 18, 19 et 20. Ces trois femmes ont été baignées les 7e, 4e et 5e jour de la fièvre. Nous étions à peu près dans les conditions requises pour le succès. Nous disons à peu près, car, d'après Brand, cette période, qu'il nomme le début et passé laquelle le succès cesse d'être tout à fait certain, ne s'étend pas au-delà des prodromes et des trois premiers jours de la fièvre, c'est-à-dire de cette période pendant laquelle les symptômes graves font généralement défaut. Cependant si, dans la clientèle de la ville, on peut commencer le traitement dans les trois premiers jours, une intervention aussi hâtive est à peu près impossible dans les hôpitaux civils. — Quoiqu'il en soit, ces trois morts peuvent être, à divers titres, envisagées comme des insuccès de la méthode des bains froids. — L'observation n° 19 est un exemple remarquable du défaut de parallélisme, alors même que le traitement est appliqué dès le début, entre la marche de la température et la marche des symptômes graves. Malgré l'abaissement très marqué de la température fébrile, nous voyons persister et s'aggraver jusqu'à la mort, le coma, l'adynamie et l'affaiblissement du cœur, symptômes constatés d'ailleurs au moment de l'admission. (V. chapitre IV, des modifications de la température fébrile). — Dans l'observation nº 18, la réfrigération systématique, qui débute probablement le 7e jour, trop tard sans doute dans un cas d'une telle gravité, n'empêche pas le développement d'un processus septicémique,lequel se manifeste d'abord par une suppuration profuse des fosses nasales, puis par une broncho-pneumonie gangréneuse, cause prochaine de la mort. Il est vrai que les bains étaient mal tolérés, et que les défaillances dans le bain avaient nécessité la cessation du traitement, trois jours avant le développement de la complication thoracique. — Dans l'observation nº 20, l'état de la malade est également très grave au moment où débute le traitement. Les kystes fibrineux du ventricule gauche sont le point de départ de nombreuses embolies, causes de la mort. Certaines cardiopathies sont une contre-indication réelle de la méthode des bains froids. Malheureusement le diagnostic de la thrombose cardiaque est très obscur. L'immersion froide a-t-elle favorisé la désagrégation des caillots fibrineux du ventricule ? La chose est possible, mais il importe de remarquer que la fièvre peut produire le même résultat. — Ces trois malades, si gravement atteints, ont été baignés du 5e au 7e jour, c'est-à-dire à peu près dès le début. Mais la durée de cette période du début varie évidemment suivant la gravité de la maladie. Il importe surtout de baigner avant l'apparition des symptômes dangereux. Or ces symptômes existaient déjà, chez ces trois malades, au moment où leur fut appliquée la réfrigération systématique. L'amé-

8

lioration fut nulle ou insuffisante, et la fièvre poursuivit néanmoins sa marche vers une terminaison fatale.

Ainsi, un certain nombre de ces cas malheureux, sept au moins, peut-être même la moitié, ont été traités par les bains froids à une période de la fièvre déjà trop avancée. Il n'est donc pas permis de mettre indistinctement, et sans aucune réserve, tous ces insuccès au passif de la méthode de Brand. Du reste, cette réserve, que nous réclamons et que nous apportons nous-mêmes dans l'appréciation des résultats de ce traitement, n'est-elle pas également nécessaire dans l'appréciation des résultats de beaucoup d'autres méthodes thérapeutiques? Les médications les plus efficaces ont leur moment d'opportunité, passé lequel les succès sont toujours de plus en plus douteux. Serait-il raisonnable de compter au passif de la trachéotomie tous les cas malheureux, dans lesquels la trachée est ouverte *in extremis*, alors que plusieurs jours d'asphyxie ont causé des désordres incompatibles avec le maintien de la vie?

Nous sommes donc bien autorisés à dire que cette proportion que nous avons obtenue, 8,5 p. 100, ne représente pas la mortalité vraie de la fièvre typhoïde traitée par les bains froids, même dans la pratique hospitalière.

D'ailleurs, qu'on ne se méprenne pas sur notre pensée. En discutant, comme nous l'avons fait, tous nos cas malheureux, nous ne voulons pas disculper systématiquement la méthode de Brand de tous nos insuccès. Nous savons, mieux assurément que ceux qui repoussent la médication réfrigérante *a priori* et sans l'avoir suffisamment expérimentée, nous savons que l'eau froide ne guérit point à coup sûr toutes les fièvres typhoïdes. Mais nous avons tenu à mettre en lumière ces deux faits, trop souvent passés sous silence, quand on parle des résultats qu'a donnés la méthode des bains froids dans nos hôpitaux lyonnais :— le bain froid, dans nos hôpitaux, n'est le plus souvent employé, comme le démontrent bien nos observations, qu'à une période déjà trop avancée de la fièvre; — toutes les fièvres typhoïdes n'y ont pas été, et même n'y sont pas encore, traitées par les bains froids; pendant longtemps, la médication réfrigérante fut réservée aux formes graves de la dothiénentérie.

Or, dans l'espèce, ces deux faits ont une importance de premier ordre. Demander qu'on veuille bien ne pas les oublier, dans l'appréciation des statistiques hospitalières en général et de la nôtre en particulier, c'est assurément ne pas dépasser les limites de la stricte équité scientifique.

CHAPITRE III

Indications. — Contre-indications. — Complications.
Accidents imputables aux bains froids.

En France, on a multiplié à l'excès les contre-indications de la méthode des bains froids, appliquée au traitement de la fièvre typhoïde. La très grande majorité des médecins inclinent à la considérer comme une méthode d'exception. C'est là une erreur. La méthode des bains froids est au contraire applicable au plus grand nombre des fièvres typhoïdes. Elle constitue vraiment un traitement général de la dothiénentérie. L'expérience prouve qu'il est possible d'en réduire beaucoup les contre-indications. D'autre part, la réfrigération systématique du typhique ne présente pas les périls dont on l'accuse. Elle ne hâte pas le développement des complications qui, le plus souvent, font la maladie grave et mortelle. Toutes ces questions sont solidaires ; voilà pourquoi nous les avons étudiées dans le même chapitre. Elles sont très controversées, du moins en France ; aussi avons-nous pensé qu'il était nécessaire d'y consacrer de longs développements.

§ I

LES DEUX INDICATIONS FONDAMENTALES

A. *Première indication : Baigner dès le début. Question de l'incertitude du diagnostic.*

La première des indications, celle qui les domine toutes, est, en effet, celle-ci : *baigner dès le début.*

Brand a dit de la méthode des bains froids qu'elle n'est pas une médication spécifique. Elle ne jugule pas la dothiénentérie. La durée de la période fébrile, dit-il, n'est pas sensiblement abrégée. Si la maladie est réellement plus courte, c'est que les suites font défaut et que la convalescence est remarquablement rapide. Brand ajoute que la méthode des bains froids n'est pas non plus, à rigoureusement parler, une médication symptomatique. Il ne faut pas la comparer aux médications ordinaires. Tout autre en est l'action que celle de la quinine, de l'acide salicylique, du calomel. Un mot lui paraît caractériser nettement le traitement de la fièvre typhoïde par les bains froids : c'est un traitement prophylactique. L'eau froide, systématiquement appliquée dès le début, prévient le développement des complications, de l'altération profonde du sang et des dégénérescences viscérales. Or, dans ces conséquences de la fièvre, réside la gravité de la maladie.

Rien n'est plus instructif à cet égard que la comparaison de deux fièvres typhoïdes, présumées d'une haute gravité et traitées, l'une par les médications ordinaires, l'autre par la méthode des bains froids, régulièrement et dès le début. Ceux qui ont souvent appliqué cette méthode reconnaîtront l'exactitude de cette comparaison. — Chez le malade traité par les médicaments, la fièvre ne peut être que très insuffisamment combattue. Sans doute, on obtiendra des rémissions ; mais on n'arrivera pas à cette apyrexie relative, durant laquelle la fièvre vaincue oscille autour de 39°. S'il y a, dès les premiers jours, de l'ataxie, du délire, de la stupeur, du coma, aucun médicament ne peut sûrement et rapidement écarter ces symptômes, qui compromettent la vie à bref délai. Déjà le catarrhe bronchique peut être très prononcé et l'hyperhémie du poumon, menaçante ; les ventouses et les vésicatoires sont des moyens incertains. Plus tard, les troubles abdominaux se développent ou s'aggravent ; la diarrhée est abondante et le météorisme, très marqué. L'alimentation devient de plus en plus difficile et insuffisante. Est-il facile, avec les médicaments, de modérer le catarrhe et la paralysie de l'intestin ? Au troisième septénaire le plus souvent, se développent les complications thoraciques graves, l'hypostase et la broncho-pneumonie. De nouvelles indications surgissent pour le traitement symptomatique ; on donnera de l'alcool et des excitants diffusibles ; de nouveau on appliquera des ventouses et peut-être des vésicatoires. Le succès de cette intervention reste au moins douteux. Un peu plus tard encore, apparaissent les signes de l'affaiblissement du cœur ; le premier bruit est sourd et soufflé ; le pouls est faible, dicrote et de plus en plus fréquent. Nouvelle indication : on insiste sur l'alcool, on donnera peut-être de la digitale. Cependant l'état général devient décidément mauvais, les forces déclinent tous les jours et, s'il n'est emporté par une de ces complications que les traitements ordinaires sont impuissants à prévenir, trop souvent le malade, épuisé par la fièvre, succombe aux progrès de l'adynamie. — La situation est bien différente chez le typhique traité *dès le début* par la méthode des bains froids. Souvent, dès les premières immersions froides, ou bien après deux ou trois jours de traitement, les symptômes cérébraux graves disparaissent, et ce premier péril est sûrement écarté. Alors s'engage la lutte contre la fièvre, le *fieberkampf*, suivant le mot de Brand. C'est la période importante, décisive peut-être, du traitement. Après deux, trois, cinq ou six jours au plus, la fièvre s'abaisse, et la température oscille de 38° 5 à 39° ou 39° 5. L'apyrexie relative est obtenue. Déjà tous les troubles fonctionnels sont modérés : la céphalalgie et l'insomnie ont disparu; la bouche est humide, la soif modérée et l'anorexie moins prononcée; la diarrhée n'a point paru ou, si elle existait déjà, elle a notablement diminué; l'urine est pâle, abondante et n'a plus les caractères de l'urine fébrile. Les jours se succèdent et les complications font défaut. La fièvre poursuit son évolution, mais réduite à un ensemble de symptômes qui n'inspirent aucune inquiétude. A une époque variable suivant l'intensité de la maladie, du vingtième au trentième jour, souvent plus tôt, la fièvre est nulle matin et soir; le cycle fébrile est accompli, et la convalescence va commencer.

Nous ne voulons pas dire que toutes les fièvres typhoïdes, traitées dès le début par l'eau froide, vont évoluer avec une telle simplicité, ni toujours se terminer d'une façon aussi favorable. Nous disons que ce tableau clinique de la fièvre typhoïde, il est possible de le réaliser, non pas accidentellement, mais très souvent, et même dans les cas graves, s'ils sont, *dès le début*, soumis à la méthode des bains froids. Or une telle transformation ne peut jamais être observée avec le traitement par les médicaments.

Mais, pour obtenir cet effet maximum de la méthode des bains froids, et c'est là la conclusion des développements dans lesquels nous sommes entrés, il faut absolument que cette méthode soit appliquée *dès le début*. Si l'état fébrile dure depuis longtemps; si le malade est baigné seulement vers le dixième, quinzième, vingtième jour de la fièvre, l'hyperthermie a déjà fait sentir, sur le sang et sur les principaux organes, son influence nocive. Le bain froid peut être utile assurément, mais la méthode, tardivement appliquée, n'a plus au même degré ce pouvoir d'écarter les symptômes dangereux et les complications, pouvoir qu'elle possède si souvent, quand elle est mise en œuvre dès le début.

Une autre condition doit être également remplie, pour atteindre ce but si désirable. Il faut appliquer la méthode des bains froids, surtout dans les cas graves, rigoureusement, dans toute son intégrité. Le typhique sera baigné nuit et jour, toutes les fois que la température, régulièrement relevée toutes les trois heures, atteindra ou dépassera 39°. Par conséquent, on ne doit pas s'arrêter à ces procédés incomplets, dans lesquels les bains de la nuit sont supprimés, ou les bains froids remplacés par des bains tièdes. Donner un bain de temps en temps, ce n'est pas traiter par les bains froids. Enfin, il faut encore se préoccuper de bien conduire la lutte contre la fièvre, c'est-à-dire d'obtenir de bonne heure un abaissement suffisant de la chaleur fébrile. Si la température du fébricitant remonte rapidement et à des degrés élevés après le bain, il est nécessaire d'abaisser la température des bains, de les prolonger ou même de les rapprocher davantage.

Nous reviendrons sur ces préceptes ; mais il était

nécessaire de les rappeler ici, afin de préciser dans quelles conditions il faut se placer pour remplir cette indication première, traiter dès le début, et, par là, obtenir le maximum des effets que peut donner la méthode des bains froids.

L'observation de tous les jours et les statistiques fournissent des arguments décisifs à l'appui de ces propositions.

1° La mortalité est d'autant plus faible que les malades ont été plus tôt soumis au traitement par les bains froids. — Nous avons perdu 20 malades; la plupart ont été très tardivement baignés : 7 après le vingtième jour et 10, du huitième au quinzième jour. — Dans sa grande statistique, Brand (1) a réuni 144 cas mortels et traités par les bains froids. Or, parmi ces 144 malades, 81, c'est-à-dire plus de la moitié, ont été baignés du huitième au quatorzième jour seulement. — Du reste, tous les observateurs sont unanimes sur ce point.

2° Les complications sont rares chez les malades baignés de bonne heure et plus fréquentes, au contraire, chez les malades tardivement baignés. Elles sont d'autant plus fréquentes que le traitement est commencé à une époque plus éloignée du début. Le tableau que nous avons dressé, d'après nos observations personnelles, exprime bien cette fréquence des complications, d'autant plus grande que le traitement est commencé plus tard. (*V.* chapitre II.)

Brand a dressé un tableau semblable et portant sur un nombre de cas plus considérable. Il s'agit de 355 malades qu'il a lui-même traités, et chez lesquels il a noté les complications. Chaque chiffre de la deuxième colonne indique le jour de la maladie auquel fut commencé le traitement.

(1) *Die Wasserbehandlung der typhosen fieber*, 1877, p. 74.

Consomption fébrile	22.
Eschares	22, 7, 18, 21, 10, 16, 13, 8.
Météorisme intense	22.
Convulsions	22, 8, 9, 19, 9, 7, 6, 15, 14, 16, 9.
Dissolution du sang	22, 40, 13.
Hémorrhagies intestinales vraies	17, 7, 6, 7, 11.
Aphtes	12, 10, 9.
Diphthérie	15.
Furonculose immodérée	9, 8, 11, 15.
Affections pulmonaires graves	15, 12, 14, 7, 40.
Mastite	7.
Pyohémie	19, 20.
Parotidites	19, 10.
Diarrhée opiniâtre	7, 10.
Collapsus	19, 14, 40.
Anthrax	8, 13.
Rhumatisme aigu	10, 8.
Phlegmon et gangrène	10, 30.
Rechute et récidive	30, 14, 7, 9, 6, 8.

Dans le tableau de Brand, la limite, à partir de laquelle commencent à paraître les complications, est le sixième jour. Nous avons été un peu moins heureux. Quatre de nos malades ayant présenté des complications avaient été cependant mis au bain, l'un le troisième jour, et les trois autres, le quatrième jour. Les deux tableaux démontrent bien que les complications deviennent plus fréquentes, à mesure que le jour du début du traitement s'éloigne davantage du premier jour de la fièvre.

3° Les succès sont d'autant plus nombreux que la méthode des bains froids est mieux appliquée, dans toute sa rigueur et toute son intégrité. C'est là un point d'une grande importance et sur lequel il convient d'insister, car on a trop souvent modifié d'une façon fâcheuse cette excellente médication. Rappelons encore ces modifications : diminution du nombre des bains ; suppression des bains de la nuit ; bains tièdes ; réfrigération insuffisamment proportionnée à la résistance et à l'intensité de la fièvre ; addition de médicaments antipyrétiques, le plus souvent inutiles, quelquefois dangereux. C'est très certainement une des causes des appréciations peu favorables portées sur la méthode des bains froids. Si beaucoup d'observateurs déclarent ne pas obtenir les résultats que d'autres ont annoncés, c'est qu'ils ont sciemment modifié la méthode, ou bien négligé quelques détails importants du traitement. Nous sommes nous-mêmes passibles de ce reproche. A l'époque de nos premiers essais, nous ne nous sommes pas assez préoccupés de proportionner le degré de la réfrigération à la continuité et à l'intensité de la fièvre. Mieux informés aujourd'hui, nous cherchons à remplir plus rigoureusement cette importante indication.

M. Glénard (1) a récemment publié un document très précieux pour la solution de cette question. C'est un extrait des rapports du Conseil de santé des armées allemandes. La méthode des bains froids, appliquée à la fièvre typhoïde, tend à se généraliser de plus en plus, en Allemagne, dans les hôpitaux militaires. Mais elle n'est point partout appliquée avec la même régularité. Dans les hôpitaux du deuxième corps d'armée, dont le siège est à Stettin, les médecins militaires sont plus directement en relation avec Brand. L'un d'eux, médecin en chef du deuxième corps pendant ces dernières années, M. Abel, est un partisan convaincu de la méthode des bains froids. Il s'est efforcé d'en obtenir l'application rigoureuse dans tous les hôpitaux placés sous sa direction. Or voici les résultats :

Avant 1867, date des premiers essais des bains froids dans l'armée, la mortalité de la fièvre typhoïde, pour toute l'armée allemande, était de 25,8 p. 100. A la même

(1) F. Glénard. *Gaz. hebd. de méd. et de chirurg.*, *1883*.

époque, la mortalité, pour le deuxième corps, était de 26,3, p. 100.

De 1877 à 1881, la mortalité devient pour toute l'armée (application plus ou moins incorrecte de la méthode) beaucoup plus faible; elle n'est plus que de 9,1 p. 100, sur un total de 7427 fièvres typhoïdes. Pendant la même période, dans le deuxième corps, où l'application de la méthode des bains froids est plus rigoureuse, la mortalité tombe à 4,62 p. 100, sur un total de 1125 typhiques.

Mais il est fort intéressant d'étudier, pendant cette même période 1877-1881, la mortalité de certaines garnisons de ce deuxième corps, dans lesquelles le traitement par les bains froids est encore plus exactement appliqué. — A Stettin, la mortalité est de 1,6 p. 100, sur 186 malades. — A Colberg, elle est de 0,8 p. 100, sur 122 malades. — A Stralsund, elle est de 0,6 p. 100, sur 300 malades.

On a contesté ces chiffres. Nous n'avons aucune raison plausible pour les croire inexacts. Une note de M. Abel, communiquée à M. Glénard, nous apprend qu'on se préoccupe, dans le deuxième corps, de se mettre, autant que possible, à l'abri des erreurs de diagnostic. Sont comprises seulement parmi les fièvres typhoïdes, dans les statistiques de ce corps d'armée, les fièvres dont la durée atteint au moins 17 jours.

Que faut-il donc entendre par ces mots : dès le début? Brand désigne ainsi la période prodromique et les trois premiers jours de la fièvre. C'est dans ces limites qu'il faudrait commencer le traitement par les bains froids, pour obtenir le maximum des résultats qu'il peut donner. En effet, sur les 144 cas mortels réunis par Brand, 2 cas seulement ont été baignés à la fin du troisième jour. De là cette conclusion : pour réussir presque à coup sûr, il faut commencer avant la fin du troisième jour. Cette conclusion est plus théorique que pratique. Il est bien rare que le médecin puisse, même dans la clientèle privée, intervenir d'une façon aussi hâtive. Jusqu'au cinquième et même jusqu'au sixième jour, la situation reste très favorable. Les complications sont exceptionnelles chez les malades traités dès le cinquième jour. On peut donc admettre le cinquième jour comme limite de cette période, à laquelle s'appliquent en pratique ces mots : dès le début. D'ailleurs il n'est pas inutile de faire remarquer combien il est difficile, dans la majorité des cas, de préciser, même approximativement, le premier jour de l'invasion. Le frisson fait défaut plus d'une fois, et souvent aussi le malade se met au lit après plusieurs jours de fièvre. On croit traiter le fébricitant dès le début et, en pressant de questions et le malade et son entourage, on apprend que très probablement la fièvre dure depuis huit ou dix jours et même davantage.

Dans les cas très graves, le cinquième jour, il peut être déjà trop tard. Un de nos malades, baigné dès le quatrième jour, a succombé. M. Bard (1) a publié un fait du même genre : forme ataxique très grave, traitement rigoureux dès le quatrième jour, mort au neuvième jour. Ces faits sont vraiment exceptionnels. Bien plus, dans les formes moyennes, qui sont de beaucoup les plus communes, cette période du début peut s'étendre jusqu'à la fin du premier septénaire.

Certes, nous ne voulons pas dire par là qu'il soit permis de perdre un temps précieux et de temporiser jusqu'à cette limite, la fin du premier septénaire. Il faut agir au plus tôt, voilà la règle. Mais il ne faut point désespérer de réussir, et de réussir très bien, dans la grande majorité des cas où la fièvre date déjà d'un septénaire. Presque tous les malades traités à l'hôpital se

(1) Chapuis. Thèse de doctorat. Paris, 1883.

trouvent dans ces conditions. Bien peu nous arrivent avant le septième ou le huitième jour. Et cependant, dans nos hôpitaux, la méthode des bains froids, bien conduite, donne d'excellents résultats.

Traiter dès le début par les bains froids, c'est, dit-on, s'exposer à baigner des fébricitants qui ne sont pas atteints de fièvre typhoïde. Le diagnostic ne peut être, si ce n'est en temps d'épidémie et dans une agglomération de peu d'étendue, solidement établi dès les premiers jours ; et, dans certaines formes, il reste longtemps incertain. Voilà une des grosses objections formulées contre la méthode des bains froids.

INCERTITUDE DU DIAGNOSTIC. — Les adversaires de la méthode des bains froids ont sans doute exagéré les difficultés du diagnostic, pendant le premier septénaire de la dothiénentérie. Dans la majorité des cas, il est possible d'établir ce diagnostic avec beaucoup de probabilités, plusieurs jours avant l'apparition des taches rosées lenticulaires. D'ailleurs, et c'est ainsi que se pose la question, au point de vue pratique auquel nous sommes placés, y a-t-il de graves inconvénients à traiter par la méthode des bains froids, la plupart des états fébriles qui, dans les premiers jours et avant le développement des symptômes caractéristiques, peuvent être, et sont habituellement, confondus avec la fièvre dothiénentérique ?

A cette question, ainsi formulée, nous n'hésitons pas, en nous appuyant sur notre expérience personnelle, à répondre par la négative. En appliquant la méthode des bains froids aux fébricitants, de bonne heure, le plus tôt possible, on peut être exposé à plonger dans le bain froid des malades atteints de fièvre gastrique, de tuberculose miliaire aiguë, de pneumonie, de néphrite aiguë, de fièvres éruptives et même de fièvre pernicieuse. Eh bien, dans tous ces cas, la médication réfrigérante est sans danger; elle peut même exercer une influence favorable sur la marche de la maladie.

Fièvres gastriques. — Il nous est arrivé plus d'une fois de baigner des fièvres gastriques. Voici ce que nous avons vu : le caractère rémittent de la fièvre s'accuse davantage ; la température, après quelques bains, s'abaisse au-dessous de 39° ; les troubles digestifs disparaissent et le malade guérit en peu de jours. Nous n'avons jamais observé aucun accident. Le médecin n'a qu'une surprise, d'ailleurs nullement désagréable, celle de voir son malade guéri beaucoup plus tôt qu'il ne l'avait annoncé, croyant avoir affaire à une fièvre typhoïde.

Tuberculose aiguë. — Le diagnostic de la dothiénentérie et de la tuberculose miliaire aiguë présente souvent de très réelles difficultés, non pas seulement dans les premiers jours, mais encore jusqu'à une période avancée de la maladie. A Lyon, où nous sommes tous plus ou moins convaincus de la nécessité d'agir de bonne heure, il arrive de temps en temps que des malades, atteints de tuberculose aiguë, sont cependant traités par l'eau froide. Nous avouons ne reconnaître aucun inconvénient sérieux à une semblable erreur.

Dans un cas douteux de ce genre, la règle est de ne pas s'abstenir. Si le malade est sous le coup d'une tuberculose aiguë, l'eau froide ne saurait aggraver une situation absolument désespérée. Il est même assez fréquent d'observer une certaine amélioration, après les premières immersions froides ; puis la granulie, un moment interrompue, reprend sa marche vers une terminaison fatale inévitable. Mais, s'il s'agit d'une fièvre typhoïde, c'est-à-dire d'une maladie merveilleusement accessible à la médication réfrigérante, combien la situation est différente, et combien le malade bénéficiera d'une intervention hâtive et sérieuse !

Remarquez d'ailleurs que cette incertitude du diagnostic n'existe guère que pour les formes sévères de la dothiénentérie, accompagnées dès les premiers jours d'accidents cérébraux graves ou de congestions pulmonaires intenses. Or ce sont ces formes précisément qui réclament plus impérieusement l'eau froide, de bonne heure, à bref délai. Attendre l'apparition de symptômes plus caractéristiques, des taches rosées par exemple, c'est différer jusqu'au deuxième septénaire et même au delà, l'application du seul traitement efficace, capable de dissiper en quelques jours et les troubles cérébraux et la congestion pulmonaire. Plus tard, le diagnostic sera bien établi, c'est vrai ; mais nous aurons perdu un temps précieux. Si le malade vit encore et qu'on se décide enfin à le baigner, la méthode des bains froids ne donnera plus avec la même certitude les remarquables résultats que l'observation des faits nous permet d'en attendre, lorsque cette méthode est mise en œuvre rigoureusement et dès le début.

Du reste, l'application précoce de la médication réfrigérante peut, dans une certaine mesure, aider à distinguer la granulie de la fièvre typhoïde. Brand a longuement développé le diagnostic différentiel de ces deux maladies, l'une et l'autre traitées par l'eau froide. Nous avons plus d'une fois constaté l'exactitude des principaux traits de ce parallèle. — La plupart des symptômes de la dothiénentérie sont, de bonne heure et très heureusement, modifiés par le bain froid. Après chaque bain, la température s'abaisse plus ou moins, suivant l'intensité de la fièvre et la période de la maladie ; la chaleur fébrile augmente ensuite progressivement, jusqu'à nécessiter une nouvelle immersion froide. Souvent, même dans les cas graves, le bain est suivi d'un calme remarquable ; le malade s'endort. Les phénomènes thoraciques apparaissent vers la fin du premier septénaire ;

et les signes stéthoscopiques restent limités à la base des poumons. Mise en usage de bonne heure, l'eau froide peut prévenir le développement des complications thoraciques graves ; mais elle ne supprime pas le catarrhe bronchique léger, lequel manque fort rarement, même chez les malades baignés dès les premiers jours. L'amélioration des troubles digestifs est remarquable et devient très évidente après quatre à cinq jours de traitement : les fuliginosités disparaissent; la bouche reste humide ; la diarrhée et le météorisme diminuent ; le plus souvent, au début du troisième septénaire, l'appétit se réveille et le malade réclame des aliments. La roséole dothiénentérique et l'hypertrophie de la rate ne sont pas modifiées. Dans les formes graves et dans celles de moyenne intensité, c'est vers la fin du second septénaire ou au commencement du troisième, que l'amélioration de l'état général se dessine d'une façon décisive : les exacerbations fébriles perdent beaucoup de leur intensité et les bains peuvent être espacés beaucoup plus que pendant les premiers jours. — Il en est tout autrement dans les cas de granulie traités par la méthode des bains froids. En général, dans cette maladie, la température s'élève moins haut que dans les formes graves de la dothiénentérie. La fièvre de la granulie n'est point modifiée d'une façon heureuse ni constante par l'eau froide, comme celle de la dothiénenthérie. On n'observe plus, au même degré, après le bain froid, cette sédation des symptômes cérébraux, si remarquable quand il s'agit d'une fièvre typhoïde. Le délire, les convulsions, le coma persistent et s'aggravent jusqu'à la mort. Quant aux accidents thoraciques, ils ne sont point enrayés par l'eau froide ; parfois le bain paraît en précipiter la marche. La bouche se nettoie souvent, comme dans la dothiénentérie ; mais l'appétit ne reparaît pas. Enfin on ne voit pas, dans les cas de granulie, arrivés à la fin du second septénaire ou au commencement du troisième, survenir cette amélioration évidente, générale et durable, si caractéristique de la dothiénentérie traitée de bonne heure par la méthode des bains froids.

Tels sont les principaux traits du diagnostic différentiel des deux maladies traitées par la médication réfrigérante. C'est là d'ailleurs une question secondaire. Ce que nous voudrions faire accepter, c'est que l'incertitude de ce diagnostic différentiel n'est pas une contre-indication à l'emploi de la méthode des bains froids. Si le malade est atteint de granulie, il mourra sans doute et malgré l'eau froide, comme il serait mort, traité par toute autre médication. Mais le médecin se sera mis à l'abri de tout reproche s'il a fait sur le pronostic, et dès le début du traitement, les réserves expresses que lui commande l'incertitude du diagnostic, réserves que d'ailleurs il n'eût pas manqué de faire, s'il eût traité le malade par les méthodes ordinaires.

Pneumonie. — Certaines pneumonies simulent, pendant les premiers jours et à un haut degré, le début d'une forme grave de la dothiénentérie. Les erreurs de diagnostic de ce genre sont assez fréquentes. Le début n'a pas tout à fait la rapidité du début des formes communes de la pneumonie; la toux, le point de côté et l'expectoration font plus ou moins complètement défaut; les signes stéthoscopiques de la pneumonie n'existent pas encore; le pouls est fréquent; la température, dès les premiers jours, est très élevée, mais cette marche de la fièvre n'est pas absolument insolite dans certaines formes graves de la dothiénentérie; enfin l'agitation, le délire, l'aspect du visage, la sécheresse de la langue, les fuliginosités sont autant de traits qui rappellent avec une très grande analogie le tableau de la fièvre typhoïde ataxique.

Qu'un tel pneumonique tombe entre les mains d'un médecin habitué au traitement de la fièvre typhoïde par les bains, il a la plus grande chance d'être immédiatement porté dans un bain froid. Liebermeister a de la sorte traité des pneumonies par l'eau froide, croyant avoir affaire à des fièvres typhoïdes.

Dans un mémoire récent sur le traitement de la pneumonie par les bains froids, M. Gignoux (1), médecin des hôpitaux de Lyon, a rassemblé un certain nombre d'observations, dont la plupart sont précisément des pneumonies prises pour des fièvres typhoïdes et, comme telles, traitées par les bains froids. La deuxième observation de M. Gignoux nous servira d'exemple. — Un homme de 48 ans est, dans la journée du 5 juillet 1881, pris de lassitude et de légers frissons. Pendant la nuit, il a de l'insomnie et des rêves pénibles ; au réveil, il délire un peu, pendant quelques minutes. Le 6 juillet, l'état du malade est déjà grave : décubitus dorsal, facies typhique, céphalalgie intense, paroles incohérentes, langue sèche et rouge, peau brûlante, température à 40° dans l'aisselle. Le malade ne tousse pas et ne se plaint pas de point de côté. Craignant le début d'une fièvre typhoïde grave, M. Gignoux donne un premier bain à midi ; le bain dure vingt minutes et la température de l'eau est à 20°. Ce bain est très bien supporté. Le délire a disparu ; l'intelligence est nette et le soulagement, « immense ». Le soir, réapparition des symptômes graves du matin. Un nouveau bain ramène le calme et le bien-être. Après ce deuxième bain, apparaissent enfin des signes de pneumonie : crachats rouges et visqueux, souffle tubaire à la base du poumon droit. La médication réfrigérante est néanmoins continuée et, jusqu'au 16 juillet, jour de la crise, le malade prend 16 bains. Trois

(1) *Lyon médical*. Novembre 1883.

jours après, le 19 juillet, la guérison était complète. La pneumonie avait suivi un cours régulier et la médication réfrigérante, sans en avoir troublé la marche, avait exercé une influence des plus favorables sur les symptômes inquiétants du début.

Voici une autre observation de pneumonie ataxique traitée par les bains froids. Elle est, au point de vue pratique, peut-être plus intéressante, car le fait s'est passé à la campagne. Cette observation nous est communiquée par M. Rondet, de Neuville (Rhône). — « Je fus appelé, le 8 août 1884, auprès du jeune B..., enfant de 10 ans. Cet enfant est maigre, petit, peu développé et ne paraît pas avoir plus de 8 ans. Je le trouve dans une extrême agitation. Il pousse des cris aigus. Depuis le matin, il s'est plaint de céphalalgie et de douleurs abdominales violentes. Il a eu un léger saignement de nez. Il n'y a pas de diarrhée, mais plutôt de la constipation. La température est à 41°. L'auscultation donne un résultat négatif. En présence de symptômes ataxiques aussi graves, et malgré l'impossibilité d'établir un diagnostic certain, je prescris d'envelopper l'enfant, tête et tronc, dans de grandes compresses froides, renouvelées toutes les dix minutes. Cette prescription n'est pas exactement remplie. Le lendemain, la situation de l'enfant n'est pas améliorée; la température n'a pas baissé. J'insiste pour qu'on se procure immédiatement une baignoire. Je recommande de baigner le petit malade toutes les trois heures, dans de l'eau à 25° et pendant dix minutes. Je reviens le soir dans la maison. L'enfant n'a pas été baigné. La baignoire n'est prête que le lendemain, 18 août. Je donne moi-même le premier bain, à huit heures du matin. Ce bain fait tomber la fièvre à 39°. Le délire et l'agitation cessent comme par enchantement. Le subdelirium persiste encore pendant deux jours. Le 20 août, je constate enfin un souffle tubaire au sommet droit avec matité au même niveau. L'enfant eût quelques crachats safranés, et, les jours suivants, deux légères épistaxis. La diarrhée et les taches rosées ont toujours fait défaut. Quelques lavements froids ont provoqué des selles non fétides. On continua les bains de dix minutes à 25°, toutes les trois heures, jusqu'au 27 août, dans la matinée. Ce jour-là, la température étant brusquement tombée à 37°, je supprime les bains, malgré la mère de l'enfant qui, croyant à une fièvre typhoïde, voulait continuer le traitement par l'eau froide. Pendant huit jours encore, la toux persista avec une certaine intensité et je constatai des râles de retour au sommet. La toux disparut lentement; mais la convalescence fut courte, l'enfant ayant été convenablement alimenté pendant toute sa maladie. Après chaque bain, il prenait un potage et un peu de vin. Depuis, cet enfant mieux soigné et tenu à un meilleur régime, s'est développé et fortifié. Je viens de le revoir (octobre 1885); il est vif et plein d'entrain. »

Nous ne pouvons pas aborder ici la question du traitement de la pneumonie par les bains froids. Le lecteur trouvera de plus amples renseignements dans l'importante monographie de Jurgensen (1). Pour nous, préoccupés d'appliquer le plus tôt possible la méthode des bains froids au traitement de la fièvre typhoïde, la question se pose encore en ces termes : Y a-t-il des inconvénients à traiter par les bains froids ces pneumonies, qui peuvent si facilement être prises au début pour des fièvres dothiénentériques? Assurément non. Loin d'être nuisible, la médication réfrigérante est au contraire très efficace. Mieux qu'aucune autre médication, elle dissipe les symptômes ataxiques du début, modère l'hyperthermie et prévient la paralysie du cœur. Sans doute la pneumonie

(1) JURGENSEN. *Grundsätze für die Behandlung der croupösen pneumonie.* Leipzig 1872.

n'est pas, comme la dothiénentérie, une maladie justifiable de l'eau froide dans la grande majorité des cas ; les indications de la réfrigération y sont plus restreintes et par conséquent, plus difficiles à établir. Mais l'état typhoïde précoce constitue certainement une de ces indications. Les bains froids donneront, en pareil cas, des résultats d'autant plus satisfaisants qu'ils auront été plus tôt et plus méthodiquement mis en usage.

Néphrite aiguë.— La néphrite aiguë revêt quelquefois l'apparence d'une fièvre typhoïde. Rayer (1) a décrit une forme maligne, putride, de la néphrite aiguë. Le tableau clinique est à peu près celui d'une forme ataxique de la dothiénentérie. D'autre part, dans certaines formes de cette fièvre, l'albuminurie peut être précoce et intense. L'incertitude du diagnostic peut donc durer pendant quelques jours. M. Renaut (2) vient de publier un fait de ce genre. La malade fut mise au bain. Dès les premiers jours du traitement, le diagnostic fut fixé dans le sens d'une néphrite aiguë. La médication réfrigérante fut néanmoins continuée. La fièvre tomba rapidement, l'albuminurie diminua, puis disparut et la malade guérit. Ces formes typhoïdes de la néphrite aiguë sont rares et l'erreur de diagnostic n'est pas beaucoup à craindre. D'ailleurs, l'observation de M. Renaut et les commentaires qui l'accompagnent, nous autorisent à penser que, dans ces formes typhoïdes, peut-être infectieuses (3), de la néphrite aiguë, la médication réfrigérante exerce une action plutôt favorable que fâcheuse sur les symptômes et la marche de la maladie.

Fièvres éruptives. — La scarlatine ataxique présente

(1) *Traité des maladies des reins.* Paris, 1839, t. I, p. 307.

(2) *Gazette médicale de Paris.* Avril 1884,

(3) Renaut, loc. cit. — Cornil et Babès. *Les Bactéries.* Paris, 1885. G. Baillière, p. 331.

sans doute, avant l'éruption, quelques analogies avec les formes ataxiques de la fièvre typhoïde. Mais le début est plus rapide et la température fébrile peut, en quelques heures, atteindre un degré très élevé. L'éruption est précoce, et le doute ne peut persister plus de deux ou trois jours. D'ailleurs, nous sommes ici dans les mêmes conditions que pour la pneumonie ataxique. Tous les médecins savent que l'eau froide, en bains ou en affusions, est le meilleur remède des formes graves, ataxiques, hyperthermiques, de la scarlatine. Ils savent aussi qu'il faut intervenir le plus tôt possible et que, dans ces scarlatines malignes, la temporisation est encore plus funeste que dans la fièvre typhoïde. Dès l'apparition d'une fièvre intense et de symptômes inquiétants, sans perdre un temps précieux à discuter les probabilités du diagnostic entre les deux maladies, il faut recourir à la médication réfrigérante ; c'est le meilleur moyen d'obtenir un résultat favorable, qu'il s'agisse d'une scarlatine maligne ou d'une forme sévère de la dothiénentérie.

Il n'est pas impossible que certaines rougeoles graves simulent, pendant la période d'invasion, le début de la fièvre typhoïde. Si la fièvre est très intense et s'il existe déjà des symptômes ataxiques, l'eau froide est indiquée et peut être employée sans aucun inconvénient. — Sans craindre la repercussion de l'exanthème ou le développement de complications thoraciques, Currie et Giannini traitaient les rougeoles graves, l'un par l'affusion et l'autre par l'immersion froide. — Au commencement de ce siècle, von Thaër (1), de Berlin, a publié la relation d'une épidémie de rougeole, compliquée de broncho-pneumonie et de symptômes ataxiques. Von Thaër

(1) Mémoire analysé dans la *Revue médicale* de 1829, avril, et dans le *Journal de médecine de Bordeaux*, 1831.

traita par l'eau froide un certain nombre de malades. Il employait la lotion et l'immersion froides. La lotion durait trois à quatre minutes et l'immersion, une demi-minute à une minute seulement. L'application du froid était répétée jusqu'à huit fois par jour. L'auteur résume ainsi l'action de l'eau froide : le pouls diminue de fréquence et cette diminution peut aller jusqu'à 24 pulsations par minute ; la température fébrile s'abaisse de 2° à 3° ; cet abaissement de la température n'est pas instantané, mais il peut persister pendant plusieurs heures ; le malade éprouve un grand calme ; souvent la réfrigération provoque le sommeil ; une transpiration générale s'établit parfois dès les premières lotions. Les résultats de la médication réfrigérante furent très favorables : sur 121 petits malades, 53 ne furent pas traités par l'eau froide, parmi lesquels 11 moururent ; 68 furent soumis à l'usage des lotions, et de ceux-là un seul mourut. — Dans sa thèse sur l'hydrothérapie dans la broncho-pneumonie des enfants, M. P. Lacour (1) a relaté plusieurs observations de broncho-pneumonie morbilleuse, heureusement modifiée par l'enveloppement dans le drap mouillé. — Enfin, voici un fait fort remarquable et dont nous avons été témoins. Un jeune homme de vingt ans est pris d'une rougeole qui, jusqu'au deuxième jour de l'éruption, paraît évoluer assez régulièrement. Ce jour là, dans la soirée, la température s'élève à 41° 5 ; l'éruption pâlit ; la respiration devient de plus en plus difficile et fréquente ; le malade délire. Nous constatons à l'auscultation tous les signes d'une broncho-pneumonie congestive, intense et surtout très étendue. Nous avons recours aux immersions froides ou plutôt tièdes. Pendant la nuit, le malade surveillé par M. Imbert, prend trois bains de quinze à vingt mi-

(1) P. Lacour. Thèse de doctorat. Paris 1884.

nutes et de 25° à 28°. Le lendemain matin, tous les symptômes inquiétants avaient disparu; le malade ne délirait plus et la congestion pulmonaire avait beaucoup diminué. La fièvre éruptive poursuivit son évolution sans accidents nouveaux, et, quelques jours après, débutait la convalescence.

La variole peut être aussi, pendant l'invasion, confondue avec une fièvre typhoïde commençante. Nous avons plus d'une fois commis cette erreur, et les malades ont été, dès le début, traités par la méthode des bains froids. Ces malades ont d'ailleurs parfaitement guéri. L'un de ces cas présente un intérêt réel. — Une femme de 25 ans, non vaccinée, entre à l'hôpital pour être traité d'un érythème noueux. Après trois semaines de séjour à l'hôpital, elle était convalescente, lorqu'elle fut prise d'un état fébrile fort grave. Dès le second jour, elle eut du délire, et la température s'éleva au dessus de 41°. Au voisinage d'une salle de varioleux, l'invasion de la variole paraissait très probable. Moins de trente-six heures après le début de la fièvre, la malade fut portée dans le bain froid, et la méthode de Brand lui fut appliquée systématiquement, comme s'il se fût agi d'une fièvre typhoïde. L'éruption parut enfin. Ce jour-là, la malade fut transportée dans la salle d'isolement. Elle y prit encore quelques bains. L'éruption fut cohérente plutôt que confluente. Cette femme, non vaccinée et atteinte d'une variole sévère, a guéri et sans complications. Il est bien permis de penser que la médication réfrigérante, appliquée dès le début et avec une grande rigueur, ne fut pas tout à fait étrangère à cette heureuse terminaison. — Du reste, on a depuis longtemps traité la variole par l'eau froide. Cullen, au siècle dernier, rappelait la pratique des indigènes de l'Indoustan qui, après l'inoculation de la variole, se plongent dans l'eau froide des rivières, au moment où paraît la fièvre d'invasion. Currie et les médecins écossais employaient l'affusion froide dès le début. Giannini préférait l'immersion froide. — En 1877, M. Clément (1) médecin des hôpitaux de Lyon, a de nouveau expérimenté le traitement de la variole par les bains froids. M. Clément conseille la réfrigération, plutôt au moment où paraît la fièvre de suppuration. Peut-être est-il préférable de suivre l'exemple de Currie, et de recourir à l'eau froide dès l'invasion. Cette indication fondamentale, sur laquelle Brand insiste avec tant de raison, baigner dès le début, n'est pas applicable seulement à la fièvre typhoïde, mais probablement aussi à toutes les maladies aiguës infectieuses, qui peuvent être avec avantage soumises à la médication réfrigérante.

Coqueluche. — Voici un fait très curieux, sans doute fort rare, et qui nous est communiqué par M. Rondet, de Neuville (Rhône). Une coqueluche débute chez un enfant de 18 mois, par un accès fébrile extrêmement intense. Le diagnostic était incertain. M. Rondet applique néanmoins la médication réfrigérante; la fièvre tombe et la coqueluche paraît. — « Le 10 septembre 1885, nous écrit M. Rondet, je fus appelé à Couzon, auprès d'une enfant de 18 mois, malade depuis deux jours. Cette fillette n'a pas de dents. Elle est pâle, d'un aspect chétif. Les digestions sont mauvaises depuis quelques jours; la diarrhée est cependant légère. L'enfant est très agitée. Elle tousse un peu, et l'ausculation fait entendre quelques râles humides disséminés. La température monte au-dessus de 41°. Sans être fixé sur la diagnostic, je déclare qu'il me paraît nécessaire de baigner l'enfant et que c'est là le seul moyen de faire tomber promptement une fièvre intense qui probablement dure déjà depuis deux jours. Toutes les six heures, l'enfant

(1) Trait. de la variole par les bains froids. *Lyon Médical*, 1877.

fut plongée dans un bain à 28° et de cinq minutes de durée. Après le sixième bain, la fièvre avait cédé et la température ne dépassait plus 37°. L'enfant avait repris sa gaité ; elle tétait avec plaisir. Les râles n'avaient pas augmenté. Mais la toux était plus fréquente et plus intense ; elle avait de plus en plus le caractère de la toux quinteuse de la coqueluche. Et en effet, les jours suivants il fut évident que l'enfant était atteinte de coqueluche. Elle n'eut d'abord que cinq à six quintes par jour et suivies de vomissements. Puis les quintes devinrent un peu plus fréquentes. Au bout de huit jours, elles furent de plus en plus rares. Cette coqueluche ne fut pas de longue durée ; l'enfant en a promptement et complètement guéri. »

Fièvre pernicieuse. — Assurément il est difficile de confondre la fièvre pernicieuse avec la fièvre typhoïde. L'erreur est cependant possible, en face d'un fébricitant qui délire, dont la température est très élevée, sans qu'on puisse obtenir des renseignements précis sur son état antérieur. Or le bain froid est utile dans les pernicieuses délirantes. Nous avons vu, dans la partie historique de cet ouvrage, Giannini soumettre à l'immersion froide, et avec succès, des malades en plein accès pernicieux. La fièvre tombe et les troubles nerveux disparaissent ; le danger présent est écarté ; le quinquina peut être, grâce à la suppression du paroxysme fébrile, plus complètement absorbé ; et, de la sorte, est plus sûrement prévenu le retour d'un nouvel accès pernicieux. Du reste, cette pratique n'est pas tout à fait abandonnée. Dans quelques contrées à endémie paludéenne, l'eau froide est encore employée, au moment du paroxysme pernicieux, en vue de faciliter l'absorption de la quinine. (1).

(1) Cazanova. Thèse de doctorat de Montpellier 1877. — Bard. *Des accidents pernicieux*. Thèse d'agrégation. Paris 1883.

Pour résumer cette discussion, nous nous croyons autorisés à conclure que, en présence d'un état fébrile grave, encore insuffisamment caractérisé, ou en présence de symptômes ataxiques, l'incertitude du diagnostic n'est pas, en règle très générale, une contre-indication de la méthode des bains froids. Ces maladies aiguës, qui simulent le début d'une fièvre typhoïde et dont le diagnostic peut, pendant quelques jours, rester incertain, se partagent en deux groupes. Les unes, comme la tuberculose miliaire aiguë et certaines méningites tuberculeuses, sont incurables et se termineront par la mort, quelle que soit d'ailleurs la médication mise en usage ; dans de telles conditions, l'eau froide ne saurait être dangereuse. Les autres, comme la pneumonie, la néphrite aiguë et les fièvres éruptives, peuvent au début revêtir l'apparence de la dothiénentérie : les troubles nerveux sont précoces et graves, la température monte rapidement à un degré très élevé. Eh bien, dans ces maladies aiguës à forme typhoïde ou ataxique, l'eau froide n'est pas dangereuse ; bien plus, elle est la médication réellement efficace, la seule qui puisse éloigner les troubles nerveux menaçants et combattre sûrement l'excès de la chaleur fébrile.

B. — *Deuxième indication : Baigner le plus grand nombre des fièvres typhoïdes. — Question de l'incertitude du pronostic.*

La deuxième indication fondamentale est de baigner le plus grand nombre possible des fièvres typhoïdes ; nous dirions volontiers, avec Brand, toutes les fièvres typhoïdes.

Nous n'ignorons pas les très vives critiques qu'a soulevées cette proposition. Nous les ignorons d'autant moins que, à l'époque de nos premiers essais, nous étions convaincus, nous aussi, que la méthode des bains froids doit être réservée aux formes les plus graves de la fièvre typhoïde. Une plus longue expérience nous a montré que l'eau froide n'est jamais nuisible au début de la dothiénentérie, même légère. Du reste, c'est une règle de proportionner la réfrigération à l'intensité et à la marche de la fièvre. Baigner toutes les fièvres typhoïdes ne signifie pas du tout, comme l'ont souvent écrit les adversaires de la méthode des bains froids, qu'il soit nécessaire de plonger, toutes les trois heures et dans un bain à 18°, un fébricitant, atteint d'une forme légère de la dothiénentérie, dont la température ne dépasse pas, ou dépasse à peine 39° et cède facilement aux premières immersions froides.

On peut, avec assez de vraisemblance et au point de vue de l'opportunité des bains froids, grouper toutes les fièvres typhoïdes en trois catégories : — Les formes intenses qui d'emblée s'annoncent par des symptômes nerveux inquiétants, délire, stupeur, coma, symptômes le plus souvent accompagnés de hautes températures. — Les formes de moyenne intensité qui, pendant les premiers jours, ne présentent aucun symptôme alarmant, et dont la température oscille le soir de 39,5 à 40 ou même 40,5. — Les formes bénignes, légères, qui peuvent bien cependant, même dès les premiers jours, présenter des températures assez élevées.

1° Pour ce qui est de la première catégorie, le doute n'est pas possible. C'est dans ces formes ataxiques, hyperthermiques, qu'éclate aux yeux du plus indécis l'incontestable supériorité des bains froids. Quelle médication fera ce que fait alors la médication réfrigérante ? Agitation, délire, stupeur, coma, chaleur fébrile intense, tous ces symptômes si graves et qui compromettent la vie à bref délai, souvent se dissipent après quelques immersions froides ou, s'ils persistent encore, sont du moins très manifestement améliorés. Les médecins les plus hostiles à la méthode des bains, considérée comme méthode générale de traitement, reconnaissent cependant que les formes graves de la dothiénentérie doivent être traitées par le bain froid. L'extrême gravité de la situation leur paraît autoriser l'usage d'un moyen qu'ils persistent à croire dangereux; le bain froid, disent-ils, est une suprême ressource à opposer à un suprême péril.

2° En France, la majorité des médecins rejettent le bain froid dans les formes moyennes de la fièvre typhoïde. C'est là une erreur regrettable et surtout préjudiciable aux malades. Pour être moins brillante que dans les formes immédiatement graves de la maladie, la méthode des bains froids n'en est pas moins, dans ces formes de moyenne intensité, d'une efficacité réelle et d'une supériorité indiscutable sur toutes les autres médications. Ces formes moyennes sont les plus communes. Elles se compliquent souvent, vers le deuxième ou le troisième septénaire et quelquefois plus tard, d'accidents d'une haute gravité; elles fournissent l'appoint de beaucoup le plus considérable à la mortalité de la fièvre typhoïde. De quoi meurt-on dans cette maladie? Quelquefois sans doute, mais en définitive rarement, dans les premiers jours, de délire, de coma, d'hyperthermie excessive. Bien plus souvent, la mort survient à une époque plus reculée, dans le troisième et le quatrième septénaire, ou même plus tard encore, causée par une bronchopneumonie, la paralysie du cœur, les dégénérescences du foie et des reins, la perforation et l'hémorrhagie intestinales, les suppurations, les eschares, la consomption fébrile, l'adynamie croissante. Tous ces accidents, toutes ces complications, la preuve en est donnée par une expérience déjà longue, peuvent être considérés comme des conséquences d'un état fébrile intense et prolongé. Or l'expérience prouve aussi que la méthode des bains froids est, dans la fièvre typhoïde, le meilleur remède de l'excès de la calorification, et que la très grande majorité de ces formes moyennes, ainsi traitées par l'eau froide, sont exemptes de complications et guérissent sûrement.

Le but que nous devons poursuivre, dans le traitement d'une maladie si fréquente et qui tient une si large place dans les tables de la mortalité générale, est, moins d'obtenir de temps en temps quelques brillants succès dans les formes d'emblée très graves, que d'instituer une médication véritablement efficace, dans le plus grand nombre des cas, et qui diminue de plus en plus le taux de la mortalité. Cette médication existe, c'est la méthode des bains froids, qu'il faut seulement savoir appliquer même aux formes moyennes, et en temps opportun. Le médecin qui possède une certaine expérience de cette méthode sent très bien, lorsqu'il commence de bonne heure le traitement d'une fièvre de moyenne intensité, qu'il exerce avec l'eau froide une action décisive et salutaire sur la marche de la maladie et que, suivant une expression vulgaire mais fort juste, il a son malade dans la main.

Attendre l'apparition des symptômes graves pour les combattre par l'eau froide, est une faute réelle et regrettable, faute que ne commettent plus ceux qui ont traité beaucoup de fièvres typhoïdes par les bains dès le début, et qui règlent leur conduite, bien plus sur l'observation des faits, que sur des vues théoriques, d'ailleurs très contestables. — Concluons donc que les formes moyennes de la dothiénentérie sont toutes justifiables de la méthode des bains froids, au même titre et peut-être mieux encore que les formes d'emblée très graves. Il est très désirable que cette conclusion soit acceptée de tous ceux qui ne rejettent point l'eau froide *a priori;* à ce prix, ils éviteront ces temporisations dont nous avons plus d'une fois montré les conséquences fâcheuses.

3° Faut-il également soumettre à la médication réfrigérante les fièvres légères, les fièvres qui débutent avec des allures bénignes ? Brand, nous le savons, n'hésite pas à répondre par l'affirmative.

En France, ce précepte de Brand est à peu près unanimement repoussé. La première de toutes les contre-indications, a dit M. Libermann (1), est le peu de gravité de la maladie. Reconnaître que l'hydrothérapie n'est jamais dangereuse, mais souvent très utile, au début de ces formes légères, c'est s'exposer à coup sûr à de très vives critiques, et même au reproche d'imprudence notoire. C'est que cette opinion, pourtant erronée, est encore aujourd'hui très généralement répandue, que l'eau froide est dangereuse dans la fièvre typhoïde. Beaucoup de ceux qui partagent cette opinion n'hésitent pas cependant à baigner les formes graves, ataxiques et hyperthermiques. Il faut avouer que la logique n'est pas tout à fait de leur côté, car, si le bain froid est dangereux, il doit l'être vraisemblablement bien plus dans ces formes graves que dans les formes légères, où tous les organes fonctionnent encore avec une régularité presque parfaite.

Incertitude du pronostic. — Accepter cette contre-indication n'aurait assurément aucun inconvénient, s'il était toujours possible de reconnaître exactement quelle sera la forme de la dothiénentérie, en temps opportun, c'est-à-dire avant que soit écoulée cette période que nous avons appelée le début et durant laquelle il

(1) Société médicale des hôpitaux de Paris, juillet 1874.

importe à un si haut degré de commencer le traitement. Or tous les auteurs s'accordent sur la difficulté du pronostic pendant les premiers jours de la fièvre. Ce n'est guère que dans le cours du second septénaire, vers le huitième ou douzième jour, que, dans la plupart des cas, la maladie peut être avec quelque certitude rangée dans l'une de ces trois catégories : grave, moyenne, légère.

M. Libermann, qui ne veut appliquer la méthode des bains froids qu'aux formes évidemment graves de la dothiénentérie (dans 20 cas environ sur 100), est d'avis qu'on peut sans inconvénient attendre jusqu'à cette limite, du huitième au douzième jour, et que « à cette époque, il est temps encore de commencer le traitement et d'en obtenir tout ce qu'il peut donner. » Sur ce point, nous ne partageons pas l'opinion de M. Libermann. Les statistiques et nos propres observations prouvent que du huitième au douzième jour, ce n'est plus dès le début. Or ne pas agir dès le début est fâcheux, surtout pour ces cas graves auxquels M. Libermann veut exclusivement réserver la méthode des bains froids. Parmi les malades dont le traitement est commencé du huitième au douzième jour, quelques-uns succombent et un certain nombre présentent des complications. Du reste, nous avons dit déjà ce qu'il convient d'entendre par cette expression, dès le début ; théoriquement le début s'étend jusqu'au troisième jour ; en pratique, jusqu'au cinquième jour et quelquefois même un peu plus tard.

Or, dans cette période qui embrasse à peu près le premier septénaire, les signes pronostiques sont encore incertains. Examinons, en effet, les principaux de ces signes pronostiques ; ils sont fournis par l'appareil digestif, le système nerveux, la température, l'appareil circulatoire.

1° Une diarrhée très abondante et un météorisme très prononcé sont des signes de fâcheux augure; mais ces accidents sont peu communs pendant le premier septénaire, souvent même ils ne deviennent très manifestes qu'à une période bien plus avancée de la maladie.

2° Les symptômes nerveux graves, l'agitation, le délire, les convulsions, la stupeur, le coma, annoncent assurément une forme grave de la dothiénentérie. Ces symptômes peuvent être précoces et apparaître dans le premier septénaire, même dès les premiers jours. Mais ces formes d'emblée ataxiques, ataxo-adynamiques, ne sont pas les plus communes. Ces symptômes nerveux inquiétants font absolument défaut durant le premier septénaire de beaucoup de fièvres, qui plus tard deviendront graves et très probablement se termineront par la mort, si la méthode des bains froids ne leur a pas été appliquée rigoureusement et dès le début.

3° Pour ce qui est de la température, il faut considérer deux choses, le maximum thermique qu'atteint la fièvre et la marche de la courbe thermométrique. — Sans doute de très hautes températures doivent souvent faire présager une forme grave et même, dans certains cas, un péril imminent. Voici quelques chiffres cités par Brand : le maximum thermique, au delà duquel la mort est inévitable, serait, d'après Uhle, 41° 2 ; d'après Thomas, 41° 5 ; d'après Fiedler, 41° 7. Ce dernier auteur fait remarquer que, si la température du matin dépasse 41° 2, le cas est mortel. Pourtant Koster, Jurgensen, Perroud ont vu 42° le soir, chez des malades qui ont guéri. Quoiqu'il en soit, avec de telles élévations de la température, la guérison est au moins exceptionnelle ; et, comme le fait observer Brand, si le malade ne meurt pas, la fièvre est compliquée et la convalescence difficile. Ainsi, la malade de Jurgensen fut frappée d'une gangrène des orteils. Mais ces hautes températures sont peu communes; de plus, elles ne surviennent guère qu'à la fin de la période des oscillations ascendantes, ou même au delà. Bon nombre de fièvres typhoïdes se terminent par la mort, qui n'ont jamais atteint ces degrés thermiques élevés. — Voici d'autre part, d'après Liebermeister, Wunderlich et Griesinger, les principales indications pronostiques que peut fournir la courbe thermométrique. Si les rémissions matinales sont, vers la fin du premier septenaire ou au commencement du second, très prononcées, la fièvre est légère ou de moyenne intensité. Dans les cas au contraire, où ces rémissions sont presque nulles et où la température du matin reste élevée, la fièvre sera très grave. La fièvre sera grave encore et de longue durée si, à cette même époque, la rémission du matin ne dépasse pas 0° 5. Enfin, si dans la première semaine la température monte avec une grande rapidité, il est permis de compter sur une forme légére ou même abortive. — Qu'il s'agisse des maxima ou de la courbe thermométrique, les indications pronostiques, fournies par la température, n'acquièrent quelque certitude qu'à une période assez avancée de la maladie. « C'est surtout, dit M. Guéneau de Mussy (1), à partir du milieu ou de la fin de la seconde semaine, que la marche de la température suit des directions diverses, suivant la gravité et la durée de la maladie ».

4° Le peu de fréquence du pouls est un signe favorable, même lorsque la température présente une certaine élévation. Un pouls fréquent à 120, 130, 140 et au-dessus, indique un danger réel, et d'autant plus que cette fréquence du pouls s'accompage le plus souvent des autres signes de l'affaiblissement du cœur. Dans les cas où le pouls dépasse 150 à 160 et se maintient à ce

(1) *Traité de fièvre typhoïde*. Paris 1884. p. 369.

degré de fréquence, la mort est à peu près inévitable, du moins chez les malades traités par les médicaments. — Liebermeister a fait sur la valeur pronostique de la fréquence du pouls d'intéressantes observations et qui portent sur 63 typhiques. De 37 malades qui atteignent le chiffre de 140 pulsations, il en meurt 19, soit 51 p. 100. De 26 malades qui dépassent ce chiffre de 140, il en meurt 21, soit 80 p. 100. Enfin parmi 12 malades qui dépassent 150 pulsations, 11 succombent, soit 91 p. 100.

Assurément ces observations ont une grande valeur d'une façon absolue; mais au point de vue du pronostic pendant le premier septenaire, cette valeur est beaucoup moindre. La fréquence du pouls relève surtout de l'affaiblissement du cœur, un des grands périls de la fièvre typhoide. Or cet affaiblissement du cœur, dans la majorité des cas où il est observé, ne survient qu'à une époque plus reculée de la fièvre, vers la fin du second septenaire, et même plus tard. La thèse de M. Malherbe (1) renferme un certain nombre d'observations dans lesquelles la fréquence du pouls fut soigneusement étudiée, au point de vue du pronostic. Sur 32 cas, il y a 8 morts. De ces 8 cas mortels, éliminons deux cas dans lesquels la mort fut causée par une péritonite; le tableau suivant va nous montrer la fréquence du pouls, aux diverses périodes de la fièvre, chez 6 malades qui ont succombé, et dans l'histoire desquels l'affaiblissement du cœur a joué un rôle indiscutable.

(1) Thèse de Paris 1883. Valeur diagnostique et pronostique du pouls et de la température dans la fièvre typhoïde.

NUMÉROS DES OBSERVATIONS	JOURS DE LA MALADIE	FRÉQUENCE DU POULS	REMARQUES
IX (1re Série)	Du 8e au 9e jour 9e au 10e	De 122 à 130 130 à 156	Autopsie incomplète.
X id.	Du 15e au 26e jour 26e au 29e	De 98 à 115 115 à 160	Foie gras. Reins congestionnés. Petits foyers d'hémorrhagie pulmonaire. Muscle cardiaque décoloré.
I (2e Série)	Du 4e au 8e jour 8e au 12e 12e au 15e 15e au 19e	De 84 à 100 80 à 115 100 à 116 100 à 156	Congestion pulmonaire. Cœur ramolli, graisseux.
VI id.	Du 8e au 15e jour 15e au 31e 31e au 38e	De 80 à 100 90 à 100 100 à 148	Pas d'autopsie. Cyanose de la face et des extrémités. Escharcs. Pneumonie.
I (3e Série)	Du 13e au 16e jour	De 130 à 142	Pas d'autopsie.
II id.	Du 8e au 12e jour 12e au 14e	De 98 à 100 100 à 132	Congestion pulmonaire. Epaississement des valvules tricuspide et mitrale.

Sans doute, la fréquence du pouls possède, au point de vue du pronostic, une grande valeur, et il est assez exact de dire avec Liebermeister : le pouls est la clef du pronostic dans la dothiénentérie. Mais, et c'est là le point important dans ce débat, ce signe n'apparaît, en règle générale, qu'à une période avancée de la maladie.

Le tableau précédent, que nous avons établi d'après les observations de M. Malherbe, prouve bien que ce chiffre de 120 pulsations, à partir duquel commence le péril de l'affaiblissement du cœur, n'est le plus souvent atteint que vers le dixième ou le quinzième jour de la fièvre et quelquefois même beaucoup plus tard.

M. Libermann, après avoir rappelé les observations de Liebermeister, ajoutait : « Par conséquent, toutes les fois que le pouls dépasse 120 pulsations pendant deux ou trois jours, la fièvre devient grave et les bains sont indiqués. » Ainsi formulée, cette indication n'est pas du tout conforme aux vrais principes de la méthode des bains froids. Elle conduit à baigner le malade beaucoup trop tard. Il ne faut pas attendre l'affaiblissement du cœur pour tenter d'y porter remède. Il faut de bonne heure en instituer le traitement prophylactique. Il faut, dès le début, combattre la fièvre par les bains froids, car un état fébrile intense, prolongé, insuffisamment combattu par les médicaments, prépare la paralysie du cœur, laquelle va se manifester par cette accélération du pouls, quelquefois dès le huitième ou le dixième jour, mais plus souvent, comme le montre le précédent tableau, vers la fin du second septénaire. A ce moment, un affaiblissement considérable du cœur serait plutôt une contre-indication qu'une indication de la méthode des bains froids, du moins de la méthode appliquée dans toute sa rigueur. C'est un point que nous examinerons plus loin. Quoiqu'il en soit, le traitement mis en œuvre suivant cette indication défectueuse, ne combattra certainement pas la paralysie du cœur aussi sûrement qu'il l'eût prévenue, s'il eût été commencé beaucoup plus tôt, dès le début.

Ainsi, la plupart des signes pronostiques qu'on peut invoquer, ne prennent une valeur réelle qu'à une époque trop reculée. Attendre l'apparition de ces signes, c'est s'exposer, au grand préjudice du malade, à laisser passer cette période du début, au delà de laquelle les chances de succès diminuent tous les jours. Telle fièvre débute avec des allures bénignes qui peut, dans le second septénaire ou plus tard encore, devenir beaucoup plus sévère. Sur les 15 cas mortels de la statistique personnelle de Brand, sept fois les médecins qui avaient donné les premiers soins aux malades, avaient retardé l'application de la méthode des bains, en se fondant sur l'apparente bénignité des symtômes.

Dans ces formes à début bénin, on voit quelquefois, au moment où commence la réparation des ulcères de l'intestin, se développer des accidents d'une extrême gravité, la perforation et la péritonite. Or il n'est pas prouvé que les bains froids soient sans influence aucune sur les lésions de l'intestin. Brand incline à penser que le bain froid modère le processus typhique de l'intestin et par là prévient, dans une certaine mesure, la perforation et la péritonite.

Si l'eau froide, comme nous en sommes bien convaincus, est sans danger au début de la dothiénentérie, il n'y a pas de raison plausible pour en refuser le bénéfice aux malades atteints des formes légères. En admettant même, ce qui n'est pas rigoureusement exact, que, dans ces formes d'allures bénignes au début, la vie ne soit jamais sérieusement menacée, il y a cependant des symptômes pénibles pour le malade et dont il n'est pas indifférent de le délivrer ; tels sont la céphalalgie, l'insomnie, les douleurs des membres, la soif, l'inappétence, la sécheresse de la bouche. Sous l'influence de l'eau froide, ces malaises de l'état fébrile se dissipent mieux et plus rapidement qu'avec toute autre médication. Le malade éprouve après le bain une très réelle sensation de bien-être ; il peut dormir ; ses forces sont conservées ; la marche de la maladie est plus sûre et sa durée plus courte.

Du reste, il convient de proportionner la réfrigération à l'intensité et à la résistance de la fièvre qu'il faut combattre. Dans ces cas légers et qui ne débutent pas avec des températures élevées, un, deux ou trois bains de 24° à 26°, ou même tièdes, donnés dans la soirée, au moment du paroxysme fébrile, produisent un grand soulagement; ils assurent le sommeil de la nuit, sans faire courir au malade le moindre danger. S'agit-il d'une forme légère mais qui, dès les premiers jours, présente des températures élevées, mieux vaut appliquer tout de suite la formule générale du traitement. Dans ce cas, le fébricitant n'oppose qu'une faible résistance à la réfrigération; chaque bain produit un abaissement très marqué de la température, si bien que, dès les premiers jours du traitement, les bains peuvent être moins froids, plus courts et plus espacés. Vingt à trente bains, et quelquefois moins, suffisent à conduire le malade à l'apyrexie complète. Nous avons ainsi traité beaucoup de formes légères, soit dans la clientèle de la ville, soit à l'hôpital. Tout se passe avec une admirable simplicité. Aussi, nous ne comprenons plus du tout l'ostracisme dont on veut frapper la médication réfrigérante dans le traitement des formes légères de la dothiénentérie.

Si la fièvre, ainsi traitée, conserve jusqu'à la défervescence ses allures bénignes, cette médication très simple, peu coûteuse et nullement dangereuse, aura suffi à dissiper les symptômes pénibles du début et, sans doute, à rendre la guérison plus rapide. Que si, au contraire, la forme légère du début fait place à une forme plus sévère; si la température s'élève en ne présentant plus que de faibles rémissions matinales; si des symptômes inquiétants viennent à paraître, la transition est facile vers des procédés de réfrigération plus efficaces; il suffit de rapprocher les bains, de les donner plus froids ou plus longs, et, fait important, le malade a bénéficié déjà de plusieurs jours de réfrigération.

Ce n'est donc pas dans la forme plus ou moins grave de la fièvre qu'il faut chercher une indication ou une contre-indication de la méthode des bains froids. La considération du degré de gravité, de l'intensité plus ou moins grande de la fièvre, peut seulement servir à régler la fréquence, la température et la durée des des immersions. Le traitement par les bains froids est de beaucoup le plus efficace des traitements de la fièvre typhoïde; il est donc désirable de l'employer dans le plus grand nombre des cas. Il s'agit seulement de savoir s'il existe des conditions individuelles antérieures, ou des complications de la maladie, de nature à rendre l'application de ce traitement impossible, ou réellement dangereuse. L'indication de l'eau froide est toujours présente, elle réside dans l'existence même de la fièvre typhoïde; mais elle peut être dominée par l'une de ces conditions, ou l'une de ces complications, créant une véritable contre-indication. C'est de cette façon que Currie avait procédé pour tracer les règles qui doivent guider dans l'application de l'affusion froide. L'affusion, disait-il, convient à tous les cas de fièvre contagieuse (typhus), étant exceptées cependant certaines conditions qu'il précisait soigneusement. Recherchons donc quelles peuvent être les contre-indications du bain froid dans la fièvre typhoïde. Nous verrons que le nombre en fut beaucoup exagéré, et que les contre-indications réelles, fondées sur l'observation des faits, sont en définitive peu nombreuses et se présentent rarement.

§ II

Contre-indications tirées de l'état du malade antérieur a l'invasion de la fièvre typhoide.

Grossesse. — La grossesse n'est pas une contre-indication.

Brand est très affirmatif sur ce point. Sa grande statistique comprend 20 femmes enceintes et traitées par les bains froids : 17 ont guéri ; l'avortement eut lieu dans 16 cas. Pendant une épidémie observée à Stettin, en 1877, Brand eut 2 nouveaux cas; ces deux femmes furent également traitées par les bains froids : toutes deux guérirent ; mais l'une, après avoir avorté.

Nous avons, dans notre statistique, 3 femmes enceintes. — La première, atteinte d'une fièvre de moyenne intensité, était au troisième ou quatrième mois de la grossesse; elle fut baignée le cinquième jour et, pendant six jours que dura le traitement, elle prit 40 bains. — La seconde n'avait qu'une forme légère : début du traitement le neuvième jour, 18 bains dans un intervalle de quatre jours. Cette femme était au cinquième mois de la grossesse. — La troisième était enceinte de six mois environ. Elle fut mise au bain au quinzième jour de la fièvre. Mais le deuxième jour du traitement, la malade voulut quitter l'hôpital. — Chez ces trois femmes, pendant toute la durée du traitement, il n'y eut aucun incident du côté de l'utérus gravide. La grossesse suivit un cours régulier. Les deux premières ont quitté l'hôpital, guéries de leur fièvre et portant des enfants vivants.

La thèse de M. Chapuis (1) contient une remarquable observation de fièvre typhoïde ataxique et compliquée de grossesse au troisième mois. Il s'agit d'une jeune femme de 23 ans. Au cinquième jour de la fièvre, la malade est prise d'un délire violent, et la température s'élève à 40,5 le soir. C'est à ce moment que le traitement est commencé. A 11 heures du soir, la malade est plongée pendant dix minutes dans un bain à 17°.

(1) Paris, 1883, p. 74. Observation communiquée à l'auteur par M. Bard, médecin des hôpitaux. — Voyez encore un autre cas, chapitre VI, Pratique rurale.

Plusieurs bains sont donnés dans la nuit et le lendemain. Ce jour là, à 5 heures du soir, le délire avait cessé. Le traitement par les bains dura neuf jours, pendant lesquels la malade prit 49 bains. La marche de la maladie fut très simple; il n'y eut pas d'autres complications qu'un léger œdème des pieds sans albuminurie et un petit abcès au sein gauche. La convalescence débutait le trente-sixième jour et, quatre mois plus tard, la malade, parfaitement rétablie, apprenait à son médecin que sa grossesse continuait à suivre un cours régulier.

Les observations de fièvre typhoïde, compliquée de grossesse et traitée par la méthode des bains froids, ne sont pas encore très nombreuses. Les éléments d'une statistique suffisante font défaut. Cependant les 26 faits que nous venons de citer permettent déjà de comparer les résultats que donne la méthode des bains froids, dans la fièvre typhoïde des femmes enceintes, à ceux que donnent les autres méthodes de traitement. La comparaison doit être établie, au double point de vue de la mortalité des mères et de la fréquence de l'avortement.

La plupart des auteurs s'accordent à reconnaître que la grossesse aggrave le pronostic de la fièvre typhoïde. Cependant, dans une thèse récente, M. Barratte (1) arrive à cette conclusion que la gravité de ce pronostic fut sans doute exagérée. M. Barratte a dressé une statistique qui ne comprend pas moins de 94 cas de fièvre typhoïde compliquée de grossesse. Ces cas sont empruntés à divers observateurs, et ont été traités par les moyens ordinaires. Il y eut 12 morts. A ces faits, on peut encore ajouter 14 cas de Murchison (2), parmi lesquels il y a

(1) Thèse de Paris, 1882. *De la fièvre typhoïde pendant la grossesse.*

(2) *Traité de la fièvre typhoïde.* Traduction française de LUTAUD, Paris 1878. p. 194

4 morts. Nous arrivons ainsi à un total de 108 cas, dont 16 sont terminés par la mort, soit une mortalité de 14 %. Cette proportion est notablemeut inférieure à celle indiquée par la plupart des auteurs, d'après lesquels la grossesse est un élément de gravité; elle est même inférieure à la moyenne générale de la mortalité de la fièvre typhoïde, laquelle est environ de 19 %. — Parmi les 26 cas traités par les bains froids et que nous avons réunis, il y a seulement 3 morts, ce qui donne une mortalité de 11 %. La mortalité des mères serait donc, d'après ces chiffres, moins élevée parmi les femmes enceintes atteintes de fièvre typhoïdes et traitées par les bains froids, que parmi celles qui sont traitées par les médicaments.

Quant à l'avortement, dans les fièvres traitées par l'expectation ou par les médicaments, il survient un peu plus souvent que dans la moitié des cas; sur 108 cas, il y a 69 avortements, soit une proportion de 63 p. 100. — Avec la méthode des bains froids, sur 26 cas, il y a 17 avortements, soit une proportion, à peu près égale, de 65 p. 100.

Mais ces chiffres sont encore insuffisants. Il faudrait, pour les fièvres traitées par l'eau froide, un nombre de cas voisin du nombre des cas traités par les moyens ordinaires. Il faudrait surtout que la terminaison de la maladie, favorable ou défavorable, fut indiquée dans tous les cas, et pour la mère et pour l'enfant. Cette lacune existe souvent dans la statistique de M. Barratte. Il est clair qu'elle altère beaucoup les résultats.

L'avortement, qui survient le plus souvent vers la fin du second septénaire, peut être envisagé comme une de ces complications de la fièvre typhoïde, dont le développement est préparé par un état fébrile intense et de longue durée, lorsque cet excès de la calorification n'est pas combattu de bonne heure et d'une façon suffisante. Parmi les 22 cas réunis par Brand, et empruntés à divers observateurs, il y eut 17 avortements; or, dans la plupart de ces cas, les malades ont été baignées à une époque déjà trop avancée de la fièvre.

L'élévation morbide de la température, dans l'organisme maternel, fait courir plus de dangers à l'enfant qu'à la mère, puisque, dans les cas traités par les moyens ordinaires, c'est-à-dire à peu près abandonnés à l'évolution spontanée, la mort de l'enfant est bien plus fréquente (63 p. 100) que la mort de la mère (14 p. 100). L'observation montre encore que l'avortement est d'autant plus fréquent, que la température fébrile de la mère est plus élevée. La souffrance du fœtus se manifeste alors par des signes objectifs appréciables. M. Vincent (thèse de Paris 1881) a vu que, dans les cas où la température de la mère s'élève et se maintiennent à 40°, les battements du cœur fœtal s'accélèrent de plus en plus et que les mouvements de l'enfant deviennent plus fréquents. Le fœtus, en effet, participe à l'état fébrile de la mère, et c'est très probablement à cette élévation morbide de la température de son sang, qu'il faut attribuer la mort de l'enfant. — Un élève de Leyden, M. Runge (cité par M. Barratte), a fait des expériences, propres à mettre en lumière ce rôle prépondérant de l'hyperthermie dans la mort du fœtus et la production de l'avortement. Des femelles pleines sont soumises à des élévations artificielles de la température centrale. Dans une première série d'expériences, la température de la mère est maintenue à 42°; tous les petits succombent. Dans une autre série, la température ne dépasse pas 41°; tous les petits, sauf un seul, sont extraits vivants.— Il est vrai que ces résultats ont été contestés. M. Doré (1), qui a répété les

(1) *Archives de tocologie*. Mars et avril 1884.

expériences de Runge, conclut qu'une température de de 41,5 à 42° ne détermine, chez les femelles en expérience, aucun phénomène morbide grave et n'entraîne pas la mort des petits. M. Doré a vu également qu'une température de 43°, obtenue par un surchauffage lent et progressif, mais maintenue pendant peu de temps, n'entraîne pas non plus de résultats fâcheux, au double point de vue de la marche de la gestation et de la vitalité du fœtus.— Ces expériences de M. Runge et de M. Doré ne reproduisent pas très complètement les conditions de l'observation clinique. Une de ces conditions surtout fait défaut, c'est la longue durée de l'hyperthermie. Or il semble bien que telle soit la condition la plus fâcheuse pour la vitalité du fœtus, car le plus souvent sa mort survient et l'avortement se produit à une période avancée de la fièvre.

Si telle est vraiment l'influence de l'hyperthermie de la mère sur la mort de l'enfant, la médication réfrigérante, appliquée dès le début, peut vraisemblablement prévenir la mort du fœtus et son expulsion prématurée, comme elle prévient les autres complications de la fièvre typhoïde. En maintenant l'organisme maternel, pendant toute la durée de la période fébrile, dans un état d'apyrexie relative, l'eau froide peut transformer une fièvre grave, hyperthermique, dans laquelle l'avortement est à peu près inévitable, en une fièvre moins sévère, à température fébrile modérée, et dans laquelle l'avortement est beaucoup plus rarement observé.

Menstruation. — La menstruation n'est, pas plus que la grossesse, une contre-indication.

On peut, sans danger, plonger dans le bain froid une femme atteinte de fièvre typhoïde, au moment du flux cataménial. Il n'est même pas nécessaire d'apporter au traitement aucune modification. La fréquence, la durée et la température des bains sont réglées, comme chez d'autres malades, d'après l'intensité et la résistance de la fièvre. La méthode des bains froids est applicable sans aucune restriction.

Si, au moment de la première immersion froide, l'hémorrhagie utérine durait depuis plusieurs jours, elle se modère bientôt et cesse après quelques bains. Si la période menstruelle débutait à peine, le sang coule encore pendant deux ou trois jours, et la perte sanguine est plutôt modérée qu'augmentée par l'emploi de l'eau froide. Dans les cas où la femme fébricitante est prise, au début de la dothiénentérie, d'une véritable métrorrhagie, l'eau froide exerce une influence favorable sur cet accident; la perte peut même être arrêtée dès les premiers bains. Nous avons vu déjà que Giannini considérait l'immersion froide comme le remède le plus efficace des hémorrhagies qui surviennent dans les fièvres. Enfin, il est exceptionnel qu'une métrorrhagie de quelque abondance paraisse durant le traitement par les bains froids.

Six des malades de notre statistique avaient leurs règles, au moment où la méthode des bains froids leur fut appliquée. Nous n'avons observé aucun accident du côté de l'utérus et des annexes; à l'autopsie de l'une de ces femmes, qui a succombé, ces organes n'ont présenté aucune lésion. — M. Guéneau de Mussy a vu, chez une femme soumise au traitement par les bains froids, immédiatement avant la période menstruelle, survenir une périmétrite grave, et il ajoute que c'est la seule complication de ce genre qu'il ait observée dans sa longue carrière. Nous n'en connaissons pas non plus d'autres exemples, et cependant nous avons baigné ou vu baigner bon nombre de femmes au moment de leurs règles, car, du moins à Lyon, l'époque menstruelle n'est généralement pas considérée comme une contre-indication du bain froid dans le traitement de la fièvre typhoïde. — L'hématocèle est peut-être plus commune que la périmétrite. Elle peut survenir pendant la période fébrile, ou bien pendant la convalescence. M. Guyot (1) a réuni la plupart des exemples, jusqu'à présent connus, de cette complication; à ces faits, il a joint quatre observations nouvelles. Or toutes ces malades ont été traitées par l'expectation ou les médicaments; aucune ne fut soumise à la méthode des bains froids.

La menstruation ne doit donc pas être considérée comme une contre-indication. C'est une faute regrettable que d'attendre la fin des règles pour commencer le traitement, surtout dans un cas grave. On s'expose ainsi à laisser s'écouler cette période du début, passé laquelle le succès devient de plus en plus douteux. Bien plus, en cas d'hémorrhagie utérine abondante au début de la fièvre typhoïde, le bain froid réussit, mieux que tout autre traitement, à modérer et à écarter cette complication.

Etat puerpéral. — Nous n'avons, dans nos observations, aucun cas de fièvre typhoïde développée pendant l'état puerpéral, et traité par les bains froids. Cependant nous ne pensons pas que l'état puerpéral constitue une contre-indication. Nous voulons parler, bien entendu, de l'état puerpéral dégagé de toute complication inflammatoire, utérine, péri-utérine et surtout péritonéale. La péritonite est, en effet, même de l'avis des observateurs les plus favorables à la méthode des bains froids, une contre-indication formelle à l'emploi de cette méthode. Mais si les complications de ce genre font défaut, l'eau froide peut être employée, sans doute avec plus d'avantages que d'inconvénients. — Brand

(1) Thèse de Paris 1879. *Etude sur l'hématocèle péri-utérine survenant pendant le cours ou dans la convalescence de la fièvre typhoïde.*

s'est préoccupé de cette question (1). Il rappelle les observations de Korber et de Liebermeister. Ces observations montrent que l'état puerpéral aggrave le pronostic de la fièvre typhoïde, même traitée par les bains froids. Sur 10 fièvres typhoïdes, développées pendant l'état puerpéral et soumises à la médication réfrigérante, Korber en a perdu 5. Liebermeister, sur 7 malades dans les mêmes conditions, en a perdu 3. Dans ces 7 derniers cas, la fièvre avait débuté de quatre jours à dix semaines après l'accouchement. — Le diagnostic de la dothiénentérie, survenant chez les nouvelles accouchées, présente souvent de sérieuses difficultés. Pendant plusieurs jours, on peut, en effet, attribuer l'état fébrile à la septicémie puerpérale, plutôt qu'à la fièvre dothiénentérique. De cette incertitude du diagnostic résulte un retard, souvent considérable, dans l'application de la méthode des bains froids. Brand incline à penser que c'est à cette cause, plutôt qu'à l'état puerpéral lui-même, qu'il faut rapporter la mortalité relativement grande de la fièvre typhoïde, développée pendant l'état puerpéral et cependant traitée par l'eau froide. Cette interprétation nous paraît très acceptable. En effet, nous donnerons plus loin (Chapitre VI, *Pratique rurale*) une observation due à M. Rondet, dans laquelle nous verrons guérir promptement une fièvre typhoïde, développée peu de temps après l'accouchement et qui fut traitée par les bains, mais à une période très voisine du début.

Allaitement. — Il est à peine besoin de dire que l'allaitement n'est pas une contre-indication. Six de nos malades allaitaient leurs nouveau-nés, au moment où elles furent atteintes de fièvre typhoïde et soumises

(1) *Hydrothérapie de la fièvre typhoïde*, 2e édition. Tubingue, 1877, p. 318.

au traitement par les bains froids. Toutes ont guéri. Aucune complication ne fut observée du côté des seins. La sécrétion lactée, déjà diminuée avant la première immersion froide, fut tout-à-fait tarie quelques jours après, sans doute bien plus du fait même de la fièvre que du fait de la réfrigération. Chez une nourrice, traitée par M. Fr. Glénard, pendant l'épidémie de 1874, les deux seins furent le siège d'une congestion très vive; quelques compresses froides suffirent à modérer cette congestion, qui n'eut d'ailleurs aucune suite fâcheuse.

Age avancé. — L'âge avancé est-il une contre-indication? Est-il permis d'appliquer la méthode des bains froids à des personnes âgées?

La fièvre typhoïde est surtout une maladie de la jeunesse et de l'âge adulte; elle est rare à une période avancée de la vie, et déjà peu commune après 45 ans. — Chez les gens âgés, la maladie présente assez souvent quelques anomalies; le diagnostic en est parfois obscur, et le pronostic toujours grave (1). D'après Griesinger, tandis que la mortalité n'est que de 15,1 entre vingt et trente ans, elle s'élève à 28,5 entre trente et soixante ans, et elle atteint 33,3 entre soixante et soixante-dix ans. Ces chiffres sont relativement peu élevés. Ulhe a constaté une mortalité de 52,6 chez les gens âgés. Goltdammer estime la mortalité à 47 p. 100 au-delà de quarante ans, et Virchow note 15 morts sur 35 typhiques dont l'âge dépasse quarante ans.

Les plus âgés de nos malades avaient 42, 49 et 57 ans. Ils furent traités suivant la règle générale : bain à 20°, toutes les fois que la température, prise toutes les trois heures, atteint ou dépasse 39°. Ils ont guéri sans accident. Le plus âgé avait, dans les premiers jours,

(1) JOSIAS. Thèse, de Paris, 1881. *De la fièvre typhoïde chez les personnes âgées.*

une température élevée et une tendance marquée à l'adynamie; il n'eut cependant qu'une forme légère. Récemment nous avons traité par les bains froids un robuste vieillard de 62 ans, atteint d'un érysipèle grave de la face. Ce malade a très bien supporté des bains de 22 à 24° et de huit à dix minutes de durée.

Brand ne considère pas l'âge avancé comme une contre-indication. Il estime que, le plus souvent, on peut, jusqu'à l'âge de 50 ans, ne pas s'écarter de la formule générale du traitement par les bains froids. Passé cinquante ans, la méthode de Ziemssen et Immerman lui paraît préférable. On sait que, dans cette méthode, le bain froid est remplacé par le bain chaud ou tiède, progressivement refroidi. — Les résultats de Brand sont très favorables. Il a traité onze fièvres typhoïdes chez des malades âgés de quarante ans et au-dessus. Tous ces malades ont guéri : huit, dont 5 hommes et 3 femmes étaient âgés de 40 à 50 ans ; un seul, un homme, était dans la période de 50 à 60 ans ; deux autres, un homme et une femme, avaient de 60 à 70 ans. Les trois derniers furent seuls traités par la méthode de Ziemssen et Immerman ; les autres, par la méthode des bains froids. — Brand rappelle la gravité plus grande de la dothiénentérie chez les gens âgés ; la tendance à l'adynamie apparaît de bonne heure ; la consomption fébrile est plus rapide et plus prononcée ; les complications sont plus fréquentes. Or, grâce à l'hydrothérapie, l'âge avancé cesse d'avoir une influence aussi fâcheuse sur le pronostic de la fièvre typhoïde. Comme chez l'adulte, l'apyrexie relative, maintenue par la médication réfrigérante pendant toute la période fébrile, modère la consomption fébrile et prévient les complications.

Il ne faut donc pas être effrayé à la pensée d'employer l'eau froide chez des gens âgés. Cette limite, 50 ans, n'a rien d'absolu. Dans le choix des procédés hydrothérapiques, il faut prendre en considération la constitution du fébricitant âgé et surtout l'état du cœur et des vaisseaux. Si le malade, âgé de 50 à 60 ans, est robuste, que son cœur soit sain et que ses vaisseaux ne soient pas athéromateux, on peut bien débuter par des bains de 22° à 24°. Chez un malade même moins âgé, mais d'une moins bonne constitution ou dont le cœur et les vaisseaux ne sont pas parfaitement sains, il serait préférable d'employer le bain tiède progressivement refroidi. Telle est d'ailleurs la conclusion de Brand, qui, suivant ces indications, choisit le bain froid ou le bain à température décroissante.

Enfance. — Pas plus que l'âge avancé, le jeune âge ne doit être considéré comme une contre-indication de la méthode des bains froids.

Convenablement appliquée, l'eau froide donne, dans la fièvre typhoïde de l'enfance, de très bons résultats. Currie n'hésitait pas à employer l'affusion froide, même chez de jeunes enfants. Pour ces petits êtres, disait-il, l'affusion est un remède béni. Currie avait eu de beaux succès, surtout dans la scarlatine ataxique. Giannini soumettait aux immersions froides les enfants atteints de fièvre nerveuse. Cette fièvre n'est pas autre chose que notre fièvre typhoïde.

Brand applique également la méthode des bains froids aux fièvres typhoïdes de l'enfance. Dans ses premières publications, Brand acceptait cette opinion très répandue, que la dothiénentérie est toujours moins grave chez l'enfant que chez l'adulte. Tous ses petits malades, traités par le bain froid, avaient complètement et facilement guéri. Depuis, les mémoires de Cayla et d'Hagenbach ont modifié cette impression première. Brand croit maintenant la fièvre typhoïde de l'enfance plus sérieuse qu'on ne le pense généralement ; il y voit d'ailleurs une raison de plus pour appliquer plus rigoureusement sa méthode au traitement de cette fièvre. — Quoi qu'il en soit, la comparaison des cas traités par l'eau froide aux cas traités par les médicaments, met encore en évidence la supériorité de la méthode des bains froids chez les enfants. D'après Murchison, la mortalité de la fièvre typhoïde est, à cet âge, de 11 à 12 p. 100, et, d'après Friedreich, de 11 p. 100. Or voici les plus récents résultats de Brand : sur 197 cas traités par les bains froids, il compte seulement 5 morts, ce qui donne une proportion de 2,5 p. 100. Il est vrai que ces 197 cas en comprennent 106, observés dans la clientèle particulière de la ville et qui tous ont guéri. Si l'on retranche ces 106 cas, auxquels la médication put être appliquée dans des conditions particulièrement favorables, la mortalité monte à 5,4 p. 100. Ce chiffre est encore bien inférieur à celui qui, d'après Murchison et Friedreich, représente la mortalité moyenne des fièvres typhoïdes de l'enfance traitées par les médicaments ou par l'expectation. — Brand fait observer que les enfants acceptent plus volontiers un bain froid et court qu'un bain plus prolongé et d'une température plus élevée. Ils supportent fort bien un bain à 15°, s'il ne dure que quelques minutes. Chez l'enfant, l'abaissement de la température fébrile est plus prononcé et plus rapidement obtenu que chez l'adulte, mais cet abaissement est bien moins durable. L'indication fondamentale est la même dans l'enfance qu'à un âge plus avancé : il faut maintenir le malade dans un état d'apyrexie relative, pendant toute la période fébrile.

Hagenbach eut aussi d'excellents résultats : une mort seulement sur 28 cas traités par l'eau froide; cependant ses petits malades ont présenté des complications assez nombreuses.

La thèse de M. Cayla (1) est le travail le plus important qui ait été publié, en France, sur le traitement de la fièvre typhoïde de l'enfance par les bains froids. Cette consciencieuse étude repose sur 63 cas, observés à l'hôpital de la Charité de Lyon, pendant l'épidémie de 1874. — M. Cayla croit à la grande supériorité de la méthode des bains froids sur toutes les autres médications, même chez les enfants. Il appuie cette opinion sur des chiffres d'ailleurs très concluants. Dans cette épidémie de 1874, tandis que 63 enfants, traités par les bains froids, donnent seulement 4 morts, soit une mortalité de 6,3 p. 100, 37 autres enfants, traités par l'expectation ou par les médicaments, donnent 5 morts, soit une mortalité de 13,5 p. 100. — M. Cayla estime peu fondée cette opinion généralement acceptée, que la fièvre typhoïde de l'enfant est beaucoup moins grave que celle de l'adulte. Sur 81 cas, observés à la Charité de Lyon, pendant une période de quatre années, 28 malades ont succombé, soit une mortalité de 34,5 p. 100. Ces malades avaient été traités par les moyens ordinaires, c'est-à-dire le plus souvent par l'expectation. Cette opinion de M. Cayla est sans doute exacte pour la fièvre typhoïde des enfants amenés à l'hôpital, lesquels sont le plus souvent atteints de formes sévères ; mais cette opinion nous paraît moins vraie, si l'on prend également en considération la fièvre typhoïde de l'enfance, traitée dans la clientèle de la ville. Nous persistons à croire, avec la plupart des auteurs classiques, que la dothiénentérie est, en règle générale, sensiblement moins grave chez l'enfant que chez l'adulte. — Quoi qu'il en soit, les statistiques comparatives de M. Cayla sont certainement une démonstration de l'efficacité du

(1) Cayla. Thèse de doctorat de Montpellier 1874. *Du traitement de la fièvre typhoïde chez les enfants par les bains froids.*

bain froid dans le jeune âge, puisqu'il s'agit d'enfants traités dans le même hôpital, pendant la même épidémie, les uns par l'eau froide, les autres par l'expectation ou par les médicaments. Parmi les cas malheureux, non traités par l'eau froide, la mort fut causée quatre fois seulement par des complications, pneumonie et péritonite, et le plus souvent, par l'intensité et la longue durée de la fièvre. N'est-ce pas là un argument décisif en faveur de la médication réfrigérante ?

L'invasion de la fièvre est généralement plus brusque chez l'enfant que chez l'adulte; aussi M. Cayla est-il d'avis que, lorsque la fièvre dure depuis trois jours et s'élève vers 41°, on peut être autorisé à commencer l'application de la méthode des bains froids, sans attendre l'apparition de symptômes plus caractéristiques de la maladie. La bénignité de la fièvre au début ne constitue pas une contre-indication. M. Cayla accepte la règle posée par Brand: il faut traiter par l'eau froide toutes les formes de la dothiénentérie, graves ou légères. Il ne faut pas davantage s'arrêter à la considération de l'âge plus ou moins avancé de l'enfant. La statistique de l'auteur contient en effet des observations d'enfants âgés seulement de 5, 4 et même 3 ans, traités et guéris par l'eau froide. « Nous avons mis au bain des enfants de tout âge, sans avoir jamais le moindre accident. Nous citerons des malades atteints d'affections d'allure typhoïde, guéris après 10 à 20 bains, sans que le traitement leur ait éte nuisible. »

M. Cayla appliqua la méthode des bains froids dans toute sa rigueur, et suivant la formule de Brand. La température rectale était prise toutes les trois heures, et un bain de 20° à 22°, d'une durée moyenne de dix minutes, était donné, toutes les fois que la température dépassait 38,5, ou même 38° pendant la période d'état. Nous avons vu que Brand donne 39°

comme chiffre thermométrique indiquant l'opportunité d'un nouveau bain. Quelquefois, en présence d'accidents ataxiques, on refroidissait l'eau du bain jusqu'à 18°. Pendant la défervescence, on ne donnait un bain, que dans les cas où le thermomètre indiquait une température fébrile de 39°. Au commencement et à la fin du bain, une affusion froide, avec de l'eau à 12°, était pratiquée sur la tête et durait environ deux minutes. Souvent on massait, on frictionnait le petit malade pendant la durée de l'immersion froide. Le frisson survenait généralement vers la cinquième minute; l'immersion était néanmoins continuée pendant quelques minutes encore. Après le bain, l'enfant, à peine essuyé, était reporté dans son lit, le corps recouvert d'un drap, les pieds enveloppés d'une couverture de laine. A la fin du bain, l'eau de la baignoire s'était échauffée, en moyenne, de 2°. Le frissonnement continuait au lit, et durait encore une demi-heure environ. Après chaque bain, le petit malade prenait un léger potage et un peu de vin. Le frisson terminé, l'enfant éprouvait une sensation de bien-être très marquée et, le plus souvent, le sommeil venait ajouter son influence bienfaisante à l'effet immédiat du bain.

Les observations sont divisées en trois groupes : formes légères, formes moyennes et formes graves. — La médication réfrigérante paraît sans influence sur la durée de la maladie. Il en est de même chez l'adulte. Cependant M. Cayla lui-même fait remarquer que, chez ses petits malades traités par l'eau froide, la défervescence est survenue plus tôt et la convalescence fut plus courte que chez ceux qui, à la même époque, furent traités par les médicaments. — Dans les formes légères, les troubles nerveux étaient les premiers à disparaître; ensuite la langue se dépouillait, la diarrhée diminuait ou même s'arrêtait, l'abdomen devenait souple et indolore. Cette remarquable amélioration se manifestait dès le troisième ou le quatrième jour du traitement. — Dans les formes moyennes, la défervescence, plus tardive, survenait du septième au vingt-quatrième jour de la maladie. Les troubles nerveux et digestifs dominaient dans ces formes moyennes, mais n'atteignaient jamais le même degré que chez les malades traités par les médicaments. Dès le troisième ou quatrième jour du traitement, la stupeur disparaissait, la diarrhée était modérée, la langue devenait humide et l'appétit reparaissait, sans être cependant très prononcé. Souvent à ce moment, les petits malades se déclarent guéris, et, en effet, les symptômes sont assez effacés pour que le thermomètre seul indique encore la persistance de la fièvre et de la maladie. — Dans les formes graves, la défervescence ne paraissait guère que du vingtième au vingt-septième jour et la durée totale du traitement par les bains était, en moyenne, de quinze jours. L'amélioration se produisait plus lentement que dans les formes moyennes. L'agitation, le délire, la stupeur cédaient au deuxième ou troisième jour du traitement; l'adynamie, seulement vers le huitième jour; les accidents thoraciques duraient plus longtemps encore et ne disparaissaient entièrement qu'au moment de la convalescence. — Il n'est pas inutile de faire remarquer que bon nombre de ces petits malades ne furent pas baignés dès le début, mais bien à une période déjà fort avancée de la fièvre.

Pour la même raison, les complications sont assez nombreuses parmi les petits malades de M. Cayla. Mais ces complications sont moins sévères que chez les malades traités, dans le même hôpital, par les médicaments, et elles entraînent bien moins souvent la mort. — Il y eut parmi les enfants traités par les bains, des desquamations épidermiques, des érythèmes, des éruptions furonculeuses ; il y eut aussi quelques otites et quelques eschares, ces derniers accidents peu nombreux et de peu de gravité, survenant d'ailleurs chez les malades tardivement baignés. — Un enfant fut atteint d'érysipèle de la face, avec abcès de la région parotidienne. — Les douleurs rhumatoïdes du pied et du genou sont assez fréquemment notées, le plus souvent légères, quelquefois plus vives et s'aggravant pendant le bain, au point de le rendre presque intolérable. — Un enfant est, au vingt-septième jour de la fièvre, atteint d'un rhumatisme articulaire aigu, fort grave et de longue durée. Le bain fut suspendu dès l'apparition des douleurs articulaires. Il est difficile de voir là autre chose qu'une coïncidence. Si les douleurs plantaires et articulaires sont assez fréquentes chez les typhiques traités par la méthode des bains froids, il n'en est pas moins vrai que ces douleurs n'ont rien de commun avec le vrai rhumatisme articulaire aigu, lequel est une complication fort rare de la dothiénentérie, quelle que soit d'ailleurs la médication mise en usage. — Deux enfants ont succombé à des complications pulmonaires. L'un fut atteint d'une pneumonie lobaire (peut-être broncho-pneumonie pseudo-lobaire), au vingtième jour de la fièvre. Faut-il accuser le bain froid du développement et de la gravité de cette complication? La pneumonie secondaire dothiénentérique présente chez l'enfant une haute gravité. Sur 22 petits malades, atteints de cette complication de la fièvre typhoïde, Rilliet et Barthez ont observé 4 cas seulement de guérison. D'ailleurs, il y a des faits de fièvre typhoïde infantile compliqués de pneumonie, traités et guéris par la méthode des bains froids (observation de M. Sésary, *Alger Médical*, 1874). M. Cayla conclut avec raison qu'il faut être très réservé dans l'appréciation des faits de ce genre, et ne pas accuser précipitamment l'eau froide d'avoir provoqué une complication, qui vraisemblablement reste bien plus le fait de la maladie que le fait de la médication. Brand ne considère pas la pneumonie comme une contre-indication de l'eau froide ; il conseille seulement de modérer le choc du bain et de remplacer le bain froid par le bain tiède progressivement refroidi. Cependant M. Cayla ne suit point ce précepte de Brand ; la pneumonie venant à paraître au cours du traitement, il supprime le bain et traite pneumonie et fièvre typhoïde par les moyens ordinaires. — Un autre malade mourut de diphthérie secondaire à forme infectieuse. — Un jeune enfant, traité par les bains froids, fut pris de contractures, complication grave, à laquelle il succomba. Mais un autre jeune typhique, non traité par l'eau froide, mourut du même accident.

M. Cayla termine son mémoire par une série de propositions dont voici la plus concluante : « La fièvre typhoïde que les auteurs considèrent comme plus bénigne chez l'enfant que chez l'adulte, ne donnant que 13 p. 100 de décès par les méthodes ordinaires, atteint le chiffre de 35 p. 100 à l'hôpital de la Charité de Lyon. Par la méthode de Brand, ce chiffre est tombé, dans ce même hôpital, à 5 p. 100. »

Nous avons traité par la méthode des bains froids, dix enfants atteints de fièvre typhoïde. Ces faits ont été observés dans la clientèle de la ville ; voilà pourquoi ils ne figurent pas dans notre statistique, laquelle ne comprend que des malades de l'hôpital.

Ces petits malades ont pu être traités de bonne heure, dès le début ponr la plupart ; aussi les complications ont-elles été beaucoup plus rares que parmi les petits malades de M. Cayla. Tous ont guéri. Le plus âgé de ces enfants avait treize ans, et le plus jeune, vingt-deux mois seulement. — Le fait de ce jeune enfant de vingt-deux mois est fort remarquable. La fièvre typhoïde était, chez lui, caractérisée par les symptômes les plus typiques : météorisme, diarrhée, abondante éruption de taches rosées lenticulaires. Malgré sont très jeune âge, l'enfant fut cependant baigné. La température de l'eau était de 20° à 25° et la durée de l'immersion, de cinq à huit minutes. Le petit malade prit cinquante-cinq bains. L'abaissement de la température produit par le bain était notablement plus prononcé que chez l'adulte ; cependant cet abaissement ne descendit jamais au dessous de la température normale.

Chez l'enfant, le bain froid expose, dit-on, à des soustractions exagérées de calorique, c'est-à-dire au collapsus, accident dont la production est plus facile et la gravité, plus grande dans le jeune âge, qu'à une période plus avancée de la vie. Telle est la critique généralement adressée à la méthode des bains froids, appliquée au traitement de la fièvre typhoïde infantile. — Ainsi, MM. Picot et d'Espine (1), redoutant le danger du collapsus, n'ont recours à la méthode de Brand que dans les cas de symptômes graves, tels que somnolence, délire, coma, adynamie, tympanisme exagéré, phénomènes qui sont plus immédiatement sous la dépendance de l'excès de la chaleur fébrile ; encore ce traitement énergique ne leur paraît-il applicable que chez les enfants au-dessus de dix ans et doit-il être, disent-ils, attentivement surveillé ; chez les petits enfants, ces auteurs excluent l'eau froide et, à moins d'indications spéciales, préfèrent les bains tièdes. — La crainte du collapsus chez l'enfant est, en effet, fondée. Nous connaissons un fait, dans lequel un bain froid trop pro-

(1) *Manuel pratique des maladies de l'Enfance*, 2e édition : Paris 1880, p. 82.

longé fit tomber la température de l'enfant à 30° ; l'accident n'eut pas de suites fâcheuses, la température s'éleva de nouveau rapidement, la fièvre reprit un cours régulier et se termina par la guérison. — Mais la fréquence du collapsus fut beaucoup exagérée. Nous avons vu que, sur un nombre considérable de bains, administrés à des enfants de tout âge et même très jeunes, M. Cayla n'a jamais observé le collapsus. Nous avons nous-mêmes donné beaucoup de bains froids à des enfants, et aucun de nos petits malades n'a présenté cette complication.

D'ailleurs, si le danger du refroidissement excessif est réel, il est facile de l'éviter et d'adapter la méthode des bains froids aux conditions particulières de la calorification dans le jeune âge. Les enfants supportent mieux un bain un peu froid mais court, qu'un bain plus chaud mais d'une durée plus longue. Il convient donc, en règle générale, de ne pas prolonger la durée de l'immersion froide, aussi longtemps chez l'enfant que chez l'adulte. Mieux vaut, si l'intensité et la résistance de la fièvre l'exigent, rapprocher davantage les immersions froides et baigner l'enfant toutes les deux heures. Enfin, pour déterminer la durée et la température des bains, on doit encore se guider sur le degré des abaissements thermiques produits par les premières immersions froides.

Obésité. — C'est un fait bien connu, que l'obésité aggrave le pronostic de la dothiénentérie. Mais l'obésité ne contre-indique pas le bain froid. Il faut y voir au contraire une raison pour agir plus tôt et plus énergiquement. Les gens obèses supportent mal l'hyperthermie, et les dégénérescences viscérales sont, chez eux, plus précoces. La réfrigération est plus difficilement obtenue, sans doute à cause de l'épaisseur du pannicule adipeux sous-cutané. La peau peut paraître modérément chaude, ou même fraîche, et cependant la température centrale peut être fort élevée. De là, la nécessité de ne juger du degré de la fièvre que d'après l'exploration thermométrique dans le rectum. — La situation nous paraît particulièrement grave chez les femmes obèses, de 35 à 45 ans, surmenées par un travail pénible, ou par des excès de toute nature. Trois de nos malades se trouvaient dans ces conditions; elles avaient un embonpoint considérable. Toutes les trois ont succombé, et cependant, chez l'une d'elles, le traitement par les bains fut commencé de bonne heure, probablement dès le quatrième jour. Depuis, nous avons traité avec succès plusieurs obèses, soit à l'hôpital, soit dans la clientèle de la ville. — Brand est d'avis que la méthode des bains froids diminue beaucoup la gravité du pronostic chez les gens obèses. Il a, sans grandes difficultés et avec un plein succès, traité par sa méthode une femme de 100 k. et un homme pesant 120 k. Les obèses sont quelquefois, pendant le cours de la fièvre typhoïde, pris d'une anasarque sans albuminurie et sans autre complication. Brand fait remarquer que cet œdème n'est pas grave; il disparaît au moment de la convalescence.

Alcoolisme. — Comme l'obèsité, l'alcoolisme aggrave le pronostic de la fièvre typhoïde. Les alcooliques fébricitants supportent mal l'hyperthermie; les complications de la dothiénentérie sont, chez eux, plus hâtives et plus graves. C'est une raison de plus pour leur appliquer plus promptement encore le traitement par les bains froids.

Epilepsie. Hystérie. Névrosisme. — Ce ne sont pas là des contre-indications réelles de la méthode des bains froids.

Un épileptique fébricitant peut-être, sans danger, plongé dans un bain froid. Il n'est pas prouvé que le choc de l'eau froide soit capable de provoquer la crise épileptique, ni surtout de la rendre plus grave. — Comme le fait observer Lasègue (1), les causes extérieures n'ont qu'une influence problématique sur le le développement de l'épilepsie et sur la production des attaques convulsives de la maladie. « Sauf le sommeil, dit-il, il n'est pas un élément de la santé ou de la maladie dont l'épilepsie reconnaisse l'influence utile ou nuisible. » — Un des malades de notre statistique était épileptique. Il avait eu déjà trois attaques convulsives, avant d'être soumis à la méthode des bains froids. Il fut baigné suivant la formule générale et, pendant toute la durée du traitement, il n'eut aucune crise convulsive. Nous avons observé un fait semblable, dans la clientèle de la ville. Enfin, dans le service d'un de nos collègues à l'hôpital, un typhique fut, dans la baignoire, pris d'une grande attaque convulsive. Renseignements pris, il était épileptique et l'épilepsie datait de loin. Comme la température était encore fort élevée, les bains furent néanmoins continués. Il n'y eut pas de nouvelles attaques. La fièvre suivit un cours régulier et la guérison fut obtenue, sans aucun autre incident. Chez deux de ces trois épileptiques, nous avons observé que chaque attaque convulsive était immédiatement suivie d'une très notable élévation de la température fébrile. — Dans les formes dites rénales de la dothiénentérie, les convulsions peuvent être causées par la lésion des reins. Nous ne pensons pas que cette éclampsie albuminurique soit une contre-indication, si la médication réfrigérante est réclamée par l'intensité de la fièvre. Du reste, nous examinerons de nouveau cette question, à propos de l'albuminurie dothiénentérique.

Ce que nous avons dit de l'épilepsie s'applique à

(1) *Etudes médicales de* Lasègue. Paris 1884. t. I, p. 897.

l'hystérie. Cette névrose n'est pas d'avantage, en règle générale, une contre-indication des bains froids. Il est vrai que l'eau froide peut, chez les hystériques, provoquer l'apparition des spasmes. Pourtant, sur un grand nombre de femmes que nous avons baignées, nous n'avons pas observé une véritable attaque d'hystérie. — Hagenbach a rapporté l'observation d'une jeune fille hystérique, laquelle était prise d'une crise convulsive, à chaque immersion froide. Chez une hystérique aussi excitable, la répétition fréquente des convulsions peut assurément devenir une véritable contre-indication de la méthode des bains froids.

Ce que nous avons vu le plus souvent, chez les femmes nerveuses ou même hystériques, ce sont des cris, des spasmes, des plaintes excessives, des tremblements et surtout de l'angoisse respiratoire, au moment de l'immersion froide. Il ne faut pas céder devant cette agitation, en grande partie volontaire, surtout si la fièvre est intense, et la médication réfrigérante impérieusement indiquée. Pour triompher de cette frayeur ou de cette résistance de la malade, il suffit le plus souvent de la rassurer, ou bien de lui montrer, par quelques paroles énergiques, que l'on est bien décidé à ne céder ni à ses prières, ni à ses menaces.

Rhumatisme aigu. Goutte. — La fièvre typhoïde apparaît quelquefois au déclin, ou pendant la convalescence du rhumatisme articulaire aigu ou subaigu. Cette situation du fébricitant n'est pas un obstacle à l'application, même rigoureuse, de la méthode des bains froids. — L'immersion froide est le remède par excellence du rhumatisme cérébral. Or, dans les cas déjà nombreux d'encéphalopathie rhumatismale heureusement traités par l'eau froide, on n'a pas vu que la réfrigération systématique exerçât une influence fâcheuse sur la marche du rhumatisme articulaire. Lorsque le délire et l'hyperthermie sont éloignés par l'eau froide, et quelquefois même avant la disparition des symptômes inquiétants, les fluxions articulaires reparaissent ou se développent malgré les bains froids, répétés aussi souvent que le nécessitent l'élévation persistante de la température et le retour imminent des accidents cérébraux. — Un jeune homme de 26 ans, rhumatisant, atteint plusieurs fois déjà de rhumatisme articulaire aigu, fut pris, pendant l'épidémie de 1874, et au déclin d'une nouvelle attaque de rhumatisme subaigu, d'une fièvre typhoïde fort grave. Ce jeune homme prit plus de cent bains. Pendant toute la durée du traitement, il ne fut pas question de douleurs articulaires. Au moment de la convalescence, les douleurs articulaires se firent de nouveau sentir, mais elles ne furent pas de longue durée, et disparurent sans laisser aucune complication. — Un goutteux, que nous avons récemment observé, était atteint d'une forme sévère de la dothiénentérie : dès le début, délire, stupeur, albuminurie intense et température très élevée. Il fut traité par l'eau froide et prit un grand nombre de bains. Au moment où la fièvre commençait à baisser, une fluxion, assez intense et probablement de nature goutteuse, parut au pied droit. Le traitement par les bains fut cependant continué. La fluxion articulaire ne dura pas ; la fièvre continua à s'abaisser sous l'influence de la réfrigération et la maladie, quoique de longue durée, se termina par la guérison.

Bronchite. Emphysème. Phthisie. Pleurésie ancienne. — Une des principales objections faites à la méthode des bains froids, c'est que, dit-on, elle expose aux plus graves complications thoraciques. Si l'on accepte cette opinion, on sera conduit, assez naturellement d'ailleurs, à considérer l'existence antérieure de certaines affections des voies respiratoires, comme une des plus sérieuses contre-indications de la méthode des bains froids. Or les bains, appliqués dès le début au traitement de la dothiénentérie, ne provoquent point le développement des complications thoraciques. Quant aux affections antérieures des voies respiratoires, la plupart ne sont pas de réelles contre-indications.

Une de nos malades était atteinte d'une bronchite déjà ancienne, au moment de l'invasion de la dothiénentérie. Elle fut traitée par les bains froids. Il ne survint aucune complication sérieuse du côté des voies respiratoires. Pendant toute la durée du traitement, les signes stéthoscopiques n'ont pas été modifiés : râles secs et humides, bruit respiratoire affaibli à la base des deux poumons. Du reste, la fièvre ne fut pas de longue durée ; cette femme prit 59 bains seulement. — A cet exemple, nous pourrions joindre beaucoup d'autres faits, qui ne font point partie de notre statistique. Jusqu'à présent du moins, jamais une bronchite antérieure ne nous a paru, à elle seule, constituer une contre-indication réelle.

L'emphysème ne doit pas être envisagé comme une contre-indication absolue. Certains emphysèmateux supportent suffisamment l'immersion froide. D'autres sont pris dans le bain d'accès de dyspnée. Dans un cas de M. Fr. Glénard (*Lyon médical*, 1874), le bain provoquait une telle suffocation que, malgré la bonne volonté du malade, on fut, au seizième bain, obligé de suspendre le traitement. Le même auteur cite une observation inédite de Brand, dans laquelle nous voyons un asthmatique emphysémateux supporter une longue série de bains froids sans interruption et sans aggravation aucune des symptômes thoraciques. — C'est le choc de l'eau froide qu'il faut craindre chez les typhiques atteints d'emphysème. Mais cet inconvénient peut être évité. Si le bain froid est mal toléré, il faut essayer le bain chaud ou tiède, progressivement refroidi. Telle est la conclusion de Brand lui-même qui, dans son immense pratique de la médication réfrigérante, a souvent rencontré des typhiques atteints d'asthme ou d'emphysème.

Une pleurésie ancienne et guérie, même avec des adhérences pleurales et un certain degré de déformation thoracique, ne doit pas faire rejeter la méthode des bains froids. Nous venons de traiter ainsi, et avec succès, un malade qui se trouvait précisément dans ces conditions.

Les antécédents héréditaires tuberculeux sont si communs, que nécessairement ils se rencontrent souvent chez des malades atteints de fièvre typhoïde. Ils ne doivent jamais, à eux seuls, être regardés comme une contre-indication des bains froids. Dans la clientèle de la ville, où l'hérédité peut être plus rigoureusement établie, nous n'avons jamais été arrêtés par cette seule considération des antécédents tuberculeux. — On a dit que les malades traités par l'eau froide deviennent plus tard tuberculeux. L'objection vient des gens du monde, plutôt que des médecins. La fièvre typhoïde ne met pas absolument à l'abri de la tuberculose, de quelque façon d'ailleurs qu'elle ait été traitée. Il est par conséquent inévitable qu'on rencontre de temps en temps des individus frappés, dans l'intervalle de quelques mois ou de quelques années, des deux maladies infectieuses, la dothiénentérie et la tuberculose. — Du reste, la plupart des malades qui meurent de phthisie aiguë, quelques mois seulement après avoir été traités par l'eau froide, sont le plus souvent des tuberculeux, qu'une erreur de diagnostic, à laquelle sont exposés les cliniciens les plus habiles, a fait considérer comme des typhiques justiciables de la médication réfrigérante. Les formes aiguës de la tuberculose suspendent quelquefois leur marche rapide et procèdent par poussés successives, ou bien encore, après un temps d'arrêt plus ou moins long, elles revêtent les allures d'une phthisie subaiguë ou chronique. Barthez, Guéneau de Mussy, Thirial, Revilliod et d'autres encore ont prouvé l'extrême rareté de la phthisie, survenant à la suite d'une vraie fièvre typhoïde. Ils inclinent à penser que, dans bien des cas où l'on a cru à l'apparition successive de ces deux maladies, le premier épisode aigu, pris pour une fièvre typhoïde, n'était pas autre chose qu'une première atteinte de tuberculose aiguë.

La phthisie commune est-elle une contre-indication ? Est-il permis de traiter par les bains froids un phthisique atteint de fièvre typhoïde ? — Brand répond par l'affirmative. Il fait observer que beaucoup de phthisiques supportent très bien l'eau froide et que parfois même la phthisie est traitée, non sans succès, par l'hydrothérapie.— L'apparition d'une fièvre typhoïde, dans le cours d'une phthisie confirmée et en voie d'évolution, doit être infiniment rare, car, sur un très grand nombre de typhiques et de tuberculeux, nous n'avons jamais, d'une façon certaine, observé la coïncidence des deux maladies. Il est moins rare de rencontrer la fièvre typhoïde chez des individus portant, aux sommets des poumons, des lésions tuberculeuses anciennes et guéries, ou du moins dont l'évolution est suspendue. Enfin, il est commun de voir paraître dans la phthisie commune, des symptômes d'apparence typhoïde, et qui simulent plus ou moins la dothiénentérie : il s'agit alors, le plus souvent, d'une poussée tuberculeuse nouvelle dans quelque organe, ou même dans l'intestin. — Dans le premier cas (fièvre typhoïde survenant au cours d'une phthisie commune en voie d'évolution), malgré l'opinion contraire de Brand, nous pensons que la méthode des bains froids, si elle n'est pas contre-indiquée, est au moins inutile. C'est une situation au-dessus des ressources de la thérapeutique. Et d'ailleurs, le choc de l'eau froide n'est peut-être pas sans danger ; on peut craindre le collapsus et la syncope. Dans le second cas (fièvre typhoïde chez un phthisique guéri ou dont les lésions sont depuis longtemps stationnaires), la méthode des bains froids ne nous paraît pas contre-indiquée ; nous avons ainsi traité, et avec succès, plusieurs malades qui se trouvaient précisément dans ces conditions. Dans le troisième cas, on peut avoir recours aux lotions froides ou aux bains tièdes qui, on le sait depuis longtemps, procurent souvent aux phthisiques un véritable soulagement.

Affections du cœur. — Un seul des malades de notre statistique était atteint d'une affection cardiaque, antérieure à l'invasion de la fièvre.

Cet homme, âgé de 29 ans, présentait une insuffisance aortique, développée probablement au cours d'une dernière attaque de rhumatisme qui datait de six ans. Il entre à l'hôpital au cinquième jour d'une fièvre typhoïde intense. Il n'a jamais éprouvé de troubles sérieux du côté du cœur ni du côté des voies respiratoires ; la marche rapide et l'ascension d'un escalier lui causent seulement quelques palpitations légères et de courte durée. Le cœur gauche est déjà sensiblement hypertrophié et, du fait de la fièvre, les caractères du pouls de Corrigan sont notablement exagérés. Malgré son insuffisance aortique, ce typhique, jeune, robuste et dont la lésion cardiaque était encore parfaitement tolérée, fut soumis régulièrement à la méthode des bain froids : bains de 20° et de quinze minutes, toutes les trois heures. Deux jours après, pendant la nuit, au moment où le malade allait être conduit au bain, il fut pris d'une violente attaque convulsive. L'infirmier suspendit le traitement. Le lendemain, à partir de midi, nous faisons reprendre les bains, momentanément interrompus. Pendant la nuit, entre deux bains, nouvelle attaque convulsive, suivie, comme la veille, de la supression de quelques bains. Le lendemain, nouvelle reprise du traitement. Il n'y eut pas de nouvelles attaques; le traitement fut continué très régulièrement et jusqu'à la défervescence complète. Le malade guérit sans avoir présenté aucun autre incident, et sa courbe thermométrique est un très bel exemple de l'influence heureuse qu'exerce la réfrigération systématique sur la marche de la fièvre, dans les formes intenses. Il nous paraît impossible de rattacher ces attaques convulsives à la cardiopathie. Elles ne sont pas non plus imputables à l'hyperthermie, car le malade n'a présenté aucun autre trouble cérébral dans l'intervalle de ces crises. Il ne s'agit pas davantage de l'urémie éclamptique, car l'urine n'a jamais eu les caractères de l'urine de la néphrite aiguë infectieuse, et l'albuminurie était très légère. Nous avons pensé que cet homme est épileptique. Insuffisance aortique et épilepsie, réunies chez le même malade, ne nous ont pas paru, dans une dothiénentérie grave, constituer une contre-indication suffisante des bains froids. L'évènement a justifié cette prévision, car ce typhique a guéri facilement d'une fièvre intense qui, non traitée par les bains, eut très probablement présenté des complications et dont l'issue pouvait bien paraître tout à fait douteuse.

L'observation XIII de la thèse de M. Galtier (1) est aussi un exemple de fièvre typhoide, chez une femme qui porte une lésion valvulaire. Le traitement par les bains est commencé le douzième jour, à une période de la fièvre où la situation est déjà fort grave.

(1) Thèse de Montpellier 1876. *Emploi et valeur de l'eau froide dans le traitement de la fièvre typhoïde.*

Les symptômes thoraciques qui existaient avant le bain, ne sont pas amendés par l'immersion froide; ils s'aggravent au contraire; l'oppression augmente de plus en plus, la face est cyanosée et la mort, causée par l'asphyxie, survient au septième jour du traitement.

Dans l'observation XX du mémoire de MM. Mayet et Weil (1), la malade était atteinte d'un rétrécissement aortique; il s'agissait d'une fièvre ataxique grave. Cette femme fut baignée, malgré l'existence bien constatée de la lésion valvulaire. La guérison fut facilement obtenue, sans complication. Les auteurs font cependant remarquer que « les bains produisaient une sensation de suffocation assez prononcée, due probablement à la lésion de l'orifice aortique, mais qui n'a jamais été suffisante pour obliger à les interrompre. »

Nous avons tenu à donner au moins le résumé de ces trois observations. Elles montrent bien qu'il n'y a pas de règle absolue. On ne peut pas dire que, dans toutes les cardiopathies indistinctement, il y ait contre-indication à l'emploi des bains froids. Si le fébricitant est jeune, robuste et que la lésion valvulaire ait été, avant l'invasion de la fièvre, parfaitement tolérée, il est permis d'avoir recours à la méthode des bains froids, comme nous l'avons fait chez notre malade atteint d'insuffisance aortique, surtout s'il s'agit d'une fièvre typhoïde grave. Que si, au contraire, le malade a présenté déjà quelques signes d'affaiblissement du cœur, tels que palpitations fréquentes, oppression habituelle, œdème des pieds, catarrhe bronchique persistant, il faut sans doute, même dans une fièvre grave, renoncer au bain froid, mais non pas cependant à la médication réfrigérante; on peut, en effet, remplacer le bain froid

(1) *Gazette hebd. de médecine et de chirurgie, 1874. Du traitement de la fièvre typhoïde par la méthode de Brand.*

par le bain tiède simple, par le bain tiède progressivement refroidi, par les lotions, ou bien encore par la méthode de Jacquez (1). — Une femme de 42 ans, qui présentait depuis longtemps déjà les signes d'un rétrécissement mitral, était atteinte d'une dothiénentérie de moyenne intensité. Elle était, avant l'invasion de la fièvre, facilement oppressée et, de plus, elle nous apprit que, depuis quelque temps déjà, les bains tièdes ordinaires lui causaient de véritables accès de suffocation. Nous avons, chez cette femme renoncé à la méthode des bains froids et traité cette fièvre par la quinine et les applications de compresses froides. Du reste, la malade a guéri. — Telle est la règle que nous suivons aujourd'hui et que nous conseillons de suivre, dans les cas de fièvre typhoïde survenant chez des malades atteints de cardiopathies.

Affections cérébrales. — L'hémorrhagie et le ramollissement du cerveau sont fort rares à l'âge où la dothiénentérie est communément observée. Nous ne connaissons aucun exemple d'hémiplégique par hémorrhagie ou par ramollissement, atteint de fièvre typhoïde. Dans ces conditions, la méthode des bains froids nous paraîtrait contre-indiquée. Les vaisseaux de l'encéphale sont altérés, et les modifications brusques, qu'imprime la réfrigération à l'appareil circulatoire, pourraient entraîner des conséquences fâcheuses. Dans ces cas, il conviendrait d'employer le bain tiède progressivement refroidi, ou d'autres procédés de la médication réfrigérante. — Les hémiplégies des jeunes sujets ne sont pas une contre-indication par elles-mêmes, mais plutôt par le fait de la lésion du cœur qui les précède généralement (hémiplégies d'origine embolique). — Un de nos malades, atteint de paralysie générale avec con-

(1) Voyez chap. II, *Historique de la médication réfrigérante*, p. 30.

tracture permanente des quatre membres, prit la fièvre typhoïde à l'hôpital. Il ne fut pas baigné et mourut. A l'autopsie, outre les lésions de la paralysie générale, nous avons constaté l'altération caractéristique des plaques de Peyer. Si le malade ne fut pas baigné, c'est que sa fièvre typhoïde fut méconnue jusqu'au dernier moment. Il est vrai qu'il y a moins d'intérêt à obtenir la guérison d'une maladie intercurrente, quand elle survient dans le cours d'une autre maladie absolument incurable.

Affections chirurgicales. — Il est évident que nous ne pouvons passer en revue toutes les affections chirurgicales ; du reste, les documents font défaut. Il est difficile même de tracer des règles générales. D'ailleurs il s'agit d'une coïncidence fort rare.— Un enfant, guéri depuis plusieurs années d'une coxalgie terminée par ankylose, fut pris d'une fièvre typhoïde assez sévère. Nous l'avons, sans hésitation, traité par la méthode des bains froids. L'enfant guérit sans aucun incident du côté de son articulation ankylosée. — L'existence de plaies anciennes et non cicatrisées, de vieux trajets fistuleux, constitue peut-être une contre-indication Voici ce que nous avons vu. Un jeune homme de vingt ans portait sur la cuisse cinq ou six trajets fistuleux, habituellement ouverts, laissant couler quelques gouttes de pus et conduisant sur un volumineux séquestre du fémur. Une périostite phlegmoneuse, développée à l'âge de quinze ans, avait causé cette nécrose du fémur. Ce jeune homme fut atteint d'une fièvre typhoïde de moyenne intensité. Il fut traité par les bains froids. Le deuxième jour du traitement, chaque bain provoquait une petite hémorrhagie par les trajets fistuleux. Le troisième jour, apparurent brusquement des accidents d'une haute gravité : frisson intense, température très élevée, délire bientôt suivi de coma, larges plaques érysipélateuses sur la cuisse. En moins de deux jours, le malade était enlevé par ces accidents septicémiques. Le bain froid a provoqué des ruptures vasculaires dans les bourgeons charnus des trajets fistuleux, et ces ruptures ont été probablement autant de portes ouvertes à l'absorption du poison septique, présent dans le pus de ces trajets fistuleux

§ III

CONTRE-INDICATIONS TIRÉES DE LA MALADIE ELLE-MÊME ET DE SES COMPLICATIONS.

En présence d'une complication déterminée, peut-on sans danger commencer le traitement par les bains froids, ou bien, si ce traitement est commencé déjà, est-il permis d'en continuer l'application ? Très nombreux sont les incidents de toute nature qui peuvent traverser le cours d'une dothiénentérie. Nous laisserons de côté ceux à propos desquels l'hésitation ne peut être de longue durée, et nous traiterons plutôt des incidents et des complications plus propres à faire naître l'incertitude dans l'esprit des médecins qui n'ont pas encore une longue expérience de la méthode des bains froids.

Les préjugés, la crainte de voir se développer, sous l'influence des bains froids, les plus graves complications thoraciques, la répugnance de l'entourage du malade à accepter un traitement qu'on qualifie volontiers de traitement barbare, tel est le premier obstacle que rencontre l'application de la méthode des bains froids. Assurément le médecin peut être obligé de céder devant une opposition absolue. Mais ce qu'on rencontre le plus souvent, c'est de l'hésitation. Or il n'est pas impossible de triompher, dans la majorité des cas, des objections qui se produisent en foule dans l'entourage du malade, dès qu'il est question d'eau froide. Il est clair qu'il faut insister d'autant plus que la forme de la fièvre est d'emblée plus sévère et réclame plus impérieusement une médidication réellement efficace. Si la maladie est déjà fort avancée, il est prudent sans doute de faire quelques réserves touchant le résultat probable du traitement; mais, si la fièvre n'a pas dépassé les cinq premiers jours de l'invasion, on peut bien montrer une certaine hardiesse et affirmer que le malade, traité par les bains froids, a les plus grandes chances de guérir et même qu'il guérira certainement. C'est à la campagne que les préjugés sont le plus tenaces. Nous savons par expérience qu'il est possible d'en triompher, avec un peu d'audace et beaucoup de patience. De concert avec un jeune médecin, qui pratique la médecine à la campagne, nous avons pu traiter par la méthode des bains froids toute une épidémie de fièvre typhoïde, développée dans un petit village.

Répugnance pour les bains. Hostilité du malade. — Il peut arriver que le malade manifeste une répugnance très vive, absolue, pour l'immersion froide. Hagenbach a vu une jeune fille hystérique être prise de convulsions chaque fois qu'on la mettait au bain. Un malade de Liebermeister était, dans les mêmes conditions, pris de crampes tétaniformes. Un accident de ce genre peut assurément obliger à renoncer aux bains froids. Mais le fait est rare, et, quand il s'agit seulement d'une agitation purement volontaire, un peu de fermeté et quelques bonnes paroles suffisent généralement à rassurer le malade et son entourage.

Chez les enfants, la répugnance pour l'eau froide est naturellement très vive et se manifeste par des cris, des pleurs, des supplications, souvent même par une extrême agitation, pendant toute la durée de l'immersion froide. L'amélioration si remarquable produite dès les premiers bains, surtout dans les formes graves de la dothiénentérie, rassure toujours la famille et l'engage à persévérer. Quant au petit malade, inaccessible au raisonnement, il y a bien des moyens de l'encourager et même de le tromper. Ainsi, les premiers bains peuvent être portés à une température relativement élevée, 28° à 30° ; l'enfant éprouve dans ce bain tiède une réelle sensation de bien-être et qui l'engage même à réclamer une nouvelle immersion ; ultérieurement, la température de l'eau est progressivement abaissée, jusqu'au degré commandé par l'intensité et la résistance de la fièvre.

La susceptibilité des adultes fébricitants à l'égard de l'eau froide est très variable ; les uns voient arriver avec une appréhension très vive, le moment du bain ; les autres, et ils sont assez nombreux, réclament au contraire le bain froid, et s'y rendraient eux-mêmes volontiers. Nous avons vu, à l'hôpital, des typhiques se plaindre de l'inexactitude d'un infirmier à les baigner toutes les trois heures. C'est que l'adulte ne peut pas ne pas être frappé lui-même de l'amélioration survenue dans son état, sous l'influence de l'eau froide. Les instants qui suivent le bain sont marqués par un sentiment de bien-être, inconnu avec toute autre médication : le mal de tête et l'accablement de la fièvre disparaissent, le sommeil est possible et plus calme, la soif est moins vive et, après quelques jours de traitement, l'appétit se réveille. Pour obtenir ce moment de santé presque parfaite, dans la maladie, tout homme raisonnable n'hésitera pas à surmonter la répugnance que peut lui inspirer l'eau froide.

Du reste, nous avons remarqué, et beaucoup d'autres ont fait la même observation, que le bain froid est plus volontiers supporté, précisément à cette période de la maladie où il est le plus impérieusement indiqué, c'est-à-dire au début, alors que la température fébrile est encore très élevée, et que les rémissions, obtenues par la réfrigération, sont relativement très faibles. Plus tard, au déclin de la fièvre, les fébricitants sont plus sensibles à l'eau froide et leurs plaintes, plus amères. C'est aussi à ce moment que se produisent parfois quelques incidents, réellement imputables au bain froid, mais de peu de gravité : le frissonnement précoce dans le bain, le tremblement, les douleurs rhumatoïdes des extrémités, surtout dans les pieds et les genoux. Si le contact de l'eau froide est plus péniblement supporté, c'est que le refroidissement est alors plus rapide et plus intense. La fièvre, encore très élevée, exige-t-elle la continuation du traitement, ces inconvénients du bain ne sont pas un motif suffisant pour le suspendre. Les bains doivent être continués ; mais les sensations plus pénibles du malade nous avertissent qu'il faut soigneusement observer l'abaissement thermique obtenu par le bain, et, s'il y a lieu, diminuer la durée et élever la température des immersions. — Cette répugnance excessive et contre laquelle il faut lutter s'observe quelquefois dès le début du traitement. Elle peut être due, soit à ce que le premier bain est donné, comme chez une de nos malades, à une période avancée de la fièvre, soit à ce qu'il s'agit d'une de ces formes adynamiques fort graves, dans lesquelles, dès la fin du premier septénaire, la température fébrile, pourtant très élevée, s'abaisse beaucoup sous l'influence de la réfrigération.

On a fait remarquer encore que cette répugnance extrême et précoce pour l'eau froide est un signe pronostique fâcheux, et que la plupart des malades qui l'ont présenté ont succombé. Cette observation est peut-être fondée, dans une certaine mesure ; mais on ne peut tenir la réciproque pour tout à fait exacte. Parmi nos cas malheureux, se trouve celui d'une femme, qui avait si peu de répugnance pour l'eau froide, qu'elle réclamait le bain, même avant l'heure indiquée.

Accidents thoraciques. Bronchite. — Le catarrhe bronchique manque rarement, quelle que soit la forme, légère ou grave, de la dothiénentérie. Parfois il est déjà très intense dès la fin du premier septénaire.

Préoccupé de répondre aux objections de ceux qui accusent la méthode des bains froids de produire des complications pulmonaires, Brand a fait, sur cette question des accidents thoraciques, une enquête considérable. Réunissant à ses propres observations, celles d'un grand nombre de médecins, tels que Ziemssen, Hagenbach, Schultze, Stecher, Heubner, Stohr, Cayla, qui ont plus ou moins rigoureusement employé la méthode des bains, Brand conclut que cette méthode, surtout quand elle est appliquée dès le début, diminue l'intensité du catarrhe bronchique, bien loin d'en provoquer l'aggravation.

Ainsi, Hagenbach a comparé, au point de vue de l'intensité de la bronchite, un certain nombre de fièvres typhoïdes traitées, les unes par les bains froids, les autres par les moyens ordinaires. Parmi les premières, la bronchite intense existe dans la proportion de 13 p. 100 seulement, tandis que, parmi les secondes, la proportion est de 25 p. 100. La même étude comparative montre encore que l'absence complète du catarrhe typhique est plus souvent observée chez les malades traités par l'eau froide.

Notre expérience personnelle concorde avec les résultats de Brand. Il faut se garder de considérer la bronchite dothiénentérique du début, même intense et accompagnée d'hyperémie pulmonaire, comme une contre-indication des bains froids. Il faut bien plutôt y voir une véritable indication. A l'époque de nos premiers essais, nous n'étions pas encore, comme le prouve le fait suivant, tout-à-fait à l'abri de cette erreur. — Une femme jeune, atteinte d'une forme grave de la dothiénentérie avec température très élevée, présentait les signes d'un catarrhe bronchique intense : râles sonores, nombreux et fins, disséminés dans toute la poitrine. Cette femme ne fut pas baignée ; elle mourut en peu de jours. Or l'autopsie nous montra que les poumons étaient sains et les bronches, à peine congestionnées : preuve assez évidente que la dyspnée et la congestion du poumon étaient dues surtout à l'élévation de la température et à l'infection du sang, deux processus sur lesquels l'eau froide exerce une action très favorable. — Depuis, nous n'hésitons plus à baigner ces typhiques qui, dans les deux premiers septénaires, ont de la dyspnée, toussent, expectorent quelques crachats visqueux, et dans la poitrine desquels nous entendons des râles sonores partout et des râles muqueux à la base des poumons. Au bain, les malades sont souvent pris de quintes de toux violentes. Cette toux est salutaire ; elle provoque l'expulsion des mucosités qui obstruent les bronches. Sortis du bain, ces malades, plus d'une fois, respirent beaucoup mieux qu'avant d'y entrer. Après quelques immersions froides, la règle est de voir diminuer les signes du catarrhe ; les râles sont moins nombreux, quelquefois disparaissent à peu près complètement, et la respiration devient de plus en plus facile. De cette heureuse transformation, nous avons de nombreux exemples. — Une jeune femme présentait, avec une fièvre intense, une dyspnée assez prononcée et des râles de catarrhe bronchique assez abondants, pour qu'on ait pu croire à une tuberculose aiguë et que, dans l'hypothèse d'une fièvre typhoïde, les bains froids aient d'abord paru contre-indiqués. Nous avons néanmoins soumis cette femme à la méthode des bains froids. Or, dès le second jour de traitement, les râles avaient déjà beaucoup diminué et, le troisième, dans cette poitrine auparavant pleine de râles sonores, on n'entendait plus que quelques râles très disséminés. La fièvre suivit une marche très simple, et la malade guérit sans aucune complication. — Un jeune homme de 22 ans avait, au treizième jour d'une fièvre de moyenne intensité, des râles sonores et muqueux tellement nombreux et une telle dyspnée qu'on n'avait pu se résoudre à le baigner. Amené à l'hôpital, ce malade fut traité par les bains. Après trois jours de traitement, les râles avaient beaucoup diminué et la dyspnée avait tout à fait cessé. La guérison fut obtenue sans autres complications que deux petits abcès sous-cutanés. — Dans quelques cas moins favorables, la bronchite est moins rapidement améliorée et les râles persistent jusqu'à une époque avancée de la maladie ; il n'en faut pas moins continuer les bains jusqu'à la chute de la fièvre. — Enfin, nous avons vu quelquefois les signes du catarrhe, à peine appréciables pendant la majeure partie de la période fébrile, s'accentuer davantage au moment du déclin de la fièvre ; la toux est plus fréquente ; le bain produit même des quintes plus intenses et dont les malades se plaignent vivement. Si la fièvre présente encore une certaine intensité, il faut néanmoins continuer le traitement, tout en diminuant plus ou moins la durée des immersions froides.

Ainsi, le catarrhe bronchique, même intense et accompagné de congestion pulmonaire, ne doit pas être considéré comme une contre-indication réelle des bains froids. Le plus souvent, cette complication du début est améliorée d'une façon remarquable dès les premières immersions froides. Le bain provoque la toux et facilite l'expulsion des mucosités bronchiques ; or la rétention de ces mucosités n'est pas sans influence sur le développement de la broncho-pneumonie, complication plus fâcheuse et qui paraît généralement à une période un peu plus avancée de la maladie. Du reste, cette action favorable du bain sur le catarrhe initial n'a pas été sérieusement contestée, même par les médecins qui n'acceptent la méthode des bains froids qu'avec de nombreuses restrictions.

Pneumonie. — La vraie pneumonie lobaire est une complication assez rare de la dothiénentérie. Il ne faut pas la confondre avec la broncho-pneumonie secondaire à forme pseudo-lobaire. Elle peut se développer à diverses périodes de la maladie: 1° au moment de l'invasion, 2° pendant la période d'état, 3° pendant la convalescence. Cette distinction est nécessaire, au point de vue de l'opportunité de la méthode des bains froids. La contre-indication, si elle existe, est d'autant moins réelle que la pneumonie paraît à une période moins avancée de la fièvre.

1° La pneumonie initiale est diversement interprétée. Les uns y voient une simple complication, d'ailleurs purement accidentelle ; les autres établissent une relation certaine entre la pneumonie et l'infection typhoïde. Le poison morbide, au lieu de porter son action d'emblée sur l'intestin, semble frapper en premier lieu le poumon, et la dothiénentérie débute par une pneumonie. — Cette pneumonie est-elle une contre-indication de la méthode des bains froids ? A vrai dire, nous avons déjà traité et résolu cette question. Il est rare que le diagnostic soit, dès le début, rigoureusement établi. L'incertitude peut durer plusieurs jours, et le médecin hésite entre une fièvre typhoïde à symptômes thoraciques précoces et une pneumonie à forme typhoïde. Or, nous l'avons vu déjà, cette incertitude du diagnostic ne constitue pas une contre-indication. S'il y a parfois des réserves à établir touchant l'opportunité des bains, dans les cas de complications thoraciques tardives, hypostases et broncho-pneumonies, ces réserves n'existent pas, quand il s'agit de cette pneumonie lobaire qui, dans quelques cas d'ailleurs fort rares, signale le début de la dothiénentérie. L'hésitation est d'autant moins permise que le plus souvent l'hyperthermie, associée à des symptômes nerveux graves, impose la nécessité d'une action antithermique sérieuse.

Parmi les observations de notre statistique, il n'y a pas d'exemples de pneumo-typhoïde traités par les bains froids. Mais nous en avons rencontré quelques-uns dans la clientèle de la ville. Les malades furent baignés; la pneumonie initiale ne fut nullement aggravée, et la marche de la fièvre fut heureusement influencée par la réfrigération, appliquée dès le début.

M. Bernheim (1) a, dans ses leçons de clinique médicale, donné la relation d'un très beau cas de pneumo-typhoïde traité par les bains froids. Il s'agit d'un jeune homme, chez lequel pneumonie et fièvre typhoïde ont paru débuter simultanément. Le sixième jour, le diagnostic reste encore incertain entre une pneumonie à forme typhoïde et une dothiénentérie compliquée de pneumonie. La fluxion de poitrine occupe le sommet du poumon gauche. Or, le sixième jour, la température atteint 41° 9 et, le septième, apparaissent des symptômes typhiques d'une haute gravité : convulsions épileptiformes, stupeur, coma. C'est alors que le malade est soumis à la méthode des bains froids, non pas cependant suivant toutes les règles formulées par Brand. Ainsi, les bains de la nuit sont supprimés. L'observation montre d'ailleurs combien cette suppression des bains de la nuit est fâcheuse. « Sous l'influence des bains de la journée, le délire agité devient calme, puis dispa-

(1) *Leçons de clinique médicale.* Paris 1877, p. 463.

rait les jours suivants ; pendant la nuit seulement, les bains n'étant pas donnés, le délire devient furieux. » Le traitement dura 12 jours et nécessita 52 bains. Le malade prit en outre quelques doses de sulfate de quinine. Quoiqu'il en soit, le résultat du traitement de Brand, même incomplet, fut très favorable, et M. Bernheim termine son observation par ces réflexions, qui montrent bien tout à la fois l'innocuité et l'efficacité des bains froids, dans les dothiénentéries compliquées d'accidents thoraciques précoces : « La pneumonie et la bronchite typhoïde se sont résolues pendant les bains froids et le malade n'a pas eu d'hypostases ultérieures ; le pouls est toujours resté peu fréquent. »

Citons encore une observation du même genre, et non moins intéressante, de M. Lépine (1). Un enfant de quinze ans est admis, le 4 juin, à la Clinique de l'Hôtel-Dieu de Lyon. Il est mal à l'aise depuis huit jours, malade et alité depuis deux jours. Au moment de l'admission : un peu d'agitation, subdelirium, céphalalgie intense, souffle tubaire et râles crépitants au sommet du poumon droit, P. 104, T. 40°. Le lendemain, la situation est plus grave, le pouls est petit et très fréquent ; le délire est plus intense que la veille, et la température atteint 40,5. — A dater de ce jour et jusqu'au 11 juin, l'enfant est traité par les bains froids ; il prend ainsi 43 bains. Le 9 juin, deux bains prolongés et à température très basse (l'un de vingt minutes à 17° et l'autre de dix-huit minutes à 14°) produisent un abaissement considérable de la température fébrile, avec apparition de symptômes de collapsus. Cet accident fut passager et n'eut pas de suites fâcheuses. D'ailleurs des bains moins froids et moins longs eussent peut-être suffi à combattre

(1) *Revue mensuelle de médecine et de chirurgie*. 1878. p.881 De la pneumo-typhoïde.

la fièvre qui, ce jour-là, ne s'élevait pas au-dessus de 39,1. Quoiqu'il en soit, la pneumonie, sans avoir subi aucune aggravation, s'est résolue pendant le traitement par les bains, et la fièvre typhoïde était guérie le 22 juin; elle n'avait pas duré plus de vingt à vingt-cinq jours.

Ces observations prouvent bien que les bains froids, même répétés aussi fréquemment que l'exige l'intensité de la fièvre, ne provoquent pas l'extension de la pneumonie et n'en retardent pas la résolution. Aussi, avec Brand et les auteurs dont il invoque le témoignage, nous considérons que cette pneumonie initiale, qui paraît débuter avec la fièvre typhoïde, constitue, non pas une contre-indication de la méthode des bains froids, mais bien plutôt une indication, car la pneumo-typhoïde s'accompagne souvent d'une fièvre intense et de symptômes nerveux graves.

2° La question paraît plus difficile à résoudre, quand il s'agit d'une pneumonie développée dans le cours de la dothiénentérie. D'après les recherches de M. de Marignac (1), cette pneumonie surviendrait du neuvième au vingt-huitième jour, et le maximum de fréquence serait du dix-septième au vingtième jour. — En France, la plupart des médecins, même favorables à la méthode des bains froids, paraissent considérer cette pneumonie comme une contre-indication. M. Chavanne, médecin des hôpitaux de Lyon, est d'avis que les pneumonies qui surviennent après le quinzième jour de la fièvre typhoïde, supportent mal l'eau froide et que la marche n'en est pas heureusement influencée, si les bains sont néanmoins continués. M. Mayet (2) partage le même sentiment; il conseille de

(1) Thèse de Paris, 1881. *De la pneumonie lobaire survenant pendant le cours de la fièvre typhoïde.*

(2) *Gazette hebd. de médecine et de chirurgie*, 1874.

suspendre les bains, dès que paraisssent les signes de la pneumonie. — Cette opinion est trop exclusive et l'étude d'un plus grand nombre de faits conduit à d'autres conclusions. C'est une très grave complication que la vraie pneumonie survenant pendent le cours de la dothiénentérie. Or il y a des observations, dans lesquelles les bains froids, non seulement n'ont pas été nuisibles, mais ont exercé une influence évidemment favorable et sur la pneumonie et sur la fièvre typhoïde.

Voici d'abord l'observation d'une malade de notre statistique. L'intérêt de la question nous engage à reproduire cette observation à peu près complètement :

Observation I. — Marie M., 32 ans, ménagère, entre à l'Hôtel-Dieu, le 9 septembre 1881. Antécédents héréditaires tuberculeux. Début subit de la maladie, le 18 août, par une violente céphalalgie et par des bourdonnements d'oreille. Pas d'épistaxis ni de douleurs abdominales. La malade n'a d'évacuation qu'une fois par jour ; mais les selles sont diarrhéiques. Il y a huit jours, frisson à la suite duquel elle commence à tousser et à être très oppressée.

Actuellement la face et les extrémités sont cyanosées ; la respiration est fréquente, bruyante, avec râles trachéaux, et la dyspnée est tellement considérable qu'on craint que la malade ne succombe avant le lendemain. Langue très saburrale. Ventre volumineux, mais non douloureux. Taches rosées papuleuses déjà anciennes. Pas de gargouillements. Obtusion de l'ouïe. Expectoration abondante composée de crachats spumeux et muco-purulents. On trouve dans les deux poumons, mais surtout à gauche, des râles ronflants et muqueux. En outre, il existe à la base droite, en arrière, un souffle tubaire intense. A ce niveau, les vibrations ne sont pas diminuées et il existe de la bronchophonie et de la matité. Les bruits respiratoires sont tellement intenses qu'il est impossible d'entendre les bruits du cœur. D'autre part, la malade ne peut pas suspendre sa respiration, en raison de l'oppression permanente qu'elle éprouve. L'urine ne contient pas d'albumine. A l'entrée T. 41°2 (vers 3 heures). A 6 heures, T. à 41°1.

On met immédiatement la malade au bain (22e jour). Après le bain 39°4. Température avant et après les bains jusqu'au lendemain matin à 10 heures : 40,9-39,5 ; 39,5-38,4 ; 39,9-39° ; 38,2-

37,5. Dès le premier bain, la dyspnée a considérablement diminué et la malade se sent mieux.

Au moment de la visite, le 10, on constate, avec l'abaissement de la température, une amélioration très notable; la malade peut se coucher et respirer librement. Toutefois, persistance des signes de la pneumonie du côté droit. La température remonte à 39,5 à 6 heures du soir, mais on se borne à donner un lavement froid, toutes les autres températures se trouvant à 38,5 ou au-dessous.

Le 11, à 10 heures du matin, la malade continue à dire qu'elle ne souffre plus et qu'elle va très bien, quoique la température soit remontée brusquement à 40°. Mêmes signes stéthoscopiques qu'à l'entrée. Expectoration muco-purulente. Pas d'albumine dans l'urine. On remet la malade au bain. La température oscille dans la journée entre 39° et 40°.

Elle redescend le lendemain matin 12 ; on saute deux bains et elle se maintient ensuite entre 39° et 39,6. La rougeur des pommettes de la face tranche sur la coloration légèrement jaunâtre du reste de la face et des conjonctives. La malade répond bien aux questions, mais elle délire pendant la nuit. Toujours de la toux avec expectoration abondante; souffle intense et râles nombreux.

Le 13, matin, il y a moins d'oppression ; on n'entend plus, comme précédemment, des râles trachéaux à distance. Le souffle a presque complètement disparu ; on ne l'entend plus guère qu'en faisant tousser la malade; mais il y a beaucoup de râles humides aux deux bases, en arrière. Expectoration moins purulente. Le visage est plus calme et la malade se trouve très bien. La température dépasse à peine 39° dans la matinée, mais le soir elle s'élève à 40° et même à 40,5.

Le 14, les températures oscillent entre 40,4 et 39°. Cependant le mieux s'accentue. La malade est calme et respire tranquillement. Pas de diarrhée. Le 15, T. de 39,3 à 40,6. Le 16, abaissement notable de la température qui se trouve plutôt au-dessous de 39°; on saute deux bains. Mais, le 17, elle remonte jusqu'à 40°. Toutefois, l'amélioration continue à se produire. La face devient tout-à-fait naturelle. La malade a dormi et se trouve mieux. La toux est moins pénible. Il y a toujours un peu de souffle à la base droite et les râles sont encore nombreux dans les deux poumons. Pas d'albumine dans l'urine.

Le 18, le 19 et le 20, la température se maintient plutôt au-dessus de 39°, mais avec une légère tendance à s'abaisser. Pas d'albumine dans l'urine. On saute un bain le 21 et deux bains le 22.

Le 23, la malade ne prend qu'un bain, la température se trouvant d'abord au-dessous de 38°, atteignant seulement 39,4 le soir pour redescendre ensuite au dessous de 39°. Mais le 24 soir la température remontant à 40°, on reprend les bains, qui abaissent immédiatement la température. Toujours mêmes signes stéthoscopiques avec diminution de la sonorité à la base droite. L'urine contient des traces d'albumine non rétractile et de nombreuses bactéries. On saute un bain le 25 et trois bains le 26. La malade se plaint depuis plusieurs jours de douleurs violentes dans les oreilles; aujourd'hui, il y a de chaque côté un écoulement purulent.

Le 27, deux bains, et le 28, un seul bain, c'est le dernier. *108 bains en 19 jours.*

Les jours suivants, la température s'abaisse peu à peu en se maintenant toujours au-dessous de 39° et parfois au-dessous de 38°.

Le 4 octobre, la température se maintient presque constamment au-dessous de 38°. L'amélioration s'accentue d'avantage et l'appétit est excellent.

Le 7 octobre, à peu près mêmes températures qui vont toujours en baissant légèrement. Hier, la malade a mangé avec trop d'avidité un morceau de poulet et le soir elle a eu une indigestion, envie de vomir, diarrhée. On la remet aux potages. La température remonte encore à 38,9 le 8, et à 38,6 le 10. Elle continue à rester au-dessous de 38° le matin et un peu au-dessus de 38° le soir, jusqu'au 13.

Le 14, la température la plus élevée est de 37,6. Le 15, elle atteint 38° une fois seulement. On permet à la malade de manger du poulet. Le 16 nouveaux troubles digestifs. On suspend encore l'alimentation avec la viande et on revient aux potages seuls. Le soir, la température monte à 38,5. Le 17 et le 18, la température ne dépasse pas 37,8. Le 19 la température la plus élevée est de 37,5; mais le 20, elle remonte à 38,5. Le 21, le 22 et le 23, elle ne dépasse pas 37,6 ou 37,5. Le 24, la malade va très bien et elle mange de la viande. Le soir, la température atteint 37,9 et le 25 elle va jusqu'à 38°. Le 26, elle ne dépasse pas 37°. Le 27, 37,9 et le 28, 37,8. Retour de la température à l'état normal, le 29.

On continue de prendre la température jusqu'au 2 novembre, sans qu'il se produise une nouvelle élévation. L'amélioration se maintient, cette fois sans rechute.

Le 29 octobre, la malade se trouve très bien. Elle entend mieux et l'écoulement des oreilles a un peu diminué. La toux est moins fréquente et l'expectoration diminue. La respiration s'entend mieux. C'est à peine s'il reste quelques râles humides au niveau du point occupé par la pneumonie.

La malade ne sort que le 20 décembre, mais elle est guérie depuis longtemps et elle a repris un certain embonpoint.

Au moment où cette femme fut soumise à la méthode des bains froids, sa situation pouvait bien paraître désespérée : la dyspnée était extrême et la température s'élevait à 41,2 ; de plus, autre condition fâcheuse, nous étions au moins au vingtième jour de la fièvre. Dès les premiers bains, l'amélioration fut très évidente ; la dyspnée diminua beaucoup. La pneumonie ne fut pas aggravée, car, au quatrième jour du traitement, le souffle tubaire avait presque disparu. Ce fait prouve au moins que la pneumonie, survenant dans le cours de la dothiénentérie, n'est pas nécessairement une contre-indication des bains froids ; il pourrait même prouver que cette pneumonie est parfois très améliorée par la médication réfrigérante.

M. Armaingaud (1) a publié une observation qui paraîtra plus probante encore. Chez le malade de M. Armaingaud, la pneumonie, qui occupait le sommet du poumon droit, s'était développée au dix-neuvième jour d'une fièvre typhoïde de moyenne intensité. Le début de cette complication avait été annoncé par un frisson intense, bientôt suivi, dans la soirée, d'une élévation notable de la température. Une pneumonie du sommet, et qui débute avec de tels symptômes, est bien une pneumonie lobaire. Au troisième jour de la pneumonie, l'état du malade était devenu fort grave et même désespéré ; la température s'élevait, dans l'aisselle, au chiffre tout à fait insolite de 42°. C'est à ce moment que fut appliquée la médication réfrigérante ; le malade fut, pendant douze heures consécutivement, enveloppé dans un drap mouillé, renouvelé toutes les

(1) *Journal de médecine de Bordeaux*. Décembre, 1879.

heures. Le résultat fut vraiment des plus remarquables et tout à fait inattendu. Après cette réfrigération de douze heures, la température fébrile tombait de 42° à 38,3 ; la dyspnée disparaissait et, vers la fin de la journée, l'auscultation faisait entendre des signes de résolution de la pneumonie. Les jours suivants, la fièvre typhoïde suivit son cours habituel et, malgré une pyélite intercurrente, la convalescence débutait le trente-cinquième jour de la maladie.

Dans un cas de MM. Rondet et Grabinski, relaté par M. Glénard (*Lyon médical*, 1884), une pneumonie de la partie moyenne du poumon droit (matité, souffle tubaire, crachats rouillés) survient le deuxième jour du traitement par les bains, neuvième de la fièvre typhoïde. Les bains ne sont pas interrompus. Trois jours après, les signes de pneumonie diminuent, puis disparaissent et la température s'abaisse assez, pour que le malade ne soit plus baigné que toutes les sept ou huit heures.

L'observation XV de la thèse de M. Galtier (1) est aussi un exemple de pneumonie développée chez un typhique traité par les bains. Le traitement est commencé le neuvième jour, et la pneumonie paraît le quinzième, à la base du poumon gauche. Il s'agit d'une fièvre adynamique fort grave. Les bains froids sont encore continués pendant six jours. Le malade guérit. Si la continuation des bains n'a pas eu une action rapide et décisive sur cette pneumonie intercurrente, elle a du moins permis de modifier heureusement des troubles nerveux et abdominaux fort graves, auxquels le malade aurait probablement succombé.

A ces faits favorables, on pourrait assurément en opposer d'autres qui ont eu une terminaison fâcheuse. —

(1) Loc. cit.

M. Féréol (1) rapporte deux cas de ce genre. Dans le premier, la pneumonie parut quatre jours après la cessation des bains ; l'influence nocive du bain est donc, dans ce premier cas, au moins douteuse. Dans le second cas, il s'agit d'un jeune homme de 17 ans, chez lequel une pneumonie double parut au quinzième jour d'une fièvre traitée par les bains froids ; les bains furent suspendus; la mort survint au cinquième jour de la complication thoracique. — M. Peter (2) a fait connaître deux faits qui lui sont communiqués par M. Proust ; deux malades sont atteints de pneumonie lobaire pendant le traitement par les bains; ils succombent l'un et l'autre, et l'autopsie prouve qu'il s'agit bien de deux pneumonies lobaires. M. Peter est d'avis que les bains froids n'ont pas été sans influence sur le développement de ces pneumonies.

La pneumonie n'est cependant pas inconnue chez les typhiques traités par les médications ordinaires, et nous savons aussi qu'elle présente généralement, chez eux, une très haute gravité. Dans sa thèse, M. de Marignac a réuni 25 cas de fièvre typhoïde compliqués de pneumonie lobaire. Sur ces 25 cas, il y eut 19 morts et 6 guérisons seulement. Tous ces pneumoniques ont été traités par les médicaments, sauf un seul qui fut traité par les bains et qui d'ailleurs a guéri (malade de M. Lépine).

La pneumonie existe donc fort bien chez les malades qui n'ont pas été baignés. Rien n'autorise à penser qu'elle est rendue plus commune par la méthode des bains froids, car, s'il en était ainsi, comment expliquer que, sur plusieurs centaines de typhiques traités par l'eau froide, nous n'ayons jamais vu la pneumonie lobaire

(1) Société médicale des hôpitaux de Paris, 1876-1877.
(2) Id. 1876-1877.

paraître dans le cours du traitement? Enfin, si l'on s'en tient à l'observation des faits, on ne peut pas davantage affirmer que, la pneumonie survenant pendant le traitement, la continuation des bains en aggravera nécessairement le pronostic. Il ne faut pas oublier que certaines de ces pneumonies intercurrentes ont guéri, traitées par l'eau froide (obs. personnelle, obs. de M. Armaingaud), qui, traitées par l'expectation ou par les médicaments, très certainement se seraient terminées par la mort.— Du reste, les résultats de la statistique plaident ici la cause de la médication réfrigérante. D'après Brand, sur 5376 fièvres typhoïdes traitées par les bains froids, la pneumonie figure, comme cause de la mort, dans la proportion de 1,5 p. 100. Sur 1420 cas de fièvre typhoïde traités par les moyens ordinaires et réunis par Betke, la pneumonie a été cause de la mort, dans une proportion de 6, 6 p. 100. La méthode des bains froids, conclut Brand, produirait donc un abaissement de 5,1 p. 100 dans le chiffre de la mortalité par pneumonie.

En définitive, nous ne considérons pas la pneumonie lobaire, survenant dans le cours de la fièvre typhoïde, comme une contre-indication absolue de la méthode des bains froids. Peut-on, la pneumonie existant déjà, instituer le traitement par les bains ? Faut-il, la pneumonie venant à paraître, suspendre le traitement ? Pour résoudre ces deux questions, il faut prendre en considération la durée plus ou moins longue de la fièvre, le degré de l'hyperthermie et surtout l'état du cœur. — Si la fièvre ne date pas de plus de quinze à vingt jours, et que la température soit très élevée ; si surtout elle est accompagnée de troubles nerveux graves, et qu'il n'y ait pas de signes d'un affaiblissement très prononcé du cœur, nous pensons qu'il y a lieu de continuer ou même d'instituer le traitement par les bains, comme nous l'avons fait avec succès chez notre malade. — Si le début de la fièvre remonte à plus de trois septénaires, ou bien si le cœur est très affaibli, mais si cependant l'intensité de la fièvre et les mêmes troubles cérébraux graves indiquent la nécessité d'une action antithermique sérieuse, à la méthode des bains froids, nous préférons la méthode de Ziemssen (bains tièdes progressivement refroidis.) — En face d'une pneumonie lobaire intercurrente grave, ataxique et hyperthermique, il ne faut renoncer aux avantages de la médication réfrigérante, que dans ces conditions: fièvre arrivée déjà à une période très éloignée du début, adynamie extrême, affaiblissement considérable du cœur. — Telle est la règle générale qui nous paraît la plus sûre. — Cependant il peut arriver que certains symptômes ne permettent pas l'application rigoureuse de la méthode, tel est par exemple le point de côté. Une jeune fille, que nous avons traitée dans la clientèle de la ville, était baignée depuis le cinquième jour d'une fièvre très-intense. Dans le cours du troisième septénaire survint une pneumonie lobaire. Le point de côté était très violent et tellement exaspéré par le moindre mouvement que, malgré la bonne volonté de la malade, il fut impossible de continuer les immersions froides. Du reste, la malade a guéri. Peut-être des injections sous-cutanées de morphine, en calmant la douleur, eussent-elles permis de continuer la réfrigération systématique.

3° Pour ce qui est de la pneumonie de la convalescence, la situation est fort différente et, bien que sur ce point les observations personnelles nous fassent défaut, nous pensons que la méthode des bains froids n'y est généralement pas indiquée. Au moment de la convalescence, la dothiénentérie n'est plus en cause, et le médecin se trouve en face d'une pneumonie seulement, mais rendue plus grave par l'existence antérieure d'une fièvre typhoïde. Ce n'est guère que dans les cas, où la pneumonie de la convalescence s'accompagne de hautes températures et de symtômes ataxiques précoces, qu'il pourrait être utile d'avoir recours aux bains tièdes, ou même aux bains tièdes progressivement refroidis. Mais cette pneumonie de la convalescence n'a généralement pas de telles allures, elle présente plutôt de bonne heure une tendance à l'adynamie.

Broncho-pneumonie. Hypostase. — Dans le cours de la dothiénentérie, la broncho-pneumonie est bien plus commune que la pneumonie lobaire. Cette complication ne survient généralement qu'à une période avancée, dans le second ou le troisième septénaire, quelquefois même beaucoup plus tard. La cause première en est assurément la bronchite typhique, à laquelle viennent ensuite ajouter leur influence nocive l'affaiblissement des mouvements respiratoires, le decubitus dorsal prolongé, l'adynamie croissante et surtout l'affaiblissement du cœur.

Or la méthode des bains froids, appliquée dès les premiers jours de la fièvre, exerce une action des plus favorables sur ces accidents de la fièvre typhoïde, dont le rôle pathogénique est incontestable. L'impression brusque du froid sur tout le tégument stimule les centres respiratoires et souvent provoque la toux; de là, une activité plus grande de la circulation pulmonaire et l'expulsion plus facile des mucosités bronchiques. En abaissant la chaleur fébrile, en maintenant le fébricitant dans un état d'apyrexie relative, l'eau froide prévient l'affaiblissement du cœur et son influence fâcheuse sur la circulation du poumon. La réfrigération précoce agit donc surtout à titre de médication prophylactique. Traitez la fièvre dès le début par les bains froids et, grâce à l'heureuse action des bains sur le catarrhe bronchique et sur l'excès de la chaleur fébrile, vous aurez les plus grandes chances de voir le typhique échapper, dans une période plus avancée, à la broncho-pneumonie et à l'hypostase. Mise en œuvre après la période du début, l'eau froide est moins efficace, et d'autant moins que la fièvre dure depuis plus longtemps.

Brand a cherché la confirmation de ces propositions dans des statistiques qui portent sur des chiffres considérables.

Une première statistique met en lumière ce fait de la rareté d'autant plus grande des complications pulmonaires mortelles, que l'eau froide est employée à une époque plus voisine du début de la fièvre. Ces chiffres sont empruntés à divers observateurs. La pneumonie lobaire n'a peut-être pas été toujours distinguée de la broncho-pneumonie ; mais cette confusion n'altère en rien les résultats, car, dans le cours de la dothiénentérie, la pneumonie lobulaire est bien plus fréquente que la pneumonie lobaire. La première colonne contient le nom des auteurs ; la seconde, le nombre des cas qu'ils ont traités par les bains froids ; la troisième, les cas de complications pulmonaires terminés par la mort. Chaque cas est indiqué par le jour auquel le traitement fut commencé.

	Nomb. de cas traités	Début du traitement par les bains
Cayla	63	8, 5.
Jurgensen	160	8, 21.
Ziemssen	52	7, 20, 8.
Schmid	56	14.
Liebermeister et Hagenbach	339	10, 10, 5, 9, 15, 9, 15, 6, 14, 4.
Scholz	125	14.
Riegel	156	15. — Une fois, stade avancé.
Stohr	120	Une fois, assez près du début.
Von Bock	98	7.
Bauer	187	8, 8, 4.
Pfeifer	58	7.
Stecher	146	Six pneumonies ap. la prem. sem.
Bohm et Michel	131	12, 6.
Hôpital militaire n° 5	139	8, 6, 4.
Hôpital militaire n° 10	48	10.

Dans les commentaires dont il accompagne cette statistique, Brand fait remarquer que deux au moins des trois malades traités dès le quatrième jour, l'ont été d'une façon insuffisante. Le malade de Liebermeister et Hagenbach n'a eu qu'une moyenne de 1, 3 bain par jour, et c'est assurément trop peu pour combattre la fièvre. Quant au malade de Bauër, l'auteur lui-même fait observer que le nombre des bains fut également insuffisant.

Dans la plupart de ces 39 cas que contient le tableau de Brand, le traitement par les bains fut commencé après la période de début, le plus souvent dans le second septénaire et au-delà.

Une autre statistique, empruntée à Hoffmann et Liebermeister, établit, au point de vue des complications pulmonaires graves, une intéressante comparaison entre la méthode des bains froids et les autres méthodes de traitement.

	Traitements ordinaires.	Bains froids.
Nombre des affections graves du poumon......	20 °/o	7.1 °/o
Mortalité par affections graves du poumon.....	7.7 —	2.1 —
Parmi les malades atteints de ces affections graves du poumon il en meurt..............	50 —	35.7 —
Les affections graves du poumon entrent dans la mortalité générale pour....................	52.6 —	26.3 —

Ces chiffres prouvent bien que ces complications thoraciques graves sont moins fréquentes, moins graves et moins souvent mortelles chez les typhiques traités par les bains froids, que chez les typhiques traités par les moyens ordinaires. — De ces données statistiques, nous pouvons inférer déjà que les bains froids peuvent souvent agir très favorablement sur ces complications et que, par conséquent, l'apparition d'une broncho-pneumonie n'impose pas l'obligation d'écarter tout de suite la méthode de Brand, ni d'en cesser l'application.

Brand est souvent revenu sur cette question des complications thoraciques. Sa conclusion est que, en cas de complications de ce genre survenant avant ou pendant le traitement par les bains, il ne faut pas renoncer à l'eau froide. Ce n'est pas, dit-il, dans le refroidissement que réside la vraie cause de ces pneumonies tardives, qui se développent le plus souvent après le quinzième jour, mais bien plutôt dans l'excès de la chaleur fébrile, l'altération du sang et l'affaiblissement du cœur. L'expérience prouve que le bain froid exerce une influence plutôt favorable que défavorable sur la marche de ces pneumonies. Enfin, cette complication est fort grave et il n'y a pas de traitement plus efficace à lui opposer que le bain froid. Si la fièvre typhoïde n'est point terminée, aucune médication ne peut remplacer la médication réfrigérante, puisqu'il est encore nécessaire de lutter contre la fièvre. Sans doute, ajoute Brand, le résultat est incertain, mais on obtient parfois des succès remarquables, et qu'on demanderait vainement à tout autre traitement. — D'ailleurs si, en face de ces complications pulmonaires tardives, vous suspendez le bain froid, vous perdez, et d'autant plus sûrement que la fièvre est moins avancée, le bénéfice du traitement antérieur; les symptômes typhiques, jusque-là contenus par la réfrigération, reparaissent et la maladie s'aggrave, non pas seulement du fait de la complication thoracique intercurrente, mais encore et surtout en raison du retour des hautes températures et de l'état typhoïde. — D'après Jurgensen, les deux grandes indications à remplir dans le traitement des pneumonie sont d'abaisser la température et de soutenir l'énergie du cœur. L'excès de la chaleur fébrile est, dans les maladies aiguës, la cause la plus efficace de l'affaiblissement du cœur. Or, ajoute Brand, le bain froid reste encore le meilleur moyen de lutter contre l'élévation de la température et par conséquent de prévenir la paralysie du cœur.

En France, la question des complications pulmonaires est encore très controversée. — M. Libermann (1) disait, en 1877, devant la Société médicale des hôpitaux de Paris : « Il est un dernier élément qu'il faut combattre, la bronchite typhoïde et ses conséquences immédiates, les pneumonies lobulaires et lobaires. M. Jaccoud recommande l'application fréquente de ventouses sèches pour empêcher cette complication ou l'entraver, une fois produite. L'eau froide est un moyen beaucoup plus rationnel et plus énergique. » — M. Féréol (2), sans exonérer complètement le bain froid des complications thoraciques graves, qui peuvent se développer dans le cours du traitement, reconnaît cependant que la méthode des bains froids peut donner de bons résultats dans les fièvres typhoïdes compliquées de broncho-pneumonie: « J'ai déjà, dit-il, insisté sur la gravité de la complication broncho-pneumonie, et, comme pour l'hémoptysie, je crois que le bain froid y prédispose dans une certaine mesure. Mais j'avoue pourtant que, dans les cas où je l'ai vue survenir, la maladie était assez grave pour suffire à la faire naître. D'un autre côté, il est certain que plusieurs formes thoraciques d'un pronostic fâcheux ont été traitées avec succès par les bains froids... J'en trouve quatre qui ont guéri sans accident. Il est malheureusement impossible de prévoir comment les malades supporteront les bains, ni quelle sera l'issue du traitement. Mais, comme le disait M. Raynaud à la dernière séance, c'est une bataille à livrer; on peut la perdre ou la gagner. Et je crois être d'accord avec lui en ajoutant que, dans certains cas où elle semblait

(1) Société médicale des hôpitaux de Paris 1874, 1876, 1877.
(2) Id. 1876-1877.

perdue d'avance, les bains froids ont donné une victoire complète et quelquefois rapide. » — Béhier (1) ne considérait pas la congestion pulmonaire hypostatique comme une contre-indication de la méthode des bains froids. La première des deux malades, dont il rapporte l'histoire, fut mise au bain le quatorzième jour d'une fièvre adynamique fort grave; elle présentait alors des signes d'hypostase à la base des deux poumons : submatité, très nombreux râles sous-crépitants fins. Deux jours après, les symptômes nerveux ont disparu et l'hypostase est presque entièrement dissipée. Et Béhier ajoutait : « Pour Wunderlich, une bronchite et une pneumonie intense sont une indication pressante et formelle de l'intervention hydrothérapique. Chez notre malade, nous avons vu qu'il existait une véritable pneumonie hypostatique, qui disparut très rapidement, dès les premières immersions. Sans doute l'action du froid réveille l'activité réflexe des vaisseaux pulmonaires, comme elle ranime les fonctions cutanées, et dissipe ainsi les congestions passives. »

M. Mayet (2), nous l'avons vu, est d'avis que le bain froid doit être suspendu, toutes les fois que la bronchite s'aggrave notablement, et surtout s'il se produit de l'engouement pulmonaire et de la pneumonie. Sur 55 malades traités par les bains froids, M. Mayet a eu 10 cas de complications pulmonaires graves et, de ces 10 malades, 4 sont morts. — On a souvent cité la statistique de M. Mayet, et, dans bien des discussions, elle a servi d'argument contre la méthode des bains froids. On n'a pas tenu compte des réflexions, pourtant fort importantes, dont M. Mayet lui-même fait suivre l'histoire de ses malades. Ces observations de M. Mayet ont toutes

(1) *Bulletin de thérapeutique médicale et chirurgicale*, 1874. Janvier.

(2) *Gaz. heb. de médecine et de chirurgie*, 1874.

été recueillies pendant la grande épidémie de 1874, dans un service spécialement consacré au traitement des typhiques par la méthode de Brand, service où l'on n'admettait que des cas graves et souvent arrivés à une période déjà fort avancée de la fièvre. « Nous avons fait, dit M. Mayet, un véritable choix de cas graves et dont la mortalité eût été certainement, si nous en jugeons par analogie avec les statistiques ordinaires, au moins de 25 p. 100 et probablement plus. » — L'un des 4 cas mortels (obs. XLI), devrait être éliminé, car il ne s'agit pas d'hypostase ni de broncho-pneumonie typhique, mais bien d'une broncho-pneumonie tuberculeuse, comme le prouve l'examen cadavérique : « Plaques de Peyer presque complétement cicatrisées, larges ulcérations sur le gros intestin. Les poumons étaient remplis de foyers de pneumonie caséeuse, de différents volumes, à différents degrés d'évolution, de cavernes et de granulations grisâtres non encore caséifiées, plus volumineuses que les granulations grises demi-transparentes ordinaires. Dans les intestins, se trouvaient de loin en loin des amas de granulations blanchâtres, évidemment tuberculeuses. » Ce malade est mort de broncho-pneumonie tuberculeuse et non pas de broncho-pneumonie typhique, et personne n'admettra aujourd'hui qu'une maladie infectieuse, comme l'est la broncho-pneumonie tuberculeuse, soit causée par le bain froid. — Si nous retranchons cette observation XLI du nombre des morts, les résultats sont ainsi modifiés : 55 typhiques traités par les bains froids ; 9 complications thoraciques graves, parmi lesquelles 3 morts. La fréquence des complications thoraciques graves est de 18 p. 100 ; la mortalité par complications thoraciques sur le nombre total des malades traités, est de 5,3 p. 100 ; et la mortalité sur le nombre des malades atteints de ces complications, seulement de 33 p. 100. Or, si l'on compare ces chiffres à ceux qui, dans la statistique déjà citée de Liebermeister et Hoffmann, expriment des rapports semblables, on voit que, malgré une sélection de malades très défavorable à la méthode des bains froids, les résultats de M. Mayet sont encore supérieurs à ceux que, dans les mêmes conditions, donnent les traitements ordinaires.

Nous pourrions, à propos de nos observations, faire les mêmes réserves. Bon nombre de ces observations datent également de la grande épidémie de 1874, époque à laquelle, à Lyon, on ne traitait guère par l'eau froide que les formes graves de la fièvre typhoïde. — Cependant les complications pulmonaires de quelque gravité ont été, parmi nos malades, relativement rares. Sur 233 cas traités par la méthode des bains froids, nous n'avons que 12 cas ayant présenté des complications de ce genre. Encore faut-il remarquer que, chez 4 malades, la complication thoracique existait déjà au moment où fut commencé le traitement. La proportion des complications pulmonaires graves, relativement au nombre des cas traités, est donc seulement de 5,36 p. 100, proportion très inférieure à celle de 20 p. 100, indiquant la fréquence de ces mêmes complications, dans les cas traités par les médicaments.

De ces 12 malades, 8 ont succombé. — Chez l'un (nº 5, chap. II), la broncho-pneumonie, constatée pendant la vie, était guérie au moment de la mort ; les poumons ne présentaient plus, à l'autopsie, de lésions broncho-pneumoniques évidentes. La mort fut causée surtout par la consomption fébrile et les dégénérescences viscérales. Le foie et les reins étaient graisseux. Ce typhique n'avait été baigné qu'au 22e jour de la fièvre, trop tard évidemment pour que, dans un cas grave, l'eau froide put prévenir, suivant le mot de Brand, la dégénération du processus typhique. — Restent 7 cas, dans lesquels la broncho-pneumonie a paru jouer le rôle principal dans la terminaison fatale. Or, voici les dates auxquelles le traitement fut commencé chez ces 7 malades : 7e, 7e, 8e, 11e, 22e, 25e, 21e jour. La malade baignée le 8e jour était une jeune fille qui nous fut amenée dans le coma le plus profond, avec un pouls à 164 et une température de 41,4 (no 15, chap. II). La broncho-pneumonie parut au quatrième jour du traitement et la mort survint deux jours après. Dans la plupart de ces cas mortels, nous retrouvons cette influence fâcheuse du retard dans l'application du traitement. — En effet, les 4 malades qui ont guéri, malgré la broncho-pneumonie, ont été baignés de bonne heure, le 3e, 4e, 8e et 9e jour. Chez le malade baigné le 8e jour, les bains furent suspendus au deuxième jour de la broncho-pneumonie, car la fièvre était aussi compliquée d'une péricardite; mais chez les trois autres, le traitement fut néanmoins continué et parut avoir une influence heureuse sur l'issue de la complication thoracique.

Quoiqu'il en soit, la mortalité par broncho-pneumonie et hypostase, relativement au nombre total de nos malades, n'est que de 3,43 p. 100, tandis que cette mortalité s'élève à 7,7 p. 100 chez les malades traités par les médicaments.

Voici l'observation fort instructive d'une de nos fièvres, compliquée de broncho-pneumonie et traitée dès le quatrième jour par la méthode des bains froids. La réfrigération systématique a, chez ce malade atteint d'une forme intense, exercé l'influence la plus favorable, non seulement sur la marche de la fièvre, mais aussi sur la complication thoracique.

Observation II. — Joseph C..., âgé de 39 ans, est entré à l'hôpital de la Croix-Rousse, le 25 octobre 1885. — Cet homme jouit habituellement d'une bonne santé. Il fut atteint, en 1858, d'une fièvre qu'il qualifie fièvre muqueuse. Il n'a point eu d'autre maladie antérieure.

La maladie actuelle date de cinq jours. Le 21 octobre, dans la soirée, cet homme fut pris de malaise et de céphalalgie. Il dormit mal pendant la nuit. Le 22, il eut des frissons répétés, de l'accablement des forces et de l'anorexie. Le 23, un purgatif, pris dans la matinée, provoque une diarrhée modérée, qui depuis a persisté. Le 24, le malade a deux vomissements bilieux, et il délire pendant la nuit.

Le 25 octobre, il est amené à l'hôpital, dans la soirée. Au moment de son admission, l'état de ce malade est déjà fort inquiétant. Il a de l'agitation et une céphalalgie très vive. La langue très saburrale est un peu sèche, rouge à la pointe et sur les bords. L'anorexie est absolue et la soif, très vive. Depuis le matin, il y a eu trois selles diarrhéiques assez abondantes. Le ventre déjà météorisé présente du gargouillement dans les deux fosses iliaques. On ne découvre encore aucune tache rosée. — Le pouls est à 100, régulier, assez fort, légèrement dicrote. Les bruits du cœur sont normaux. La température, prise dans le rectum, s'élève à 40,4.

L'urine est très colorée ; elle présente, traitée par l'acide nitrique, un léger disque albumineux.

Le malade tousse et les quintes de toux sont même assez fréquentes; mais il respire facilement et n'a point d'expectoration. La sonorité thoracique est très diminuée à la base du poumon droit, et jusque dans la fosse sous-épineuse. Dans toute cette région, le bruit respiratoire est très rude et mélangé de râles sous crépitants très fins et très nombreux. Dans le poumon gauche, on entend seulement de gros râles, humides et sonores.

Dès le premier jour de l'admission, bien que le diagnostic de fièvre typhoïde ne soit pas encore rigoureusement établi et malgré l'existence bien constatée d'une complication thoracique grave, le malade est soumis à la méthode des bains froids, suivant la formule générale de Brand: bains de quinze minutes, à 20°, toutes les trois heures. De huit heures à minuit, il prend deux bains:

Avant le bain	40,4	après le bain	40,2
—	39,7	—	39,4

Des compresses froides sont appliquées sur le ventre dans l'intervalle des bains. On donne du lait, des potages et du vin, quelques minutes après chaque bain.

26 *octobre*.— La nuit a été très mauvaise. Le malade a violemment

déliré ; il a quitté sont lit et a couru dans la salle. Dans la matinée, le délire a cessé.

Les signes sthéthoscopiques ne sont pas modifiés. L'expectoration fait défaut, bien que la toux soit intense et fréquente.

Le météorisme abdominal est plus prononcé ; cependant il n'y a pas eu de selles pendant la nuit. On ne découvre aucune tache rosée lenticulaire.

Le pouls est à 104. La fièvre, toujours intense, résiste à la réfrigération. Le malade prend huit bains pendant la journée, de minuit à minuit. Les abaissements thermiques sont peu prononcés.

MATIN				SOIR			
Avant le bain	39,5	Après.....	39,3	Avant.....	39,8	Après.....	39,4
—	39,4	—	39,1	—	39,6	—	39,2
—	39,5	—	39,3	—	39,8	—	39,8
—	39,2	—	38,9	—	39,7	—	39,7

On continue l'application de la formule générale de Brand. Il est recommandé de ne pas négliger l'alimentation après les bains. On porte à un litre environ la quantité de vin vieux que doit prendre le malade en vingt-quatre heures.

27 octobre. — La nuit n'a pas été meilleure ; le malade a déliré comme la nuit précédente. Ce matin, il est beaucoup plus calme et répond aux questions.

Les signes stéthoscopiques n'occupent pas une plus grande étendue du poumon droit qu'au moment de l'admission ; ce matin, la respiration rude est remplacée par une respiration bronchique ; les râles sont toujours nombreux et fins. Du côté gauche, les râles ont plutôt diminué et le murmure respiratoire est normal dans toute la hauteur du poumon. La dyspnée est très modérée ; le malade n'a que 36 à 40 respirations à la minute. La toux est toujours fréquente. On a pu recueillir quelques crachats ; ils sont visqueux, adhérents au vase et fortement teintés en rouge ; quelques crachats ne contiennent que du sang pur.

Les troubles abdominaux sont peu modifiés ; la diarrhée est modérée, mais le météorisme est plus prononcé que la veille. Les taches rosées sont toujours absentes. D'ailleurs nous sommes seulement au septième jour de la fièvre.

Le pouls est à 104, assez fort et peu dicrote. La fièvre est un peu plus intense que dans la journée d'hier, ce qui est dû sans doute à ce que le traitement est intervenu un peu avant la fin de la période des oscillations ascendantes. Le malade prend huit bains dans la journée, et chaque bain ne produit qu'un faible abaissement thermique.

Avant.....	40	Après.....	40	Avant.....	40,4	Après.....	40,5
—	39,7	—	39,8	—	40,2	—	39,8
—	39,8	—	39,5	—	40,1	—	39,8
—	40	—	39,8	—	40	—	39,2

On continue le même traitement.

28 octobre. — La nuit a été beaucoup plus calme ; le malade n'a déliré que pendant deux ou trois heures, à partir de minuit. Ce matin, il répond très nettement aux questions. Il se déclare très soulagé et n'a plus de céphalalgie.

La diarrhée a cessé ; il n'y a eu aucune évacuation depuis hier soir. La bouche est humide ; toute trace de sécheresse a disparu ; la langue commence à se dépouiller de son enduit saburral. On ne découvre aucune tache rosée. Le ventre est encore très météorisé.

Les signes stéthoscopiques restent stationnaires : à droite, respiration soufflante et râles sous-crépitants très fins dans la moitié inférieure du poumon ; à gauche, quelques râles sonores et quelques râles sous-crépitants, surtout à la base. L'expectoration plus abondante est toujours visqueuse et très sanguinolente. Le malade a beaucoup toussé pendant la nuit.

La quantité d'urine s'élève à 700 c. c. ; mais ce chiffre ne représente pas la quantité totale. L'agitation de la nuit ne permet pas de recueillir toute l'urine.

Le pouls est à 112, le dicrotisme est un peu plus accusé. La fièvre résiste toujours à la réfrigération : huit bains dans la journée.

Avant.....	39.7	Après.....	38.9	Avant.....	40,2	Après.. ..	39,7
—	39,5	—	38,9	—	40,4	—	39,9
—	40	—	39,9	—	39,9	—	39,4
—	40	—	39,8	—	39,7	—	39,5

La formule générale est évidemment insuffisante. Malgré la complication thoracique, le traitement est ainsi modifié : bains à 15° et de quinze minutes, ou mieux bains prolongés jusqu'à ce que le malade ait frissonné dans l'eau froide, pendant deux ou trois minutes ; application permanente, dans l'intervalle des bains, de vessies de glace recouvrant toute la paroi abdominale. On recommande de faire boire le malade fréquemment et de lui donner, en vingt-quatre heures, un litre de vin vieux

29 octobre. — Le malade a de nouveau déliré pendant la nuit ; à plusieurs reprises, il a quitté son lit. Ce matin, le calme s'est rétabli. Cependant la face présente une certaine animation : il est vrai que le malade ne se plaint pas de céphalalgie.

Il n'y a aucune modification appréciable du côté de la poitrine. Les crachats sont toujours sanguinolents. Mais la broncho-pneumonie du côté droit ne s'étend pas, et le poumon gauche reste toujours indemne. Le malade a beaucoup toussé et craché dans le bain, surtout pendant la nuit.

Depuis hier, il n'y a eu qu'une selle diarrhéique. Le météorisme paraît avoir diminué. Pas de taches rosées.

On a pu recueillir 2,700 c. c. d'urine. Elle est pâle, aqueuse et donne par l'acide nitrique un très léger disque albumineux. Ainsi, la polyurie est déjà très évidente, bien que nous soyons encore en pleine période de lutte contre la fièvre.

Le pouls est à 100, assez fort et toujours peu dicrote. La fièvre est encore intense ; elle a cependant un peu baissé, les maxima sont moins élevés et les abaissements thermiques, un peu plus prononcés. Huit bains dans la journée.

Avant.....	39,3	Après.....	39,1	Avant.....	39,9	Après.....	39,2
—	39,2	—	39	—	40,1	—	39,5
—	39,8	—	39,4	—	39,7	—	39,2
—	40,1	—	39,5	—	39,4	—	38,5

Le malade a très bien supporté les bains à 15°, ainsi que l'application permanente des vessies de glace. Continuation du même traitement. En outre, deux lavements froids.

30 octobre. — Le malade a déliré et s'est levé pendant la nuit. Il est vrai que ce délire a duré moins longtemps et a été moins intense que les nuits précédentes. Ce matin, le malade est tranquille. Le facies est bon.

La diarrhée est très modérée : une selle diarrhéique depuis hier, après un lavement froid. Le météorisme a diminué. Les taches rosées font encore défaut, bien que nous soyons au dixième jour de la fièvre.

L'urine n'a pu être recueillie.

Les signes stéthoscopiques sont enfin modifiés ; dans toute la moitié inférieure du poumon droit, la respiration a toujours le caractère bronchique, mais les râles fins, d'ailleurs moins nombreux, sont mêlés de gros râles sous-crépitants de retour. La toux est moins pénible et l'expectoration plus abondante est moins visqueuse et moins colorée.

Le pouls est à 100. La fièvre a baissé ; les maxima sont moins élevés. Huit bains dans la journée.

Avant.....	39,4	Après.....	38,8	Avant.....	39,5	Après.....	39
—	39,2	—	38,8	—	39,8	—	39,4
—	39,4	—	39,1	—	39,5	—	39
—	39,9	—	39,3	—	39,2	—	39

Le malade se plaint des bains à 15°. Comme la période de lutte contre la fièvre paraît terminée et que la défervescence est prochaine, on revient à la formule générale : bain de quinze minutes, à 20°, toutes les trois heures. Mais on continue l'application des vessies de glace. Mêmes boissons ; même alimentation, exclusivement composée d'aliments liquides, lait, bouillons, potages.

31 octobre. Encore un peu de délire pendant la nuit. Mais ce matin le malade est très calme. Le facies n'a plus du tout l'aspect typhique. Le malade se coucherait volontiers sur le côté, s'il n'était obligé, à cause des vessies de glace, de garder habituellement le decubitus dorsal.

La langue est à peu près dépouillée, large, humide et rosée. La soif a beaucoup diminué. Le malade ne demande rien de plus que ses potages, mais il les prend avec plaisir. Chaque lavement froid provoque une selle diarrhéïque peu abondante. Le météorisme diminue. On découvre quatre petites taches rosées sur la paroi abdominale.

L'urine est toujours pâle, abondante; pendant cette dernière période de vingt-quatre heures, la quantité s'élève à 3,000cc.

A la base du poumon droit, la respiration bronchique a disparu ; les râles sous-crépitants à grosses bulles y sont de plus en plus nombreux. La broncho-pneumonie est en voie de résolution. Le poumon gauche est toujours indemne et ne présente que quelques râles de bronchite. L'expectoration n'est plus sanguinolente. La respiration est un peu plus fréquente : 46 inspirations à la minute.

La suppression des bains à 15° et le retour à la formule générale ont eu pour conséquence une élévation des maxima ; quatre fois dans la journée, la température est montée à 40° et au-dessus. Il est vrai que, dans la matinée et sur les instances du malade, on a donné quelques bains à 24°. Huit bains dans la journée.

Avant.....	39,4	Après.....	38,5	Avant.....	40	Après.....	39,3
—	39,5	—	39	—	40	—	39,1
—	39,6	—	39	—	40,3	—	39,6
—	40	—	39,3	—	39,8	—	38,7

On prescrit d'abaisser à 18° la température de tous les bains. On supprime l'application des vessies de glace sur l'abdomen.

1er novembre. La nuit a été bonne. Le malade n'a pas déliré. Même état des voies digestives; météorisme modéré.

La résolution de la broncho-pneumonie se poursuit; nombreux râles sous crépitants à grosses bulles, à la base du poumon droit. La toux est de moins en moins fréquente. Quelques crachats ont encore été teintés en rouge.

Urines, 2,200cc.

Les abaissements thermiques obtenus par les bains sont de plus en plus prononcés. Huit bains dans la journée.

Avant.....	39,5	Après.....	38,4	Avant.....	39.7	Après.....	38,7
—	39,5	—	38,6	—	39,6	—	38,6
—	40	—	39	—	39,4	—	38
—	39.9	—	39,3	—	39,3	—	38

Continuation des bains à 18°. Nouvelle application des vessies de glace.

2 novembre. Un peu de délire pendant la nuit. Ce matin, le calme est complet et le facies excellent.

La diarrhée a reparu; trois selles diarrhéiques depuis hier. Mais le météorisme n'a pas augmenté, il continue plutôt à diminuer. La langue est nette.

Urines, 2,800cc. L'albumine a disparu.

A la base du poumon droit, bruit respiratoire un peu plus faible que du côté gauche et râles sous crépitants à grosses bulles. La toux est plus intense que les jours précédents. Le sang a reparu dans les crachats. La dyspnée est d'ailleurs modérée, 44 respirations à la minute.

Le pouls est à 100. La fièvre a de nouveau baissé; les maxima sont de moins en moins élevés; deux fois, la température n'a pas atteint 39° et le malade a sauté deux bains, dans la matinée. Six bains dans la journée.

Avant.....	38,7	Après.....		Avant.....	38,6	Après.....	
—	39,2	—	38,4	—	39,4	—	38
—	39,2	—	38,4	—	39,4	—	38,5
—	39	—	38,1	—	39,2	—	37,7

Désormais, la température de tous les bains est portée à 20°; la durée du bain ne dépassera pas quinze minutes. Dans la matinée on peut même donner des bains de huit à dix minutes.

3 novembre. La nuit a été très bonne. Plus de délire. Le malade a sommeillé dans l'intervalle des bains.

Le météorisme a presque complètement disparu. Deux selles diarrhéiques, l'une et l'autre provoquées par un lavement froid.

Urine, 3,000cc. très pâle, ne contenant plus d'albumine.

Mêmes signes stéthoscopiques. Respiration encore un peu fréquente, 46 inspirations à la minute. L'expectoration est beaucoup moins sanguinolente.

La défervescence s'accentue de plus en plus; les maxima sont souvent au-dessous de 39°. Le malade a sauté trois bains dans la matinée. Cinq bains dans la journée.

Avant.....	38,7	Après.....		Avant.....	39,4	Après.....	38,7
—	38,6			—	39,2	—	38,5
—	38,8			—	39	—	38,4
—	39,9	—	38,3	—	38,6	—	37,9

Prescription : bain à 20° et de dix à quinze minutes, toutes les fois que la température atteindra ou dépassera 38, 5. Application des vessies de glace sur le ventre seulement pendant quelques heures. Dans l'après-midi, outre les potages, le malade pourra prendre trois œufs frais peu cuits.

4 novembre. L'état général est aussi satisfaisant que possible. Toute agitation a complètement disparu, même pendant la nuit. Sommeil tranquille dans l'intervalle des bains.

La diarrhée a reparu; cinq selles diarrhéiques, peu abondantes, dont deux après le lavement froid. L'appétit se réveille. Le malade réclame des aliments plus substantiels; les œufs ne lui ont pas suffi.

Urine très pâle 3000cc. La densité est seulement de 1004. Aucune trace d'albumine.

La toux et l'expectoration ont diminué; les crachats sont mucopurulents et teintés en rouge-brun. Le bruit respiratoire s'entend mieux à la base du poumon droit.

Les maxima continuent à s'abaisser; cependant le malade n'a sauté qu'un seul bain, celui de minuit. Sept bains dans la journée.

Avant.....	38.3	Après.....		Avant.....	38,7	Après.....	38,1
—	38,5	—	37,6	—	38.8	—	37,8
—	38,5	—	37,5	—	38,7	—	37,8
—	38,6	—	37,5	—	38,7	—	37,3

Même prescription. On augmentera la quantité des potages. Quatre œufs frais.

5 novembre. Sommeil paisible dans l'intervalle des bains de la nuit. Facies calme, reposé.

Deux selles diarrhéiques, après le lavement froid. L'appétit augmente de plus en plus; à chaque visite, le malade réclame des aliments. Le ventre est souple, non douloureux, nullement météorisé.

Urines très abondantes; le malade a uriné **7200**cc. en vingtquatre heures. La densité de cette urine n'est que de 1004.

Respiration calme : 30 inspirations à la minute. A gauche, quelques râles sonores et quelques râles muqueux à la base du poumon; à droite, le murmure respiratoire est toujours affaibli, mais les râles sous-crépitants y sont de moins en moins nombreux.

Le pouls est à 96.

Les maxima oscillent de 38, 5 à 39°. Le malade n'a sauté qu'un seul bain, à minuit.

Avant.....	38,4	Après.....		Avant.....	38,6	Après.....	37,9
—	39	—	37,1	—	38,9	—	38,2
—	38,5	—	37,3	—	39,1	—	37,5
—	38,7	—	37,6	—	38.7	—	37,4

Même prescription pour les bains et pour l'alimentation. Suppression complète des vessies de glace sur le ventre.

6 novembre.— L'état général continue à s'améliorer. Le malade se couche souvent sur le côté, il continue à dormir dans l'intervalle des bain de la nuit.

Même état des voies respiratoires.

Trois selles depuis hier, moins liquides que les jours précédents. Appétit prononcé.

Urine, 4200 c. c. Densité, 1004.

Le pouls est à 112. Le malade saute un seul bain, à 3 heures du soir. Sept bains dans la journée.

Avant.....	38,7	Après.....	37	Avant.....	39,1	Après.....	38,4
—	38,8	—	37,8	—	38,4	—	
—	38,8	—	37,8	—	39,7	—	38.2
—	39	—	38,4	—	39,3	—	38.1

Même traitement.

7 novembre.— Même état très satisfaisant. — Appétit très développé. Il n'y a plus aucun autre trouble digestif qu'un peu de diarrhée; mais les selles diarrhéiques sont toujours provoquées par le lavement froid. — On ne constate plus que quelques râles sous-crépitants à la base des deux poumons. L'expectoration diminue.

Urines, 3400 c.c. Densité, 1004.

Depuis hier, la température a subi une légère élévation, bien manifeste sur la courbe à deux notations quotidiennes. — Sept bains dans la journée.

Avant.....	39	Après.....	37,4	Avant	39	Après.....	38,1
—	39,2	—	38	—	39,5	—	38,3
—	39,1	—	38,6	—	39	—	38
—	39,4	—	38,1	—	38,8	—	37,9

Même prescription pour les bains et l'alimentation. On reviendra aux applications de vessies de glace sur le ventre.

8 novembre. — Malgré ce temps d'arrêt de la défervescence, l'état général reste excellent.

Même état des voies respiratoires et des voies digestives. Il n'y a d'évacuations qu'après les lavements froids.

Urines, 5000 c.c. Densité, 1003.

Depuis deux jours, le pouls est un peu plus fréquent; hier il était à 116; aujourd'hui il est à 120. Six bains dans la journée.

Avant.....	38,4	Après.....		Avant.....	38,9	Après.....	38,2
—	39	—	38	—	38,8	—	37,8
—	39,2	—	38	—	38,5	—	37,3
—	38,7	—	38	—	38,1	—	

Même traitement.

9 novembre.— La défervescence reprend sa marche un moment interrompue. Cette légère recrudescence de la fièvre a duré deux jours.

Ce matin, on constate, dans la fosse sous épineuse du côté gauche, un foyer de râles sous-crépitants fins. Telle est peut-être la cause de l'élévation de la température. Cette congestion pulmonaire est d'ailleurs très limitée. La toux n'a pas augmenté; les crachats restent peu abondants, muco-purulents; ils ne contiennent pas de sang.

Urines, 4700 c. c. Densité, 1005.

Il n'y a plus aucun trouble digestif. Le météorisme a complètement disparu.

Le malade a sauté trois bains. Les maxima sont peu élevés, et les abaissements thermiques de plus en plus prononcés.

Avant.....	38,6	Après.....	37,3	Avant.....	39,1	Après.....	38,3
—	38,2	—		—	38,7	—	37,8
—	38,3	—		—	38,3	—	
—	38,8	—	37,3	—	38,7	—	38,3

Depuis quelques jours, le malade supporte moins facilement les bains à 20° ; le frisson débute plus tôt et se prolonge plus longtemps après le bain. — Désormais, tous les bains seront à 22° ou 24° et dureront seulement huit à dix minutes. Suppression définitive des applications froides sur la paroi abdominale.

10 novembre. — L'amélioration continue. Le malade réclame des aliments avec insistance. On ne lui donne cependant que des œufs et du potage, car la fièvre n'a pas complètement cessé.

Dans la fosse sous-épineuse gauche, les râles fins sont remplacés par des râles humides, sous-crépitants à grosses bulles. La résolution de ce petit point de broncho-pneumonie congestive a donc été très rapide.

Urines, 4200 c. c.

Nous touchons à la fin du cycle fébrile, la défervescence sera bientôt complète. Cinq bains dans la journée.

Avant.....	38,2	Après.....		Avant.....	38,7	Après.....	38,3
—	38,5	—	37,3	—	38,8	—	38,3
—	38,4	—		—	38,2	—	
—	39,3	—	38	—	38,7	—	38,2

Même prescription.

11 novembre. — La diarrhée a complètement cessé. Les lavements provoquent des selles moulées.

Le pouls est toujours un peu fréquent; 116 à 120 pulsations à la minute.

Urines, 5000 c. c.

La température a été normale une fois pendant la nuit. Quatre bains seulement dans la journée.

Avant.....	37,9	Après.....		Avant.....	38,6	Après.....	38,1
—	38,2	—		—	38,7	—	38,1
—	38,3	—		—	38,4	—	
—	39	—	38	—	39,1	—	37,9

Même prescription.

12 novembre. — Les râles humides de la fosse sous-épineuse gauche ont à peu près complètement disparu. La température a été plusieurs fois normale.

Urines, 2500 c. c.

Deux bains seulement dans la journée.

Avant.....	38	Après.....		Avant.....	39	Après.....	38,1
—	38,5	—	37,7	—	37,9	—	
—	38	—		—	37,8	—	
—	38,1	—		—	38,5	—	

A dater de ce jour, on cesse définitivement les bains froids. Le malade ne prendra plus qu'un seul bain tiède dans la soirée, de six à neuf heures, si la température atteint 38°. On lui donne un peu de poulet sans pain.

13 novembre. Le malade a dormi paisiblement pendant toute la nuit. Les forces reviennent. L'amaigrissement est peu prononcé. L'agitation des premiers jours n'a pas permis de peser régulièrement le malade. L'appétit est toujours très prononce.

Urines, 1,800 c. c.

La cessation des bains n'a point été suivie d'une élévation bien sensible de la température. Voici les huit notations thermométriques de la journée : 38,5; 38,4; 37,6; 37,8; 38; 38,2; 38,1; 38,2.

On continue la même alimentation. Sur la demande du malade, la quantité de vin est diminuée.

14 novembre. Le pouls reste encore fréquent; on compte de 110 à 120 pulsations à la minute. L'état du malade est tout-à-fait satisfaisant; il peut être considéré comme guéri.

La température, normale dans la matinée, s'est à peine élevée au-dessus de 38° dans la soirée : 37,7; 37,1; 37,5; 38,2; 38,2; 37,8; 37,8; 38,3.

Urines, 3, 200 c. c.

15 novembre. Le malade s'est levé quelques instants dans la matinée. La température n'a dépassé que deux fois 38° dans la nuit et dans la soirée : 38,1 ; 37,8; 37,4; 38°; 38,1; 38,2; 37,7; 37°. Le malade a pris un dernier bain tiède à six heures. — Urines, 2,500 c. c. — Suppression de tout traitement.

16 novembre. La fièvre est nulle, matin et soir. La température est constamment au-dessus de 38° ; 37,1; 37,2 ; 37,2; 37,1; 37,3; 37,5; 37,2. — Urines, 3,000 c. c. — Intégrité complète des voies digestives. — On n'entend plus que quelques râles humides très disséminés, à la base des deux poumons. — Le cycle fébrile est accompli et la convalescence va commencer.

21 novembre. La convalescence, depuis le 16 novembre, suit un cours régulier. Le malade est complètement apyrétique. Il se lève plusieurs heures dans la journée. L'alimentation solide n'a provoqué ni recrudescence de la fièvre, ni troubles digestifs. La polyurie critique, bien qu'elle ait diminué, n'a pas encore complètement cessé; la quantité d'urine oscille de 2,000 à 3,000 c. c. en vingt-quatre heures.

Cette fièvre fut évidemment une fièvre intense. La période fébrile a duré 26 jours et le traitement a nécessité 122 bains. La convalescence est assez avancée pour qu'il soit permis de penser que le malade pourra quitter l'hôpital du dixième au quinzième jour de l'apyrexie.

Au moment de l'admission, la broncho-pneumonie était déjà très manifeste. Malgré l'existence bien constatée de cette complication thoracique, nous avons appliqué la méthode des bains froids, sans aucune restriction. La fièvre résistant à la réfrigération, nous avons même abaissé la température et prolongé la durée des immersions; le malade, en pleine période d'état de la broncho-pneumonie, a pris dix-huit bains consécutifs, à 15 degrés. Cette réfrigération intense et systématique n'a provoqué aucune aggravation de la complication thoracique, et il n'est pas douteux qu'elle n'ait exercé la plus heureuse influence et sur la fièvre et sur les symptômes nerveux du début. Au dixième jour de la fièvre, sixième du traitement, commençait la résolution de la broncho-pneumonie. Cette résolution fut très prompte, si bien que la durée du cycle n'a pas dépassé 26 jours. Les crachats ont été, pendant plusieurs jours, sanguinolents et même composés de sang à peu près pur; on a vu que la réfrigération systématique n'a point aggravé cette très légère hémoptysie.

Le catarrhe bronchique du début, même intense et accompagné de congestion pulmonaire, n'est pas une contre-indication de la méthode des bains froids; c'est bien plutôt une indication formelle. Sur ce point, l'accord est à peu près unanime. Les discussions commencent quand il s'agit des hypostases et des broncho-pneumonies. Brand ne s'arrête pas devant ces complications ; il commence ou continue néanmoins l'application de sa méthode. En France, la plupart des médecins, même non systématiquement hostiles à l'eau froide, renoncent aux bains dans les fièvres ainsi compliquées.

Ni l'hypostase ni la broncho-pneumonie ne nous paraissent, *à priori*, constituer une contre-indication absolue.

Il y a lieu d'abord d'établir une distinction importante. La broncho-pneumonie tardive relève quelquefois, beaucoup plus de la septicémie ou de la pyohémie, que de la fièvre typhoïde elle-même. Ces broncho-pneumonies septicémiques ou pyohémiques apparaissent généralement à une période avancée et chez des typhiques qui ont, ou bien qui ont eu des abcès, des suppurations étendues et des eschares. Elles sont suppuratives et quelquefois gangréneuses ; souvent elles donnent naissance à des pleurésies purulentes. La couche thermométrique, si elle était abaissée, se relève et prend une allure irrégulière. On pourrait croire au début d'une rechute. Mais bientôt on voit paraître les grandes oscillations de la pyohémie, en même temps que la dyspnée et les signes stéthoscopiques annoncent le développement d'une complication thoracique. — Récemment, nous avons assisté à l'autopsie d'un typhique, mort d'une broncho-pneumonie de ce genre. Le malade avait été cependant traité par les bains dès le 7e jour. Il avait eu un abcès du sillon interfessier. La température était normale, lorsque, au 27e jour, elle s'éleva de nouveau et décrivit de grandes oscillations. La mort survint au 46e jour. Ce qui démontra bien la nature pyohémique de cette broncho-pneumonie c'est que, outre un foyer gangréneux et des abcès dans les poumons, on trouva également des abcès dans le foie. — Cette broncho-pneumonie peut être reconnue pendant la vie. A coup sûr, elle constitue une contre-indication de la méthode des bains froids, ou plutôt la médication réfrigérante est alors inutile et ne peut donner aucun résultat favorable. La fièvre pyohémique n'est pas une fièvre à eau froide.

Pour ce qui est des broncho-pneumonies qui relèvent réellement de la fièvre typhoïde, l'indication des bains froids y est d'autant moins contestable et plus précise, que la complication est plus précoce. Les broncho-pneumonies tardives, qui se développent par exemple du quinzième au trentième jour, laissent plus de place à l'incertitude. Il faut prendre en considération, comme pour la pneumonie lobaire, l'état des forces et l'état du cœur. — Si le typhique n'a pas dépassé le vingtième jour, qu'il n'y ait pas de signes d'un affaiblissement très marqué du cœur (obscurité du premier bruit, faiblesse et grande fréquence du pouls), que l'adynamie ne soit pas trop prononcée et que des suppurations ou des eschares du tégument ne rendent pas l'application de la méthode difficile ou impossible, malgré la complication pulmonaire, nous continuons ou même nous instituons le traitement par les bains froids. L'expérience prouve, en effet, que presque tous les malades atteints de cette broncho-pneumonie tardive, succombent s'ils sont traités par les médicaments, tandis que quelques-uns guérissent de ceux qui sont traités par les bains froids. — Dans les cas douteux et lorsque la maladie est encore plus avancée, si la fièvre très intense réclame un traitement antipyrétique réellement efficace, nous employons de préférence le bain tiède ou le bain à température décroissante de Ziemssen. Le résultat de ces premières immersions est-il satisfaisant, nous continuons les mêmes bains, ou bien nous arrivons graduellement aux immersions froides. Ces cas sont peu favorables; ils exigent de la patience et de la persévérance. Il ne faut pas cependant abandonner ces typhiques dont la situation paraît tout à fait désespérée. On obtient parfois de véritables résurrections.— Instruits par une expérience déjà longue, nous savons combien rapidement reparaissent les températures élevées, l'état typhique et les symptômes graves, toutes les fois que, dans les formes sévères de la maladie, les bains froids sont, en pleine période fébrile, définitivement suspendus ou même momentanément interrompus. Aussi, nous ne renonçons tout-à-fait aux bains que dans ces conditions, indiquées déjà à propos de la pneumonie lobaire: fièvre arrivée à une période très éloignée du début, adynamie profonde, très grand affaiblissement du cœur.

Epistaxis. — Ce n'est jamais une contre-indication. Les épistaxis, même abondantes, cèdent le plus souvent dès les premières immersions froides.

Hémoptysie.— C'est un accident fort rare dans la dothiénentérie. L'hémoptysie vraie, de quelque abondance, ne figure pas dans nos observations. Quelques-uns de nos malades ont eu cependant des crachats sanguinolents.

Dans la clientèle de la ville, nous avons rencontré un cas d'hémoptysie véritable. Il s'agissait d'une jeune fille de dix-sept ans. Elle avait eu, dès les premiers jours d'une fièvre grave, des épistaxis abondantes; à chaque quinte de toux, elle crachait du sang rouge, spumeux, aéré, qui certainement ne venait pas des fosses nasales. Le premier bain arrêta net les deux hémorrhagies. Déjà, au commencement de ce siècle, Giannini avait observé que l'immersion froide suspend les hémorrhagies qui surviennent au début des fièvres.

Pendant l'épidémie de fièvre typhoïde qui a régné à Paris, en 1876, les hémoptysies furent relativement fréquentes. Les malades traités par les médicaments ne furent pas à l'abri de cette complication. — Dans la plupart du cas où il rencontra l'hémorrhagie brocho-pulmonaire, M. Féréol (1) s 'spendit les bains froids. Deux fois cependant il continua les bains malgré l'hémoptysie, mais, dit-il, sans succès; la congestion pulmonaire parut s'aggraver et les malades ont succombé. M. Féréol résume ainsi son opinion : « Je ne nie point que le traitement ait eu une influence sur la production de l'hémoptysie; je l'admets au contraire, et, tièdes ou froids, les bains, dans ces deux cas, ont pu déterminer ou augmenter la congestion pulmonaire. Mais il est certain que ces malades étaient atteints de formes très graves, et il me paraît très probable que, sans les bains, ils eussent infailliblement succombé. En revanche, les deux malades qui ont été pris d'hémoptysie dans le cours du traitement par les bains froids ont guéri.... S'il y a quelque chose à conclure de faits aussi peu nombreux, c'est qu'il faut s'abstenir des bains froids, lorsque les malades ont des crachats sanguinolents, et ne pas porter immédiatement un pronostic fâcheux, lorsque l'hémoptysie se déclare au cours de la réfrigération. »

Brand n'examine point en particulier la question de l'hémoptysie. Il parle même fort peu des crachements de sang. C'est que, parmi les faits qu'il a réunis dans sa grande statistique, cet accident fut très rarement observé, 11 fois seulement sur 5,000 cas traités par l'eau froide et dans lesquels les complications sont indiquées. Et en effet, dans toutes les statistiques jusqu'à présent publiées, l'hémoptysie est tout-à-fait rare. Déjà en 1874, M. H. Mollière était frappé de cette rareté et, comparant à ce point de vue la méthode des bains froids aux méthodes ordinaires, il était fort étonné de voir que les

(1) Loc. cit.

hémorrhagies ne sont pas plus fréquentes avec l'une qu'avec les autres.

Si l'hémoptysie survient à une période déjà fort avancée de la fièvre, chez un malade qui présente de la cyanose et un grand affaiblissement du cœur, il est peut-être prudent, malgré une température élevée et des symptômes nerveux inquiétants, de renoncer à la méthode des bains froids. Mais cette situation est rare. Ce qu'on observe le plus souvent, c'est une hémoptysie peu abondante ou même seulement quelques crachats sanguinolents, dans les cas de congestion pulmonaire intense, venant de bonne heure compliquer la bronchite dothiénentérique. Or l'hémoptysie précoce et les crachats sanguinolents ne constituent pas une contre-indication. Sur ce point, nous ne partageons pas du tout l'opinion de M. Féréol. Dans ces conditions, nous avons vu que la réfrigération systématique exerce une influence favorable et prompte sur la bronchite et la congestion pulmonaire.

Pleurésie. — La pleurésie ne survient guère, à titre de complication sérieuse, qu'au déclin de la fièvre, ou pendant la convalescence (1). Aussi est-il tout à fait rare que le médecin ait à discuter l'opportunité de la méthode des bains froids dans un cas de fièvre typhoïde, compliquée dès le début d'une véritable pleurésie. En pareil cas, il serait sans doute prudent de s'abstenir, à moins que l'extrême intensité de la fièvre et la persistance des symptômes nerveux graves ne constituent un péril imminent. — Pour ce qui est de la fièvre typhoïde compliquée de pleurésie tardive, l'indication de la médication réfrigérante n'existe généralement pas à

(1) LASAIGNE. Thèse de Paris 1879. *Etude sur la pleurésie qui survient dans le cours ou pendant la convalescence de la fièvre typhoïde.*

une période aussi avancée de la maladie. Au moment où paraît l'inflammation de la plèvre, la dothiénentérie est terminée. Cette pleurésie secondaire est le plus souvent grave, et d'autant plus que l'âge du malade est plus avancé. Elle est souvent purulente. Il ne faut pas écarter l'opération de l'empyème ; elle peut réussir. Nous connaissons un cas de succès fort remarquable. Le malade fut opéré *in extremis* ou à peu près. Il guérit, et même assez rapidement. Il est vrai qu'il s'agissait d'un jeune sujet. — Les hypostases et les broncho-pneumonies s'accompagnent parfois d'un peu d'épanchement. Si la broncho-pneumonie n'est pas de celles qui doivent faire renoncer aux bains, cette pleurésie légère ne saurait, à elle seule, constituer une contre-indication. Un de nos malades, dont la fièvre était compliquée d'une hypostase d'ailleurs peu étendue, a présenté une pleurésie de ce genre. Le traitement par les bains fut néanmoins continué; on éleva seulement à 24° la température de quelques bains. Du reste, ce cas n'était pas grave; le malade ne prit que 16 bains, pendant dix jours de traitement.

On a beaucoup accusé le bain froid de provoquer la pleurésie. Si l'accusation était fondée, les faits observés à Lyon seraient, comme le fait remarquer M. Lasaigne, moins rares, étant donné le nombre considérable des fièvres typhoïdes qui y sont traitées par les bains froids. Or, dans le rapport de M. Rollet sur l'épidémie de 1874, parmi 1005 cas de fièvre typhoïde, dont beaucoup furent traités par l'eau froide, il y eut 4 pleurésies seulement, dont deux, purulentes, ont causé la mort. De son côté, M. H. Mollière, sur 234 fièvres typhoïdes, plus ou moins régulièrement traitées par les bains, relève un seul cas compliqué de pleurésie. — Sur 211 cas de fièvre typhoïde traités dès le début, dit Brand, je n'ai jamais observé de lésion pulmonaire ni de pleurésie, et, sur 124 cas traités à diverses périodes, j'ai noté 14 complications pulmonaires, jamais de pleurésie. — D'après Betke (1), la mortalité par pleurésie est beaucoup moindre chez les typhiques traités par les bains froids que chez les typhiques traités par les moyens ordinaires. Chez les premiers et sur 5075 cas, il y a seulement 11 morts par pleurésie, soit 0,2 p. 100; tandis que, chez les seconds et sur 1420 cas, il y a 20 morts, soit 1,4 p. 100.

Accès d'oppression. Toux violente. — Au moment où il entre dans le bain, le typhique éprouve presque toujours un peu d'anxiété respiratoire. Cette anxiété ne dure pas ; bientôt la respiration devient plus calme et plus régulière. Il est des cas cependant dans lesquels l'oppression peut être très vive, inquiétante même, et reparaît à chaque nouvelle immersion froide. Nous avons rencontré cinq fois, parmi nos malades, des accès d'oppression sérieux et qui nous ont obligés, soit à suspendre ou à cesser les bains, soit à modifier la durée, la fréquence et la température des immersions. — Il faut d'ailleurs remarquer que, chez certains malades, surtout chez les sujets pusillanimes, cette oppression est en quelque sorte volontaire. Les uns s'imaginent qu'ils ne pourront plus respirer dans l'eau froide ; les autres pensent, en exagérant une sensation pénible, inquiéter l'entourage et obtenir ainsi la cessation d'un traitement qui leur est désagréable. Il suffit de rassurer les premiers ; aux seconds, le médecin doit, surtout s'il s'agit d'un cas grave, imposer son autorité. — Si l'accès d'oppression est réel et s'accompagne de cyanose et de lipothymies, il peut devenir une contre-indication sérieuse du bain froid. Dans les cas où la défervescence est très prochaine, on peut sans grand inconvénient,

(1) Betke cité par M. Libermann. Société médicale des hôpitaux de Paris, 1877.

comme nous l'avons fait une fois, cesser définitivement les immersions froides. Il ne faut pas céder aussi vite devant l'accès d'oppression, si le cas est grave et le traitement à peine commencé. On réussit souvent à calmer cette dyspnée en faisant prendre au malade, avant chaque bain, une dose de vin ou d'alcool. Nous donnons volontiers, en pareil cas, une cuillerée d'une potion ainsi composée : extrait thébaïque 5 centig., élixir de Garus et eau āā 60 grammes. Chez d'autres malades, on réussit, en élevant un peu la température du bain (25° à 28°), ou bien encore en supprimant le choc de l'eau froide et en ayant recours au bain à température décroissante de Ziemssen. La persistance des troubles respiratoires oblige cependant à suspendre les bains. Si cette interruption est suivie, fait très habituel au début de la maladie, de la réapparition de l'état typhique et des symptômes graves, il ne faut pas hésiter à faire de nouvelles tentatives qui, comme chez deux de nos malades, sont plus d'une fois suivies de succès. — Dans un cas, un accès d'oppression, survenu durant l'immersion froide, persista, malgré tous les moyens employés pour le combattre et, six heures après, détermina la mort (n°4, chap. II). Mais il s'agissait d'une malade très tardivement baignée, au 31e jour, et qui d'ailleurs était atteinte d'une forme adynamique très grave.

L'immersion provoque la toux. C'est là un effet utile ; cette toux facilite l'expulsion des mucosités bronchiques. Dans des cas, d'ailleurs assez rares, les quintes de toux sont violentes et se reproduisent invariablement, soit pendant, soit après le bain. Au déclin de la fièvre, on peut sans grand inconvénient espacer les bains, les donner moins froids, ou même les cesser définitivement. Un de nos malades fut, en pleine période fébrile, pris de quintes de toux tellement violentes, qu'elles s'accompagnaient de cyanose et de lipothymies.

Nous avons dû cesser les bains et les remplacer par les grandes compresses abdominales et les lotions générales. Dans les cas graves il faut, comme en présence des accès d'oppression, après une période d'interruption plus ou moins longue, faire de nouvelles tentatives qui souvent aussi réussissent, car le plus souvent ces accidents n'apparaissent et ne se reproduisent que pendant les premiers jours du traitement.

Enrouement. Dyspnée laryngée. — Il est assez commun de voir se produire, dès les premiers jours de la fièvre, un enrouement plus ou moins prononcé et accompagné d'une sensation très pénible de sécheresse dans l'arrière-gorge. Ce petit accident est plus fréquent dans les formes intenses. Ce n'est point là un motif suffisant pour renoncer aux bains froids, ni même pour les suspendre. Il faut seulement surveiller le larynx ; des complications peuvent, en effet, s'y produire, plus sérieuses qu'une simple congestion causée par la fièvre. L'enrouement persiste parfois jusqu'à la fin de la maladie. Il peut aussi n'apparaître qu'à une période plus avancée. Comme la bronchite, il cède et disparaît en même temps que s'abaisse la température fébrile.

Les vraies dyspnées laryngées, causées par l'œdème du larynx ou par la laryngite dothiénentérique, commandent l'abstention ou la cessation immédiate des bains. La brusque impression du froid sur le tégument pourrait provoquer un accès de suffocation rapidement mortel. — Dans un cas d'œdème laryngé, survenu au 25° jour d'une fièvre très grave, nous avons dû, dès l'apparition de la dyspnée, suspendre les immersions froides. Il eût été fort imprudent de ne pas agir ainsi, car, moins de vingt-quatre heures après la cessation des bains, la dyspnée prit de telles proportions, qu'elle nécessita la trachéotomie (n° 12, chap. II).

Affections cardiaques intercurrentes. — La *péricar-*

dite est peu commune dans la dothiénentérie. Un de nos malades a cependant présenté cette complication. — Chez une jeune fille, de vingt ans, atteinte d'une forme grave, la méthode des bains froids fut appliquée dès le septième jour. Le dixième, parut une péricardite. Les bains furent suspendus; mais la réfrigération fut continuée à l'aide des grandes compresses abdominales, suivant la méthode de Jacquez. La péricardite fut assez sérieuse; il y eut même un épanchement assez abondant dans le péricarde. Cependant la malade guérit et de la fièvre et de la complication. — M. Guéneau de Mussy (1), qui a vu un fait du même genre, incline à incriminer le bain froid du développement de la péricardite. Nous ne pouvons pas admettre cette conclusion. Sur un nombre considérable de typhiques que nous avons baignés ou vu baigner, nous n'avons rencontré qu'un seul cas de péricardite. Or M. Guéneau de Mussy lui-même croit la péricardite plus fréquente qu'on ne le pense généralement dans la fièvre typhoïde; il a constaté cinq fois, sur trente cas non traités par l'eau froide, des signes non douteux d'inflammation du péricarde. — Quoiqu'il en soit, nous considérons la péricardite comme une contre-indication formelle de la méthode des bains froids. L'inflammation du péricarde compromet toujours plus ou moins la nutrition du muscle cardiaque, et la paralysie du cœur en est le grand péril (2). Les modifications brusques et souvent renouvelées qu'impriment les bains froids à l'innervation du cœur, utiles lorsque l'affaiblissement du cœur est encore peu prononcé et relève seulement de la fièvre,

(1) *Traité théorique et pratique de la fièvre typhoïde*, p. 193, 386 et 641.

(2) DURAND. Thèse de Lyon 1879. — *Etude anatomique sur le segment cellulaire contractile et le tissu conjonctif du muscle cardiaque.*

peuvent au contraire devenir fort dangereuses, lorsque les lésions de la péricardite ont compromis la nutrition des muscles cardiaques.

Collapsus. — Beaucoup de médecins, même favorable à la médication réfrigérante, regardent le collapsus comme une contre-indication très réelle des bains froids; tels sont, en Allemagne, Wunderlich, Fiedler, Stohr et Boeck. Mais Brand ne partage pas ce sentiment et il ajoute que cette complication se rencontre seulement dans les cas baignés tardivement, ou d'une façon irrégulière et insuffisante. Brand rappelle en outre deux observations, l'une de Behier et l'autre de F. Glénard, dans lesquelles la réfrigération fut continuée, et avec succès, malgré le collapsus. Dans l'observation de F. Glénard (1), il s'agit, comme le fait remarquer l'auteur lui-même, d'une syncope plutôt que d'un véritable collapsus. — C'est bien de cet accident qu'il est question dans l'observation de Béhier (2). Une jeune fille de 19 ans, atteinte d'une forme adynamique sévère, est mise au bain le 14me jour de la maladie. Le lendemain matin, la malade est trouvée en état de collapsus: la température est tombée à 35°,8 ; le pouls petit, à peine perceptible est à 140, et la respiration est très fréquente. On donne cependant un bain froid de treize minutes. Une demi-heure après le bain, la malade s'étant réchauffée, la température axillaire s'est élevée à 38,4 et le pouls, plus ferme et moins fréquent, n'est plus qu'à 120. Dans les commentaires dont il accompagne ce fait remarquable, Béhier s'exprime ainsi : « Comme contre-indication formelle, outre l'hémorrhagie et la perforation intestinales, Wunder-

(1) *Lyon médical, 1874.*

(2) *Bulletin de thérapeutique médicale et chirurgicale,* janvier 1874.

lich cite le collapsus. Pour ce qui est de ce dernier cas, nous ne saurions partager cette manière de voir, et nous croyons au contraire que les bains par immersion, aussi bien que les affusions froides, sont un des meilleurs agents dont nous disposions pour dissiper cette tendance à la paralysie des centres vasculo-respiratoires, laquelle est la cause première du collapsus. »

Parmi nos 233 malades traités par la méthode des bains froids, il n'y a aucun cas de collapsus.

Sans doute, l'hydrothérapie des fièvres n'est pas désarmée devant le collapsus; mais il importe de choisir parmi les procédés hydrothérapiques. Le grand bain froid, à 20° et de dix à quinze minutes de durée, agit surtout par la soustraction de la chaleur fébrile. Dans un cas de collapsus, surtout lorsque la température centrale est tombée très bas, l'indication pressante est, moins de lutter contre la calorification, que de produire une excitation salutaire des centres nerveux. Il faut donc de préférence recourir aux procédés de la médication qui donnent plutôt l'action stimulante : l'affusion froide de Currie, le demi-bain tiède avec affusion froide, friction et massage, ou bien encore l'immersion froide totale, mais de très courte durée. Une fois produite cette excitation nécessaire des centres nerveux, la température centrale s'élève de nouveau, et la fièvre reprend sa marche un moment interrompue. C'est alors seulement qu'on peut revenir aux bains froids, suivant la formule générale de Brand.

Lipothymies. Syncopes. — Quelques-uns de nos malades, au nombre de 14, ont eu, pendant le traitement, des défaillances, des lipothymies ou des syncopes. La syncope vraie a été rare. Les lipothymies se sont, chez 3 malades, produites durant les immersions froides et, chez tous les autres, dans l'intervalle. On a cité des exemples de syncope mortelle dans le bain.

Sur le très grand nombre de bains qu'ont pris nos 233 malades, jamais semblable accident ne fut observé.

Qu'elles surviennent dans le bain ou dans l'intervalle des immersions, les lipothymies et les syncopes se montrent de préférence chez les femmes nerveuses, et plutôt chez celles dont le traitement n'est commencé qu'à une époque avancée de la maladie. Ainsi, 12 des 14 malades dont nous parlons ont été mis au bain pour la première fois, les 4e, 7e, 8e, 9e, 7e, 10e, 10e, 12e, 13e, 14e, 21e, 22e jour de la fièvre.

On voit déjà, par ces observations, que nous ne considérons pas les lipothymies et la tendance aux syncopes comme des contre-indications formelles, absolues de la méthode des bains froids. — La défaillance se produit plutôt vers la fin qu'au début du traitement. Aussi, dans les cas où l'état général est satisfaisant, la solution de la fièvre prochaine et la température peu élevée, il n'y a pas grand inconvénient à suspendre les bains, comme nous l'avons fait une fois. La cessation des bains est suivie d'une élévation notable de la température, mais de peu de durée, puisque la fièvre approche de sa terminaison spontanée. — Lorsque les défaillances surviennent au début ou dans le cours du traitement, il ne faut pas, dès la première alarme, cesser les bains. L'expérience prouve que, avec quelques précautions, on peut encore continuer le traitement. Il en fut ainsi chez la plupart de nos 14 malades. Du reste, assez souvent les lipothymies, produites au moment ou dans l'intervalle des premiers bains, ne reparaissent plus après quelques jours de traitement. Assurément le malade doit être particulièrement surveillé durant l'immersion. Il faut calmer ses appréhensions, quelquefois très grandes, et les lui faire oublier, pendant le bain, en sollicitant son attention sur tout autre objet. Si la défaillance se produit cependant, le malade est aussitôt retiré du bain, vivement frotté, frictionné et aussitôt replacé dans son lit, la tête très basse. — Nous croyons avoir réussi plus d'une fois à écarter la défaillance, en faisant prendre à ces malades qui ont de la tendance aux lipothymies et quelques instants avant le moment du bain, un peu de vin vieux pur ou d'une potion alcoolique opiacée. Ce moyen a réussi chez une malade dont le pouls était lent et offrait des intermittences dès les premiers jours. On peut aussi supprimer quelques bains froids et les remplacer par des bains tièdes ou à température décroissante. Mais il faut toujours, dans les cas graves, chercher à reprendre le traitement interrompu.

Les adversaires de la méthode des bains froids n'ont pas manqué d'accuser cette méthode de provoquer la mort subite par syncope. A les entendre, il semble vraiment que, chez les typhiques traités par l'eau froide, la réfrigération devienne l'unique cause de la mort. L'accusation est très peu fondée, ou plutôt elle ne l'est absolument pas. La mort subite est un des accidents de la dothiénentérie que la réfrigération systématique prévient le plus sûrement, quand elle est appliquée dès les premiers jours de la fièvre. Nous avons fait remarquer déjà que nos trois malades, frappés de mort subite, n'ont pas été baignés dès le début (V. chap. II, p. 105). La méthode des bains froids, appliquée dès les premiers jours de la fièvre, constitue par excellence la médication tonique du cœur, des vaisseaux périphériques et des centres nerveux. Or c'est dans des troubles de la nutrition du cœur et des centres nerveux que très vraisemblablement réside la cause prochaine de la mort par syncope dans la fièvre typhoïde. — Brand (1) n'a observé qu'un seul cas de mort subite,

(1) Loc. cit., p. 323.

parmi 381 typhiques qu'il a lui-même traités par les bains froids. Il rappelle les cas de mort subite signalés par Carre d'Avignon, Lindwürm, Hagenbach, Rambaud de Lyon, Becher et quelques autres observateurs. Dans la plupart de ces cas, les malades n'ont été baignés qu'à une période fort avancée de la fièvre. Brand cite ces paroles de Korber, lequel a traité beaucoup de fièvres typhoïdes par la méthode des bains froids : « A ceux qui prétendent qu'on tue les malades par le refroidissement subit, je répondrai que, sur 874 typhiques que j'ai baignés, deux seulement sont morts de mort subite après le bain, et il s'agissait de deux cas tout à fait désespérés » — Brand fait observer avec raison que, chez les typhiques traités par les bains froids, comme chez les typhiques traités par les médicaments, la mort subite survient généralement au début de la convalescence, c'est-à-dire à une époque où les malades ne sont plus baignés. Certaines conditions antérieures à la fièvre typhoïde, comme une affection du cœur, peuvent avoir une influence sur la production de la mort subite. Lorsque ces conditions font défaut, l'accident doit être très vraisemblablement attribué à l'application insuffisante ou trop tardive, bien plus qu'à l'application elle-même de la méthode des bains froids.

Albuminurie. Néphrite infectieuse. Œdème. — Gubler considérait l'albuminurie comme une contre-indication de la méthode des bains froids, dans le traitement de la fièvre typhoïde. Si l'on acceptait cette contre-indication, bien peu de dothiénentéries pourraient être traitées par cette méthode. Gubler a précisément mis en lumière la très grande fréquence de l'albuminurie dans cette maladie. Il est vrai qu'il y a lieu de distinguer l'albuminurie très légère, qui paraît dès les premiers jours, de l'albuminurie plus abondante et plus durable qui, précoce ou tardive, annonce le développement de la néphrite infectieuse dothiénentérique. — Au point de vue de l'opportunité des bains froids, cette distinction n'a qu'une importance très secondaire. Ni l'une ni l'autre de ces deux albuminuries ne contre-indiquent le bain froid. — Beaucoup, la plupart même de nos malades, avaient des urines albumineuses. Nous n'avons jamais été arrêtés par cette considération, même lorsque l'albuminurie s'accompagnait, fait d'ailleurs fort rare (1), d'œdème ou d'anasarque. Dans la clientèle de la ville, nous avons traité par les bains froids, et avec succès, un homme de 50 ans, atteint de fièvre typhoïde grave et qui avait un œdème assez étendu. — Jamais nons n'avons observé du côté des reins aucune complication réellement imputable au bain froid. On sait que les néphrites des maladies infectieuses aiguës fébriles deviennent rarement chroniques; le plus souvent elles tuent ou elles guérissent. Or nous ne connaissons aucun exemple d'une fièvre typhoïde traitée par les bains froids et dans laquelle la détermination rénale soit devenue, sous l'influence de cette médication, le point de départ d'un véritable mal de Bright. Une de nos malades eut une albuminurie avec œdème pendant le traitement. Après la cessation des bains, l'œdème augmenta notablement et même atteignit très probablement le larynx. Quand elle quitta l'hôpital, cette femme avait encore de l'œdème et ses urines étaient très albumineuses. Mais, quelques temps après, l'œdème et l'albuminurie avaient complètement disparu et la guérison était complète.

Loin d'être contre-indiquée, la méthode des bains froids est au contraire utile dans la dothiénentérie

(1) P. Petit. Thèse de Lyon, 1881. *Recherches anatomiques et cliniques sur la néphrite dothiénentérique.*

compliquée de néphrite infectieuse. Si le rein est lésé, la plupart des médicaments employés pour combattre la fièvre sont plus difficilement éliminés et par conséquent plus facilement toxiques. Le bain froid est un traitement externe, avec lequel de tels inconvénients ne sont pas à craindre. Dans la fièvre typhoïde ainsi compliquée, il est indiqué de favoriser la diurèse. Or, qu'elle agisse en abaissant la température fébrile (Brand), ou bien en modifiant l'innervation vaso-motrice du rein (Jurgensen), la médication réfrigérante possède une action diurétique certaine et parfois considérable. Du reste, nous reviendrons sur cette action diurétique du grand bain froid.

Complications du côté des voies digestives. Vomissement.—Quelques malades sont pris de vomissement pendant l'immersion froide. Le plus souvent cet accident est de peu de gravité; il est provoqué par des mucosités qui, incomplètement expulsées par les quintes de toux, s'arrêtent et s'attachent au pharynx. Il est facile de nettoyer l'arrière-gorge, et il est clair que ce n'est pas là une contre-indication.—Le vomissement ne s'explique pas toujours ainsi. Nous avons vu, chez un seul malade il est vrai, le bain provoquer des coliques violentes, bientôt suivies de vomissements bilieux et même d'aspect fécaloïde. Nous avons dû suspendre le traitement. C'est là un un fait tout-à-fait exceptionnel et qui, croyons-nous, n'a pas encore été signalé, bien que le nombre des typhiques traités par les bains soit maintenant considérable.

Perforation. Péritonite. — Ces deux accidents sont l'un et l'autre une contre-indication formelle. Sur ce point l'accord est unanime. Ces complications créent un péril imminent, et devant lequel s'efface celui que peuvent engendrer l'intensité et la continuité de la fièvre. L'indication principale est alors d'éviter tout mouvement et d'immobiliser l'intestin malade. Il faut donc absolument renoncer aux bains.

Le bain froid fut souvent accusé d'augmenter la fréquence de ces deux complications. Cette accusation est peu fondée.— D'après Murchison (1), sur 23 personnes atteintes de fièvre typhoïde, il en meurt une par suite de perforation, et cet accident se présente dans près d'un cinquième des cas mortels. Le même auteur a trouvé que sur 1271 cas de fièvre typhoïde mortels, la perforation a été constatée 196 fois, soit une proportion de 11,38. — Sur 4,884 cas de fièvre typhoïde traités par les bains froids, Brand note seulement 12 perforations, soit 0,24 p. 100. Nücke, cité par Brand, sur un nombre moins considérable de malades traités par l'eau froide, relève une proportion plus forte, 4,9 p. 100. — En France, nous n'avons pas, sur ce point, de statistiques portant sur des chiffres assez considérables. Parmi nos 233 malades, il n'y a que deux cas de perforation ou péritonite, soit une proportion de 0,85 p. 100. — La conclusion de Brand est très fondée : la perforation et la péritonite sont moins fréquentes chez les typhiques traités de bonne heure par les bains froids.

Hémorrhagie intestinale.— Toutes les entérorrhagies ne sont pas, au même degré, des contre-indications du bain froid.

Brand distingue deux entérorrhagies, la vraie et la fausse.— L'entérorrhagie vraie est due à l'altération d'un vaisseau d'un certain calibre. Elle est plus abondante et s'accompagne souvent des signes de l'hémorrhagie interne : pâleur de la face, petitesse du pouls, refroidissement des extrémités. Souvent aussi elle provoque un abaissement marqué de la température fébrile, laquelle peut même tomber en peu de temps au-dessous de la normale. Dans de telles conditions, il faut tou-

(1) *La fièvre typhoïde.* Traduction de LUTAUD, Paris, 1878, p. 178.

jours s'abstenir du bain froid qui peut, en effet, par les déplacements qu'il nécessite, devenir un obstacle à l'hémostase. — Il y a cependant des exemples d'hémorrhagie vraie, dans lesquels le traitement fut continué sans inconvénient. M. Glénard a publié un fait de ce genre (*Lyon Médical*, 1874). La malade était au 8me jour du traitement, 21me de la fièvre. Une première fois, l'hémorrhagie survient dans le bain; l'eau est légèrement teintée de sang. Une seconde fois, l'hémorrhagie paraît dans le lit, deux heures après l'immersion froide; la quantité de sang est évaluée à 200 grammes environ. Une heure après, comme les signes d'une hémorrhagie interne faisaient défaut et que la température était à 40,3, la malade fut mise au bain. L'hémorrhagie ne se reproduisit plus; le traitement fut continué sans interruption et la guérison, obtenue sans autre incident. — Dans l'hémorrhagie légère ou fausse, suivant l'expression de Brand. la quantité de sang perdu est beaucoup moins considérable. Il n'y a pas de symptômes alarmants. Les selles diarrhéiques sont seulement teintées en rouge, pendant quelques heures ou quelques jours. D'après Brand, cette hémorrhagie légère n'est pas une contre-indication. Six fois Brand a rencontré cette pseudo-hémorrhagie. Les bains furent néanmoins continués; il n'y eut aucun incident, et les malades ont guéri.

La distinction entre les hémorrhagies vraie et fausse n'est pas facile à établir. Lorsque le sang commence à paraître dans les selles, on ne sait pas si l'hémorrhagie sera faible ou forte. A la distinction établie par Brand, nous préférons celle-ci : hémorrhagie précoce, hémorrhagie tardive. — La première, qui parait avant le quinzième jour, est souvent de nature congestive; il n'y a pas de lésion de vaisseaux de calibre. Une observation de M. Bard (1) en est un exemple remarquable. Au sixième

(1) Thèse de Chapuis. Paris, 1883.

jour, survient une hémorrhagie intestinale assez abondante. Le malade meurt le neuvième jour. Les lésions de l'intestin sont très étendues, mais il n'y a pas d'ulcération : « les plaques et les follicules sont augmentés de volume, durs, gaufrés, mais non ulcérés. » Pour ces hémorrhagies précoces, il n'y a pas de contre-indication. Le bain très probablement modérera l'hémorrhagie congestive précoce, bien loin d'en provoquer l'aggravation. — L'hémorrhagie tardive est celle qui paraît après le douzième ou le quinzième jour, alors que très probablement sont établies les ulcérations de l'intestin. Elle peut être fort grave et due à la lésion d'un vaisseau artériel. Elle commande beaucoup plus de réserve que la première. Nous sommes d'avis de toujours suspendre le bain, lorsque l'hémorrhagie intestinale se montre à cette période avancée de la maladie. Les mouvements que nécessitent les bains sont un obstacle à l'hémostase. C'est dans les cas seulement où, l'hémorrhagie étant arrêtée, surviennent ou persistent des troubles graves avec hautes températures, qu'on peut être autorisé à tenter de nouvelles immersions froides. — Nous venons précisément d'observer un cas de ce genre, et dans lequel la reprise du traitement par les bains froids eut la plus heureuse influence sur la marche de la fièvre. Un homme, alcoolique et atteint de bronchite depuis longtemps, fut admis à la fin du troisième septénaire d'une forme grave. Il délirait et sa température était fort élevée. Cet état inquiétant s'était amélioré, même dès les premiers bains, lorsque, au quatrième jour du traitement, parut une hémorrhagie intestinale abondante, deux fois répétée à quelques heures d'intervalle. Les selles liquides contenaient une grande quantité de sang noir, mêlé de grains de raisins. Les bains sont immédiatement suspendus, et le ventre est couvert de vessies de glace. Le lendemain, la température qui, sous l'influence des bains, était tombée à 39° s'élève au-dessus de 40° et le délire reparaît. Malgré la réfrigération locale du ventre, le météorisme augmente. Deux jours après l'hémorrhagie, le sang n'avait pas reparu dans les selles, et la constipation avait même remplacé la diarrhée. Un lavement froid, donné avec précaution, provoque l'évacuation de matières qui ne contiennent pas de sang. Nous reprenons alors les immersions froides, interrompues pendant près de trois jours; l'hémorrhagie ne reparaît pas; de nouveau la température s'abaisse, le délire disparaît et la fièvre prend une allure beaucoup moins inquiétante. — Ainsi, l'hémorrhagie tardive commande toujours au moins la suspension des bains. Pour décider la question de savoir s'il convient de reprendre le traitement ou de le cesser définitivement, il faut, l'hémostase étant obtenue, prendre en considération l'intensité de la fièvre et la réapparition des symptômes graves.

En France, on a fréquemment accusé le bain froid d'augmenter la fréquence et la gravité des hémorrhagies intestinales. « On admet généralement, dit M. Guéneau de Mussy (1), que les bains froids favorisent les hémorrhagies intestinales, comme ils peuvent favoriser les fluxions congestives des organes intérieurs. » Cette opinion repose sur cette vue théorique du refoulement du sang de la périphérie vers les régions profondes, et non pas sur l'observation des faits.

Parmi nos 233 malades traités par les bains froids, nous comptons seulement 4 hémorrhagies intestinales, soit une proportion de 1,71 p. 100. — Dans le premier cas, l'hémorrhagie parut huit jours après la cessation des bains et fut très modérée. Dans le second cas, baigné tardivement, le vingt-deuxième jour, l'hémorrhagie eut lieu le seizième jour du traitement, fut modérément

(1) Loc. cit., p. 641.

abondante, mais dura plusieurs jours, et la malade succomba, moins à cette complication, qu'aux progrès de l'adynamie et de la consomption fébrile. Dans le troisième cas, l'hémorrhagie se produisit deux jours après le dernier bain ; les selles furent seulement teintées de sang et cet accident n'eut aucune suite fâcheuse. Dans le quatrième cas, le traitement est commencé au vingt-et-unième jour; l'hémorrhagie se produit au quatrième jour du traitement; les bains sont suspendus pendant quelques jours, puis repris après la cessation de l'hémorrhagie; cependant, malgré l'abaissement de la fièvre, l'adynamie augmente de plus en plus et le malade succombe le vingt-huitième jour. — Deux malades ont succombé, ce qui nous donne une mortalité de 0,85 p. 100 seulement par hémorrhagie intestinale. Nous serions donc portés à conclure, d'après nos observations personnelles, que les hémorrhagies intestinales sont, chez les typhiques traités par l'eau froide, moins fréquentes et moins graves.

Dans la statistique de M. H. Mollière (1), l'hémorrhagie intestinale n'est pas plus fréquente chez les typhiques baignés, que chez les typhiques traités par les médicaments. — Parmi les 55 malades traités par M. Mayet, il n'y a aucun exemple d'hémorrhagie intestinale. — Cette complication fait également défaut parmi les 63 cas de M. Cayla.

Mais il est nécessaire de recourir à des statistiques portant sur des chiffres beaucoup plus considérables. — Brand, sur un total de 4995 typhiques traités par les bains froids, relève 155 cas d'hémorrhagie intestinale, dont 35 se sont terminés par la mort. La fréquence de l'hémorrhagie est donc de 3,1 p. 100, et la mortalité par

(1) Société des Sciences médicales de Lyon, et *Lyon Médical*, 1876.

cette complication, sur le nombre total des malades traités, de 0,6 p. 100. Brand établit ensuite la comparaison de ces résultats avec ceux que donnent les traitements ordinaires. Sur 4890 cas de fièvre typhoïde, non traités par les bains et empruntés à divers observateurs, il y a 271 hémorrhagies intestinales, ce qui donne une proportion de 5,6 p. 100. Quant à la moyenne de la mortalité par hémorrhagie intestinale, chez les typhiques non traités par l'eau froide, Brand l'établit d'après des faits empruntés à Reinhardt, Griesinger, Gielt, Win, Betke, etc... ; elle est de 50 p. 100 sur le nombre des typhiques ayant présenté cette complication. Ainsi, l'hémorrhagie intestinale serait, chez les malades traités par les bains froids, moins fréquente et moins souvent mortelle. — Goltdammer (1), que cite M. Libermann, a réuni 5636 cas de fièvre typhoïde traités par les bains froids, parmi lesquels il y a 240 hémorrhagies intestinales, soit une proportion de 4,2 p. 100. Il a réuni également 13,653 cas traités par d'autres moyens que les bains, parmi lesquels il y a 520 hémorrhagies, soit une proportion de 3,9 p. 100, à peu près égale à la précédente. De ces chiffres, on pourrait donc conclure, avec M. Libermann, que les bains sont sans influence sur la fréquence des hémorrhagies. Mais il resterait au moins acquis, d'après la statistique de Brand, que la mortalité par cette complication est moindre chez les typhiques traités par les bains froids. — Wunderlich (2) a publié une statistique dont les chiffres s'écartent beaucoup des précédents. Sur 213 typhiques traités par les bains froids, Wunderlich note 18 hémorrhagies intestinales, soit 8,4 p. 100, proportion supérieure à celle qu'on observe dans les cas traités par

(1) *Médical examiner*, 1877. Juin.
(2) C. Wunderlich. *Dissert. Inaug.* Leipzig, 1872.

les moyens ordinaires. Mais l'auteur fait remarquer que ces hémorrhagies plus fréquentes furent cependant moins graves et moins souvent mortelles. Les chiffres de Wunderlich sont trop faibles pour entrer en comparaison avec les chiffres considérables de Brand et de Goltdammer. Nous pourrions d'ailleurs, à cette proportion de 8,4, opposer celle que nous avons obtenue, 1,71 p. 100, sur un nombre de malades à peu près égal. — On peut donc s'en tenir aux conclusions qui découlent des grandes statistiques de Brand et de Goltdammer : l'hémorrhagie intestinale n'est pas plus fréquente chez les typhiques traités par l'eau froide que chez les autres, et, chez les premiers, elle paraît être notablement moins grave.

Les statistiques publiées par le Conseil de Santé des armées allemandes, et qui portent aussi sur des chiffres considérables, conduisent à des conclusions plus favorables encore à la méthode des bains froids : « Les entérorrhagies que les adversaires de la méthode des bains froids veulent avoir observées plus fréquemment avec cette méthode qu'avec toute autre, ont été plus rares avec les bains froids qu'avec la quinine seule, ou la quinine associée aux bains froids (1). » Si dans les hôpitaux militaires les entérorrhagies ont été moins fréquentes que parmi les malades de la statistique de Goltdammer, le fait est dû très vraisemblablement à ce que, dans ces hôpitaux, la grande majorité des fièvres typhoïdes peuvent être soumises à la réfrigération systématique, dès les premiers symptômes de l'invasion. — D'après Vogl, médecin militaire à Munich, qui vient de publier d'intéressantes études statistiques sur le traitement de la fièvre typhoïde, les médicaments, en particulier l'acide salicylique, exposent à l'entérorrhagie beau-

(1) Fr. Glénard. *Gazette hebd. de médecine et de chirurgie.* 1883.

coup plus que la pure méthode des bains froids. (V. Chap. VI, Traitement).

L'hémorrhagie intestinale est d'autant moins commune que le traitement par les bains est commencé plus tôt ; ce qui permet bien de penser que cette complication serait, en définitive, très rare chez les malades soumis à la réfrigération systématique, s'ils étaient tous, comme le demande Brand, traités rigoureusement et dès le début. — Nos 4 malades, chez lesquels la fièvre fut compliquée d'entérorrhagie, avaient été baignés les 5e, 12e, 21e et 22e jour. Ce sont les deux malades le plus tardivement baignés qui seuls ont succombé. — Brand a réuni 44 cas de fièvre typhoïde compliqués d'hémorrhagie intestinale, et dans lesquels est indiqué à quel jour de la maladie fut commencé le traitement par les bains froids. Ainsi, dans 15 cas de Wunderlich, ce traitement est commencé le 10e, 15e, 8e, 8e, 9e, 10e, 18e, 8e, 9e, 15e, 8e, 5e, 15e, 5e, 10e jour de la fièvre. Deux fois seulement sur les 44 cas, le malade fut baigné dès le 4e jour.

Il en est très certainement de l'hémorrhagie intestinale, comme des autres complications; elle est d'autant plus rare et moins grave que le traitement débute à une période plus rapprochée des symptômes de l'invasion.

Douleurs abdominales. — Quand elles sont très violentes et se produisent invariablement à chaque immersion froide, les douleurs abdominales peuvent nécessiter la suspension, quelquefois même la cessation des bains. Cet accident est d'ailleurs fort rare; nous ne l'avons rencontré que deux fois. Dans l'un de ces deux cas, les douleurs très vives s'accompagnaient de vomissements. La fièvre n'était pas grave et la cessation des bains ne fut pas suivie du retour des hautes températures ni des symptômes inquiétants. Dans l'autre cas, quelques bains furent supprimés et le traitement put ensuite être repris sans interruption nouvelle. — En somme, c'est là une contre-indication qu'il ne faut admettre que dans les cas où les douleurs sont vraiment intolérables. S'il s'agit d'une fièvre grave et que le traitement soit à peine commencé, il faut chercher à calmer ces douleurs et rendre ainsi possible la continuation du traitement. Nous avons réussi, chez le second malade, en faisant appliquer en permanence sur l'abdomen, et dans l'intervalle des bains, soit de grandes compresses froides, renouvelées très fréquemment, soit de grands cataplasmes de farine de lin refroidis. — La nature de ces douleurs est mal connue. Elles ne sont pas toujours dues à des coliques intestinales. Quelques malades souffrent dans les hypochondres et la pression dans ces régions paraît augmenter ces douleurs. Peut-être sont-elles dues à des congestions de la rate et du foie.

Etat de la peau. Sueurs. — Currie regardait une abondante transpiration comme une contre-indication de l'affusion froide, dans le traitement du typhus. Dans la fièvre typhoïde, une telle contre-indication se présente rarement et n'est le plus souvent que tout-à-fait temporaire. Les formes sudorales de la dothiénentérie sont peu fréquentes, et bien plus exceptionnelles encore chez les malades de bonne heure traités par les bains froids. Chez eux, la sueur ne commence à paraître d'une façon sensible qu'au déclin de la fièvre, précisément au moment où les bains deviennent de plus en plus rares. Un de nos malades a cependant présenté, pendant la période fébrile, des sueurs très abondantes. Il a « sauté » quelques bains; mais la sueur ne fut pas de longue durée; le traitement fut ensuite repris et régulièrement continué, jusqu'à la chute de la fièvre. Il est bien évident qu'en présence d'une très haute température ou d'accidents cérébraux immédiatement graves, il ne faudrait pas s'arrêter devant une semblable contre-indication.

Eschare. — Une eschare de quelque étendue est un obstacle à l'application de la méthode des bains froids, et parfois une contre-indication réelle. Ces vastes foyers de suppuration demandent, en effet, des pansements et des lavages antiseptiques. Mal traités, ils peuvent devenir le point de départ d'accidents septicémiques ou même pyohémiques. La répétition des immersions froides est un obstacle au traitement antiseptique rigoureux. Nous croyons même que l'immersion froide peut être dangereuse. Chez deux malades, dont l'un fait partie de notre statistique et l'autre fut observé dans la clientèle de la ville, les bains continués, malgré des phlegmons gangréneux de la fesse et de la région axillaire, n'ont eu aucune influence favorable sur la fièvre; ils ont même paru provoquer l'extension des foyers purulents et accélérer le développement des accidents septicémiques auxquels les malades ont succombé. Chez un troisième malade, l'abcès gangréneux s'était développé dans la région sacrée et dans la fesse gauche, laissant à sa suite une eschare fort étendue. Les bains, dès que l'abcès eut été incisé, furent suspendus et remplacés par d'autres procédés de réfrigération: lavements froids, grandes compresses abdominales, lotions froides. Grâce à des lavages et à des pansements antiseptiques convenables, cette vaste perte de substance a fini par se cicatriser complètement. — Mieux vaut encore éviter la production des eschares. Or le meilleur moyen d'arriver à ce résultat si désirable, c'est de baigner dès le début, le plus tôt possible. Les malades dont nous venons de parler avaient été baignés passé le huitième jour et il s'agissait de formes graves. La grande eschare dothiénentérique est inconnue chez les malades traités dès les premiers jours par la méthode des bains froids.

Erysipèle. — Quand il n'accompagne pas une eschare ou un phlegmon gangréneux étendu, l'érysipèle n'est pas une contre-indication. Le plus souvent il occupe la face et survient à une période assez avancée de la fièvre. Il a pour point de départ les érosions du nez, des lèvres, ou bien une suppuration de l'oreille. Il ne faut pas cesser les bains froids. Brand est très affirmatif sur ce point et nous partageons tout-à-fait son opinion. — Nous avons deux cas compliqués d'érysipèle. Dans l'un, la fluxion érysipélateuse parut quatre jours après la cessation des bains; mais, dans l'autre, elle envahit la face durant la période fébrile, au douzième jour du traitement. Les bains furent néanmoins continués pendant plusieurs jours encore et jusqu'à la chute de la fièvre.— L'érysipèle intercurrent peut ramener le cortège des symptômes graves, les hautes températures, l'agitation et le délire. Or ces symptômes sont au premier rang de ceux que modifie heureusement la médication réfrigérante, quelle que soit d'ailleurs la maladie infectieuse aiguë fébrile, dans laquelle ils viennent à paraître. Du reste, l'érysipèle primitif grave peut être avec succès traité par les bains froids.

Longue durée de la fièvre. — La longue durée de la fièvre est assurément une condition fâcheuse et peu favorable au succès du traitement. Mais ce n'est pas une contre-indication absolue.

Sans doute, et nous l'avons à dessein très souvent répété, il y a un moment pour l'application heureuse de la méthode, passé lequel les chances de succès diminuent d'autant plus qu'on s'en éloigne davantage. Lorsque le traitement est retardé, il n'est plus permis de demander aux bains froids une guérison à peu près certaine. On obtiendra cette guérison peut-être, mais le résultat reste toujours plus ou moins douteux. De plus, s'il est vrai, comme nous en sommes bien convaincus, que, mise en œuvre convenablement et dès le début, la méthode des bains, dans l'immense majorité des cas, ne présente absolument aucun danger, il n'en est plus tout à fait de même dans les périodes avancées de la fièvre, et, dans ces conditions, toujours le traitement doit être très prudemment conduit.

Entre deux fièvres traitées par l'eau froide, l'une dès le début et l'autre à une époque avancée, il y a des différences profondes, non seulement dans le résultat définitif, mais aussi dans l'influence qu'exerce le bain froid sur la marche et les symptômes de la maladie. Traitée dès le début, la fièvre même très grave, subit une transformation réelle, et déjà nous avons tracé le tableau de cette remarquable transformation. Grâce à l'apyrexie relative, de bonne heure obtenue par la réfrigération systématique, la plupart de ces complications sont écartées, qui font la fièvre grave et mortelle. La guérison est à peu près certaine. Tout autre est la situation d'un malade baigné par exemple vers le vingtième jour, et dont la fièvre fut, pendant trois septénaires, abandonnée à l'évolution spontanée ou bien combattue d'une façon insuffisante par les médicaments. Il ne saurait être question maintenant d'écarter presque à coup sûr les conséquences fâcheuses de l'hyperthermie. Elles existent déjà, plus ou moins prononcées, suivant l'intensité et la durée de la fièvre; ce sont: l'adynamie, l'affaiblissement du cœur, les dégénérescences viscérales, les congestions passives. D'ailleurs si, du vingtième au trentième jour, on pose la question de l'opportunité des bains froids, c'est que le cas est véritablement très grave et que les moyens ordinaires ont été jusque-là tout à fait impuissants à conjurer le péril.

Au début, qu'on nous passe l'expression, le terrain est solide ; nous savons bien que nous n'avons affaire qu'à la fièvre typhoïde elle-même. A une période plus avancée, et dans les fièvres graves ou compliquées, plus d'une fois à l'infection dothiénentérique se mêlent des infections septicémiques secondaires, dont le point de départ réside, soit dans des ulcérations intestinales torpides et qui ne se cicatrisent pas, soit dans les abcès et les eschares de la peau. Or il est contestable que la réfrigération ait une action favorable sur ces infections septicémiques.

Assurément, baigner le dixième ou le quinzième jour, ce n'est pas baigner dès le début, surtout quand il s'agit d'une forme grave. Mais nous avons ici plus particulièrement en vue les fièvres qui ont atteint ou dépassé le vingtième jour, et dans lesquelles on peut à bon droit se demander si cette longue durée de la maladie n'est pas une contre-indication de la réfrigération.

Brand incline à penser que, même dans ces cas si souvent désespérés, il est toujours permis d'offrir au malade cette chance de salut. Il est vrai qu'à la réfrigération il recommande expressément d'associer les toniques et les stimulants, le vin et l'alcool à hautes doses, et que, de préférence au bain froid, il conseille généralement le bain tiède progressivement refroidi. La grande faiblesse du malade est, d'après Brand, plutôt une indication, car il n'y a pas, même dans les périodes avancées de la maladie, un traitement supérieur à l'hydrothérapie pour combattre la fièvre et relever les forces défaillantes du fébricitant.

Parmi nos 233 malades, 16 ont été baignés pour la première fois après le vingtième jour. De ces 16 malades tardivement baignés, 7 sont morts et 9 seulement ont guéri.

Examinons d'abord les cas heureux. — Deux ne

paraissaient pas très graves. On pouvait même, mais avec quelques réserves, porter un pronostic favorable. Il furent cependant baignés. Le bain eut certainement une influence heureuse. Les deux malades guérirent, l'un très rapidement et sans incident, l'autre après une rechute de peu de durée et qui sans aucun doute n'est pas imputable au traitement. — Chez les sept autres malades qui ont également guéri, la situation était fort grave et le pronostic tout à fait douteux. L'un, baigné au 22e jour avait une complication fort sérieuse, une pneumonie lobaire (obs. I). Les autres ne présentaient pas de complications. La gravité de leur fièvre résidait surtout dans la persistance de symptômes cérébraux ou abdominaux très inquiétants et de températures encore très élevées, à une période de la maladie où, si la marche en eût été régulière, la solution de la fièvre devait être prochaine. Le pneumonique a fort heureusement guéri. Deux ont été lentement améliorés ; la fièvre a gardé jusqu'au bout une allure traînante et la guérison fut péniblement obtenue. Quatre enfin ont eu une amélioration évidente, rapide, et le résultat a vraiment dépassé les prévisions permises. L'un de ces derniers avait, avant le traitement, de la stupeur et du délire ; il fallut le porter dans le premier bain. Dès le second jour du traitement, il se couchait sur le côté et, le troisième, il se rendait lui-même au bain.

Quant aux sept cas terminés par la mort, les conditions qui paraissent avoir exercé l'influence la plus décisive sur les résultats peu favorables du traitement tardif, sont l'état du cœur et l'état des forces, surtout l'état du cœur. L'un était amélioré, le délire et la stupeur avaient disparu, la fièvre était tombée au-dessous de 39°, lorsque, neuf heures après le dernier bain, il mourut subitement de syncope. Chez cinq autres, on note, au début du traitement : cyanose de la face et refroidissement des extrémités ; pouls rapide, syncope au moment d'un bain ; cyanose de la face, adynamie ; pouls très fréquent ; très grande adynamie. Le dernier n'avait point présenté les signes d'un affaiblissement du cœur aussi prononcé. Or, chez lui, le traitement produisit une amélioration très évidente. Il semblait même qu'il allait sûrement guérir ; la fièvre dépassait à peine 38° et, depuis plusieurs jours, les bains étaient cessés, lorsque parut une pleurésie qui devint purulente et entraîna la mort.

Des faits que nous avons observés, il est peut-être permis de tirer quelques conclusions. — La longue durée de la fièvre n'est pas, à elle seule, une contre-indication de la méthode de Brand, puisque la moitié de nos malades baignés après le vingtième jour, et tous très gravement atteints, ont été guéris par l'emploi de cette méthode. — La contre-indication réside plutôt, à une période avancée de la fièvre, dans le peu de gravité de la maladie. A ce moment, le pronostic peut être plus sûrement établi qu'au début. S'il n'y a pas de symptômes inquiétants et que l'issue favorable de la fièvre paraisse prochaine, on peut attendre cette guérison spontanée, ou bien traiter la fièvre par les applications froides et quelques doses de quinine. C'est du moins la ligne de conduite que nous avons adoptée. — Lorsque la maladie est grave et la terminaison douteuse, soit parce que la fièvre est encore intense, soit parce que les troubles nerveux et digestifs persistent ou s'aggravent, le bain froid peut, même à cette période avancée de la maladie et surtout si le cœur n'est pas trop affaibli, exercer une influence heureuse et sur la fièvre et sur les symptômes inquiétants, particulièrement sur les symptômes nerveux, la stupeur et le délire. — L'adynamie prononcée et l'affaiblissement profond du cœur constituent une situation très fâcheuse. Le résultat que peut donner la méthode des bains reste le plus souvent douteux. Le traitement de ces cas désespérés présente bien plus de difficultés : il exige surtout beaucoup de patience et de prudence. Nous y reviendrons dans le chapitre consacré au traitement.

En résumé, les contre-indications de la méthode des bains froids, vraies, précises, fondées sur l'observation des faits et non sur des vues théoriques, sont peu communes, et, si l'on veut abaisser réellement le taux de la mortalité par fièvre typhoïde, loin d'augmenter le nombre de ces contre-indications, on doit au contraire chercher à le diminuer. Il faut admettre seulement, comme conditions antérieures du malade ou complications de la maladie contre-indiquant l'emploi des bains froids, immédiatement, sans discussion : une affection cardiaque antérieure mal tolérée, la phthisie chronique évidente, la perforation de l'intestin, la péritonite, l'hémorrhagie intestinale tardive et grave, la péricardite et la pleurésie tardive. Pour toutes les autres conditions antérieures du malade et pour toutes les autres complications de la maladie, la contre-indication n'existe pas ou reste seulement relative.

En règle générale, aucune complication thoracique n'est une contre-indication absolue. Il faut bien se garder surtout de renoncer aux bains froids ou d'en différer l'application dans les cas de bronchite initiale, même intense et accompagnée de congestion pulmonaire. L'expérience prouve au contraire que, dans la très grande majorité des cas, cette complication est promptement améliorée par la méthode de Brand.

Dans le cours du traitement, c'est l'état du cœur qui domine la situation. C'est le cœur qu'il faut ausculter, interroger, tous les jours, avec le plus de sollicitude. Si le cœur est bon, et il l'est chez les malades baignés dès le début, il n'y a vraiment rien à craindre. Si, dans un cas tardivement baigné, le cœur a faibli, il faut, non pas renoncer à la méthode de Brand, mais rechercher s'il n'y a pas lieu d'en modifier l'application. Le pouls est clef du pronostic de la fièvre typhoïde, a dit Liebermeister. On peut ajouter que l'état du cœur fournit les plus précieuses indications pour diriger le traitement de la fièvre typhoïde par les bains froids.

CHAPITRE IV

DES MODIFICATIONS QU'IMPRIME LA MÉTHODE DES BAINS FROIDS AUX SYMPTÔMES DE LA FIÈVRE TYPHOIDE

La méthode des bains froids n'agit pas seulement sur l'élévation de la température. Il n'est pas rare, dans les formes graves, ataxiques de la dothiénentérie, d'observer, dès les premiers bains, une amélioration très évidente des symptômes inquiétants, en particulier des troubles nerveux, alors même que la température reste très élevée et que les abaissements thermiques, obtenus après chaque bain, sont encore très faibles ou même insignifiants. Les immersions froides, fréquemment répétées, excitent les nerfs sensitifs de la peau, et cette excitation, sans doute par voie réflexe, exerce une action propre, jusqu'à un certain point indépendante de la soustraction du calorique, sur le système nerveux, les organes digestifs, les voies respiratoires, le rein, la peau et l'appareil circulatoire. Mais il n'en est pas moins vrai que la majeure partie de l'effet utile de la médication réfrigérante résulte de l'abaissement permanent de la température fébrile. Un sang surchauffé trouble profondément la nutrition et la fonction des organes. L'apyrexie relative, obtenue par la réfrigération systématique du fébricitant, dissipe les troubles fonctionnels, permet l'alimentation, assure la conservation des forces et prévient le développement des dégénérescences viscérales. Dans le traitement de la fièvre typhoïde par les bains froids, le rôle prépondérant appartient donc à l'action antipyrétique, et c'est par là que nous devons, par conséquent, commencer l'étude des modifications qu'imprime ce traitement aux symptômes et à la marche de la dothiénentérie.

§ I

Influence des bains sur la température fébrile

Pour mettre plus d'ordre et de clarté dans ce sujet complexe, nous étudierons l'influence exercée par la réfrigération sur la température fébrile :

1° Pendant la durée de l'immersion froide ;

2° Après l'immersion froide, en d'autres termes les modifications de la température entre deux bains ;

3° Nous étudierons enfin l'influence générale de la médication réfrigérante sur la marche de la fièvre, sur le tracé thermométrique, depuis le début du traitement jusqu'à la fin de la période fébrile.

I MODIFICATIONS DE LA TEMPÉRATURE CENTRALE PENDANT L'IMMERSION FROIDE. — Sanctorius (1) avait déjà

(1) LORAIN. *De la température du corps humain*, t. II, p. 508.

remarqué que, dans le bain froid, la production de chaleur est augmentée, opinion peu propre, comme le fait observer Lorain, à faire accepter l'emploi des bains froids dans le traitement de la fièvre. Le fait est généralement exact et peut être constaté, soit chez l'homme sain (1), soit chez le fébricitant. Liebermeister et ses élèves, Kernig et Hattvich, ont même cherché à donner des mensurations approximatives de cette production de calorique, sollicitée par l'immersion froide.

Chez dix malades, nous avons étudié les variations de la température centrale pendant le bain. Nous nous sommes servis d'un très petit thermomètre à maxima, spécialement construit pour cet usage, et que, à divers moments du bain, nous introduisons tout entier dans l'ampoule rectale. Pour chaque exploration, ce thermomètre reste en place pendant le même temps, trois minutes.

En général, pendant le bain, la température centrale du fébricitant s'élève, et, dans nos observations, cette élévation a varié de 0°1 à 0°8. Dans quelques cas cependant, l'élévation est inappréciable ou même nulle ; parfois même, dès le début de l'immersion, il y a un abaissement plus ou moins prononcé. Beaucoup de conditions influent sur le sens et le degré de cette modification de la température centrale pendant le bain.

Le maximum de l'élévation thermique se produit toujours au commencement, et le minimum, à la fin du bain.— Un typhique était atteint d'une forme grave, hyperthermique. Le premier jour du traitement, huitième de la fièvre, nous lui donnons un bain à 15° et qui dure 30 minutes. Pendant ce bain, la température

(1) AUBERT. *Lyon Médical*. 1879 et 1883. Juin. *Influence des bains de mer sur la température du corps. Physiologie des bains froids.*

centrale s'élève de 0°8. Le lendemain, nous donnons un bain semblable et nous notons la température au commencement, au milieu et à la fin de ce bain. Immédiatement avant l'immersion, le malade avait 40°4. Pendant les trois premières minutes, la température monte à 41°2, soit encore une élévation de 0°8 ; pendant trois minutes, au milieu du bain, le thermomètre est descendu à 41°, soit une élévation de 0,6 ; enfin, dans les trois dernières minutes, le thermomètre ne marque plus que 40°6, soit une élévation de 0°2 seulement. L'abaissement thermique se continue lorsque le malade est reporté dans son lit, et, vingt minutes après le bain, le thermomètre est descendu à 39°8. La veille, l'abaissement avait été encore plus prononcé ; après un bain qui avait aussi produit une élévation de 0°8, le thermomètre était graduellement descendu à 38°8.

Les plus hautes élévations thermiques dans le bain se produisent au début de la maladie et du traitement, pendant la période de lutte contre la fièvre, alors que l'organisme du fébricitant résiste avec le plus d'énergie contre la réfrigération. Le malade dont nous venons de parler se trouvait précisément dans ces conditions ; à la trentième minute de ce bain à 15°, il n'eut qu'un frisson modéré. — A une période plus avancée du traitement et de la maladie, l'élévation thermique, produite par le bain, peut être très faible, nulle, ou même remplacée par un abaissement. Un autre typhique, arrivé au seizième jour d'une fièvre typhoïde de moyenne intensité et évoluant régulièrement, prenait des bains à 22° et de dix à quinze minutes de durée. Dans un de ces bains, la température reste stationnaire. Le lendemain, dix-septième jour, les résultats sont différents : avant le même bain, 39,1 ; pendant les trois premières minutes de l'immersion, 39° ; à la fin de la dixième minute, 38,7. Or la résistance de ce malade à la réfrigération avait déjà beaucoup diminué ; depuis six jours il « sautait » des bains.

La forme plus ou moins sévère de la dothiénentérie influe beaucoup sur le sens et le degré de ces variations. Ces deux malades sont des exemples des formes intense et moyenne. Dans la forme très légère, la résistance à la réfrigération est beaucoup moindre et, dès le début de la maladie et du traitement, nous avons constaté des abaissements, pendant le bain, quelquefois déjà très prononcés.

Il faudrait répéter ces explorations thermométriques sur un grand nombre de typhiques et dans des conditions très variées. Nous croyons cependant qu'il est déjà possible d'en tirer quelques inductions pronostiques. Le degré de l'élévation thermique dans le bain nous renseigne certainement sur la résistance du fébricitant à la réfrigération, et très probablement aussi sur la durée de la lutte contre la fièvre, sur celle du traitement, enfin sur la gravité de la maladie. Toutes ces indications sont profitables au traitement ; elles peuvent permettre de régler plus convenablement la fréquence, la durée et la température des bains. Plus d'une fois nous avons, d'après ces indications et dès les premières immersions, présumé la forme de la fièvre, intense, moyenne ou légère, et l'évènement a confirmé nos prévisions. Ainsi, le premier malade, qui nous a présenté dans un des premiers bains cette élévation de 0°8, eut, comme nous l'avions prévu, une forme très intense et de longue durée.

On a fait plusieurs hypothèses, pour expliquer cette élévation thermique dans le bain. Celle de Liebermeister (1) est la plus vraisemblable. Il y a réellement, pen-

(1) V. : Chap. I. *Historique.* LIEBERMEISTER, *Sa théorie de la fièvre.*

dant le bain et surtout au début, production d'une plus grande quantité de calorique. Ce fait bien constaté prouve assurément que l'élévation de la température centrale n'est pas due au refoulement du sang de la périphérie vers les régions profondes. Le fébricitant, soumis à la réfrigération, défend sa température, comme l'homme à l'état de santé. La soustraction de calorique opérée par l'immersion froide, incite nécessairement l'organisme à une plus grande production de chaleur ; de là, très probablement l'élévation thermique constatée au début de l'immersion froide. — Cet effet du bain pourrait, *à priori*, paraître un argument décisif contre la médication réfrigérante. Mais l'observation des faits démontre que cette période, d'ailleurs très courte, d'excitation de la calorification, est suivie d'une période de dépression, qui débute au moment du frisson et se prolonge plus ou moins longtemps après l'immersion froide. Enfin, comme le fait encore remarquer Liebermeister, dans le cours du traitement, cette période d'excitation diminue de plus en plus ; elle finit par disparaître, et même assez rapidement, si le traitement est appliqué dès le début et avec une énergie suffisante.

2° MODIFICATIONS DE LA TEMPÉRATURE ENTRE DEUX BAINS. —Dans les cas où il se produit une certaine élévation de la température centrale pendant le bain, il peut arriver que cette élévation persiste encore quelques minutes et soit constatée à la première exploration thermométrique, pratiquée, dans la plupart de nos observations, dix à vingt minutes après l'immersion froide. Ce fait est rare ; on ne le constate guère qu'au début de la fièvre et du traitement. En voici deux exemples, observés chez deux malades différents :

Avant le bain	39	après le bain	39,7.
—	39,8	—	40

Lorsque cette élévation est tout à fait accidentelle et ne se produit que deux ou trois fois, au début du traitement, on ne peut en conclure sûrement que la fièvre sera très grave ou de très longue durée. Les deux malades précédents n'ont eu qu'une fièvre de moyenne intensité; l'un a pris 64 bains en quatorze jours, et l'autre, 53 bains en neuf jours de traitement. Comme l'élévation thermique dans le bain, ce phénomène n'aurait une certaine signification pronostique, que s'il venait à se produire fréquemment et pendant plusieurs jours. Nous avons vu récemment un fait de ce genre (obs. XI); chez ce jeune homme, il s'agissait certainement d'une forme très intense de la dothiénentérie.

Dans des cas déjà un peu plus fréquents, la température reste, après le bain, aussi élevée qu'auparavant. Ce fait, également transitoire, ne se rencontre guère qu'au début du traitement, pendant la période de lutte contre la fièvre et dans les formes de quelque intensité, dont la température fébrile présente au début une certaine résistance à la réfrigération. C'est là une indication dont le traitement doit tirer parti; la réfrigération est insuffisante, il faut abaisser la température du bain ou bien en augmenter la durée.

Ce que l'on observe, après l'immersion, dans la très grande majorité des cas, c'est un abaissement de la température centrale, faible ou marqué, et variable suivant beaucoup de circonstances. En règle très générale, et c'est un fait constaté par la plupart des observateurs, le maximum de cet abaissement thermique ne se produit pas immédiatement après le bain. Lorsque le malade, à peine essuyé, est reporté dans son lit, la température fébrile continue à s'abaisser encore et le minimum n'est atteint que 15, 20, 25, 30 minutes, et quelquefois même une heure, après la fin de l'immersion froide. A partir de ce minimum, elle reste stationnaire pendant un temps variable, parfois très court, puis reprend une marche ascendante qui, plus ou moins rapidement, la ramène au degré qu'elle présentait avant le bain, ou même, dans certains cas et au début de la fièvre, à un degré supérieur. De telle façon que la courbe thermométrique, entre deux bains, présente trois périodes : descente, état stationnaire, ascension. Les trois tracés 1, 2 et 3 représentent bien ces trois périodes ; ils sont pris à des périodes différentes de la fièvre ; ce sont trois types assez caractéristiques de cette courbe thermométrique intercalaire entre deux bains.

Le tracé n° 1 est pris dans un cas grave, forme ataxique avec hyperthermie, au neuvième jour de la fièvre, premier du traitement, en pleine période de lutte contre la fièvre ; il représente la marche de la température, notée de demi-heure en demi-heure, entre les deux premières immersions froides, de midi à 3 heures. Le tracé n° 2, appartient au même malade, mais il est pris à une période un peu plus avancée de la lutte contre la fièvre. Le tracé n° 3 est fourni par un autre malade, atteint d'une forme de moyenne intensité, arrivée au 21me jour ; la fièvre est vaincue déjà ; depuis quatre ou cinq jours, le malade « saute » des bains, c'est-à-dire que sa température rectale, prise toutes les trois heures, n'atteint pas, à toutes les explorations, 39°, chiffre indiquant l'opportunité d'un nouveau bain.

Dans ces tracés, les trois périodes sont très nettement indiquées : descente, état stationnaire, ascension. Les différences portent surtout sur la période d'ascension. C'est en effet cette période qui varie le plus, suivant l'intensité et l'époque de la maladie, et ce sont ces variations qu'il importe le plus de considérer pour être renseigné sur l'effet utile du bain.— Ainsi, dans le tracé n° 1, l'effet utile du bain est relativement faible. La période de descente dure environ trois quarts d'heure, mais la période station-

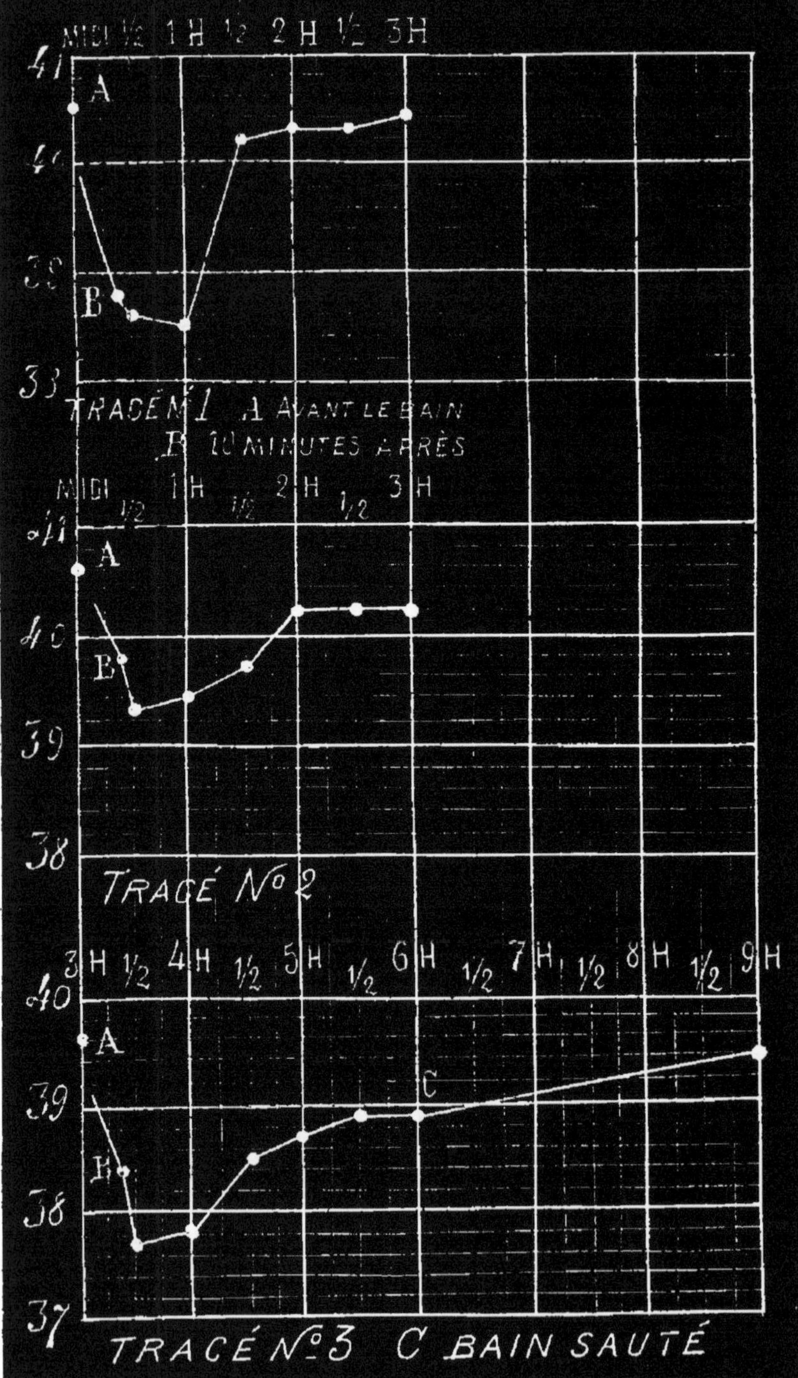

MIDI ½ 1 H ½ 2 H ½ 3 H
41
40
39
38
A
B
TRACÉ Nº 1 A AVANT LE BAIN
B 10 MINUTES APRÈS
MIDI ½ 1 H ½ 2 H ½ 3 H
41
40
39
38
A
B
TRACÉ Nº 2
3 H ½ 4 H ½ 5 H ½ 6 H ½ 7 H ½ 8 H ½ 9 H
40
39
38
37
A
B
C
TRACÉ Nº 3 C BAIN SAUTÉ

naire n'existe presque pas, et la ligne d'ascension très rapide ramène la température, en une demi-heure seulement, de 38,5, minimum thermique obtenu par le bain, à 40,2, degré très voisin de 40,5, noté avant le bain. Ce qui frappe le plus, dans ce tracé, c'est donc la brièveté de la période d'ascension. L'apyrexie relative entre les deux bains est de durée très courte; d'où l'indication d'abaisser la température des bains, d'en augmenter la durée ou de les rapprocher, du moins si les immersions suivantes ne modifient pas ce caractère de la courbe intercalaire. — Le tracé n° 2 présente déjà une période d'ascension plus longue. Bien que l'abaissement thermique soit un peu moindre que dans le tracé n° 1, cependant l'effet utile du bain est plus prononcé; l'ascension dure au moins une heure; le malade est donc resté plus longtemps avec une température fébrile modérée. — Enfin, dans le tracé n° 3, cette période d'ascension est encore beaucoup plus longue, plus traînante, bien que la descente et la période d'état rappellent, quant à la durée, les deux précédents tracés. Le mouvement ascensionnel débute une heure après le bain, mais il est très lent; la courbe emploie cinq heures consécutives pour remonter à 40,4, chiffre voisin de 40,6, noté avant le bain. Au moment de la nouvelle exploration thermométrique, en C, c'est-à-dire trois heures après le bain, la température n'avait pas encore atteint 39°, si bien que le malade « saute » un bain. Chez ce malade, bien que l'abaissement thermique n'ait pas été sensiblement plus marqué que dans les deux premiers tracés, cependant l'effet utile du bain est beaucoup plus prononcé, car le malade est, après le bain, resté plus de trois heures au-dessous de 39°. — Tout à fait à la fin du traitement, cette période d'ascension peut durer plus longtemps encore, 8, 10 ou 12 heures; le fébricitant ne prend plus que deux ou trois bains par jour et qui suffisent à maintenir sa température au-dessous de 39°.

Beaucoup de conditions ont une influence certaine sur la marche de la température entre deux bains. Ainsi, dans les formes graves, hyperthermiques, l'élévation thermique est très rapide après le bain; aussi est-il parfois nécessaire de rapprocher davantage les immersions et de baigner toutes les deux heures, ou même toutes les heures et demie. Dans les formes bénignes, au contraire, il arrive souvent que, dès le premier jour du traitement, l'abaissement produit par un bain est assez durable, pour que le malade saute trois ou quatre bains et même davantage. S'il s'agit d'un cas grave et tardivement baigné, le mouvement ascensionnel de la température entre deux bains, peut être lent, traînant, et durer plusieurs heures; mais, dans bien des cas, cette marche de la température ne coïncide plus, comme au début, avec une amélioration parallèle de l'état général et des symptômes graves.

Il suffit de jeter un coup d'œil sur les trois tracés que nous venons d'étudier, pour apprécier l'influence favorable de la méthode des bains froids sur la fièvre. Dans cette période qui sépare deux bains et qui dure généralement trois heures, la température peut être, si le traitement est bien conduit, abaissée à un degré suffisant pour que, pendant deux heures au moins et même davantage (tracé n° 3), la courbe thermométrique reste au-dessous de 39°. Le même effet peut être aisément, et sans aucun danger, renouvelé huit fois en 24 heures. Il en résulte que pendant 16 heures et même plus, le fébricitant est maintenu à 39° ou au-dessous, c'est-à-dire dans un état d'apyrexie relative. Or, avec les médicaments antipyrétiques et même avec l'antipyrine, il est impossible, pendant les longs jours que dure la période fébrile d'une forme intense, d'obtenir un semblable résultat, du moins sans exposer le malade au péril d'une intoxication. Du reste, nous apprécierons mieux encore ce résultat si favorable, lorsque nous étudierons l'influence qu'exerce la méthode de Brand sur l'ensemble de la courbe thermométrique.

Dans la courbe intercalaire, l'élément le plus important est donc la période d'ascension. Cependant le plus grand nombre des observateurs ont porté leur attention sur la période de descente, c'est-à-dire sur le degré de l'abaissement thermique produit par le bain. Cet abaissement est très variable. L'âge, la forme plus ou moins grave de la dothiénentérie, l'époque de la maladie, le sexe, l'obésité, le moment de la journée, la présence ou l'absence de complications, la température et la durée du bain, telles sont les circonstances qui paraissent exercer quelque influence sur le degré de l'abaissement thermique produit par l'immersion froide.

Le tableau suivant de Ziemssen, que nous reproduisons d'après Brand, met en lumière l'influence de deux conditions, l'âge du malade et le degré de gravité de la maladie. Les observations de Ziemssen se rapportent au bain tiède progressivement refroidi ; mais Brand déclare que ces résultats sont comparables à ceux que donne le bain froid :

DEGRÉ DE L'ABAISSEMENT	ENFANTS	ADULTES	
		Cas légers	Cas graves
0,2	0 fois	0 fois	6 fois
0,3 à 0,5	1 —	17 —	116 —
0,6 à 1°	6 —	120 —	434 —
1,1 à 1,5	8 —	270 —	837 —
1,6 à 2°	6 —	82 —	270 —
2,1 à 2,5	3 —	13 —	54 —
2,6 à 3°	8 —	1 —	12 —
3,1 à 3,5	11 —	0 —	6 —
3,6 à 4°	12 —	0 —	0 —
4°,1 à 4°,5	5 —	0 —	0 —
4°,6 à 5°	6 —	0 —	0 —

D'après ce tableau, la moyenne des abaissements thermiques serait chez l'adulte de 1,3 à 1,5 et chez l'enfant de 2° à 2,5. Le minimum 0,2 appartient aux cas graves et le maximum 5° a été vu chez l'enfant. — Brand n'a pas rencontré d'abaissement supérieur à 3,5 ; ce chiffre fut constaté chez un adulte. — Trois de nos malades nous ont présenté de grands abaissements, égaux ou supérieurs à 2,5. Chez le premier, au dix-huitième jour de la fièvre, la fièvre tombe, après le bain, de 39,7 à 36°, soit un abaissement de 3,7 ; chez le second, au septième jour, de 41,4 à 38,5, soit un abaissement de 2,9 ; chez le troisième, au dix-neuvième jour, de 38,7 à 36,2, soit un abaissement de 2,5. Au surplus, ces chutes de la température n'acquièrent une certaine signification, particulièrement au point de vue du pronostic, que si l'on prend en considération les conditions dans lesquelles elles se sont produites.

L'abaissement thermique est donc plus marqué chez l'*enfant* que chez l'adulte. Dans le jeune âge, la réfrigération poussée trop loin peut abaisser la température jusqu'au collapsus. Cet accident est, en effet, plus fréquent dans l'enfance qu'à une période plus avancée de la vie; mais nous avons vu qu'il peut être facilement évité et que la fréquence en fut certainement exagérée.

La résistance à la réfrigération est un peu plus marquée chez la *femme* que chez l'homme, et l'abaissement thermique est, chez elle, un peu moins prononcé, différence généralement attribuée au développement plus marqué du pannicule adipeux sous-cutané, dans le sexe féminin.

En effet, chez les sujets *obèses*, l'abaissement thermique est moindre que chez les sujets maigres. Deux de nos malades, doués d'un très fort embonpoint, n'avaient que des abaissements assez faibles.

S'il est vrai, d'une façon générale, que *la forme plus ou moins grave* de la maladie influe sur le degré de l'abaissement thermique après le bain, il faut cependant se garder de conclure qu'un abaissement prononcé indique récessairement une forme légère, facilement accessible au traitement, et un abaissement faible, nécessairement aussi une forme grave de la maladie. — Il y a des formes très graves de la dothiénentérie, heureusement peu communes, et dans lesquelles un abaissement très marqué de la température après le bain, et dans les premiers jours du traitement, constitue un signe pronostique plutôt fâcheux que favorable. Quatre de nos malades ont succombé, qui avaient, dès les premiers bains, présenté de grands abaissements thermiques.

Voici la marche de la température chez deux de ces malades. — Le premier était au huitième jour d'une fièvre adynamique, lorsque le traitement fut commencé. Les premiers bains ont produits les abaissements suivants :

Avant le bain	39,8	après	37,7	abaissement	2,1
—	38,2				
—	40,5	—	38,4	—	2,1
—	39,8	—	37,9	—	1,9
—	39,5	—	37,5	—	2

Ces abaissements si marqués sont dûs très vraisemblablement à un affaiblissement du cœur précoce. Cette interprétation nous semble légitimée par l'observation du second malade — Une jeune fille de 15 ans (n° 15 chap. II), est admise à l'hôpital, étant déjà dans un état désespéré : résolution générale, coma, pupilles peu sensibles à la lumière, *pouls à 164 et très faible*, diarrhée très abondante, plaques hémorrhagiques sur la paroi abdominale. La date du début, huitième jour, nous est indiquée par le médecin qui nous l'envoie.

La malade est mise au bain, mais il est recommandé de donner des bains très courts, de quatre à cinq minutes et de 22° à 24°. Or, voici les abaissements produits par les premiers bains :

Avant le bain	41,4	après	38,5	abaissement	2,9
—	39,5	—	37,8	—	1,7
—	39,5	—	37,3	—	2,2
—	39,6	—	38,5	—	1,1
—	38,2				
—	39	—	38,5	—	0,5
—	37,8				
—	39	—	38,1	—	0,9
—	39,7	—	37,4	—	2,3

La malade reprit connaissance et le pouls diminua de fréquence. Mais l'amélioration fut de peu de durée. Cette jeune fille a succombé à une broncho-pneumonie double, due sans doute à l'extrême affaiblissement du cœur. La mort survint au sixième jour du traitement, treizième ou quatorzième de la fièvre.

Dans ces cas d'une si haute gravité, la période de lutte contre la fièvre n'existe pas à proprement parler. C'est là une situation fâcheuse. En règle générale, il vaut mieux que le fébricitant, du moins au début de la fièvre et du traitement, résiste, dans une certaine mesure, à la réfrigération et défende sa fièvre contre l'eau froide. En effet, ces grands abaissements thermiques, d'un pronostic défavorable, ne coïncident pas avec une amélioration évidente ni surtout durable de l'état général et des symptômes graves. La température fléchit aisément sous l'influence des immersions froides, mais les troubles nerveux ne sont pas complètement écartés ; l'affaiblissement du cœur persiste et engendre des complications fatales.

Nous avons fait une étude particulière des abaissements thermiques produits par le bain, dans les quatre catégories de nos observations : cas mortels, formes intenses, formes moyennes, formes légères. — Les abaissements ont été faibles, ou même très faibles, chez la plupart des malades traités et morts à une époque relativement peu éloignée du début. Ils sont beaucoup plus prononcés chez les malades tardivement baignés, et surtout chez ceux qui ont succombé après peu de jours de traitement. Lorsque la mort est survenue plus tard, après un traitement assez long, les premiers abaissements sont peu prononcés; ils ne deviennent très marqués qu'après plusieurs jours de traitement et près de la terminaison fatale. Ces résultats confirment encore cette observation que dans l'énergie du cœur réside une des causes efficaces de la résistance variable qu'oppose à la réfrigération l'organisme du fébricitant. — Dans les formes intenses, l'abaissement est généralement moindre que dans les formes moyennes et légères; en outre, il dépend non seulement de la date du début de la maladie, mais aussi de celle du début du traitement. Ainsi, parmi un certain nombre de fièvres intenses arrivées au dix-septième jour, les abaissements sont, à ce jour, d'autant plus prononcés que le traitement compte déjà un plus grand nombre de jours. Un de ces typhiques, baigné dès le quatrième jour, présente déjà des abaissements de 1,5 le matin et 1,7 le soir, tandis qu'un autre, baigné seulement depuis le seizième jour, n'a que des abaissements beaucoup plus faibles, 0,5 le matin, 0,7 le soir. C'est là un argument de plus à l'appui de ce précepte : il faut baigner dès le début. — Dans les formes moyennes, comme dans les formes intenses, le degré de l'abaissement est commandé surtout par la date plus ou moins éloignée du début du traitement. Souvent l'effet immédiat de chaque bain n'est pas beaucoup plus prononcé que dans les formes intenses, mais il arrive plus promptement que la température soit assez lente à remonter à 39°, pour que le bain suivant soit « sauté ». — Les formes légères présentent les mêmes caractères, mais ils se montrent plus tôt encore que dans les formes moyennes, si bien que, dès le début du traitetement, le typhique « saute » des bains, et que l'apyrexie complète est obtenue en très peu de jours. — Dans les formes très légères, qu'on peut appeler fébricules typhoïdes et que Lorain nommait typhoïdettes, les abaissements peuvent être moyens ou même faibles, mais la courbe remonte très lentement, après chaque bain, et cinq à dix immersions froides suffisent à conduire le typhique à l'apyrexie. Voici deux faits de ce genre :

Obs. III. — Emile R., 19 ans, admis à l'Hôtel-Dieu le 11 septembre 1878. Début présumé le 6 septembre par une épistaxis. — Au moment de l'admission : peu de céphalalgie, fatigue générale, peau légèrement chaude, anorexie, diarrhée, gargouillement iléo-cœcal, plusieurs taches rosées autour de l'ombilic. Le malade est baigné, dès le premier jour de l'admission :

Avant le bain	38,7	après	37,8	abaissement	0,9
—	38,6	—	38	—	0,6
—	38,7	—	37,9	—	0,8
—	38,9	—	38	—	0,7
—	39	—	38,4	—	0,6
—	38,6	—	38	—	0,6

Le 14 septembre, l'apyrexie était complète et définitive. Six bains avaient suffi. Le diagnostic n'est cependant pas douteux, malgré le peu de durée de la fièvre; le malade avait de la diarrhée et des taches rosées.

Obs. IV. — Louis M., 35 ans, admis à l'Hôtel-Dieu le 2 novembre 1881. Début présumé le 24 octobre, par une fièvre vive, des nausées et de la rachialgie. Trois ou quatre jours après, épistaxis abondantes et un peu plus tard, diarrhée. — Au moment de l'admission : un peu de météorisme, quelques taches rosées, quelques râles humides dans les deux poumons. T. 40. Le malade est immédiatement baigné (dixième jour de la fièvre) :

Avant le bain	40,1	après	39,3	abaissement	0,8
—	40	—	39,4	—	0,6
—	39,3	—	38,6	—	0,7
—	39,1	—	38,4	—	0,7
—	39,4	—	38,8	—	0,6
—	39	—	38,3	—	0,7
—	38,7				
—	38,5				
—	38,7				
—	39,2	—	38,3	—	0,9

Le traitement a duré deux jours; après le septième bain, qui fut le dernier, la température continue à s'abaisser et l'apyrexie est complète au seizième jour.

Ces deux observations pourraient servir, s'il en était besoin, à démontrer l'innocuité du bain dans les formes les plus légères de la dothiénentérie. Elles pourraient aussi en prouver la réelle efficacité. Dans l'observation IV surtout, l'effet produit fut vraiment remarquable; en deux jours, la transformation était complète et tous les malaises de l'état fébrile avaient disparu. — Quoiqu'il en soit, dans ces deux fébricules, dont l'une s'élève pourtant à 40,1, l'abaissement thermique produit par le bain n'atteint pas 1°; et cependant, dès le premier jour, les malades sautent des bains; il n'y a pas de lutte contre la fièvre. C'est que la courbe des maxima s'abaisse très rapidement; de sorte que, même avec des abaissements après le bain, faibles ou modérés, l'apyrexie est rapidement obtenue.

L'époque plus ou moins avancée de la maladie exerce aussi une influence manifeste sur le degré de l'abaissement thermique. En règle générale, l'abaissement est d'autant plus prononcé que la fièvre est plus avancée dans son évolution. Il est vrai qu'il faut tenir compte aussi, comme nous l'avons fait remarquer, de la date de début du traitement. Dans les cas tardivement baignés, la résistance à la réfrigération est relativement faible, certainement moindre qu'au début; aussi peut-on parfois obtenir, dès les premiers bains, des abaissements thermiques prononcés, de 1°, 1,5 et même 2°, mais qui ne produisent pas toujours un effet immédiatement favorable sur la marche de la fièvre, ni sur les symptômes graves. On sait, au contraire, que cet effet favorable est très précoce dans les cas traités dès le début. — Un typhique était au trentième jour de sa fièvre, lorsque fut commencé le traitement par les bains. On note à ce moment : ventre très météorisé, diarrhée abondante, délire pendant la nuit, râles sibilants et muqueux à la base des deux poumons. La température, prise toutes les trois heures, à partir de 5 heures du soir est de 40,2; 40,5; 40; 40,4; 40; 39,5. Le malade est alors mis au bain, et voici les abaissements obtenus après les immersions de la première journée :

Avant le bain	39	après	37,8	abaissement	1,2
—	39,6	—	37,6	—	2
—	38,2	—	pas de bain		
—	39,5	—	38	—	1,5
—	39	—	37,6	—	1,4
—	38	—	pas de bain		
—	37,8		id.		
—	38,4		id.		
—	39	—	37,6	—	1,4

Or, malgré ces abaissements marqués de la température, l'état général est toujours mauvais et le délire persiste. Ce typhique finit cependant par guérir, mais l'amélioration fut lente. Le délire nocturne et la diarrhée abondante persistèrent plusieurs jours encore après le début du traitement. — Dans ces conditions fâcheuses, la mort est une terminaison plus commune que la guérison. Les rémissions obtenues par le bain peuvent être très fortes, et même de longue durée; mais, si la fièvre a été intense et qu'une hyperthermie de trois ou quatre septénaires ait eu le temps de produire des troubles graves de la nutrition, ces rémissions thermiques, obtenues par le bain, n'ont plus, au même degré qu'au début, une influence évidemment favorable sur la marche de la maladie; trop souvent les complications se développent néanmoins, l'adynamie progresse et le malade finit par succomber. De là, la nécessité, sur laquelle nous ne cessons d'insister, de baigner dès le début, si l'on veut obtenir le maximum des effets que peut produire la méthode des bains froids.

L'influence *du moment de la journée* sur le degré de l'abaissement thermique après le bain n'est ni aussi prononcée, ni aussi constante, qu'on pourrait le croire de prime abord. Il semble, en effet, que les bains de la matinée doivent toujours produire une rémission plus marquée que ceux de la soirée. Il en est souvent ainsi, et même dans la majorité des cas; mais il n'est pas rare, surtout dans les formes intenses, au début de la fièvre et du traitement, que les abaissements du matin ne soient pas plus prononcés que ceux du soir.

Deux tracés thermométriques à seize notations quotidiennes, huit avant le bain et huit après le bain, permettront de bien apprécier cette influence du moment de la journée et celle de l'époque plus ou moins avancée de la fièvre. L'un (tracé n° 4) appartient à une forme intense et l'autre (tracé n° 5), à une forme légère. Dans chaque tracé, la courbe supérieure est formée des températures maxima, c'est-à-dire relevées toutes les trois heures avant le bain, et la courbe inférieure, des températures minima, c'est-à-dire relevées dix à quinze minutes après chaque bain. Au bas de chaque ligne verticale indiquant l'heure du bain, l'abaissement thermique, produit par ce bain, est exprimé en dixièmes de degré.

Ces tracés nous renseignent d'abord sur les oscillations

nychthémérales du mouvement fébrile. A partir de minuit, la température tend à s'abaisser, et cette marche descendante se poursuit plus ou moins régulièrement dans la matinée, jusque vers 11 heures ou midi. Le minimum thermique se produit habituellement entre 3 et 6 heures du matin, quelquefois un peu plus tard. Cette rémission matinale est souvent interrompue, ou plutôt suivie, par une petite exacerbation, qui survient habituellement de 9 heures à midi. A partir de midi et, suivant les cas, un peu plus tôt ou un peu plus tard, la courbe thermométrique se relève et suit une marche ascendante plus ou moins rapide, jusque vers 8 ou 9 heures du soir. Elle atteint alors le point culminant de la journée et cette élévation constitue l'exacerbation principale. Ensuite elle reste stationnaire, ou s'abaisse déjà, plus ou moins, jusqu'à minuit. C'est à partir de minuit que le mouvement de descente s'accentue davantage. Pourtant assez souvent, surtout dans les formes intenses et au début de la fièvre, il se produit à ce moment, ou un peu plus tard, vers une heure du matin, une nouvelle exacerbation, légère dans la plupart des cas, mais quelquefois plus intense et suffisante pour compromettre beaucoup le succès du traitement, si les bains de la nuit sont supprimés. — Ainsi, un mouvement de descente de minuit à midi, un mouvement ascendant de midi à minuit et trois exacerbations, l'une principale vers 6 ou 9 heures du soir, les deux autres secondaires et contingentes dans la matinée et vers le milieu de la nuit, telle est la formule la plus générale des oscillations de la température pendant une période de vingt-quatres heures.

Remarquez, dans ces deux tracés, le peu d'amplitude de la courbe des maxima ; c'est un effet à peu près constant de la réfrigération systématique ; les grandes oscillations sont diminuées ou même supprimées. — Au

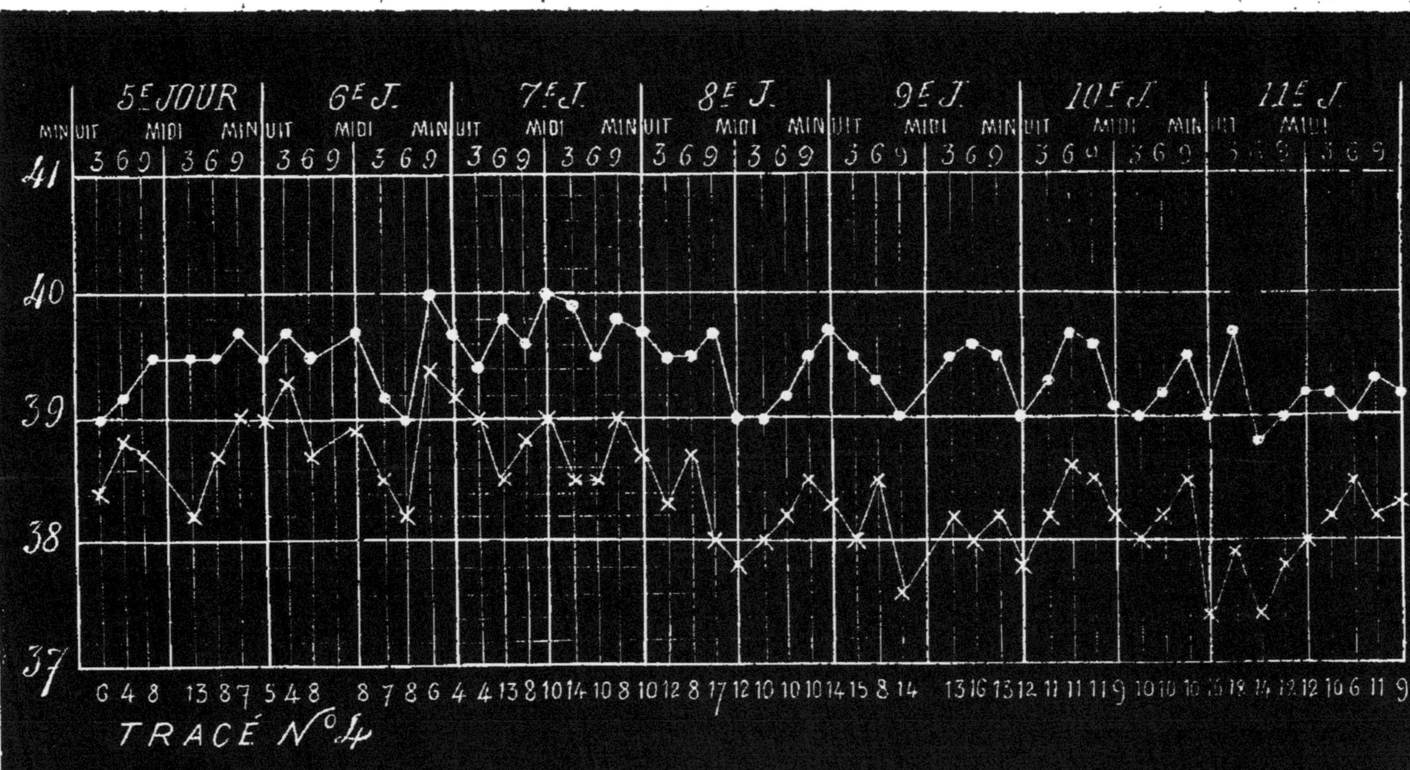

TRACÉ N° 4

10E JOUR
11E J.
12E J.
13E J.
14E J.
15E J.
MIDI
MINUIT
MIN.
41
40
39
38
37
7 12 14 7 12 8 10 5 6 8 7 10 8 6 3 5 5 15 19 20 17 9 15 12 11 17 6 11 10 10 14 11 5
TRACÉ N° 5

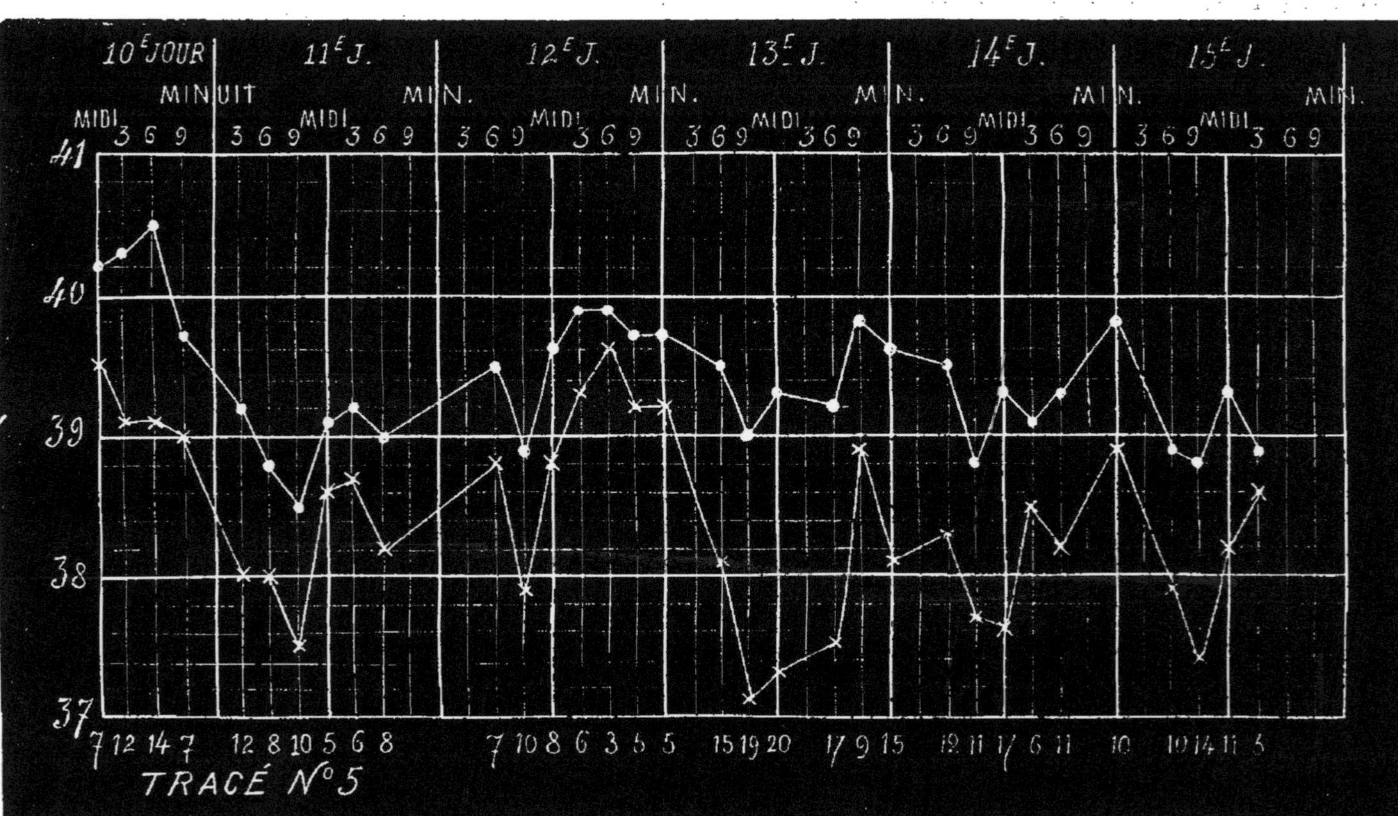

début, les deux courbes des maxima et des minima sont assez rapprochées; plus on s'éloigne du début, plus les deux courbes s'écartent l'une de l'autre, et le fait est dû à l'amplitude croissante des rémissions thermiques produites par les bains. — Pour ce qui est de l'influence du moment de la journée sur le degré de ces rémissions, les deux tracés présentent quelques différences. Dans le tracé n° 4, qui est celui d'une forme intense, les rémissions du soir sont, pendant les trois premiers jours, supérieures à celles de la matinée; plus tard celles-ci l'emportent et d'autant plus qu'on s'éloigne davantage du début. Dans le tracé n° 5, qui appartient à une forme légère, les rémissions matinales sont d'emblée plus fortes que celles du soir, et nous voyons de bonne heure paraître de grands abaissements, mais avec une signification pronostique très favorable, car simultanément se produit une grande amélioration de l'état général et de tous les symptômes.

Quant à l'influence des *Complications*, nos observations nous donnent peu de renseignements. Dans l'observation I, la fièvre est compliquée d'une pneumonie lobaire; les abaissements thermiques, produits par les bains, n'ont pas paru sensiblement plus prononcés, au moment probable de la résolution de la pneumonie. — Déjà, à diverses reprises, nous avons fait remarquer que l'affaiblissement du cœur augmente l'abaissement thermique produit par le bain. Cette cause peut faire sentir son influence dès le début, ce qui est fort rare, et bien plus souvent, après le quinzième jour.

La température et la durée de l'immersion froide ont une influence certaine, et qui peut être considérable, sur le degré de l'abaissement thermique.

Un bain très froid opère plus énergiquement la soustraction de la chaleur fébrile. Assurément il n'est pas possible d'établir une proportion, même approximative, entre le degré de l'abaissement thermique et la température, plus ou moins basse, d'un bain froid. A l'influence prépondérante de la température de l'eau s'ajoutent, chez le fébricitant, beaucoup d'autres facteurs dont l'appréciation reste toujours plus ou moins incomplète. D'après la formule générale de Brand, le bain est à 20°. Ce bain, dans les formes légères, produit facilement des abaissements de 1° à 1,5. Mais dans les formes intenses et au début, alors que la fièvre très forte résiste énergiquement à la réfrigération, il arrive à peu près constamment que, pendant les premiers jours du traitement, ce bain ne produit que des abaissements très faibles, ou même insignifiants, de la température fébrile. Que si, conformément aux indications de Brand, on abaisse à 18° ou 15° la température de l'eau, les abaissements deviennent sensiblement plus marqués, atteignent 0°,8 à 1° et, en règle générale, suffisent pour vaincre la fièvre.

La durée du bain possède, quoi qu'on en ait dit, une influence incontestable. Sans doute, dans bien des cas, une différence de cinq et même dix minutes de durée entre deux bains, donnés à la même période de la maladie, à peu près dans les mêmes conditions, ne produira pas une différence bien sensible entre les deux abaissements thermiques. Cette différence peut être nulle, ou même à l'avantage du bain le plus court. M. Chapuis (1) établit, à ce point de vue, un parallèle entre deux séries de bains, les uns de dix minutes et les autres de quinze minutes de durée. Dans ces deux séries, les températures avant le bain sont à peu près égales. Or les abaissements sont souvent plus prononcés après le bain de dix qu'après le bain de quinze

(1) Thèse citée, p. 31.

minutes. Nous avons vu plus d'une fois, chez des enfants et même chez des adultes, du quinzième au vingtième jour de la fièvre, des bains de quatre à cinq minutes produire un abaissement thermique tout aussi prononcé que des bains de dix et même de quinze minutes.

Et cependant la durée du bain est un élément important de la méthode de Brand. Dans le bain, le fébricitant résiste à la réfrigération et défend sa chaleur fébrile. Aussi longtemps que dure cette résistance, la température centrale ne s'abaisse pas; elle peut même, comme nous l'avons indiqué déjà, présenter une certaine élévation. Mais cette résistance a une limite; elle cesse au moment où paraît le frisson. A partir du frisson, la température centrale s'abaisse. Or, suivant l'époque, l'intensité de la fièvre et d'autres conditions encore, le frisson peut paraître à un instant très variable de la durée de l'immersion froide. Dans les formes légères, ou à une période avancée des formes graves et moyennes, le frissonnement est manifeste après cinq ou six minutes, et ce bain très court suffit souvent à abaisser la température fébrile de 0° 8 à 1° et même davantage. Au contraire, au début des fièvres très intenses, et s'il n'y a pas un affaiblissement du cœur précoce, on peut attendre quinze, vingt minutes et même plus, avant d'observer le véritable frisson. Dans un cas semblable, ce n'est qu'à la trente-cinquième minute, que nous avons vu le malade frissonner. Ce bain, prolongé jusqu'au frisson, donna un abaissement de 1°. Les bains précédents, qu'on cessait avant le frisson, ne produisaient que de très faibles abaissements, de 0° 3 à 0° 5.

Ces faits ont leur application dans la pratique de la méthode des bains froids. Si, dans les formes légères, dans les formes moyennes et dans quelques formes intenses, on peut obtenir de chaque bain un effet antithermique suffisant, de 0° 8 à 1°, en suivant la formule générale de Brand, il n'en est plus de même dans les cas graves, dont les hautes températures résistent énergiquement à la réfrigération. Ici, ce n'est plus la montre à la main qu'il convient de fixer la durée du bain. Si l'on veut obtenir un effet réellement utile, il faut observer le fébricitant pendant l'immersion froide et prolonger cette immersion au delà du frisson bien constaté. Il convient même, dans les fièvres particulièrement intenses, d'aller un peu plus loin et, suivant le conseil de Brand, de laisser le typhique frissonner pendant plusieurs minutes, avant de le retirer du bain ; l'effet antithermique sera plus prononcé et surtout plus durable.

3° MODIFICATIONS DE LA COURBE THERMOMÉTRIQUE. — La plupart des médications, journellement employées dans le traitement de la dothiénentérie, s'adressent surtout à l'élément fièvre. Assurément l'action antipyrétique de la quinine, de l'acide salicylique, de l'acide phénique et de l'antipyrine n'est pas contestable. On peut, avec ces médicaments, obtenir des abaissements plus ou moins marqués de la température fébrile. Ces rémissions sont souvent très nettement indiquées sur le tracé thermométrique. L'acide phénique et l'antipyrine administrés en pleine période d'état, abaissent quelquefois la température du fébricitant jusqu'au degré physiologique, et même au-dessous. Mais le plus souvent, sinon toujours, ces grands abaissements, que provoquent ces deux médicaments, ne vont pas de pair avec une amélioration évidente de l'état général et des symptômes graves. Nous avons vu plus d'une fois ces grandes rémissions s'accompagner d'un état voisin du collapsus, et même d'un collapsus véritable : extrême faiblesse du pouls, refroidissement des extrémités, cyanose de la face. Un tel résultat, et qui n'est point très rare, ressemble beaucoup plus à une action toxique qu'à une action thérapeutique.

Quoiqu'il en soit, et c'est là le point important, ces rémissions, produites par les médicaments antipyrétiques, sont en quelque sorte purement accidentelles ; elles restent généralement sans influence sérieuse et durable sur la marche de la température fébrile. Comparez, comme nous l'avons fait souvent, aux courbes thermométriques des malades traités par les bains froids, celles des typhiques traités par les médicaments antipyrétiques : ces rémissions accidentelles apparaissent de loin en loin, tous les deux ou trois jours, ou même tous les jours, mais elles n'empêchent pas la température de remonter à des degrés très élevés, égaux ou supérieurs aux degrés qu'elle avait atteints avant le début du traitement. L'allure générale de la courbe n'est point modifiée d'une façon durable ; on y reconnaît aisément les périodes de la fièvre abandonnée à son évolution spontanée ; et, très souvent, les hautes températures et les plateaux témoignent de l'insuffisance des médicaments pour une lutte soutenue contre la fièvre.

Le bain, remède externe, peut être appliqué, en vingt-quatre heures, aussi souvent qu'il est nécessaire pour que la température reste au-dessous d'un certain degré, et que le fébricitant soit maintenu dans un état d'apyrexie relative. En général, plus la fièvre est intense, mieux le typhique supporte la réfrigération ; de sorte que le bain froid, s'il peut être dangereux, l'est d'autant moins qu'il est plus nécessaire. L'effet antithermique de chaque bain est rapide ; et, en réglant convenablement la température et la durée de l'immersion, il peut être rendu certain et considérable : ressource éminemment précieuse, dans une maladie où parfois de très hautes températures peuvent immédiatement compromettre la vie et tuer à la manière d'un agent toxique. —

Le médicament antipyrétique le plus actif n'agit qu'un certain temps, souvent plusieurs heures après qu'il est administré, et l'effet produit ne varie pas seulement avec la dose, mais aussi avec les chances de l'absorption, plus d'une fois douteuse dans une maladie où il y a, avec une température élevée, une diarrhée souvent très abondante et des lésions graves de l'intestin.

Enfin, il est impossible, et c'est là qu'apparaît la très grande supériorité de la méthode des bains froids, il est impossible, sans s'exposer au péril d'une véritable intoxication, de répéter chaque jour et pendant des semaines, l'emploi des doses élevées de quinine, d'acide phénique, d'acide salicylique et d'antipyrine, nécessaires, dans les cas graves, pour obtenir un effet antithermique réel et surtout durable. Dans les formes sévères de la dothiénentérie, le rein et le cœur sont plus ou moins lésés, condition fâcheuse et qui rend encore plus dangereux ces médicaments antipyrétiques, dont la plupart ont, à hautes doses, une action toxique sur ces deux organes.

Il n'entre pas dans notre pensée d'établir un parallèle complet entre le traitement par les bains froids et le traitement par les médicaments. Brand et plus récemment M. Glénard ont tracé ce parallèle, le premier pour l'acide salicylique, le second pour l'acide phénique ; nous y renvoyons le lecteur (1). Il nous suffit d'avoir, dès le début de cette étude de la fièvre, montré quelle différence profonde il faut, au point de vue de l'action antipyrétique, établir entre les médicaments et la méthode des bains froids. D'ailleurs ce parallèle a moins d'intérêt qu'on ne pourrait le croire au premier abord. Depuis quelques années, les antipyrétiques se succèdent

(1) Brand, *Salicyl oder Wasserbehandlung.* — Glénard, *Acide phénique ou bains froids.* — V. le chapitre de l'historique.

dans le traitement de la fièvre typhoïde avec une rapidité qu'il est vraiment difficile d'accepter comme le témoignage d'une réelle efficacité. Pour ne parler que des plus connus parmi ces médicaments, nous avons depuis longtemps la quinine ; nous venons d'avoir l'acide salicylique, les salicylates, l'acide phénique, la kairine; nous avons aujourd'hui l'antipyrine et la thalline. Le règne de ces médicaments nouveaux sera-t-il beaucoup plus long ? Il est permis d'en douter. Combien différents de cette vogue éphémère, les progrès lents mais sûrs de la méthode des bains froids, en Allemagne et dans notre région lyonnaise !

Pour étudier l'influence de la réfrigération systématique sur la marche de la fièvre, toutes les courbes thermométriques ne conviennent pas également et n'ont pas la même valeur.

Nous avons d'abord la courbe à deux notations quotidiennes. Ces deux températures sont relevées avant le bain, l'une dans la matinée et l'autre dans la soirée. Nous avons figuré cette courbe dans tous nos tracés. Elle permet déjà d'apprécier, dans une certaine mesure, l'influence de l'eau froide sur la fièvre. Mais elle est insuffisante; elle laisse de côté bon nombre de notations thermométriques fort importantes ; elle ne donne pas toujours, pour chaque période de vingt-quatre heures, le maximum et le minimum thermiques réels.

La marche de la fièvre apparaît avec plus de netteté sur les courbes des moyennes. On sait que, dans le traitement de Brand, il y a chaque jour 16 notations thermométriques : 8 notations avant le bain, 8 notations après le bain. On peut, avec ces chiffres, établir trois courbes des moyennes. — Une première courbe donne, pour chaque jour, la moyenne des 16 notations. — Une seconde donne, pour chaque jour, seulement la moyenne des 8 notations après le bain ; on pourrait la nommer courbe des moyennes des minima. — Une troisième enfin donne la moyenne, pour chaque jour, des 8 notations avant le bain ; c'est la courbe des moyennes des maxima.

La première courbe des moyennes, établie d'après les 16 notations thermométriques du nychthémère, est adoptée par la plupart des auteurs qui ont étudié cette action des bains sur la fièvre dothiénentérique, tels que Brand, Jurgensen, Glénard. Brand a donné plusieurs courbes de ce genre dans son mémoire : *Salicyl oder Wasserbehandlung*. Cette courbe est formée d'éléments trop complexes ; elle est passible de quelques objections. Considérez cette partie de la courbe thermométrique intercalaire entre deux bains, et qui comprend un intervalle de trois heures, par exemple de 9 heures à midi. Deux typhiques ont à 9 heures la même température, 40,5. Le bain produit chez tous les deux le même abaissement, la température descend à 39°. La moyenne serait donc chez tous tous les deux, et pour cette période de trois heures, 39,7. Or ce chiffre peut être une estimation fort inexacte. Chez l'un, la température peut être, à dix heures, déjà remontée à 40,5, tandis que chez l'autre elle n'atteindra ce chiffre que vers midi. Dans le premier cas, la moyenne est beaucoup trop faible et dans le second, elle peut être trop forte. L'erreur est fréquente, surtout au début de la fièvre et du traitement, alors que la température fébrile remonte très rapidement après l'immersion froide. D'après la courbe des moyennes des 16 notations, on peut donc, du moins dans les premiers jours, être porté à exagérer l'influence des bains ; les moyennes quotidiennes sont, à cette période, généralement trop basses. Dans cette courbe, on ne tient pas compte de cette période d'ascension de la courbe intercalaire entre deux bains, sur laquelle nous avons beaucoup insisté (tracés 1, 2 et 3).

Il est vrai que la chose est impossible, à moins de multiplier beaucoup les explorations thermométriques entre deux bains, et c'est là un procédé impraticable. Malgré ces réserves, cette courbe donne cependant une notion vraie, sinon complète, de l'influence des bains sur la marche de la fièvre.

La courbe des moyennes des minima (températures prises après le bain), nous renseigne seulement sur l'action immédiate du bain, aux diverses périodes de la maladie. Mais des abaissements thermiques, même fréquents et prononcés, importent moins si, malgré ces abaissements, la température remonte à des degrés élevés et tend à s'y maintenir pendant longtemps.

Ce que nous voulons mettre surtout en lumière, c'est la modification imprimée à la forme de la courbe thermométrique, à la marche de la fièvre. Or, à ce point de vue, nous préférons la courbe des moyennes des maxima. Elle montre mieux comment et avec quelle régularité, du début à la fin de la fièvre, l'hyperthermie est enrayée d'abord, puis définitivement vaincue. Les températures fébriles qui composent la courbe des maxima sont plus exclusivement le fait de la fièvre elle-même. Constater l'influence favorable qu'exercent les bains froids sur la courbe des maxima nous paraît d'ailleurs une démonstration bien plus péremptoire. Par là est mise en évidence cette différence profonde qui sépare le traitement par les bains du traitement par les médicaments. Celui-ci peut bien provoquer des rémissions passagères, mais il ne peut pas, comme le premier, enrayer le mouvement ascensionnel de la fièvre, et moins encore provoquer, dès les premiers jours, un mouvement continu et régulier de défervescence.

Ainsi, tous nos tracés contiennent deux courbes. La courbe supérieure est la courbe classique à deux notations quotidiennes. Nous avons dit que ces deux notations sont des maxima (températures avant le bain). La courbe inférieure est la courbe des moyennes des maxima. Elle ne donne, pour chaque jour, qu'une seule température, indiquée par un trait transversal. Cette température est la moyenne de toutes les températures, généralement au nombre de huit, relevées toutes les trois heures, et avant l'immersion froide.

D'après ces données, nous avons construit 84 tracés thermométriques. Dans ce nombre, figurent presque toutes les formes intenses et la plupart des cas terminés par la mort. Telle est la base de cette étude sur les modifications de la température. Nous ne pouvons reproduire que quelques tracés seulement; nous regrettons beaucoup de ne pouvoir les donner tous.

Deux propositions principales se dégagent de l'examen de nos 84 tracés thermométriques.

1. La moyenne obtenue le premier jour du traitement est un maximum, que désormais les moyennes quotidiennes ne dépasseront plus, quelle que soit d'ailleurs l'époque de la fièvre à laquelle le traitement est commencé; en d'autres termes, cette moyenne du premier jour est le point culminant de la courbe des moyennes des maxima. — La proposition souffre cependant une exception, d'ailleurs assez rare : dans certaines formes très intenses et dont le traitement est commencé dès le troisième ou le quatrième jour, c'est-à-dire plusieurs jours avant la fin de la période des oscillations ascendantes, il peut arriver que la moyenne du premier jour du traitement soit un peu dépassée par les moyennes des jours suivants; le mouvement ascensionnel de la fièvre, s'il est très réprimé, n'est pas cependant, dans ces cas, absolument enrayé par l'eau froide. — Mais les formes même intenses ne sont pas rares, dans lesquelles, le traitement étant commencé le quatrième jour, par conséquent avant la fin des oscil-

lations ascendantes, la moyenne des maxima du premier jour, reste, suivant la règle générale, le point culminant de la courbe (Tracés n° 14, 15 et 16).

2. A partir de ce maximum du premier jour, la courbe s'abaisse plus ou moins rapidement au voisinage de 39°, et de là, progressivement et plus ou moins vite, suivant les cas, s'infléchit pour descendre et s'arrêter à la température normale, 37,5.

La plupart des observateurs sont arrivés aux mêmes conclusions et ont également établi ces deux propositions.

Ces résultats si remarquables sont tout à fait propres au traitement par les bains froids; ils ne peuvent être obtenus avec aucune autre médication.

Ces deux propositions seront exactes dans la très grande majorité des cas, et ne souffriront que de très rares et minimes exceptions, à une condition cependant, c'est que les bains soient très rigoureusement donnés suivant les indications que Brand a formulées. Il faut, la température étant prise toutes les trois heures, baigner quand elle dépasse 39°, ou du moins il faut s'assurer toutes les trois heures que la température ne dépasse pas 39°.

Cet intervalle de trois heures, entre deux notations thermométriques, n'a pas été fixé au hasard. Brand y fut conduit par l'observation des faits. En étudiant la marche de la température entre deux bains, nous avons vu que, après une période de descente et une période stationnaire, la courbe intercalaire tend à remonter au chiffre noté avant le bain; elle revient à ce chiffre, ou même à un chiffre plus élevé, dans la majorité des cas, environ deux heures et demie à trois heures après l'immersion froide. A ce moment se présente à nouveau l'indication du bain froid. Il est clair que si cette indication n'est pas remplie, la lutte contre la fièvre s'opère dans des conditions défectueuses, et de hautes températures peuvent fréquemment reparaître, qui relèveront la courbe des moyennes au chiffre du premier jour ou même à un degré supérieur. — Remarquons encore que cet intervalle de trois heures n'est rien moins qu'absolu. La période d'ascension de la courbe intercalaire entre deux bains a des allures variables ; elle peut être lente ou rapide. Dans certaines formes très intenses et au début du traitement, cette période d'ascension commence très peu de temps après le bain et, en quelques instants, ramène la température à un degré fort élevé. De là, la nécessité, pour obtenir le résultat qu'on demande au traitement, de rapprocher pendant quelques jours les immersions froides, et de baigner le typhique toutes les deux heures, ou même plus souvent encore.

Dans quelques-unes de nos plus anciennes observations, nous n'avons pas appliqué très régulièrement le traitement de Brand (Tracé nº 13). Des malades, bien que leur fièvre dépassât toujours 39º, n'étaient baignés que trois, quatre, ou cinq fois par jour. Or, en construisant aujourd'hui les courbes des moyennes, pour ces observations dans lesquelles le traitement fut incomplet et irrégulier, nous avons reconnu, à première vue, que cette courbe n'a plus la même forme que dans les cas où le traitement est complet et régulier. Ainsi, la moyenne du premier jour n'occupe pas le point culminant de la courbe; de très hautes moyennes quotidiennes apparaissent jusqu'au sixième ou septième jour du traitement et même plus tard. Le niveau moyen de la température fébrile reste élevé, et l'indication fondamentale du traitement n'est pas suffisamment remplie.

Les deux effets dont nous venons de parler sont constants et dominent en effet toute cette question de l'influence qu'exerce l'eau froide sur la marche de la fièvre dothiénentérique. Mais toutes les fièvres, traitées par l'eau froide, ne se comportent pas absolument de la même façon ; tous les tracés ne sont pas de tous points comparables. L'aspect des tracés varie suivant la forme de la maladie ; l'allure du tracé des moyennes est commandée par la résistance, plus ou moins forte et durable, qu'oppose le typhique à la réfrigération. Nos observations se rangent naturellement en trois catégories : formes légères, moyennes et intenses. A chacune de ces trois formes appartient un type particulier du tracé des moyennes des maxima.

Formes légères. — Dans les formes légères, la chute de la fièvre débute immédiatement et se poursuit, plus ou moins rapidement, jusqu'à l'apyrexie complète. — Ce mouvement de défervescence est déjà très appréciable sur la courbe à deux notations quotidiennes, mais il est bien plus net encore sur la courbe des moyennes des maxima. Cette courbe figure une sorte d'escalier par lequel la température, partant d'un degré plus ou moins élevé, 39°, 40°, ou même 40,5, descend, souvent avec une remarquable régularité, de trois, quatre ou cinq dixièmes de degré par jour, jusqu'au degré physiologique 37,5. — Le tracé n° 6, véritable type de la courbe thermométrique des formes légères traitées par les bains froids, est un exemple de cette défervescence immédiate et régulière (1). Le traitement est commencé le neuvième jour, et l'apyrexie complète est obtenue le quinzième jour. La défervescence a duré huit jours, et le malade a pris 18 bains. La première moyenne, première marche de l'escalier que figure la courbe, est 40,1. A partir de ce chiffre, les moyennes

(1) Dans nos tracés, la lettre A indique le jour du dernier bain ; la lettre B, le jour du premier bain sauté et la lettre M, dans les cas motels, le jour de la mort.

diminuent chaque jour et très régulièrement de 2 à 6 dixièmes de degré.

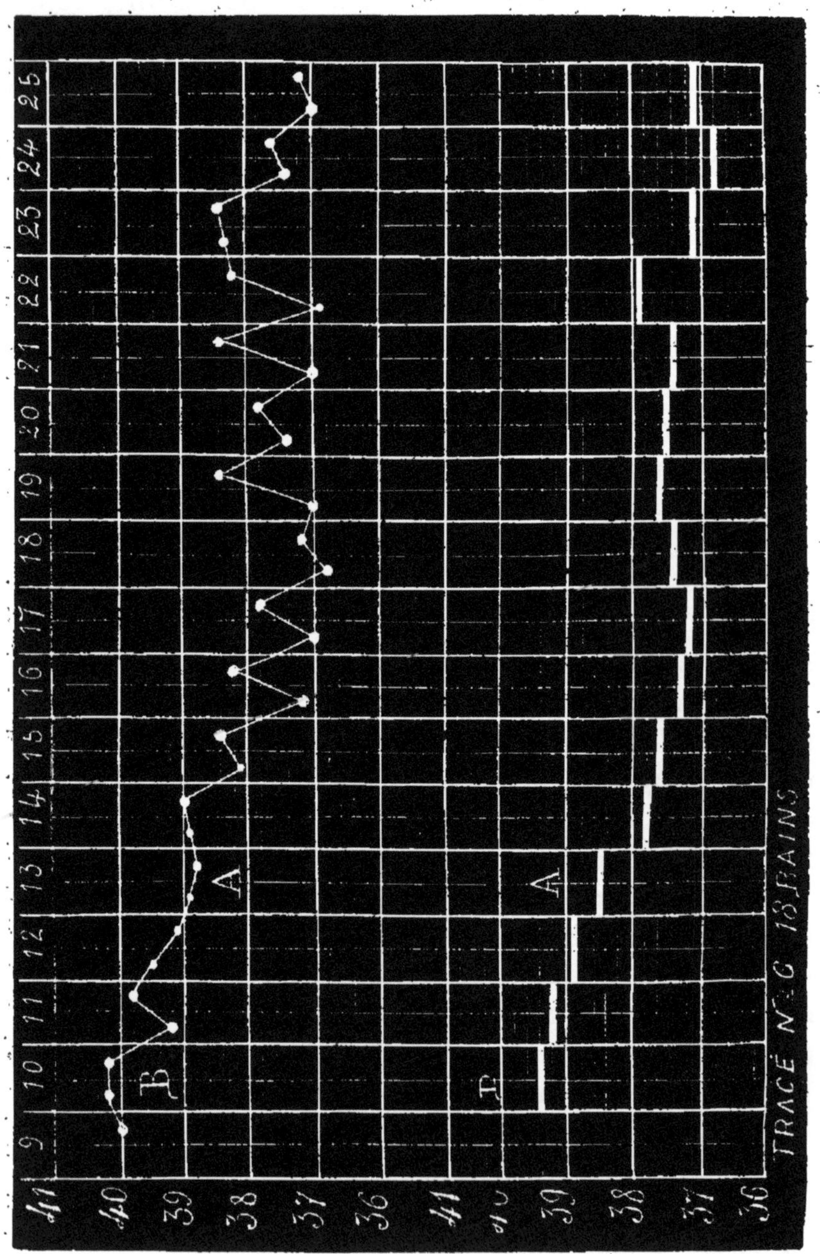

Un fait bien remarquable, c'est que cette défervescence commence dès le premier jour du traitement, quelle que soit l'époque à laquelle on a recours à la méthode de Brand. Dans nos observations, le traitement débute du troisième au dix-septième jour de la fièvre. Dans tous les cas, les immersions froides du premier jour sont le signal de la défervescence. On ne peut donc pas objecter que cette défervescence coïncide avec le début de la période des oscillations descendantes. Il semble que, dans les formes légères, le processus n'oppose à la réfrigération qu'une très faible résistance, et qu'il suffise d'une réfrigération modérée et de peu de durée pour provoquer aussitôt un abaissement continu de la température. — A ce point de vue, le tracé n° 7 nous paraît tout à fait démonstratif. Le traitement par les bains froids est commencé le onzième jour. Du sixième au dixième jour inclusivement, de C en D, la fièvre avait été traitée par les médicaments. Or, pendant cette période de cinq jours, la courbe à deux notations quotidiennes nous montre que la température oscille au-dessus de 40°. Les rémissions matinales sont même, pendant cette période, très faibles, et ne dépassent pas 5 à 6 dixièmes de degré. Si, d'après les règles posées par Griesinger, Wunderlich et Liebermeister, on avait voulu, par l'inspection de cette première partie du tracé, pronostiquer l'évolution ultérieure de cette fièvre, rien n'indiquait encore que la défervescence fût prochaine; on aurait même pu présumer qu'il s'agirait d'une forme moyenne et dans laquelle la période des oscillations stationnaires durerait plus d'un septénaire. Eh bien, sous l'influence du traitement par les bains froids, la chute de la fièvre débute dès le onzième jour et se poursuit régulièrement jusqu'à l'apyrexie définitive. Du reste, ce fait n'est pas isolé; nous montrerons des exemples du même phénomène et

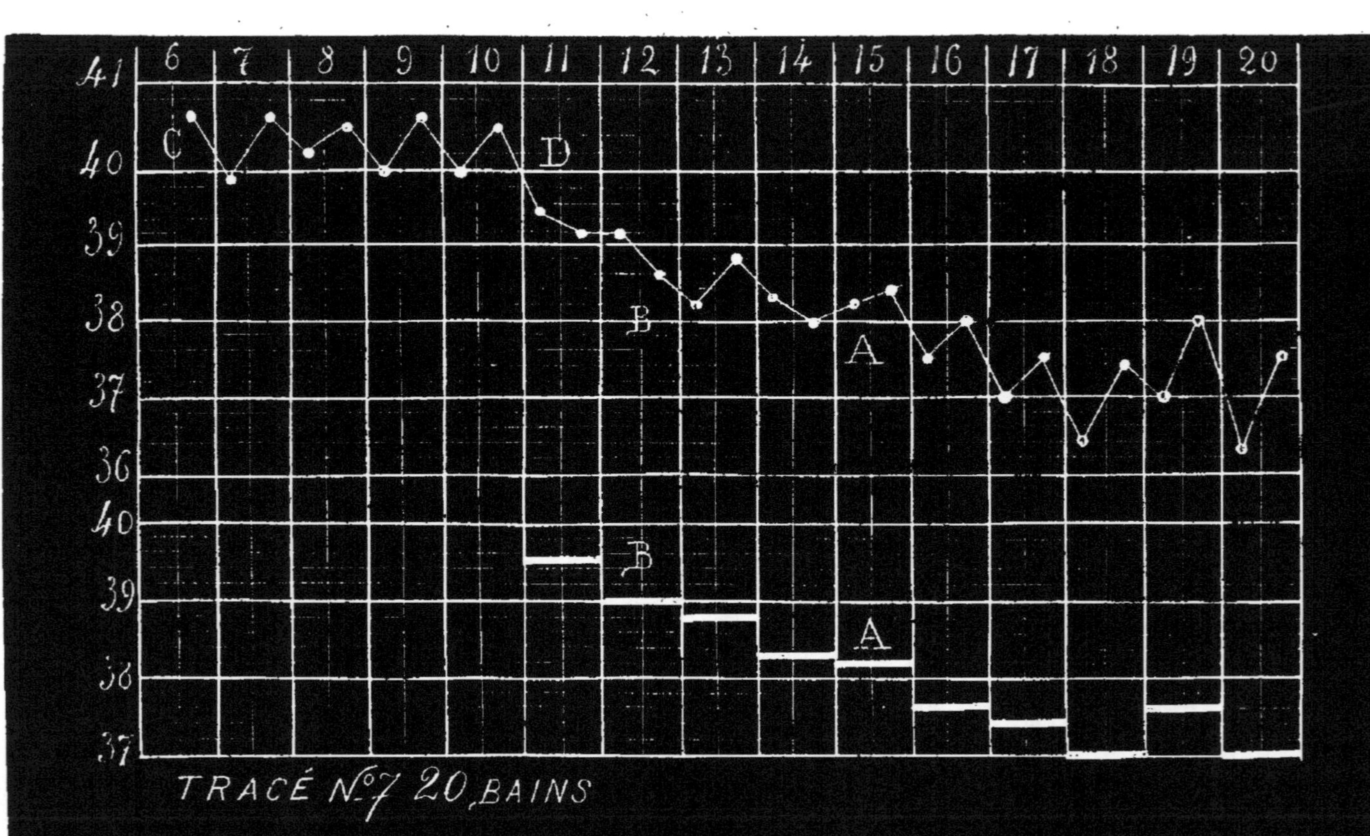

TRACÉ N°7 20 BAINS

dans des formes plus sévères de la dothiénentérie.

La médication réfrigérante peut-elle donc, appliquée à une époque voisine du début, modifier même la forme de la fièvre typhoïde, et d'une forme probablement intense ou moyenne, faire une forme légère? Nous croyons cette transformation réelle et même fréquente, sans qu'il soit possible cependant d'en donner une démonstration complète. Sur toutes les courbes, quelle que soit la forme de la maladie, on voit presque toujours paraître, dans les premiers jours du traitement, un abaissement marqué du niveau moyen de la température fébrile. Il est permis de penser que dans quelques cas qui, traités par l'expectation ou les médicaments, eussent été des formes moyennes ou intenses, cette atteinte portée par la réfrigération systématique au processus fébrile est assez profonde pour provoquer, dès le début du traitement, un mouvement continu de défervescence.

Étudions plus complètement les caractères de cette défervescence des formes légères. — Souvent elle est tout à fait régulière, et la moyenne du lendemain est invariablement inférieure de 3 à 6 dixièmes de degré à la moyenne de la veille (tracé n° 6), en sorte que l'escalier présente une régularité presque parfaite. — Il n'en est pas toujours ainsi. Lorsque le traitement est commencé de très bonne heure, dès le troisième ou quatrième jour, la fièvre résiste un peu plus à la réfrigération ; la défervescence reste hésitante pendant deux ou trois jours ; mais elle reprend ensuite sa marche régulière, d'ailleurs à peine interrompue. Telle est la marche de la température dans le tracé n° 8. Le traitement est commencé le quatrième jour, à un moment où la période des oscillations ascendantes n'est pas encore accomplie. Remarquez, dans la courbe à deux notations, l'action d'arrêt qu'exercent les bains froids sur la marche ascendante de la température. La courbe des moyennes reste stationnaire pendant trois jours, mais elle reprend ensuite une marche descendante régulière, et, le quatorzième jour, arrive l'apyrexie complète.

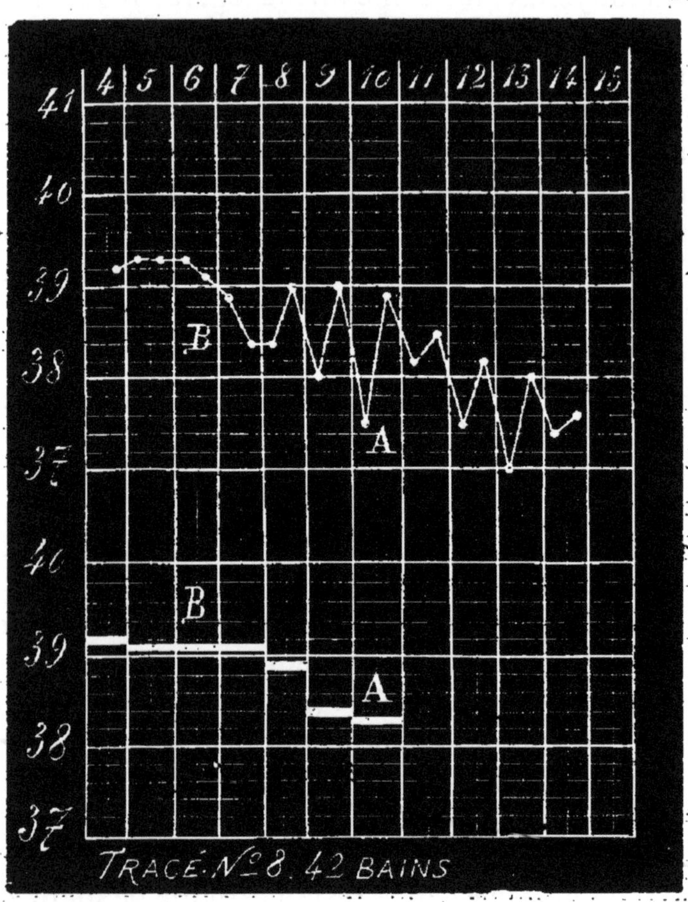

TRACÉ N° 8. 42 BAINS

— Ailleurs, c'est au milieu de la défervescence, jusque-là régulière, que ce mouvement d'abaissement subit un temps d'arrêt, d'un ou deux jours, et que n'explique cependant l'apparition d'aucune complication. — Enfin il peut encore arriver, mais le fait n'est pas fréquent dans nos tracés, qu'une moyenne s'élève un peu au-dessus de celle de la veille. Cette petite élévation reste toujours fort au-dessous de la moyenne du premier jour, et ne compromet pas la fin de la défervescence.

Les grandes oscillations, si fréquentes au déclin des formes légères et même moyennes, traitées par les médicaments, sont, en règle générale, diminuées et même supprimées dans tous les cas traités par les bains froids (V. tous nos tracés). Le fait est bien évident surtout sur la courbe classique, à deux notations quotidiennes. Ces grandes oscillations sont dues à ce que, au moment où les rémissions matinales s'accusent davantage, la température conserve encore, durant plusieurs jours, une tendance marquée à remonter, dans la seconde moitié de la journée, même jusqu'à des degrés assez élevés. Cette tendance est efficacement combattue par l'application systématique de la méthode de Brand ; de là, sans doute, la disparition à peu près constante des grandes oscillations, non seulement pendant cette période de défervescence, mais encore pendant toute la durée du cycle fébrile.

Ce qui démontre bien encore l'influence décisive du traitement sur l'apparition précoce et la marche continue de la défervescence, c'est que, si les bains froids viennent à être suspendus pour une raison quelconque, la courbe thermométrique se relève promptement et d'une façon plus ou moins durable, suivant l'intensité de la maladie, comme si la fièvre reprenait son allure première, spontanée, un moment enrayée par la réfrigération systématique. Ainsi, dans l'observation qui se rapporte au tracé n° 9, les bains sont supprimés le treizième jour de la maladie, troisième du traitement. A chaque immersion froide, la malade accusait de violentes douleurs abdominales. Sur la courbe à deux notations, on voit la température reprendre une marche ascendante jusqu'au quinzième jour. A dater de ce jour, elle s'abaisse un peu, puis reste stationnaire jusqu'au vingtième jour. Le lendemain commence la défervescence. Re-

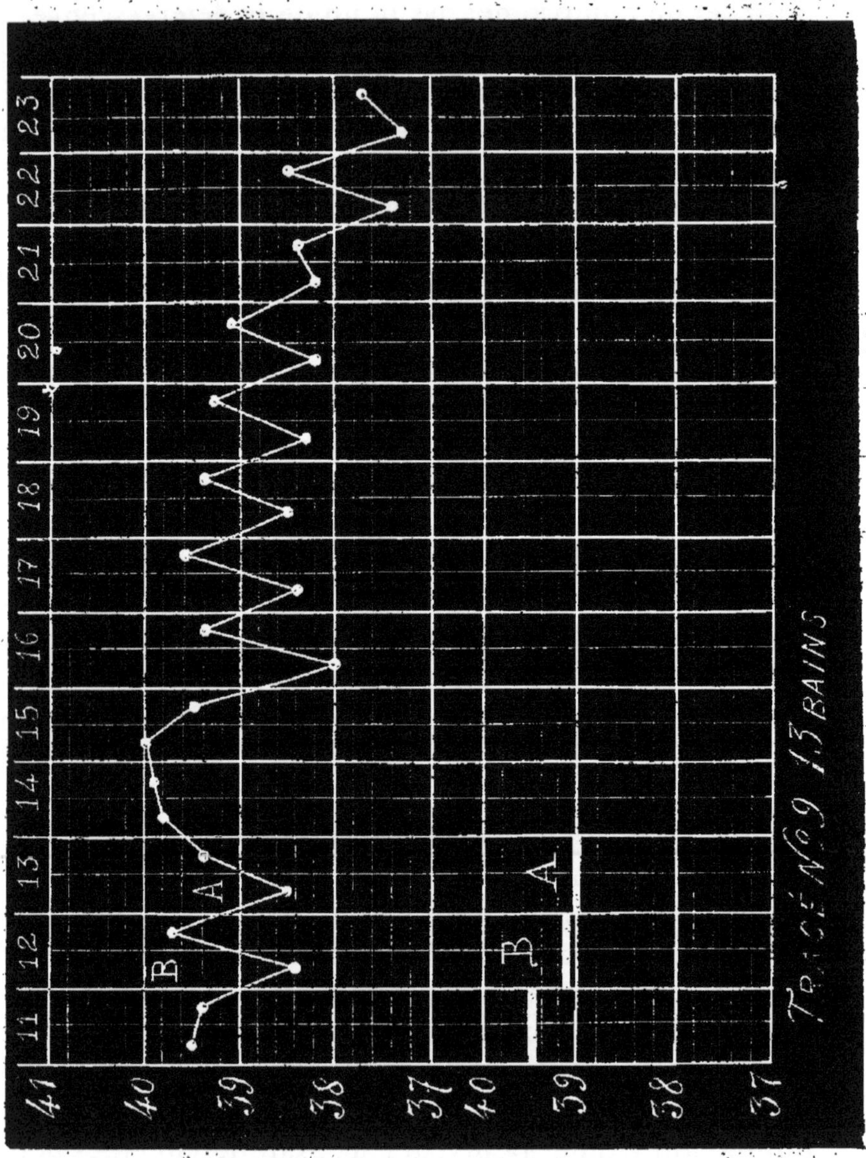

marquez l'apparition des grandes oscillations dans cette seconde partie du tracé, période pendant laquelle la malade n'est plus baignée.

On sait ce que nous entendons par cette expression, « bain sauté ». Nous voulons dire par là que la température, notée à l'heure voulue, n'a pas atteint 39°, chiffre indiquant généralement l'opportunité du bain, et que, par conséquent, le malade n'a pas été baigné. Dans nos tracés le premier bain sauté est indiqué par la lettre B. Or il arrive très souvent, aussi bien d'ailleurs dans les autres formes que dans les formes légères, que les premiers bains sautés sont suivis d'une légère recrudescence de la température, le jour même ou le lendemain. Cette recrudescence est facilement appréciable sur la courbe à deux notations; elle porte surtout sur la température du soir. Les premiers bains sautés sont toujours des bains de la matinée, le plus souvent ceux de 3 et de 6 heures du matin. Cette recrudescence est passagère, elle n'a pas d'influence marquée sur la courbe des moyennes des maxima. Elle mérite cependant une certaine attention. Il ne faut pas chercher trop tôt à supprimer quelques bains, même dans la matinée; on s'expose ainsi à causer une interruption fâcheuse dans la marche de la défervescence; mieux vaut le plus souvent, à ce moment du traitement, adopter le chiffre de 38,5 comme indiquant l'opportunité du bain.

Une semblable élévation thermique peut aussi se produire au moment de la cessation définitive des bains. Cette élévation peut même devenir une véritable recrudescence. De là le précepte de ne pas cesser le traitement dès que la température reste, matin et soir, au-dessous de 39°, et de continuer à donner, surtout dans la soirée, un ou deux bains, froids ou tièdes, de façon à assurer la solidité de la défervescence et à prévenir les retours fébriles.

La durée de la défervescence a varié, dans nos observations de dothiénentérie à forme légère et traitée par les bains froids, de 5 à 14 jours.

La période fébrile est-elle, dans ces formes légères et du fait du traitement, sensiblement abrégée ? S'il est vrai, comme le croient la plupart des auteurs, que, en règle générale, le traitement de Brand n'abrège pas la durée du cycle fébrile, nous inclinons cependant à penser que cette proposition souffre déjà des exceptions, dans les formes légères de la dothiénentérie. Nous avons établi un grand nombre de tracés thermométriques. Toujours nous avons vu la défervescence débuter dès le premier jour du traitement, quelle que fût d'ailleurs l'époque de la fièvre. D'autre part, la durée de la défervescence ne paraît pas sensiblement influencée par la date de début du traitement. Il est donc permis de présumer que, dans les formes légères de la fièvre typhoïde, la méthode des bains froids peut, non pas sans doute juguler la maladie, mais réellement abréger la durée du cycle fébrile.

Formes moyennes. — La fièvre, dans les formes moyennes, résiste bien davantage à la réfrigération. Cette résistance plus grande se manifeste par un aspect particulier de la courbe des moyennes des maxima. La défervescence existe dans cette courbe, comme dans celle des formes légères ; mais elle est précédée d'une période, suivant les cas plus ou moins longue, et dans laquelle les moyennes quotidiennes se maintiennent au même niveau thermique, ou du moins n'exécutent autour de ce degré que de très courtes oscillations. On pourrait dire, pour continuer la comparaison dont nous nous sommes déjà servis, que l'escalier de la défervescence est précédé d'un « palier », plateau plus ou moins horizontal et plus ou moins long, suivant la résistance qu'oppose la fièvre à la réfrigération systématique.

Le tracé n° 10 est un exemple très net de cette allure particulière du tracé thermométrique des formes moyennes. De C en D, le malade est traité par les médica-

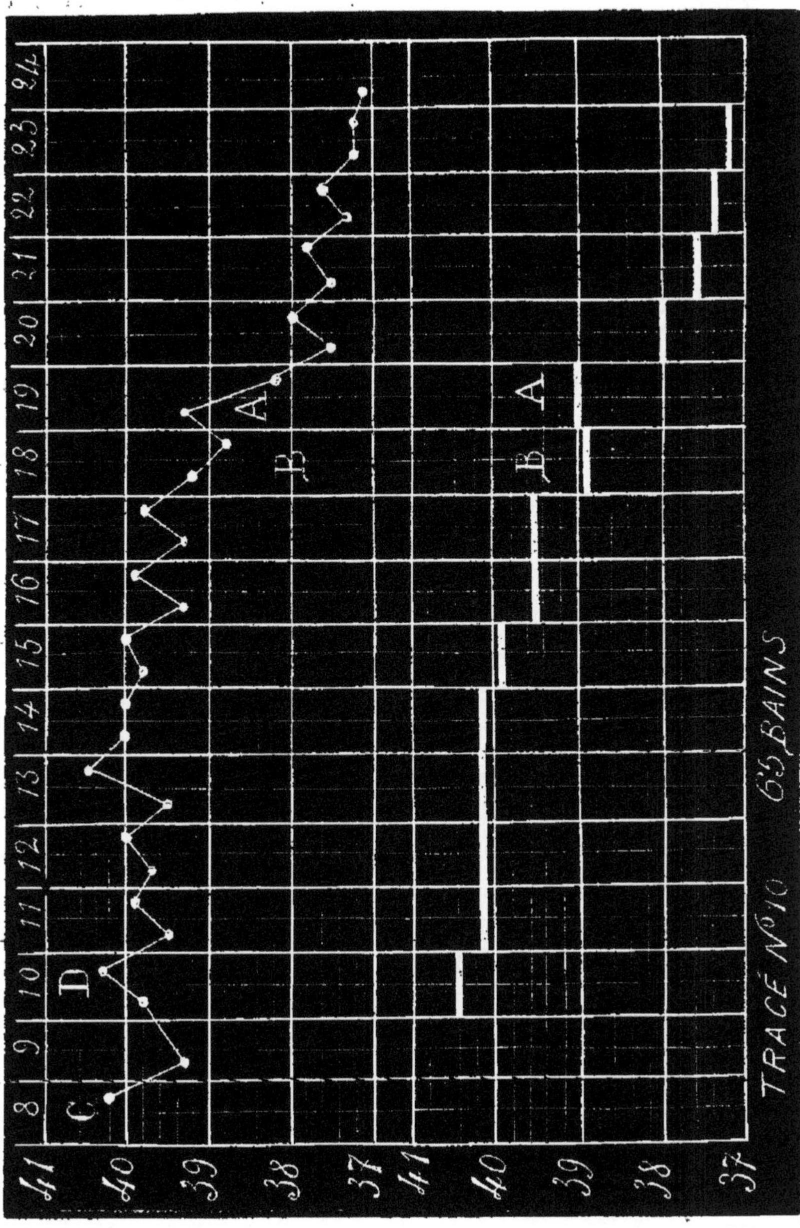

ments. Le traitement par les bains froids est commencé le dixième jour, et, ce jour-là, la moyenne des maxima est 40,4. C'est le point culminant de la courbe. Mais pendant quatre jours consécutivement, les moyennes quotidiennes des températures maxima se maintiennent au même degré, 40,1. Cette partie de la courbe est horizontale. C'est le palier ou le plateau caractéristique des formes moyennes. Le quinzième jour de la fièvre, sixième du traitement, débute un mouvement d'abaissement continu, et nous voyons, ce jour-là, paraître l'escalier de la défervescence. L'apyrexie est complète et définitive au vingt-et-unième jour de la fièvre.

Cette première période, avec son plateau plus ou moins horizontal, représente bien la lutte contre la fièvre. C'est là véritablement le « fieberkampf » dont parle Brand. Assurément nous combattons la fièvre pendant toute la maladie, et jusqu'à ce que la température cesse de s'élever à 39°; mais, quand débute la défervescence, la fièvre est vaincue déjà; la lutte n'existe, à proprement parler, que durant cette première période où la résistance à la réfrigération est réelle, parfois considérable, et se traduit par cette immobilité de la courbe des moyennes des maxima. Nous réservons donc cette expression de lutte contre la fièvre pour cette première période, que nous retrouverons d'ailleurs également dans les formes intenses.

Le plateau de la lutte contre la fièvre existe même dans les cas tardivement baignés. Cependant, en règle générale, dans les cas tardivement baignés, la résistance à la réfrigération est moindre, et moins long également le plateau qui représente la lutte contre la fièvre.

On pourrait croire de prime-abord que cette allure de la courbe des moyennes n'est, en définitive, que le reflet assez exact de la marche spontanée de la fièvre; la période de lutte, avec son plateau horizontal, représentant une plus ou moins grande partie de la période des oscillations stationnaires et la défervescence, l'escalier, représentant la période des oscillations descendantes. Une telle interprétation ne serait pas rigoureu-

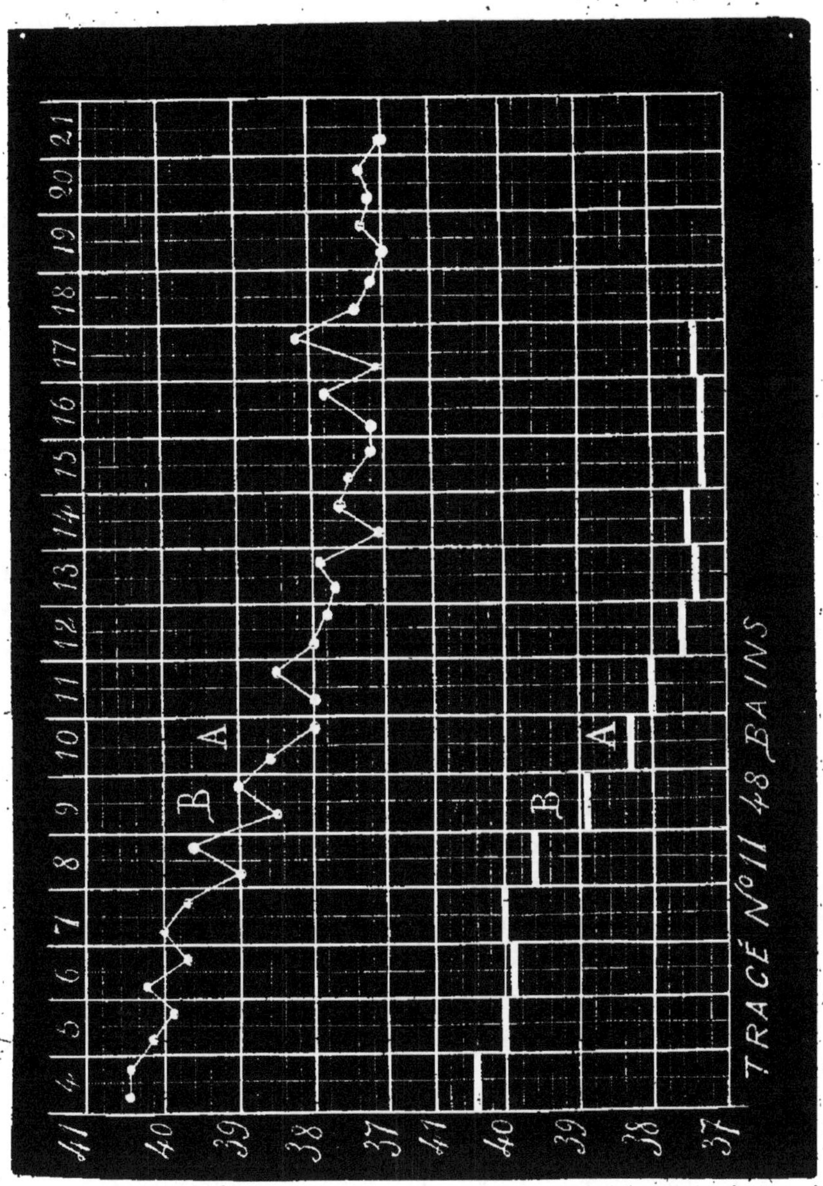

sement exacte. Sans doute la période de lutte contre la fièvre est placée, dans la majorité des cas, au moment des oscillations stationnaires. Mais, dans les cas baignés de bonne heure, dès les quatre premiers jours de la fièvre, elle débute et garde ses caractères, même pendant la période des oscillations ascendantes. Là encore, nous voyons clairement la réfrigération systématique révéler cette action d'arrêt dont nous avons déjà parlé; elle arrête, elle bride la marche spontanément ascendante de la fièvre. Ce fait est bien évident sur le tracé nº 11, dans lequel le traitement est commencé dès le quatrième jour. Sans doute, dans ce cas, la période des oscillations ascendantes n'est pas encore accomplie au moment de la première immersion froide. Cependant la courbe des moyennes des maxima s'abaisse dès le second jour du traitement et, après quatre jours de lutte seulement, apparaissent les premières marches de l'escalier de la défervescence.

Une démonstration du même genre, et non moins péremptoire, est fournie par l'examen de ces tracés, dans lesquels nous voyons le traitement par les bains succéder, en pleine période fébrile, à l'expectation ou au traitement par les médicaments. Le tracé nº 12 en est un exemple remarquable. Un mouvement ascendant se dessine sur la courbe à deux notations en E, à partir du dix-neuvième jour, causé peut-être par trois crises épileptiques. C'est pendant cette ascension de la température que débute le traitement par les bains froids. Comparez l'influence, sur la marche de la fièvre, des deux traitements, par la quinine et par l'eau froide. De C en D, du douzième au vingt et unième jour, la quinine ne modifie pas la courbe à deux notations et n'empêche pas le mouvement ascendant du dix-neuvième jour. Dès le premier jour du traitement par les bains, la marche ascendante de la courbe à deux notations est nettement arrêtée, et, sur la courbe des moyennes, nous voyons paraître une période de lutte, d'ailleurs très courte, et

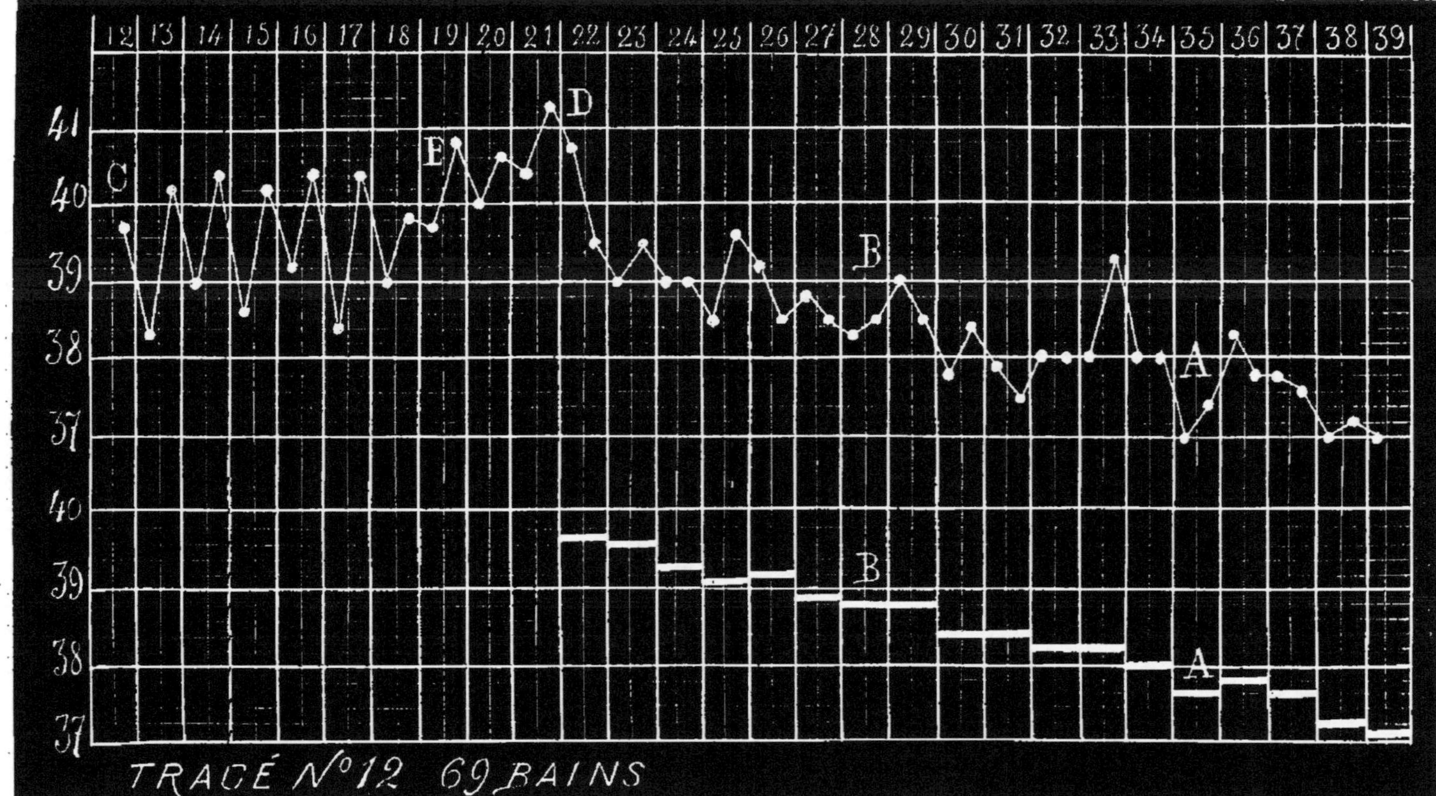

TRACÉ N°12 69 BAINS

qui ressemble fort au début d'une défervescence. — Remarquez une fois de plus, sur ce même tracé, la disparition des grandes oscillations sous l'influence de l'eau froide. Le contraste est saisissant. Avant les bains, les oscillations nychthémérales atteignent jusqu'à 2°; pendant les bains, elles sont beaucoup plus courtes et ne dépassent pas, en moyenne, 4 à 5 dixièmes de degré.

Ainsi, le plateau plus ou moins horizontal, par lequel débute la courbe des moyennes, est le fait bien plus du traitement que de la marche spontanée de la fièvre. Il en est de même de la période de défervescence. Cette période avec sa marche régulière et sa durée relativement longue, si manifeste sur les deux courbes d'un même tracé, avec ses oscillations nychthémérales extrêmement courtes, avec son début possible à des époques variables de la maladie, cette période ne saurait être complètement assimilée à la période des oscillations descendantes d'une fièvre traitée par l'expectation ou par les médicaments. Il y a là une action propre, incontestable de la médication réfrigérante sur la marche de la fièvre, action qui se compose de ces deux termes : 1° la fièvre est bridée, le niveau moyen des oscillations thermiques est abaissé (période de lutte contre la fièvre); 2° un mouvement de descente est provoqué, qui, lentement mais sûrement, va ramener la température fébrile au degré physiologique (période de défervescence).

Tels sont les caractères principaux que présentent les courbes thermométriques des formes moyennes; il nous reste à étudier quelques détails. — Dans la plupart des cas, on pourrait dire dans tous les cas très régulièrement traités, la courbe des moyennes présente, le second jour du traitement, un abaissement très marqué, souvent de 6 à 8 dixièmes de degré, abaissement très supérieur à ceux qui seront obtenus les jours suivants. Souvent aussi, dans ce second jour du traitement, le typhique saute un ou plusieurs bains. Cet abaissement, quand il est considérable, donne facilement l'illusion d'une défervescence commençante. Mais bientôt, dès le troisième jour du traitement, la température se relève, et les moyennes quotidiennes des jours suivants sont sensiblement plus élevées, sans atteindre cependant le chiffre du premier jour qui, dans les cas régulièrement traités, reste le point culminant de la courbe des moyennes des maxima. Cette tendance de la température à regagner de plus hauts degrés est un signe pronostique de quelque valeur, et qui peut permettre de présumer, dès les premiers jours du traitement, que la défervescence sera précédée d'une période de lutte contre la fièvre, c'est-à-dire qu'il ne s'agira pas d'une forme légère. On pourrait dire, en poursuivant l'hypothèse de Liebermeister touchant la pathogénie de la fièvre, que les centres régulateurs thermiques, surpris par la réfrigération brusque et intense du premier jour, se laissent abattre le second, mais reprennent ensuite toute leur énergie et luttent plusieurs jours encore contre la réfrigération systématique. — Le plateau de la première période a des formes variables : il peut être oblique ascendant, lorsque la chute du deuxième jour est très marquée; il est quelquefois à peu près horizontal et plus souvent, oblique descendant. — La durée de cette période de lutte contre la fièvre est assez variable. Elle est, en règle générale, un peu plus longue dans les cas traités de bonne heure. Elle n'est vraiment très courte que dans les cas très tardivement baignés, par exemple du vingtième au trentième jour. La plus longue lutte que nous ayons soutenue contre la fièvre a duré huit jours, chez un typhique baigné dès le huitième jour. — La période de défervescence des formes moyennes ressemble beaucoup à la courbe totale des formes légères. Il y a quelques différences cependant. Tandis que, dans les formes légères, le mouvement de descente franchit un degré en deux ou trois jours seulement, il est plus lent, dans les formes moyennes, et peut employer jusqu'à neuf jours pour amener la température de 39° à 37,5 (V. tracé n° 12). L'abaissement quotidien est, en effet, un peu moins prononcé sur la courbe des moyennes des maxima, quand il s'agit d'une forme moyenne de la fièvre typhoïde; quelquefois même le mouvement de descente s'arrête pendant deux ou trois jours, ce qui est beaucoup plus rare sur les tracés des formes légères.

Sur la courbe à deux notations quotidiennes, le type inverse est assez fréquent; la température du soir est moins élevée que celle du matin. Ce phénomène se produit non seulement pendant la défervescence, mais même déjà pendant la période de lutte contre la fièvre. C'est bien là un effet du traitement par les bains, car ce type inverse est bien plus rare dans les fièvres typhoïdes traitées par l'expectation ou par les médicaments. C'est aussi un signe pronostique favorable; lorsqu'il apparaît avec un certaine fréquence, sur la courbe à deux notations, la défervescence est généralement plus rapide et plus régulière.

Les grandes oscillations sont rares ou peu prononcées, sur les courbes à deux notations, comme d'ailleurs dans les formes légères. Elles reparaissent quelquefois, mais d'une façon toute passagère, lorsque, la défervescence touchant à sa fin, les bains sont définitivement supprimés.

Les irrégularités du traitement modifient beaucoup l'aspect des deux courbes thermométriques. Ainsi, dans la période de lutte contre la fièvre, les moyennes des jours suivants peuvent s'élever au-dessus de la moyenne du premier jour. La défervescence est plus tardive, plus traînante, et les grandes oscillations reparaissent.

Parfois même, les courbes prennent des allures irrégulières, ou plutôt la fièvre reprend sa marche spontanée, et l'on ne reconnaît plus les deux périodes caractéristiques des formes moyennes traitées par l'eau froide. Ainsi, chez la malade du tracé n° 13, le traitement est très irrégulier. Beaucoup de bains sont supprimés, même dans les premiers jours du traitement, et, quand la malade est baignée, le plus souvent le bain est trop chaud ou trop court. Cette femme avait, dans les bains, des frissons intenses et, dans l'intervalle, des sueurs abondantes. Ce tracé ressemble beaucoup à celui d'une fièvre typhoide traitée par les médicaments.

En effet, le traitement par l'eau froide étant commencé le sixième jour, un peu avant la fin de la période des oscillations ascendantes, le mouvement ascendant de la température n'est pas réprimé aussi complètement qu'il peut l'être, dans une fièvre traitée régulièrement par les bains froids. La moyenne du premier jour de traitement n'est pas le point culminant de la courbe des maxima. Sur la courbe à deux notations quotidiennes, on reconnaît très bien les trois périodes d'une fièvre abandonnée à son évolution spontanée. La réfrigération est insuffisante, surtout elle n'est plus systématique. Un bain donné de temps en temps provoque une rémission, mais peu marquée et passagère, comme ferait une dose d'un médicament antipyrétique.

A la fin de la défervescence, lorsque depuis quelques jours déjà la température, sur la courbe à deux notations, oscille entre 37° et 38°, il n'est pas très rare de voir apparaître sur cette courbe, et pendant deux, trois ou quatre jours consécutivement, des températures basses, plus ou moins au-dessous de la normale, par exemple 36,8, 36,6 et même 36,4. La répétition de ces chutes thermiques nous a paru un signe pronostique favorable, au point de vue de l'éventualité d'une rechute.

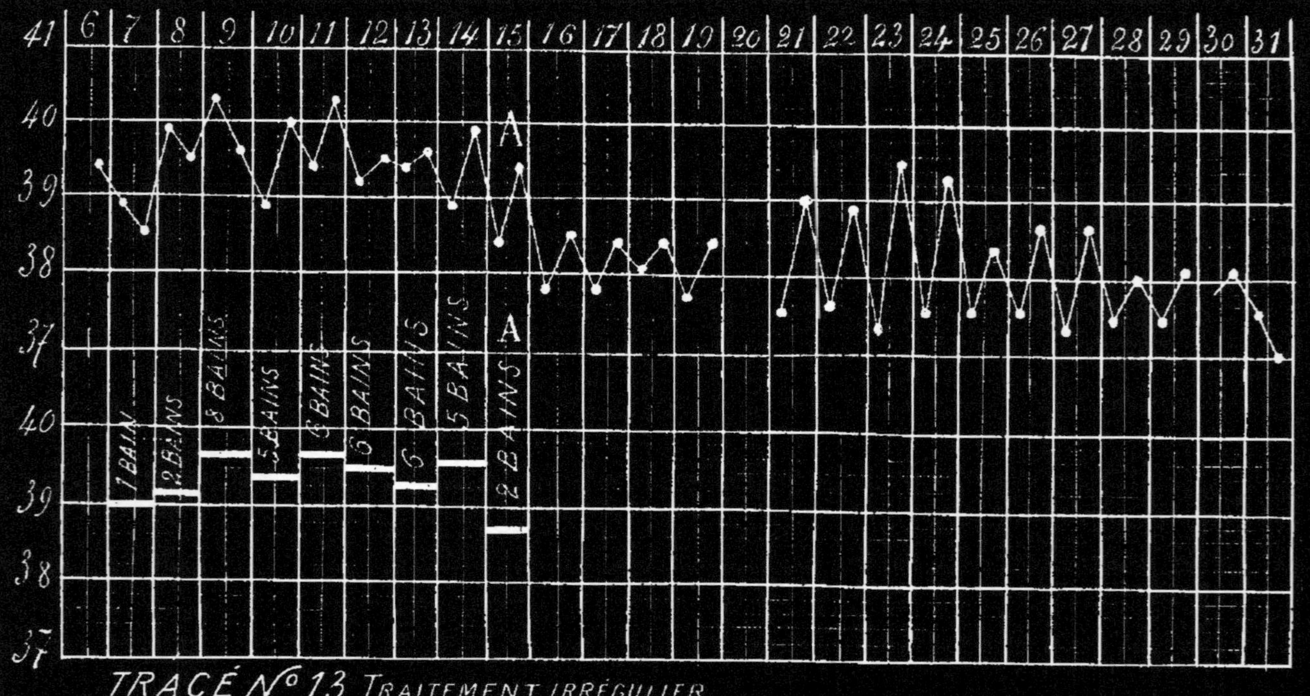

TRACÉ N° 13 TRAITEMENT IRRÉGULIER

On sait que le traitement par les bains froids ne met pas sûrement à l'abri de la rechute. Quelques-uns prétendent qu'il la rend plus fréquente. Or nos observations nous portent à croire que la rechute est particulièrement rare chez les typhiques dont la température s'est, à la fin de la défervescence, plusieurs fois abaissée au-dessous de 37°.

Formes intenses. — La résistance à la réfrigération est plus grande encore dans les formes intenses que dans les formes moyennes; de là un aspect nouveau de la courbe des moyennes des maxima. — Entre la période de lutte contre la fièvre et la période de défervescence, se trouve intercalée une période nouvelle, propre aux formes intenses, et pendant laquelle les moyennes quotidiennes des maxima se maintiennent à peu près au même niveau, 39° environ, ou du moins n'exécutent autour de ce chiffre que de très courtes oscillations. — Le tracé n° 14 est un exemple typique.

Il s'agit d'une forme très intense et dont le traitement est commencé dès le quatrième jour. On voit très bien que la courbe des moyennes des maxima comprend trois périodes distinctes. Du 29e au 34e jour, nous reconnaissons l'escalier de la défervescence; les moyennes quotidiennes descendent régulièrement de 39° à 37,5; on croirait avoir sous les yeux la courbe totale d'une forme légère. Au début de la courbe, du quatrième au septième jour, nous retrouvons le plateau de la lutte contre la fièvre. Pendant ces quatre jours, la courbe reste horizontale et fixée au-dessus de 39,5. Or, entre ces deux périodes dont les caractères nous sont déjà bien connus, s'étend une longue période de vingt-et-un jours, pendant laquelle les moyennes des maxima, moins élevées que durant les premiers jours, restent immobilisées à la hauteur de 39°, avec de très faibles oscillations, soit au-dessus, soit au-dessous de ce chiffre.

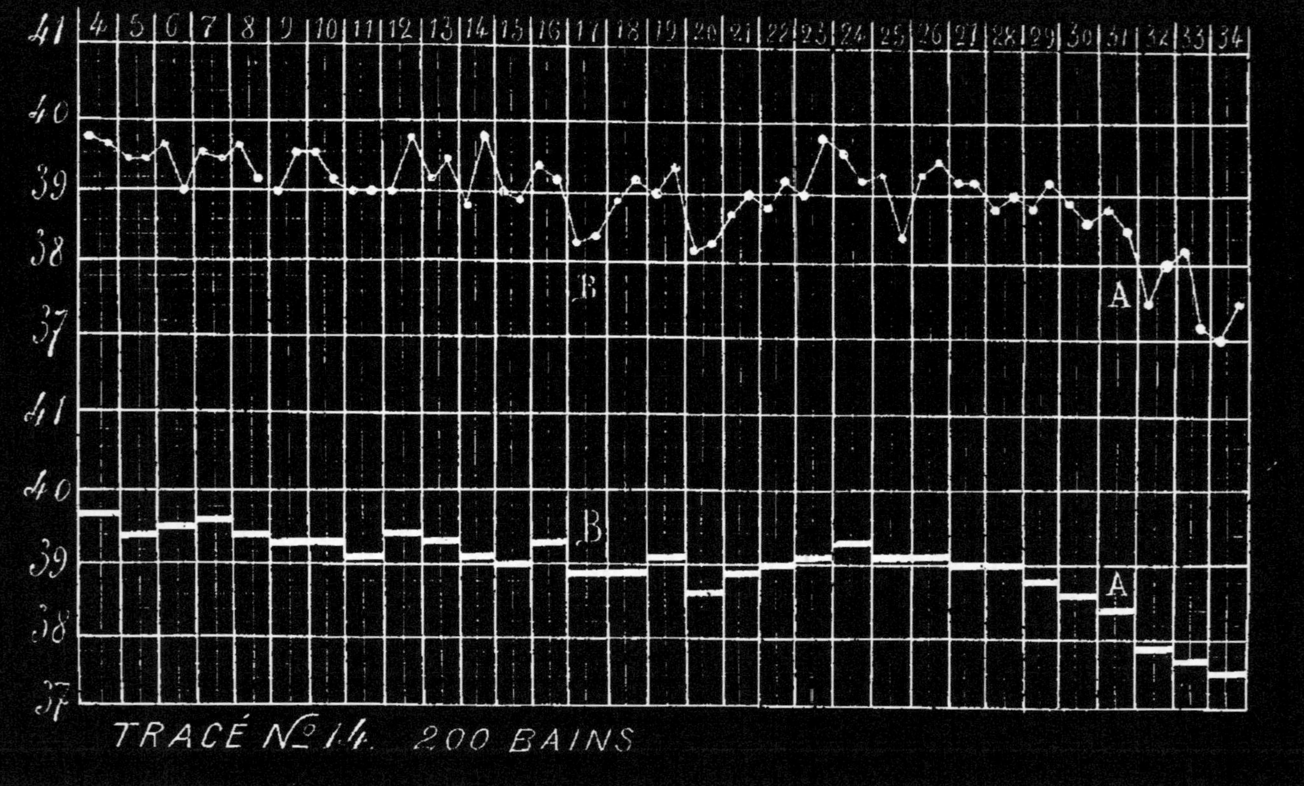
41
40
39
38
37
41
40
39
38
37
4 5 6 7 8 9 10 11 12 13 14 15 16 17 18 19 20 21 22 23 24 25 26 27 28 29 30 31 32 33 34
B
A
B
A
TRACÉ N° 14. 200 BAINS

A l'exemple de Brand, nous appelons cette période, propre aux formes intenses, période exempte de fièvre, ou mieux période d'apyrexie relative. Assurément la fièvre existe encore, puisque la courbe des moyennes des maxima se maintient au voisinage de 39°, et les adversaires de la méthode des bains froids attribuent bien à tort à cette méthode la prétention de faire évoluer sans fièvre, même les formes intenses de la dothiénentérie. Mais la fièvre ainsi modérée par l'eau froide cesse d'être dangereuse. Remarquez d'ailleurs que les moyennes que nous établissons sont des moyennes des températures maxima; le niveau thermique de cette période d'apyrexie relative serait encore bien plus abaissé, si nous tenions compte également des températures minima relevées après le bain. Cette seconde période est donc bien nommée. En effet, lorsqu'après une lutte plus ou moins longue et pénible contre la fièvre, la courbe des moyennes tombe au voisinage de 39° et que commence cette période d'apyrexie relative, on voit apparaître une amélioration très évidente de l'état général et des symptômes les plus graves de ces formes intenses.

Nous avons cru remarquer que la défervescence des formes intenses est d'autant plus rapide que la première et la deuxième périodes ont été plus longues. Cette partie du tracé des formes intenses, qui correspond à la défervescence, ressemble beaucoup, comme dans les formes moyennes, au tracé total des formes légères. — Dans d'autres cas, au contraire, la défervescence est plus longue, plus traînante, tandis que la période d'apyrexie relative existe à peine. Ces cas constituent une sorte de transition entre les formes moyennes et les formes intenses. — Plus souvent peut-être que dans les fièvres moyennes, la fin de la défervescence des fièvres intenses présente quelques températures basses, au-dessous de la normale. C'est encore un signe pronostique favorable. On sait d'ailleurs que les rechutes sont plus rares après les fièvres graves, qu'après les fièvres bénignes ou de moyenne intensité.

Le niveau thermique du plateau de la première période n'est pas nécessairement très élevé. Ainsi, dans le tracé n° 14, ce niveau ne dépasse pas 39,6, et cependant la fièvre fut grave et longue, puisque le malade prit 200 bains. Les plus hauts plateaux que nous ayons rencontrés, appartiennent à des formes intenses, mais d'une durée moindre. Cependant, en règle générale, les moyennes de cette première période sont plus élevées que dans les formes de moyenne intensité, surtout lorsque le traitement est commencé de bonne heure, près du début de la fièvre.

Les oscillations nychthémérales de la courbe à deux notations quotidiennes sont généralement, comme dans les autres formes de la fièvre, très faibles et quelquefois même, pendant toute la durée de la maladie, elles ne dépassent 2 à 5 dixièmes de degré que d'une façon tout à fait accidentelle (Tracé n° 15).

Une fois abaissée au voisinage de 39°, la courbe des moyennes des maxima y reste stationnaire, pendant un, deux et même trois septénaires, suivant l'intensité de la fièvre et la résistance qu'elle oppose à la réfrigération. C'est un fait remarquable et bien propre à témoigner de l'action décisive qu'exerce la réfrigération sur le processus fébrile : dans toutes les formes intenses, quelle qu'en soit la gravité, la courbe des moyennes des maxima peut être amenée et maintenue à ce degré, 39°, malgré les influences, inhérentes à la maladie ou bien accidentelles, et de nature à entraîner la fièvre vers des degrés plus élevés. — Pendant l'apyrexie relative, la courbe des moyennes des maxima se maintient, en effet, le plus souvent au même niveau, 39°;

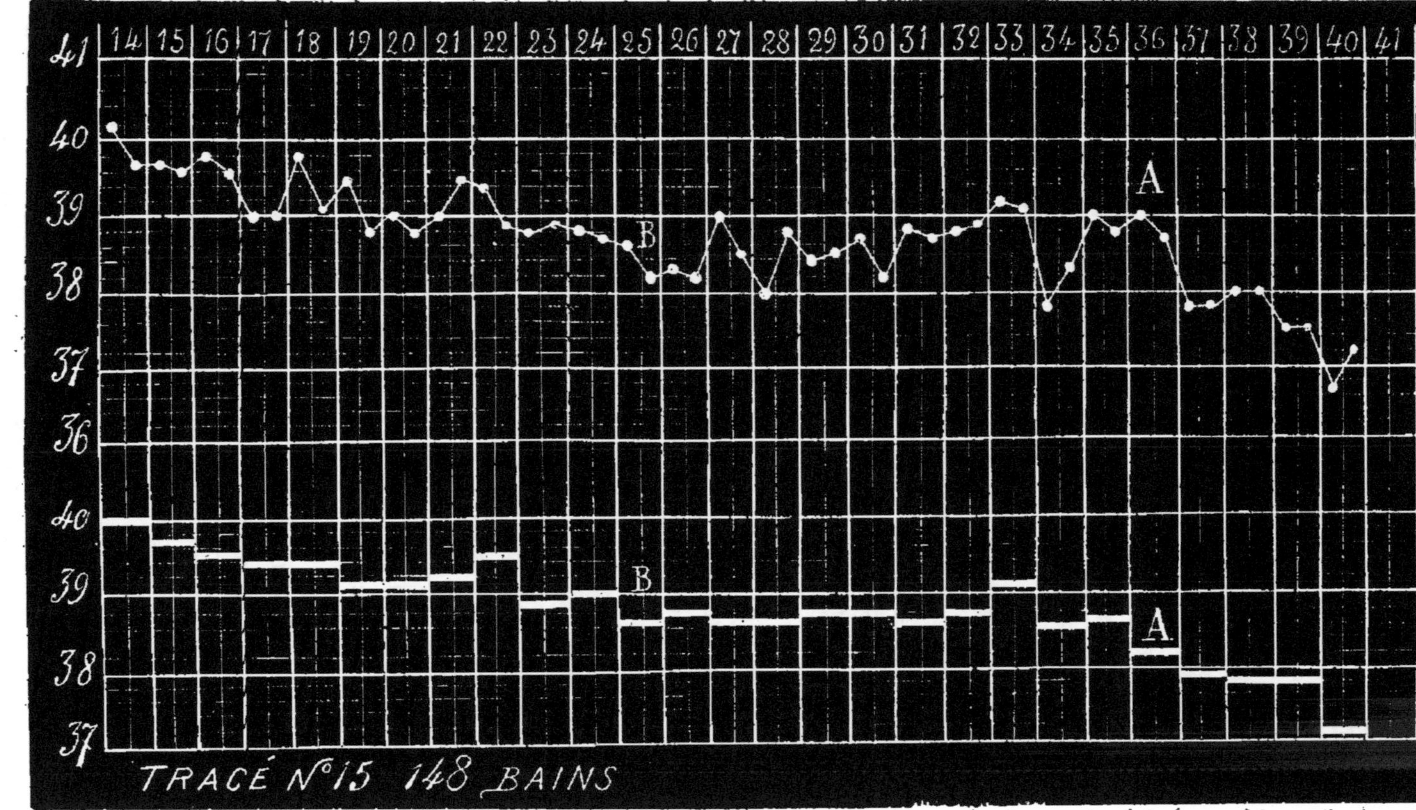

TRACÉ N°15 148 BAINS

mais ce niveau est quelquefois un peu plus élevé, 39,2, 39,4, et, dans d'autres cas au contraire, un peu moins élevé. Ainsi, dans le tracé n° 15, pendant la majeure partie de la seconde période, les moyennes des maxima restent fixées à 38,8. — La direction générale de cette partie de la courbe des moyennes, qui correspond à l'apyrexie relative, peut être, comme le plateau de la première période, horizontale, oblique descendante ou même oblique ascendante. Le type horizontal appartient aux formes les plus sévères, qui durent longtemps et nécessitent un grand nombre de bains (tracé n° 14). Le type oblique descendant se rencontre plutôt dans les formes moins sévères et moins longues, lesquelles représentent une sorte de transition entre les fièvres intenses et les fièvres de moyenne intensité. Le type ascendant est fort rare. Nous ne l'avons rencontré qu'une fois. Nous allons voir comment il peut s'expliquer.

Il y a un quatrième type du tracé des moyennes pendant la période d'apyrexie relative, assez fréquent dans les formes très intenses, et qu'on pourrait nommer type à ondulations (tracé n° 16).

La courbe est régulière et la moyenne du premier jour en est le point culminant. Mais, pendant la seconde période, on voit apparaître deux ou trois fois, et même plus souvent, un mouvement d'ascension, suivi bientôt d'un mouvement de descente; l'ensemble figure, en effet, une sorte d'ondulation. On pourrait dire que cette partie de la courbe se compose d'une série de rechutes subintrantes, s'il était permis de détourner ce terme de sa signification véritable. — Dans le tracé n° 16, il y a trois ondulations de genre et très appréciables. La première s'étend du 16me au 21me jour; la seconde du 21me au 26me jour et la troisième, du 26me au 31me jour. Du reste cette marche particulière de la fièvre se voit aussi, quoique d'une façon moins nette, sur la

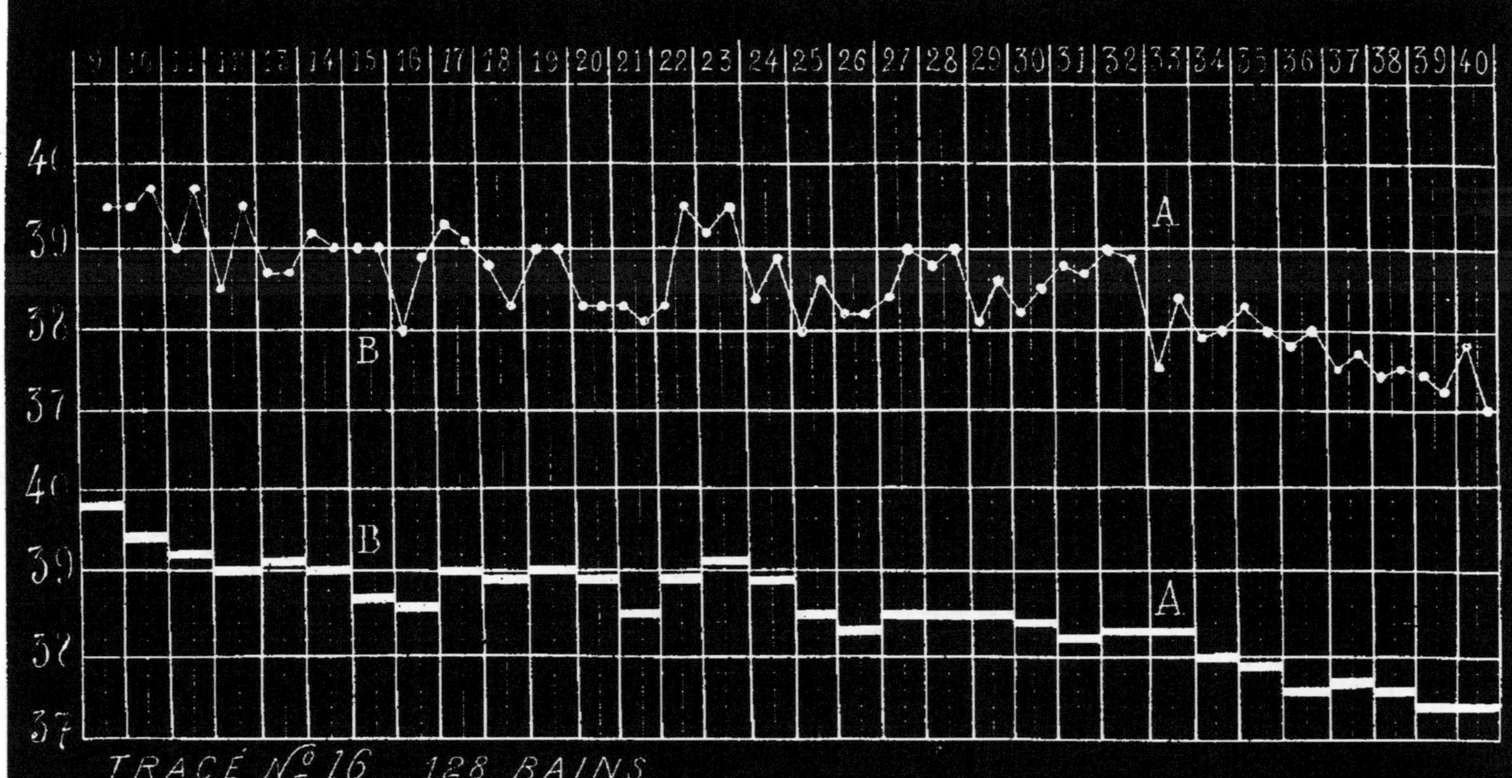

TRACÉ N° 16 128 BAINS

courbe à deux notations quotidiennes. — Or, le type oblique ascendant de la seconde période, dont nous avons parlé plus haut, nous paraît appartenir aux cas de ce genre; seulement l'ondulation est beaucoup plus longue. Sans doute le traitement par les bains froids n'empêche pas la production de ces ondulations, pas plus qu'il ne prévient sûrement le développement des rechutes. Mais la réfrigération systématique arrête ces mouvements ascendants de la température; le sommet des ondulations dépasse à peine 39°; et, grâce à cette action d'arrêt, dont nous avons déjà vu plusieurs exemples, l'amélioration obtenue dans les premiers jours du traitement n'est pas compromise par ces retours offensifs de la fièvre.

Le tableau suivant, qui comprend 18 formes intenses, nous montre assez bien la durée relative de ces trois périodes : lutte, apyrexie relative, défervescence.

DÉBUT DU TRAITEMENT	DURÉE DE LA LUTTE	DURÉE DE L'APYREXIE RELATIVE	DURÉE DE LA DÉFERVESCENCE	DURÉE TOTALE
4me jour	4 jours	21 jours	6 jours	34 jours
4me —	4 —	7 —	8 —	22 —
5me —	5 —	19 —	6 —	32 —
7me —	8 —	6 —	6 —	26 —
7me —	2 —	13 —	6 —	28 —
7me —	6 —	5 —	9 —	26 —
8me —	7 —	14 —	9 —	37 —
9me —	7 —	5 —	10 —	31 —
9me —	3 —	22 —	6 —	39 —
9me —	7 —	9 —	7 —	32 —
10me —	3 —	13 —	7 —	32 —
11me —	5 —	7 —	3 —	25 —
13me —	5 —	8 —	? —	? —
14me —	6 —	7 —	6 —	31 —
14me —	5 —	15 —	7 —	40 —
17me —	1 —	18 —	7 —	42 —
16me —	7 —	9 —	7 —	38 —
22me —	8 —	5 —	7 —	40 —

La durée de l'apyrexie relative l'emporte, dans presque tous les cas, sur celle des deux autres périodes. Quant à la durée totale de la maladie, bien qu'on ne soit pas autorisé à admettre que le traitement par les bains froids abrège évidemment le cycle fébrile des formes intenses, il n'est cependant pas inutile de faire remarquer que, dans le tableau précédent, les fièvres les plus longues sont précisément celles dont le traitement fut commencé à une époque reculée de la maladie. Ainsi, deux fièvres qui ont duré 40 jours ont été baignées, l'une le quatorzième et l'autre le vingt-deuxième jour. Une autre fièvre a duré 42 jours, elle fut traitée seulement le dix-septième jour. Remarquons enfin que cette durée maximum de la fièvre, 42 jours, observée parmi les formes intenses et traitées par l'eau froide, est sensiblement inférieure à la durée de la fièvre dans les formes semblables traitées par les médicaments ; dans ces cas, il n'est pas rare de relever encore des températures fébriles au-delà du 42me jour.

Le nombre des bains, nécessaire dans les formes intenses pour combattre efficacement la fièvre, est parfois considérable; les chiffres de 80, 90, 100, 120 ne sont pas rares. Un de nos typhiques, traité dès le quatrième jour, a pris 200 bains ; un autre, traité au quatorzième jour, en a pris 148 ; cependant de tels chiffres, surtout le premier, sont exceptionnels. — Le second jour du traitement, la courbe des moyennes des maxima subit souvent un abaissement très marqué, comme dans les formes de moyenne intensité. Ce jour-là, il peut arriver que le malade saute un ou deux bains dans la matinée ; mais le fait est purement accidentel, plus rare d'ailleurs que dans les formes de moyenne intensité ; les jours suivants, la fièvre résiste davantage et ce n'est guère que trois ou quatre jours après le début de l'apyrexie relative, que le malade commence à « sauter » un.

deux ou trois bains par jour, et d'autant plus que la période de défervescence est plus prochaine.

Fièvres compliquées. — En général, la présence des complications augmente la résistance à la réfrigération, allonge la seconde et la troisième période du cycle fébrile, et retarde plus ou moins le retour à la température normale. Si la grande majorité des fièvres traitées par l'eau froide sont de moindre durée que les fièvres traitées par les médicaments, le fait est dû, en partie du moins, à la plus grande rareté des complications dans les premières. — Une fièvre intense, traitée au dixième jour, était arrivée sans accident au vingt-troisième jour. Ce jour là, la courbe des moyennes des maxima, qui depuis sept jours était à peu près fixée à 39°, subit une notable élévation, malgré la régularité du traitement. C'est le début d'un érysipèle. La défervescence fut reculée et l'apyrexie, obtenue seulement au 62me jour de la fièvre. — Dans une autre fièvre intense, traitée au huitième jour, un abcès gangréneux de la fesse se dévoloppe le vingtième jour, pendant la période d'apyrexie relative. La courbe des moyennes ne s'élève pas ; elle continue à osciller autour de 39°. La défervescence paraît même débuter le 24e jour ; mais l'apyrexie n'est complète que vers le 40e jour. — L'observation I (chap. III) est un exemple de fièvre typhoïde compliquée de pneumonie lobaire. Au 29e jour de la fièvre, 16e jour probablement de la pneumonie, survient une chute thermique assez prononcée et qu'on pourrait peut-être considérer comme un indice de la défervescence de la pneumonie, si le souffle tubaire n'avait, déjà depuis deux ou trois jours, beaucoup diminué d'intensité. Brand, en effet, a observé que, sur le tracé des fièvres traitées par l'eau froide, la résolution de la pneumonie est marquée par une chute thermique très appréciable, ébauche de la défervescence rapide propre aux pneumonies primitives. Dans l'observation déjà citée de M. Armaingaud, cet abaissement thermique fut vraiment considérable. Le matin du troisième jour probable de la pneumonie, la température s'élevait à 42° ; après douze heures de réfrigération continue dans le drap mouillé, elle tombait à 38°, et l'auscultation faisait entendre des signes non douteux de la résolution de la pneumonie.

Fièvres terminées par la mort. — En général, même dans les cas qui doivent se terminer par la mort, le traitement par les bains froids exerce sur la température la même action favorable que dans les fièvres qui guérissent. La courbe des moyennes des maxima, dans la plupart de nos cas mortels, ressemble beaucoup à celle des formes intenses. Ces typhiques qui succombent, malgré l'eau froide, ont été généralement baignés à une période déjà fort avancée de la fièvre. La mort est le plus souvent causée par des complications : pleurésie purulente, broncho-pneumonie tardive, adynamie, affaiblissement du cœur, dégénérescences viscérales. — Or nous savons que le traitement par les bains froids ne prévient le développement des complications, qu'à la condition d'être appliqué dès les premiers jours de la fièvre. Dans les fièvres tardivement baignées, des abaissements thermiques prononcés, obtenus par le bain, n'ont plus une signification aussi manifestement favorable. L'abaissement de la courbe thermométrique jusqu'à l'apyrexie relative, 39°, et même au-dessous, n'est plus, au même degré qu'au début de la maladie, accompagné d'une amélioration parallèle, évidente et durable de l'état général et des symptômes graves.

Certaines fièvres terminées par la mort, très rares il est vrai, paraissent cependant ne pas rentrer dans la règle commune. Il s'agit de malades traités dès les premiers jours, ou du moins à une période peu avancée de la fièvre. Il y a deux catégories des faits de ce genre. L'insuccès de la réfrigération systématique paraît imputable, soit à la persistance des symptômes graves malgré l'abaissement de la température, soit à une résistance invincible de la fièvre à l'eau froide.

I. — Un typhique paraît être traité dès le début, par exemple au quatrième jour. La réfrigération est suffisante, car la température s'abaisse autant, et même plus, que dans les formes intenses régulièrement traitées et qui guérissent facilement. Cependant on ne voit paraître aucune amélioration des symptômes graves. En dépit de la réfrigération systématique, la fièvre évolue promptement vers une terminaison fatale. Voici un fait de ce genre, dont nous donnons l'observation complète, accompagnée du tracé thermométrique. (Tracé n° 17) :

Observation v. — Flavie E., 36 ans, journalière, entre à l'Hôtel-Dieu le 18 novembre 1882. Début présumé le 14 novembre. Elle se sentait déjà un peu malade depuis une vingtaine de jours ; mais elle avait continué de travailler et de soigner ses trois enfants dont un, le plus jeune, est convalescent de la fièvre typhoïde et dont l'aînée, une fille de 12 ans, est amenée en même temps dans le service, atteinte aussi de la fièvre typhoïde. Le 13, elle s'était levée comme de coutume et avait même lavé du linge chez elle. En faisant ce travail, elle a senti qu'elle prenait froid.

Le lendemain matin, 14, elle s'est encore levée ; mais elle a été obligée de se recoucher bientôt, en raison de l'augmentation rapide des malaises qu'elle éprouvait. Le 15, elle a commencé à délirer, et elle est même tombée plusieurs fois de son lit. Le délire a continué, et au moment où l'on amène la malade à l'Hôtel-Dieu, elle est dans le coma avec résolution générale. Lorsqu'on veut l'asseoir sur son lit, on la trouve absolument inerte, et la tête retombe en arrière. La conjonctive droite est rouge. Pouls 132, T. 41,3 à 11 heures, au moment où la malade nous arrive.

On met immédiatement la malade au bain (*4e jour*). Après le bain, 39° 5. Glace sur la tête et compresses froides sur le tronc. A 2 heures, 41°-40,5. Après ces deux premiers bains, le coma est moins profond. La malade reste cependant couchée sur le dos et immobile, les yeux habituellement fermés. Elle se plaint de de temps en temps, prononçant par moments des paroles incohérentes. Pas de strabisme, mais lorsqu'on relève les paupières, les globes oculaires ont toujours de la tendance à remonter sous les paupières. Pupilles réagissant sous l'influence de la lumière. La malade ne répond pas du tout aux questions. Les membres restent ordinairement immobiles. La langue est brunâtre et sèche, on n'en aperçoit du reste que l'extrémité entre les arcades dentaires; car la malade ne la tire pas hors de la bouche. La malade, qui est très grosse et très grasse, a un ventre volumineux dont la peau présente des vergetures. Pas de taches rosées. Gargouillement dans la fosse iliaque droite. La pression à ce niveau ne paraît pas douloureuse. Pouls petit, 124. L'impulsion du cœur est faible. Pas de souffle. On ne peut ausculter les poumons qu'en avant et on ne trouve rien de particulier. La malade n'a pas sali ses draps. Température avant et après les bains jusqu'au lendemain matin à 11 heures : 40,5-40 ; 40,5-40; 40,1-39,7; 40,2-39,6 ; 39,7-39 ; 39,5-39 , 39,7-39,1. La température baisse très peu après les bains, ainsi hier soir la moyenne d'abaissement est de 5 dixièmes. On n'a eu un abaisse-prononcé que pour le premier bain, donné à 11 heures du matin.

Le 19, la moyenne des abaissements est de 0°,6. Même après le bain, la malade est toujours dans la prostration. Cependant, en l'excitant, elle finit par répondre : oui, non; et même par appeler la sœur, mais comme une personne endormie. Pouls 124. Respiration 44; l'expiration est un peu prolongée. La malade a des selles involontaires dans son lit. Elle ne fait toujours aucun mouvement, et il faut deux hommes pour la mettre au bain en raison de son inertie complète. La température remonte ensuite à 40° et se maintient dans la soirée un peu au-dessous de ce degré. La moyenne d'abaissement sous l'influence des bains n'est que de 5 dixièmes.

Le 20, température de 39° à 39,7, avec une moyenne d'abaissement de 3 dixièmes pour le matin et de 3 1/2 pour le soir. Eta à peu près stationnaire, quoique la température soit notablement moins élevée. La malade maintient toujours les yeux fermés; et lorsqu'on relève les paupières, les globes oculaires se portent également en haut. On observe de temps en temps quelques mouvements automatiques très limités dans les membres inférieurs. Il paraît qu'au moment où on la sortait d'un bain la malade s'est un peu soulevée spontanément. La pression dans la fosse iliaque droite paraît un peu douloureuse. Il est impossible de l'alimenter. Elle serre les dents lorsqu'on veut introduire quelque chose dans la bouche. Tous les liquides qu'on lui donne ainsi ressortent presque immédiatement; et ce n'est que de loin en loin qu'elle en avale une gorgée. Mais elle prend volontiers de petits fragments de glace qu'elle laisse fondre dans sa bouche.

Le 21, température de 38,5 à 39,4. On saute un bain le matin et la moyenne d'abaissement de la température pour le soir est de 4 dixièmes. Pouls 120. Les mêmes phénomènes persistent; on remarque seulement que la malade remue moins la jambe gauche que la droite. On trouve sur le ventre des taches très petites et peu apparentes, qui disparaissent sous la pression du doigt et qui sont très probablement des taches rosées. En raison de l'abaissement de la température avec persistance du coma et de la résolution générale, on fait prendre à la malade, à partir de ce jour, des bains à 25° et seulement de dix minutes de durée, suivis d'une affusion générale d'eau froide.

Le 22, température de 38•5 à 39•5. On saute encore un bain le matin, et la moyenne d'abaissement de la température pour le soir est de 5 dixièmes. Pouls 120. Etat à peu près stationnaire, quoique la torpeur paraisse un peu moins grande après le bain. La malade accepte toujours de la glace; mais on ne peut parvenir à l'alimenter; ce n'est que de loin en loin qu'elle avale une gorgée de liquide et plutôt du vin. C'est inutilement qu'on essaye de lui donner du bouillon, du lait, du café, du chocolat et des potages variés. Rétention d'urine qui oblige de sonder la malade. L'urine contient de l'albumine. Constipation.

Le 23, température de 38,4 à 39,5. La moyenne d'abaissement pour le matin est de 4 dixièmes, et le soir on saute deux bains. La moyenne des abaissements de la température, depuis le début du traitement, est approximativement pour le matin de 4 dixièmes et pour le soir de 4 1/2. Pouls 120. La malade, examinée à 9 heures du matin, présente toujours un grand abattement, bien qu'elle paraisse un peu moins somnolente. Quand on l'interroge, elle ébauche quelques mots à peu près incompréhensibles, qu'elle dit d'une voix éteinte et rauque. La langue et le voile du palais sont recouverts d'un enduit noirâtre et sec. La déglution est toujours très difficile; toutefois depuis hier on a pu lui faire prendre quelques cuillerées de chocolat et de café au lait. Cependant l'intell igence est toujours profondément obscurcie. Lorsqu'on veut examiner la malade, elle s'agite et notamment secoue la tête latéralement, c'est-à-dire en la portant par secousses d'un côté à l'autre. Respiration fréquente, 32, bruyante, surtout depuis hier, avec expiration prolongée. Toux rare, obscurité de la respiration et râles sonores. Persistance de la rétention d'urine et de la constipation malgré les lavements. A 11 heures du matin, la malade était dans le bain depuis quelques instants, lorsqu'on vit ses traits se tirer et sa respiration s'embarrasser de plus en plus. On sortit de suite la malade du bain. A 2 heures, bien que la malade ait 39°, on remplace le bain par une lotion d'eau froide. A 5 heures du soir, nous la trouvons dans l'état suivant : Respiration très embarrassée et plus fréquente, 40, avec expiration bruyante et prolongée. Pouls 140. Abdomen considérablement météorisé. Persistance des taches indiquées précédemment et avec les mêmes caractères. Persistance de la rétention d'urine et de la constipation malgré l'emploi de lavements laxatifs répétés. La langue et la voûte palatine sont complétement noires, grillées. La malade boit un peu mieux; mais sa température est remontée à 39,5 et il s'est développé une agitation bien plus grande. La tête oscille à chaque instant d'un côté à l'autre par des secousses brusques. Parfois elle se remue convulsivement, au point qu'elle a failli plusieurs fois tomber de son lit. On la met de nouveau au bain en notre présence. Pendant le bain la respiration s'accélère, 56, et l'expiration devient de plus en plus bruyante et longue. Il y a eu aussi un peu d'agitation au début du bain; mais au sortir du bain, elle est plus calme; elle boit un peu et semble reconnaître les personnes qui sont autour d'elle. A 8 heures du soir, respiration toujours très embarrassée et très bruyante. Météorisme persistant. La malade semble avoir quelques lueurs de raison. On la remet au bain avec une température de 39° et on observe les mêmes phénomènes indiqués pour le bain précédent. La voix est toujours éteinte.

Le 24 novembre, à 2 heures du matin, température 39°; après le bain 38°,6. C'est le dernier bain : *42 bains en 9 jours*. A 5 heures 38,6. A 8 heures 38,8. A 9 heures la malade est somnolente. Lorsqu'on l'excite, elle secoue de temps en temps la tête comme précédemment. La respiration est toujours fréquente, 40, et un peu irrégulière. Pouls 140. Les paupières sont toujours tombantes, mais un peu entr'ouvertes. Les yeux sont immobiles et plutôt dirigés en haut. Pupilles resserrées. Météorisme abdominal persistant et constipation malgré de nouveaux lavements laxatifs. Elle fait, toutefois, beaucoup de vents. La température prise à 11 heures, à 2 heures et à 5 heures, est toujours à 39°. La malade s'affaisse progressivement et sa respiration s'embarrasse de plus en plus. Elle succombe à 11 heures du soir, après un vomissement de quelques matières liquides.

Lorsque la malade est arrivée, elle a pris ses règles qui ont duré trois jours, avec un écoulement assez abondant malgré le traitement par les bains. Le 24, en la sondant, on a encore remarqué un peu de sang.

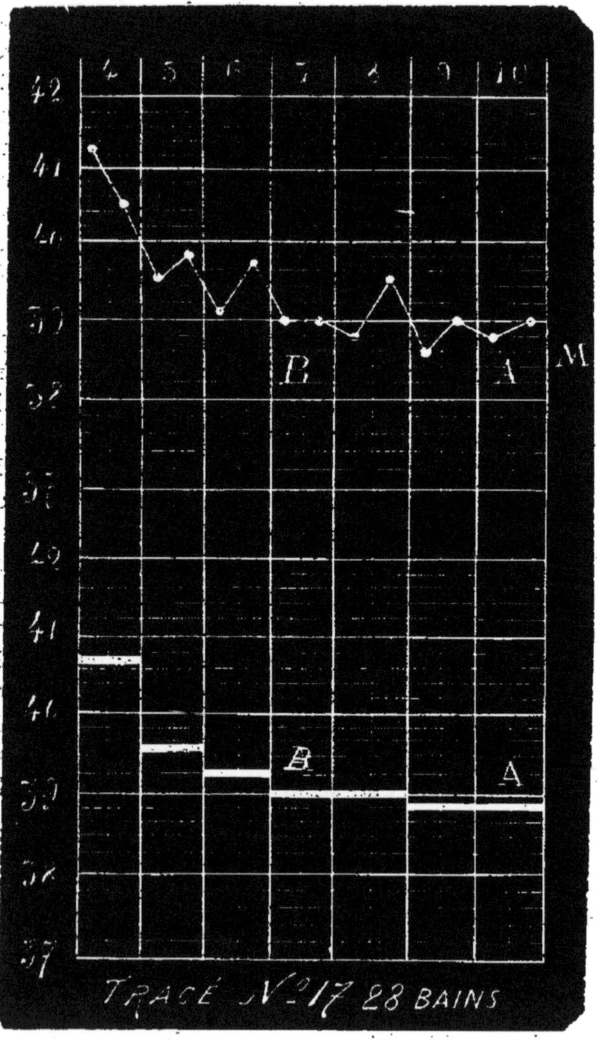

Autopsie le 26 novembre, à 10 heures du matin.

Femme énorme avec une surcharge graisseuse considérable. La peau présente de nombreuses ecchymoses. Ventre volumineux et putréfaction avancée. Il s'échappe des bulles de gaz du tissu cellulaire sous-cutané qui est infiltré de graisse et présente 2 ou 3 centimètres d'épaisseur. Les intestins sont très distendus par des gaz. Rien de particulier dans l'estomac ni dans l'intestin grêle jusqu'à 50 cent. au-dessus de la valvule iléo-cœcale. A ce niveau, on trouve une première ulcération de forme irrégulièrement triangulaire, avec son plus grand diamètre dans le sens transversal, diamètre de 2 cent. environ. Les bords sont irréguliers formant des saillies çà et là assez accentuées et recouvertes de débris de matières fécales qu'on a de la peine à enlever et qui donnent à ces partis une coloration verdâtre. Il existe un peu au-dessous de cette ulcération, une toute petite ulcération arrondie, de la grosseur d'un pois. A 5 ou 6 cent. plus bas, deux autres ulcérations ayant à peu près les dimensions d'un haricot, et dont le grand diamètre est encore dirigé dans le sens transversal. Enfin, entre ces deux ulcérations et la valvule, trois autres ulcérations de forme irrégulièrement ovalaire, à grand diamètre dans le sens transversal, et ayant toujours les mêmes caractères que la première ulcération décrite. Immédiatement au-dessus de la valvule, et empiétant sur elle à la partie médiane, ulcération de la longueur d'une pièce de 2 fr. irrégulièrement arrondie ; puis, de chaque côté, une ulcération plus allongée et plus grande empiétant également sur la valvule et se terminant en bas ou s'amincissant de manière à entourer en partie l'ulcération médiane. Les surfaces ulcérées sont irrégulières avec des saillies et des dépressions qui ont une teinte verdâtre ne disparaissant pas sous l'influence d'un courant d'eau. Par le râclage on n'enlève cette coloration, qu'en enlevant la surface même de l'ulcération qui est tomenteuse. Sur une surface de section, on a un tissu grisâtre, résistant et d'épaisseur variable, suivant qu'on le considère au niveau des portions saillantes ou des dépressions. On ne trouve aucune plaque de Peyer tuméfiée, ni aucune lésion paraissant ancienne. Le gros intestin ne présente aucune ulcération. Les ganglions mésentériques sont augmentés de volume ; ils ont la grosseur d'un pois, d'un haricot, d'une noisette. Sur les coupes, quelques-uns sont seulement rougeâtres ; d'autres présentent une surface blanche, compacte, ressemblent aux produits tuberculeux de récente formation. Enfin quelques-uns contiennent du pus. Le grand épiploon présente une surcharge de graisse extraordinaire.

Foie, de volume normal, manifestement graisseux. Reins volumineux (210 et 190 gr.) paraissant un peu graisseux. Ils sont contenus dans une atmosphère graisseuse très épaisse. Rate volunineuse (400 gr.) un peu difluente. La rate et les reins, d'un rouge vineux, présentent déjà une putréfaction avancée. Poumons assez volumineux et emphysémateux avec des adhérences pleurales en avant et au sommet surtout à gauche. Les deux sommets présentent chacun, sur une hauteur de 3 à 4 travers de doigt, une masse indurée d'aspect irrégulier, qui est constituée par des masses crayeuses agglomérées ou séparées les unes ds autres par un tissu pulmonaire sclérosé. Les ganglions bronchiques ne sont pas manifestement augmentés de volume. Cœur assez volumineux avec surcharge graisseuse très prononcée. Les parois sont molles, flasques, peu épaisses, avec des cavités plutôt agrandies. Coloration violacée de l'endocarde. Seulement quelques caillots noirs tout à fait récents. Aucune lésion des orifices, ni de l'aorte. Rien de particulier dans le péricarde. L'encéphale ne présente aucune altération appréciable et notamment aucune trace de méningite.

Les bains froids n'ont produit chez cette femme aucune amélioration évidente. Elle était atteinte d'une forme extrêmement grave. Elle avait en outre un embonpoint énorme, autre condition fâcheuse et qui aggrave beaucoup le pronostic de la fièvre typhoïde. Le traitement fut commencé le quatrième jour. En présence d'accidents d'une telle gravité, peut-être était-il déjà trop tard. Etant données les conditions dans lesquelles s'est développée cette fièvre (épidémie de famille), le diagnostic était possible de très bonne heure, et peut-être, s'il eût été mis en œuvre dès le second ou le troisième jour, le traitement eût-il pu conjurer les accidents et donner un résultat favorable. — On peut se demander encore si la malade nous fut bien amenée au quatrième jour. Elle était mal à l'aise depuis près de trois semaines. La transition entre les prodromes et l'invasion est souvent difficile à préciser, et le jour où le typhique prend le lit n'est pas toujours le premier jour de la fièvre. Pourtant l'erreur, dans ce cas particulier, ne peut être que de deux ou trois jours au plus, car les taches rosées ont paru sous nos yeux, et les lésions de l'intestin étaient encore peu avancées au moment de la mort. — Nous ne croyons pas qu'on puisse contester qu'il s'agisse bien d'une fièvre typhoïde; la malade portait des lésions tuberculeuses anciennes dans les poumons, c'est vrai, mais il n'y avait aucune éruption tuberculeuse récente ni dans l'encéphale, ni dans la poitrine, ni dans l'abdomen, et de simples ulcérations tuberculeuses de l'intestin ne s'accompagnent pas de symptômes aussi graves, lesquels sont bien ceux d'une maladie générale, infectieuse et d'une extrême intensité.

Cependant l'action antithermique de la réfrigération systématique n'a point fait défaut. Les deux courbes témoignent même d'une influence prompte et décisive sur la marche de la température fébrile. La moyenne des maxima est, pour le premier jour, de 40,7; le second, elle est tombée à 39,7 et le quatrième, à 39°. Et ce mouvement de descente se poursuit jusqu'au jour de la mort. La veille, la température matinale ne dépassait pas 38,8.

Sans doute, il y a deux choses à considérer dans la dothiénentérie, l'hyperthermie et l'infection du sang. L'observation d'un nombre considérable de fièvres typhoïdes, traitées par l'eau froide, a mis en lumière le rôle prépondérant de l'hyperthermie. Elle nous a montré la subordination habituelle de symptômes les plus graves de la maladie, soit à l'hyperthermie intense et de peu de durée, soit aux élévations thermiques moins prononcées mais de plus longue durée. Peut-on penser qu'il y a des exceptions à cette règle très générale? Peut-il arriver que, dans certains cas particulièrement graves, l'infection du sang l'emporte de beaucoup sur l'excès de la calorification, et l'observation de notre malade serait-elle précisément un exemple d'un cas de ce genre. Les courbes thermométriques (tracé n° 17) semblent fournir des arguments à cette hypothèse. Malgré l'abaissement considérable et rapide de la température fébrile, nous avons vu persister le coma et la paralysie du cœur. Il semble donc, de prime abord, assez logique de conclure que, l'hyperthermie étant écartée par la réfrigération systématique, la persistance de ces accidents jusqu'à la mort est exclusivement imputable à l'infection du sang.

La physiologie pathologique des fièvres n'est point encore assez avancée, pour qu'on puisse, sans réserve aucune, accepter une semblable interprétation. Que savons nous de précis touchant l'infection du sang dans la fièvre typhoïde ? Le rôle pathogénique de l'hyperthermie est au contraire un fait positif et bien établi par l'étude des fièvres soumises à la réfrigération systématique. L'insuccès complet de la médication réfrigérante, dans la forme hyperthermique qu'a présentée notre malade, reçoit même une interprétation satisfaisante de la théorie de l'hyperthermie. L'excès de la calorification peut tuer à bref délai, à la manière d'une intoxication suraiguë. Il est certains degrés thermiques très élevés qu'on n'atteint pas, sans que la vie soit immédiatement, et de ce seul fait, absolument compromise. Cette femme, dans la matinée du quatrième jour, présentait une température de 41,3, déjà fort dangereuse, étant donné son âge, son obésité et les fatigues qu'elle avait éprouvées. Dès le second jour, elle avait été prise de délire et d'une très grande agitation. Déjà sans doute sa température était très élevée, voisine peut-être du chiffre qu'elle avait atteint au moment de l'admission. Trois jours d'hyperthermie ont bien pu produire des troubles profonds de la nutrition et causer la paralysie du cœur et du cerveau dont, au quatrième jour, cette femme présentait déjà les symptômes non douteux, le coma et l'extrême fréquence du pouls. La résistance à la réfrigération, bien que la température fût fort élevée, a été faible; cet organisme fébricitant n'a pas défendu sa température fébrile. Or, nous l'avons vu déjà, c'est là un autre signe d'un affaiblissement profond du cœur, et c'est aussi un signe pronostique fâcheux. Voilà dans quelles conditions la médication réfrigérante est intervenue. Il est permis de penser que, même au quatrième jour de la fièvre, le moment opportun était passé et que déjà l'excès de chaleur fébrile avait produit ces désordres irrémédiables, contre lesquels l'eau froide elle-même reste tout à fait impuissante.

Quelle que soit l'interprétation de ce fait, nous y trouvons un enseignement. C'est particulièrement dans ces formes graves et d'emblée hyperthermiques, qu'il faut agir aussi près que possible du début de l'invasion. Chez cette femme, l'indication de l'eau froide existait déja le second jour, dès que parut le délire fébrile; elle existait au même titre que dans la scarlatine et dans le rhumatisme cérébral hyperthermiques. On sait avec quelle merveilleuse efficacité l'eau froide agit dans ces deux maladies d'une si haute gravité; mais on sait aussi que pour réussir il faut agir vite, très vite. et que quelques heures de retard peuvent absolument compromettre le succès.

II. Certains typhiques présentent à la réfrigération une résistance vraiment extraordinaire, soit que les abaissements thermiques obtenus par le bain restent extrêmement faibles, soit que la température remonte après le bain avec une rapidité tout à fait insolite et jusqu'à des degrés très élevés. Qu'une semblable résistance se prolonge au-delà d'un ou deux septénaires, le fébricitant demeure exposé à tous les dangers de l'hyperthermie et la mort peut en être la conséquence. Ce serait encore pour la médication réfrigérante un échec et un aveu d'impuissance, si vraiment on devait admettre qu'il soit impossible de refroidir sans danger le fébricitant qui présente cette extrême résistance à la réfrigération systématique.

On a signalé des cas de ce genre. Comme les précédents, ils sont fort rares. Nous avons vu sans doute des résistances à la réfrigération énergiques et prolongées ; mais nous n'avons qu'un seul exemple d'une résistance qui ait pu paraître invincible et se soit prolongée jusqu'à la veille de la mort.

Observation vi.— Françoise N., 17 ans, domestique, entre à l'Hôtel-Dieu le 11 octobre 1881. Début présumé de la maladie le 29 septembre, par un peu de fatigue et des douleurs dans le ventre. Ces malaises ont augmenté beaucoup depuis trois jours. La malade a eu de la diarrhée, mais modérée : deux ou trois selles par jour. Elle a eu aussi des bourdonnements d'oreille et de l'obtusion de l'ouïe. Ces symptômes persistent actuellement et il existe aussi un peu de stupeur. La malade répond mal aux questions qu'on lui adresse. Pas d'épistaxis, pas de céphalalgie, ni de rachialgie, ni de courbature. Ce dont la malade se plaint le plus vivement, c'est de la douleur qu'elle ressent de chaque côté de l'abdomen. Cette douleur est plus intense du côté droit et elle est exaspérée par la pression. Le ventre est ballonné et on y voit une tache rosée qui parait assez récente. Toux depuis l'exacerbation des symptômes. Un peu d'obscurité de la respiration et quelques râles humides à la base des poumons. Température à 10 heures du matin, 39,2 ; à 1 heure 39,6 ; à 3 heures 40,7 ; à 6 heures 40,7.

On met la malade au bain (*15e jour*). Après le bain, 39,4. Température avant et après les bains jusqu'au lendemain matin à 10 heures : 40,2-39,1 ; 40,8-39,3 ; 40,3-39,8 ; 40,5-39,9 ; 40,5-39,2. La température monte ensuite à 40,8 se maintenant au moins à 40,4 et ne baissant immédiatement après les bains que de cinq à six dixièmes.

Le 13, la température oscille entre 40,5 et 41,2. La température s'abaisse un peu plus après les bains, de 7 dixièmes environ, surtout le soir.

Le 14, ventre ballonné ; beaucoup de taches rosées ; diarrhée abondante. Température oscillant entre 40° et 40,7, s'abaissant peu sous l'influence des bains.

Le 15, température entre 39,4 et 40,6. En même temps qu'il y a un léger abaissement de la température, on trouve aussi que, sous l'influence des bains, l'abaissement immédiat est un peu plus marqué que le jour précédent.

Le 16, la température remonte entre 40° et 40,8. Sous l'influence des bains elle descend immédiatement, chaque fois, au dessous de 39°, mais elle remonte très promptement après le bain.

Le 17, la température oscille entre les mêmes degrés que la veille, mais les abaissements immédiatement après les bains, sont un peu plus prononcés le matin.

Le 18, à partir de 1 heure du matin, abaissement de la température qui oscille entre 38,9 et 39,4 jusqu'à 6 heures du matin, la température s'abaissant chaque fois de 14 dixièmes sous l'influence du bain. A 10 heures, la température n'est que de 37,9 on ne donne pas de bain. Eruption abondante de taches rosées. Persistance de la diarrhée. Accablement des forces. La malade se plaint d'éprouver une sensation douloureuse au niveau du larynx, depuis ce matin. L'examen de l'arrière-gorge n'offre rien de particulier. Vers 1 heure, la température remonte à 40°, s'abaissant à 39° après le bain. C'est le dernier bain : *54 bains en 8 jours*. A 3 heures, elle est redescendue à 38,7, puis à 6 heures, elle remonte à 40°. On ne met pas la malade au bain à cet moment, en raison de la douleur qu'elle éprouve au niveau de la partie antérieure du cou, qui a beaucoup augmenté depuis le matin et qui s'accompagne d'une grande gêne de la respiration. A 8 heures du soir la malade est prise dans son lit d'un accès de suffocation excessivement violent, avec cyanose de la face et menace d'asphyxie. On fait appeler un chirurgien, M. Vincent, qui pratique la trachéotomie. La respiration devient immédiatement après un peu plus facile ; mais il se déclare de suite une hémorrhagie par la plaie et la malade succombe quelques instants après l'opération.

Autopsie. — Les plaques de Peyer, surtout dans la dernière portion de l'intestin grêle, sont le siège d'ulcérations très nombreuses et très confluentes. Elles sont comme gaufrées, fendillées et de coloration grisâtre ou verdâtre. Tandis que près de la valvule iléo-cœcale les ulcérations sont confluentes au point que les parties ulcérées tiennent plus de place que les parties saines, à mesure qu'on s'élève, elles sont moins nombreuses et plus isolées. Elles ont partout le même aspect. Ganglions mésentériques très tuméfiés. Foie et reins volumineux et graisseux. Rate volumineuse. Rien au cœur. Rien aux poumons. Les bronches ne contiennent que quelques mucosités teintées de sang. Pas de caillots.

La trachée est entourée par les lobes droit et gauche du corps thyroïde augmenté de volume. Le lobe gauche notamment s'étend sur un espace assez grand au-dessous de l'ouverture faite à la trachée ; tandis qu'une petite portion du lobe droit se trouve au-dessus. Rien dans le larynx ni dans la trachée, sauf un peu de sang coagulé immédiatement au-dessus de l'incision. La muqueuse qui recouvre la face antérieure de l'épiglotte est légèrement œdémateuse du côté droit seulement. On trouve aussi une infiltration œdémateuse de la muqueuse du repli aryténo-épiglottique droit, mais à un très léger degré. Enfin, la muqueuse a une teinte un peu violacée. Aucune autre altération des parties constituantes du larynx.

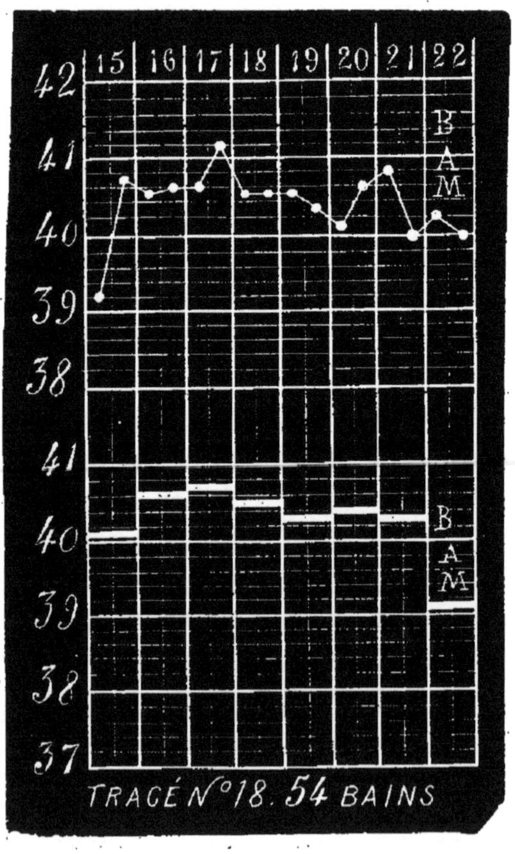

La courbe des moyennes des maxima témoigne chez cette malade d'une résistance extraordinaire à la réfrigération. La moyenne du premier jour du traitement n'occupe pas le sommet de la courbe ; la plus haute moyenne, 40,7, apparaît le troisième jour. La période de lutte contre la fièvre, bien que le traitement ait été commencé le quinzième jour seulement, dure pendant une semaine entière, et toutes les moyennes de cette période se maintiennent constamment au-dessus de 40°. Pendant sept jours, la malade a donc souffert d'une hyperthermie véritable, malgré les bains froids. Un mouvement ascendant de la courbe, qui débute précisément le quinzième jour, n'est pas enrayé par l'eau froide et, le dix-septième jour, la température s'élève le soir jusqu'à 41,2. L'excès de la chaleur fébrile, si longtemps prolongé, eut sans doute préparé la terminaison fatale ; la cause immédiate de la mort est cependant une complication intercurrente, l'œdème du larynx. — Or la lutte contre la fièvre ne fut pas, chez cette malade, conduite avec une rigueur suffisante. Nous nous en sommes tenus à la formule générale : bain toutes les trois heures, de dix à quinze minutes et à 20°. Après chaque bain, et surtout à partir du troisième jour, l'abaissement obtenu est sans doute suffisant, il atteint 0,8 à 1° et même davantage ; mais la température se relève après le bain avec une extrême rapidité, si bien que, aux heures des notations thermométriques, on la trouve constamment au voisinage de 40,5. Cette allure de la fièvre, pendant la période intercalaire, semble bien indiquer la nécessité, moins encore de refroidir ou de prolonger l'immersion, que de rapprocher les bains et de baigner toutes les deux heures, ou même toutes les heures. Dans les cas de ce genre, où la résistance à la réfrigération a pour caractère une tendance invariable de la température à remonter très haut et très vite, il est peut être plus utile d'obtenir la continuité que l'intensité de la réfrigération. C'est un point sur lequel nous reviendrons au chapitre du traitement. — Quoiqu'il en soit, ce fait, rapproché des formes légères, moyennes et intenses de la fièvre typhoïde, met en lumière la variabilité très grande de la résistance que les fébricitants sont capables d'opposer à la réfrigération, et aussi la nécessité de modifier la formule générale du traitement suivant les conditions des résistances individuelles.

Tels sont les deux ordres de faits dans lesquels la méthode des bains froids peut, avec plus ou moins de raison, être accusée d'impuissance : — 1º la fièvre paraît, dès les premiers jours de la maladie, efficacement combattue, la température s'abaisse au degré voulu, et cependant nulle amélioration ne survient ni de l'état général ni des symptômes graves ; — 2º la fièvre ne peut être vaincue, l'hyperthermie persiste et, avec elle, tous les dangers qu'elle comporte.

Nous inclinons à penser que cette impuissance est, du moins dans les faits de la seconde catégorie, plus apparente que réelle et qu'elle disparaît plus d'une fois entre des mains expérimentées.

Au surplus, nous ne pensons pas que, même appliquée en temps opportun, la méthode des bains froids soit un traitement absolument infaillible. Il y a sans doute des formes de la fièvre typhoïde d'une extraordinaire gravité et qui résistent à toute action thérapeutique. Mais il n'en est pas moins vrai que ces formes rebelles à l'eau froide sont des exceptions tout à fait rares, et des exceptions de ce genre ne sauraient servir d'argument sérieux contre la méthode des bains froids, ni même diminuer la très grande supériorité qu'il faut lui reconnaître sur toutes les autres médications.

§ II

Influence des bains sur les symptômes de la fièvre typhoïde.

La fièvre typhoïde, quelle qu'en soit la forme, provoque des troubles fonctionnels, légers ou graves, à peu près dans tous les organes. Nous ne pouvons pas faire une étude de tous ces symptômes. Nous devons étudier seulement la manière dont ils sont modifiés par le bain froid. Or cette modification est éminemment favorable. Ce n'est pas un des moindres sujets d'étonnement pour le médecin, qui débute dans la pratique de la méthode des bains froids, que de voir survenir, après quelques jours de réfrigération systématique, une amélioration évidente et parallèle de la plupart des symptômes de la dothiénentérie. Non seulement la fièvre s'abaisse sous l'influence de l'eau froide, mais toute la maladie subit une réelle et profonde transformation.

Troubles du système nerveux. — La céphalalgie est constante, même dans les formes légères de la fièvre typhoïde. Elle disparait le plus souvent dès les premières immersions froides. Les malades le savent bien, et c'est une des raisons pour lesquelles ils acceptent volontiers de continer le traitement. Dans les formes sévères, le mal de tête dure plus longtemps, mais il est toujours diminué de bonne heure. — Avec la céphalalgie s'atténue ou disparaît l'excitabilité des sens, de l'ouïe et de la vue. Si les bourdonnements d'oreille persistent plus longtemps ou paraissent au déclin de la fièvre, ils sont dus plutôt au catarrhe de la trompe d'Eustache, comme le fait observer Brand, qu'à l'excitation des centres nerveux. — Ce calme ramène le sommeil. L'insomnie est un des troubles nerveux les plus précoces et les plus pénibles de la dothiénentérie. Dans les formes légères, après quelques bains seulement et, dans les formes graves, après cinq, six ou huit jours de traitement, le sommeil reparaît, non pas accidentel, mais déjà durable et réparateur. On entend alors les malades se plaindre amèrement de la rigueur du traitement qui leur impose le bain même pendant la nuit. Plaintes dont il ne faut pas tenir compte. Si le patient a retrouvé le sommeil, c'est précisément parce qu'il est baigné avec une régularité parfaite, et même pendant la nuit. Bientôt il va s'endormir quelques minutes après chaque bain. Les interruptions causées par les bains sont donc négligeables, et il est tout à la fois inexact et injuste d'accuser le traitement de Brand de troubler profondément le repos du malade. — Cet apaisement des troubles nerveux modifie heureusement le faciès du typhique. Peu de maladies ont un faciès aussi caractéristique que celui de la fièvre typhoïde. Dans une salle d'hôpital, il n'est pas difficile de reconnaître à première vue, et parmi tous les autres malades, ceux qui sont atteints de cette maladie. Or, dans nos hôpitaux lyonnais, ce genre de diagnostic est beaucoup plus difficile, et le plus habile observateur est exposé à de fréquentes erreurs. Au sortir du bain, le visage est plus ou moins crispé, les lèvres et les joues sont légèrement cyanosées, tout le corps frissonne et les dents claquent; longtemps après le bain, reparaissent quelques-uns des traits du faciès typhique ; mais, au milieu le l'intervalle qui sépare deux bains, l'expression du visage est le plus souvent calme et naturelle. Les yeux sont ouverts et ne craignent plus la lumière. — Délivré de 'insomnie et de la céphalalgie, le malade éprouve une sensation de bien-être, inconnue avec toute autre médication, qui l'engage à continuer le traitement avec la même régularité et qui, dans les formes peu graves, lui donne déjà, dès les premiers jours, l'illusion de la guérison complète.

Le délire précoce indique généralement une forme grave. Il s'accompagne le plus souvent d'une haute température et d'une accélération notable de la circulation. Cependant quelques typhiques délirent dès les premiers jours, chez lesquels la fièvre n'est pas très intense, ni le pouls très fréquent. Cette excitation cérébrale cède à la médication réfrigérante mieux qu'à toute autre médication, et la persistance prolongée, d'ailleurs fort rare, du délire, malgré l'eau froide, est un signe pronostique fâcheux. Ces formes délirantes de la dothiénentérie sont vraiment un des plus beaux triomphes de l'eau froide. Il n'est pas très rare de voir le typhique laisser son délire dans le premier bain. Mais l'agitation reparaît à mesure que s'efface l'influence immédiate de l'immersion froide, c'est-à-dire lorsque la température s'élève de nouveau. Après deux ou trois jours de traitement régulier, rarement davantage, l'agitation tombe tout-à-fait, le malade revient à lui, reconnaît les siens et répond avec justesse aux questions qui lui sont adressées. — Le succès est moins rapide et moins complet lorsque la fièvre est arrivée à une période avancée et que le délire, au moment où débute le traitement, dure déjà depuis plusieurs jours. Il est bien permis de penser que, dans ces cas, l'excitation cérébrale ne relève plus de l'hyperthermie aussi directement qu'au début. Pendant la durée déjà longue de la fièvre, des troubles plus ou moins graves se sont vraisemblablement produits dans la nutrition du cerveau, œdème (Buhl), infiltration lymphoïde (Popoff), hyperhémie et inflammation scléreuse (Ebstein), troubles qui entretiennent le délire et expliquent sans doute la résistance qu'il oppose à la médication réfrigérante. — Voilà ce qu'on observe le plus souvent. Mais le résultat n'est pas toujours aussi favorable. Brand cite deux cas dans lesquels des désordres cérébraux graves ont persisté, malgré l'application de sa méthode. Nous avons eu un cas semblable parmi nos malades. Malgré les bains le délire persista, l'adynamie devint de plus en plus profonde et le malade finit par succomber. Mais cet homme n'avait été baigné qu'au 22e jour de sa fièvre.

Les formes graves, ataxiques, délirantes, s'accompagnent quelquefois de phénomènes d'excitation de la motilité : rigidité des muscles de la nuque et du dos, contracture des extrémités, convulsions éclamptiques. Chez les femmes nerveuses, il n'est pas très rare de voir paraître, dans les premiers jours, des convulsions hystériformes. Comme le délire, ces phénomènes d'excitation motrice, le plus souvent s'atténuent puis disparaissent, sous l'influence de la médication réfrigérante.

La stupeur très prononcée et le coma sont des symptômes plus graves que les phénomènes d'excitation. Avant l'introduction de la méthode de Brand dans le traitement de la fièvre typhoïde, tous les typhiques tombés dans le coma, dès les premiers jours, étaient voués à une mort inévitable. Or, dans ces formes si graves de la dothiénentérie, la méthode des bains froids, appliquée de bonne heure, rigoureusement et avec persévérance, donne parfois des résultats tout à fait inespérés. L'obscurcissement profond de l'intelligence est observé même dans les formes moyennes de la dothiénentérie et qui doivent, traitées par la méthode de Brand, rapidement guérir. Mais la disparition du coma est généralement plus lente et plus difficile à obtenir. Une de nos malades, baignée dès le cinquième jour, était plongée dans le coma ; ce n'est qu'au sixième jour du traitement qu'elle revint à elle d'une façon définitive. Deux autres malades, qui présentaient cette complication et qui furent baignées, l'une le quatrième et l'autre le huitième jour, ont cependant succombé; chez la première, la perte de connaissance resta complète malgré l'eau froide ; chez la seconde, le coma disparut bien sous l'influence des premiers bains, mais l'adynamie croissante entraîna la mort.

L'amélioration et même la disparition complète des troubles nerveux les plus graves ne coïncident pas toujours avec l'abaissement de la température fébrile. Nous avons vu plus d'une fois cesser le délire et l'ataxie, alors même que la fièvre restait très intense et n'avait pas encore cédé à la réfrigération systématique. Il est donc probable que l'eau froide exerce sur les troubles nerveux une action directe, ou du moins jusqu'à un certain point indépendante de la soustraction de la chaleur fébrile.

On sait que la fièvre typhoïde laisse souvent à sa suite des désordres plus ou moins durables du système nerveux : perte de la mémoire, affaiblissement des facultés intellectuelles, vésanies, paralysies plus ou moins étendues et de forme variable. Des désordres de ce genre ne font pas complètement défaut chez les malades traités par la méthode de Brand ; mais ils sont, chez eux, moins fréquents et moins graves. Une de nos malades, baignée le septième jour, conserva longtemps un affaiblissement marqué de l'intelligence, mais qui finit par disparaître. Une autre, baignée le huitième jour, fut atteinte d'une paralysie cubitale. Assurément ces accidents ne sont pas imputables aux bains froids. Avec Brand, nous croyons au contraire que ces troubles nerveux, plus ou moins persistants, suites de la dothiénentérie, deviendront d'autant plus rares que le traitement par les bains froids sera mis en œuvre plus tôt et plus régulièrement.

Troubles des voies digestives. — L'amélioration rapide des troubles digestifs est encore un des effets les plus constants et les plus remarquables de la méthode de Brand. Dans les formes traitées dès le début, cette amélioration constitue même une sorte de criterium qui permet d'apprécier si la méthode est bien ou mal appliquée. Dès les premiers jours du traitement, les fuliginosités doivent, en règle générale, disparaître et la langue, devenir humide et rosée. Si cet effet n'est pas obtenu, dans un cas traité de bonne heure, il faut chercher s'il n'existe pas quelques irrégularités ou quelques imperfections dans le traitement.

La bouche du typhique, traité par les bains, reprend bientôt à peu près l'aspect de l'état normal. Les sécrétions des glandes salivaires, suspendues pendant l'ardeur de la fièvre, reparaissent et se maintiennent désormais à un degré suffisant pour assurer l'humidité du milieu buccal. Les malades apprécient beaucoup ce bienfait de la médication. La sécheresse du pharynx est un symptôme très pénible de la fièvre. Elle est due à l'hyperhémie de la muqueuse, recouverte souvent de mucosités desséchées. Sous l'influence des bains, la bouche et la gorge se nettoient, et ces sensations pénibles disparaissent.

Le goût renaît et bientôt l'appétit reparaîtra. De bonne heure, les malades baignés prennent avec plaisir les aliments qu'on leur permet. Ils manifestent leurs préférences pour telles boissons ou tels aliments. Le traitement général, les immersions froides répétées aussi souvent que l'exigent l'intensité et la persistance de la fièvre, suffisent le plus souvent à produire ce résultat favorable. On doit cependant, pour obtenir une amélioration plus prompte, veiller à ce que le malade boive fréquemment et, à chaque bain, l'engager à nettoyer sa bouche avec de l'eau fraîche.

Voilà ce qu'on observe le plus souvent du côté de la bouche. Il y a sans doute des exceptions. D'après Hagenbach, cité par Brand, sur 147 cas traités dès le début, 98 fois la langue reste humide pendant toute la maladie ; 17 fois, sèche au début, elle devient rapidement humide; 27 fois, elle reste longtemps sèche; dans 5 cas graves seulement, la sécheresse persiste jusqu'à la fin du traitement. — Deux fois seulement, parmi nos 233 malades, nous avons vu cette sécheresse de la langue et du milieu buccal durer aussi longtemps ; ces deux malades avaient été baignés, l'un le neuvième et l'autre le dixième jour ; chez tous les deux, la fièvre était intense et la diarrhée très abondante. Il guérirent l'un et l'autre.

La soif, vive, ardente, si commune dans les fièvres de quelque intensité et traitées par les médicamens, diminue promptement, souvent dès les premières immersions froides, dans les fièvres soumises à la réfrigération systématique.

La déglutition devient plus facile ; rarement elle reste pendant plusieurs jours douloureuse ou seulement pénible. Elle n'est impossible que dans les cas d'une très haute gravité, chez les typhiques tombés dans le coma. Quelques malades ont une sorte de contracture des mâchoires, serrent les dents et il est difficile, au début, de leur faire avaler quelques gorgées de liquide. Ces troubles graves finissent cependant par disparaître si l'état général s'améliore sous l'influence du traitement.

Nous avons observé, parmi nos malades, la plupart des angines qu'on peut rencontrer dans la dothiénentérie : l'angine érythémateuse intense, l'angine pultacée, l'angine aphteuse, l'angine du muguet et même l'angine ulcéreuse. Nous n'avons pas rencontré l'angine diphtérique. Mais cette angine a été vue chez des typhiques traités par les bains froids ; elle est, chez ces typhiques, moins fréquente et moins grave. — Dans la majorité des cas, dès que la fièvre tombe et que le malade va mieux, ces angines diminuent d'intensité ou cèdent facilement au traitement local (pulvérisation à l'eau de chaux, badigeonnage avec un collutoire au borax, irrigations de la gorge avec de l'eau froide, etc). — Le muguet n'est tenace, rebelle aux moyens usités en pareil cas, que chez les malades tardivement baignés, très affaiblis par la longue durée de la fièvre. Chez une de nos malades, un muguet confluent du pharynx et de l'œsophage rendait l'alimentation fort difficile et fut en grande partie la cause de la mort. Cette femme avait été baignée le huitième jour, mais elle était atteinte d'une des formes les plus graves que nous ayons vues; au moment de la première immersion, la température était à 40,8 et le coma complet. D'autres malades ont eu du muguet et ont cependant fort bien guéri. L'apparition du muguet n'indique pas un pronostic nécessairement fâcheux, du moins chez les typhiques traités par la méthode de Brand. — Du reste, et c'est un point sur lequel il n'est pas inutile d'insister, toutes ces angines, qui gênent plus ou moins l'alimentation et par là peuvent avoir une influence fâcheuse sur la marche de la maladie, nous ont paru moins fréquentes et surtout moins rebelles chez les malades traités par l'eau froide, dès les premiers jours de la fièvre.

Le catarrhe gastrique du début disparaît fréquemment sous l'influence des premières immersions froides. Si le malade vomissait, le plus souvent, après quelques bains, il ne vomit plus. La transformation que nous voyons s'opérer sous nos yeux dans la circulation et les sécrétions du milieu buccal, nous permet de présumer qu'une transformation semblable s'opère simultanément dans la circulation et les sécrétions de la muqueuse gastrique. — Nous en avons d'ailleurs la preuve dans la disparition généralement rapide de l'anorexie et dans le retour précoce de l'appétit. La lutte contre la fièvre dure trois à cinq jours le plus souvent. Pendant cette période, le malade accepte volontiers les bouillons et les potages, mais ne réclame rien de plus. Vienne la période d'apyrexie relative, c'est-à-dire le moment où la courbe thermométrique s'abaisse, où l'abaissement thermique est après chaque bain plus prononcé et de durée plus longue, l'appétit se réveille, devient impérieux et bientôt la grande préoccupation du patient est de savoir quand on lui permettra des aliments solides. Après chaque bain, on donne du lait, du potage sans pain, du bouillon, etc. ; ces aliments liquides sont fort bien tolérés et digérés. La soif, si vive au début, est maintenant très modérée. N'est-ce pas là une preuve de la disparition du catarrhe gastrique et du retour des sécrétions gastriques ? — Une telle amélioration des troubles gastriques est d'un pronostic très heureux, elle accompagne généralement une amélioration parallèle de tous les autres symptômes. — Sans doute, il y a des exceptions. Quelques malades, même traités à une période voisine du début, ont une réelle intolérance gastrique, due probablement à la persistance du catarrhe de l'estomac. Une de nos malades, pendant toute la durée du traitement, ne put supporter que du chocolat à l'eau ; une autre ne tolérait qu'un jaune d'œuf mélangé avec du sucre et un peu de cognac, puis additionné d'eau gazeuse. Cette intolérance gastrique est assurément une condition fâcheuse, car le traitement de Brand poursuit deux buts, qu'il importe à peu près également d'atteindre, refroidir et nourrir. Cependant, dans les cas traités dès le début, cette complication n'est jamais inquiétante et n'empêche pas d'obtenir un résultat très favorable. Chez les malades tardivement baignés, la situation est, il est vrai, bien plus sérieuse ; l'adynamie est alors généralement très prononcée et la persistance, malgré les bains, de vomissements alimentaires ou bilieux est un signe pronostique toujours grave. — La plupart des médicaments antipyrétiques entretiennent plus d'une fois le catarrhe gastrique, ou même le développent et provoquent des vomissements qui n'existaient pas auparavant. C'est là un inconvénient dont on n'a pas à se préoccuper avec la méthode de Brand.

La diarrhée est, en règle générale, d'abord diminuée, puis, après cinq à huit jours de traitement, définitivement supprimée. Cette heureuse modification du catarrhe de l'intestin est à peu près constante, du moins dans les fièvres traitées dès le début. — Un typhique a, vers le huitième jour de la fièvre, du gargouillement iliaque, du météorisme et huit à dix selles diarrheïques par jour. Au deuxième ou au troisième jour du traitement, il n'a plus que quatre à cinq selles, deux ou trois seulement vers le quatrième ou le cinquième jour; et, après une semaine de traitement ou un peu plus, le flux diarrhéïque a cessé, les selles ont une consistance presque normale et quelquefois même la constipation remplace la diarrhée. Pour obtenir ce résultat très désirable, il importe assurément que le traitement général soit très régulier, mais nous croyons aussi qu'il est nécessaire de ne pas négliger l'emploi des grandes compresses abdominales ou des grands cataplasmes froids, très souvent renouvelés dans l'intervalle des bains. — On peut observer cette diminution rapide du flux intestinal, même dans les cas très graves, avec délire, stupeur et selles involontaires. C'est alors que la réfrigération locale et permanente est vraiment indispensable. Chez un de nos malades, très gravement atteint, la diarrhée était encore abondante au treizième jour du traitement. L'application des compresses abdominales avait été très irrégulière. On couvre alors le ventre de vessies de glace en permanence. Après cinq jours de cette réfrigération locale, le météorisme avait beaucoup diminué, les selles n'étaient plus involontaires et l'appétit commençait à reparaître. — Dans les cas où une diarrhée abondante coïncide avec des troubles nerveux de quelque gravité, les premières immersions froides provoquent invariablement une ou plusieurs évacuations. Cet effet immédiat des bains ne dure pas longtemps, à moins qu'il ne s'agisse d'un cas très tardivement baigné. Après trois ou quatre jours de traitement, il n'y a plus de selles involontaires dans le bain, et la diarrhée diminue dans l'intervalle des immersions. La persistance de cet accident, même dans les cas où les symptômes cérébraux ont disparu, nous a toujours semblé un signe pronostique fâcheux. — Deux fois nous avons vu le flux intestinal persister longtemps, sans être aucunement modifié par le traitement. Ces deux malades avaient été cependant baignés assez près du début, l'un le septième et l'autre le huitième jour. Le premier eut même, pendant plusieurs jours, des selles involontaires dans le bain. Tous les deux ont guéri. Ils étaient atteints d'une forme très grave. — La constipation qui, dans les cas favorables, succède à la diarrhée, nécessite plus d'une fois l'emploi des lavements. Cependant le plus souvent les selles se régularisent après peu de jours. Une constipation opiniâtre et qui persiste jusqu'au début de la convalescence indique, plus d'une fois, que la guérison n'est pas complète, et peut-être même n'est-elle pas sans influence sur le développement des recrudescences et des rechutes.

Le météorisme subit à peu près les mêmes modifications que la diarrhée; il diminue, puis disparaît complètement, après cinq à huit jours de traitement. Telle est à peu près la règle générale. La paroi abdominale reprend la conformation et la souplesse de l'état normal. Ce résultat est observé même dans quelques formes intenses et tardivement baignées. Le froid réveille la tonicité de l'intestin et favorise l'expulsion des gaz. Le bain produit cet effet, non seulement chez les typhiques, mais aussi chez d'autres fébricitants traités par les bains froids. Dans deux cas de rhumatisme cérébral hyperthermique que nous avons récemment baignés, chaque bain provoquait invariablement une abondante expulsion de gaz intestinaux. — Lorsque le traitement est commencé plus tard, vers le quinzième ou vingtième jour, le météorisme est plus lent à disparaître, quelquefois même il ne semble nullement modifié par la réfrigération. La persistance du ballonnement du ventre, indice de la paralysie de l'intestin, se rencontre particulièrement dans les formes adynamiques les plus graves. C'est toujours un signe pronostique inquiétant. Cependant, comme le prouve l'exemple de plusieurs de nos malades, la guérison n'est pas, même dans ces conditions, absolument impossible.

La douleur et le gargouillement de la fosse iliaque disparaissent aussi, comme le météorisme et la diarrhée, chez la très grande majorité des typhiques traités dès le début, et persistent plus ou moins longtemps, comme persistent également le météorisme et la diarrhée, chez les typhiques tardivement baignés.

Ainsi, lorsque le traitement est appliqué de bonne heure et bien conduit, tous les symptômes abdominaux, la diarrhée, le météorisme, la douleur et le gargouillement iliaque, sont plus ou moins complètement éliminés du tableau clinique de la dothiénentérie.

Le bain provoque chez quelques malades des douleurs abdominales, parfois assez vives pour faire redouter le moment de l'immersion. Elles sont difficiles à localiser et à interpréter. Elles peuvent se produire même dans les cas légers; mais ce n'est, nous l'avons vu, que très exceptionnellement qu'elles peuvent obliger à interrompre le traitement. Les femmes y sont plus prédisposées. Quelques-unes accusent des douleurs au niveau ou au-dessous de l'ombilic et il s'agit probablement d'une contraction douloureuse de l'intestin; d'autres souffrent à la base du thorax, aux insertions des muscles abdominaux; d'autres enfin souffrent dans les hypochondres au niveau de la rate ou du foie. La douleur est plus rarement étendue à toute la paroi abdominale. Peut être s'agit-il le plus souvent de crampes des muscles abdominaux, causées par l'impression locale du froid. Quoiqu'il en soit, ces douleurs sont, dans la majorité des cas, un incident de peu d'importance, ne durent pas longtemps, disparaissent à peu près complètement et ne sont pas un obstacle sérieux à la continuation du traitement.

Nous n'avons pas à revenir sur la péritonite, la perforation et l'hémorrhagie intestinale, complications que nous avons étudiées déjà dans le précédent chapitre.

La méthode de Brand peut-elle exercer une action favorable sur la lésion typhoïde de l'intestin, c'est-à-dire prévenir ou modérer l'ulcération des plaques de Peyer? C'est là une question très controversée. Brand répond par l'affirmative. Mais son opinion est très vivement combattue, même en Allemagne, par la grande majorité des pathologistes. Seul, Hagenbach croit à cette action favorable du bain froid sur le processus typhoïde de l'intestin.

L'argumentation de Brand mérite bien cependant d'être prise en considération. D'abord, il ne s'agit que des cas traités par les bains froids tout à fait au début de la fièvre. Il est assez clair qu'on ne peut espérer un tel résultat, si le traitement n'est commencé qu'à une période avancée de la maladie, lorsque l'infiltration typhoïde des plaques est déjà considérable et l'ulcération imminente. Brand fait expressément remarquer qu'il n'entend parler que des malades traités dès le début : « Quant à moi, dit-il, je crois que lorsqu'on applique le traitement dès le début (prodromes et trois premiers jours de la fièvre) et très régulièrement, il ne se produit pas d'ulcérations dans l'intestin. » — Voici d'ailleurs les arguments sur lesquels Brand appuie sa proposition. Chez un typhique traité dès le début et suivant toutes les règles de la méthode, les troubles diges tifs disparaissent à peu près complètement : la bouche est humide ; la langue, nette ; la soif, modérée ; l'appétit reparaît ; plus de météorisme, plus de diarrhée, plus de gargouillement dans la fosse iliaque ; les selles sont moulées, comme à l'état de santé. Dans de telles conditions, il est difficile d'admettre qu'il existe une lésion grave, ulcéreuse de l'intestin. Chez ces malades, ainsi traités dès le début, les complications qui procèdent directement de l'ulcération, l'hémorrhagie, la perforation et la péritonite, font absolument défaut, et il est bien permis de penser que l'ulcération ; qui les prépare est également absente. Il est certaines fièvres typhoïdes dans lesquelles l'infiltration typhoïde des plaques de Peyer ne va pas jusqu'à l'ulcération; telles sont certaines formes légères, peu fébriles et de très courte durée. Eh bien, ce que la nature réalise spontanément dans ces formes atténuées de la maladie, la médication réfrigérente peut le faire, lorsqu'elle est mise en œuvre rigoureusement et dès le début ; elle transforme en une de ces fièvres où les ulcérations sont absentes, les fièvres intenses ou de moyenne intensité. — Behrens, Stohr et d'autres pathologistes ont publié des faits qui paraissent des objections décisives à cette interprétation. Des malades traités de bonne heure sont morts, à l'autopsie desquels on a trouvé les plaques de Peyer ulcérées. Brand fait la critique de ces observations. Dans le cas de Behrens, le traitement est tardif et incomplet. Des observations de Stohr, deux seulement peuvent être acceptées dans le débat. Dans l'une, la mort survient pendant la sixième semaine, causée par une perforation de la vésicule biliaire, suivie de péritonite ; à la partie inférieure de l'iléon, on trouve une pigmentation plus marquée des plaques et une érosion légère, superficielle. Dans l'autre observation, il s'agit d'un malade très débilité au moment où il est atteint de la fièvre typhoïde. Dans ces conditions, la fièvre est souvent anormale. On sait combien le mauvais état de la nutrition aggrave le pronostic de la dothiénentérie. Brand ne regarde point ces faits comme des arguments valables contre son interprétation. Il reconnaît d'ailleurs que la solution de cette importante question nécessite de nouvelles recherches.

Assurément on ne peut avoir que des présomptions. Les faits positifs font encore défaut. Il faudrait examiner l'intestin d'un certain nombre de malades gravement atteints, traités dès le début et très régulièrement, puis emportés, à la période des ulcérations, par quelque accident étranger à la dothiénentérie. Nous ne connaissons aucun fait de ce genre. Ces réserves faites, nous inclinons à partager, dans une certaine mesure, l'opinion de Brand. Sans doute, nous ne pouvons pas affirmer que, dans tous les cas traités dès le début, les ulcérations seront nécessairement absentes. Dans certaines formes de la maladie où l'infection semble particulièrement intense, les lésions de l'intestin évoluent avec une rapidité tout à fait insolite. Mais nous présumons que très souvent dans les formes moyennes et souvent encore dans les formes intenses, si le traitement est précoce et régulier, les ulcérations des plaques de Peyer sont, sinon nulles, du moins peu nombreuses et peu profondes. N'est-il pas très digne de remarque de voir, chez le plus grand nombre de ces typhiques ainsi traités dès le début, disparaitre complètement tous les symptômes auxquels nous sommes habitués à reconnaître les ulcérations intestinales de quelque étendue, tels que la douleur et surtout la diarrhée ?

Troubles circulatoires. — L'affaiblissement du cœur est un des grands périls de la dothiénentérie. Cet affaiblissement peut apparaître dès les premiers jours et, coïncidant alors avec une très haute température et des troubles nerveux très graves, il annonce et prépare une terminaison fatale prochaine. Plus souvent, la paralysie du cœur est bien plus tardive; elle survient vers la fin du second septénaire, ou plus tard encore, et se manifeste par l'accélération croissante du pouls qui devient aussi de plus en plus faible. Alors se développent la plupart des plus graves complications, les hypostases, les broncho-pneumonies, l'insuffisance rénale.

Or l'eau froide, le bain froid, est un véritable tonique du cœur. Le bain froid apaise l'accélération de la circulation et relève le pouls; il atténue ou même fait disparaître les premiers signes de l'affaiblissement du cœur. Ce résultat n'est obtenu dans toute sa plénitude, comme d'ailleurs la plupart des autres effets de la médication réfrigérante, que dans les cas traités de bonne heure et très régulièrement. Plus tard, la situation est moins favorable. Nous avons même vu que, à une période très avancée de la fièvre, la paralysie du cœur, si elle est très prononcée, rend nécessaires certaines modifications de la méthode des bains froids. Si l'excitation du tégument sensible, si le choc de l'eau froide et l'influence qu'il possède sur l'innervation du cœur sont utiles au début, il n'en est plus tout à fait ainsi, lorsqu'une fièvre de durée déjà longue a provoqué des troubles graves dans la nutrition du muscle cardiaque.

Au moment où le typhique entre dans l'eau froide, et pendant quelques minutes, le pouls augmente de fréquence, se concentre et quelquefois même est difficilement senti à la radiale. Cette accélération initiale est plus fréquente chez les femmes que chez les hommes. Elle est très marquée surtout chez les femmes nerveuses. Vers la fin de l'immersion, la fréquence du pouls diminue; elle peut être déjà moindre qu'avant le bain froid. Lorsque le malade frissonnant est reporté dans son lit, la diminution de fréquence du pouls s'accentue davantage, et, dix à trente minutes plus tard, on compte quatre, six, dix pulsations de moins qu'avant le bain froid. Ce minimum coïncide à peu près avec le moment du plus grand abaissement thermique. Mais à mesure que s'élève la température après le bain et que l'effet utile de l'eau froide tend à disparaître, la fréquence du pouls augmente de nouveau, et alors reparaissent aussi la rougeur de la face, la sécheresse de la bouche, le mal de tête, signes indiquant l'opportunité d'un nouveau bain. — L'action du bain froid sur le pouls est, on le conçoit aisément, variable suivant beaucoup de circonstances. Dans les formes d'emblée très graves, avec troubles nerveux intenses et grande accélération de la circulation, les premiers bains ne produisent souvent qu'une très faible diminution de la fréquence du pouls. Après trois à cinq jours de réfrigération, l'effet du bain est plus appréciable et, pendant une demi-heure, une heure et même plus, après chaque immersion, le pouls diminue de huit ou dix pulsations. Dans les formes légères ou moyennes, ce résultat favorable est bien plus rapidement obtenu, souvent dès les premières immersions froides. — En général, dans une fièvre traitée régulièrement et dès le début, la fréquence du pouls reste modérée. Même dans les formes intenses, si elles sont ainsi traitées, le pouls ne dépasse pas 110 à 120 pulsations. Dans de telles fièvres, on ne voit pas, comme il arrive si souvent chez les malades traités par les médicaments, le pouls s'accélérer de plus en plus jusqu'à 130, 140 et 150 pulsations, accélération progressive très inquiétante, car elle annonce l'affaiblissement du cœur. La courbe du pouls ne s'élève pas, pendant la période fébrile ; elle est stationnaire ou même tend à s'abaisser ; elle reste à peu près parallèle à la courbe thermométrique.

Le dicrotisme est le signe d'un certain affaiblissement du cœur et des vaisseaux. D'après Brand, dans les fièvres, même graves, mais traitées dès le début et très régulièrement, le dicrotisme peut faire défaut pendant toute la durée de la maladie. Si le dicrotisme existe déjà au moment où le traitement est commencé, il tend à disparaître et même disparaît plus ou moins rapidement sous l'influence de la réfrigération systématique. Après l'immersion froide et pendant un temps variable, le pouls est ralenti, plus fort, moins dicrote et même non dicrote. Cette modification du pouls est bien mise en lumière

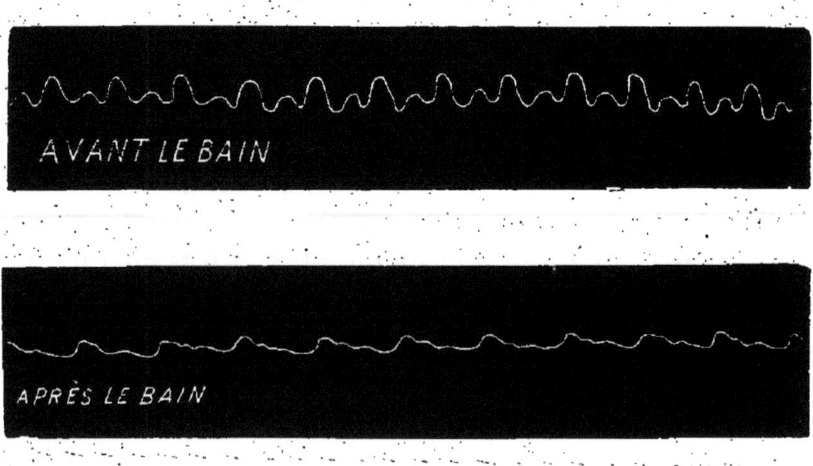

dans ces deux tracés sphygmographiques pris, l'un avant et l'autre après le bain, tracés que nous empruntons au premier mémoire de M. F. Glénard (*Lyon médical 1873*).

Ainsi, l'effet immédiat du bain sur le pouls est d'en diminuer la fréquence et d'en faire disparaître le dicrotisme. Ce résultat est assurément la preuve de l'action tonique qu'exerce l'immersion froide, non seulement sur le cœur, mais aussi sur les vaisseaux périphériques. La fièvre intense et prolongée produit le relâchement paralytique de la tunique musculeuse des artères, et telle est, d'après M. Marey, la cause véritable du dicrotisme que présente si souvent le pouls de la fièvre typhoïde. Or l'impression du froid sur le tégument sensible relève la tonicité et même provoque une vive constriction des artères ; de là, la disparition complète du dicrotisme.

Mais, de même que l'abaissement de la température fébrile, cet effet du bain sur le pouls est seulement transitoire, et bientôt les pulsations sont de nouveau fréquentes et dicrotes. Le tableau suivant, qui contient sept tracés sphygmographiques, montre les modifications successives du pouls entre deux immersions froides. Le sphygmographe est appliqué toutes les demi-heures. Il s'agit d'un homme jeune, atteint d'une fièvre de moyenne intensité et baigné au dixième jour.

Avant le bain, le pouls est très ample, très dicrote, et ces caractères indiquent une diminution très marquée du tonus artériel. Une demi-heure après le bain, le pouls est encore ralenti ; il est surtout beaucoup moins ample et ne présente plus aucune trace de dicrotisme. Le tonus artériel a reparu ; l'artère est même resserrée au point qu'il est difficile d'obtenir le tracé de la pulsation. Une heure après le bain, le pouls a déjà repris une certaine amplitude et le dicrotisme a reparu d'une façon très appréciable. Puis l'action tonique de l'immersion froide s'efface de plus en plus ; après trois heures, le pouls a repris, sauf l'amplitude qui est toujours un peu moindre, les mêmes caractères qu'il présentait avant l'immersion froide. La superposition de ces tracés sphygmographiques met bien en évidence le relâchement progressif de la tunique musculeuse de l'artère. — Chaque nouveau bain ramène la même mo-

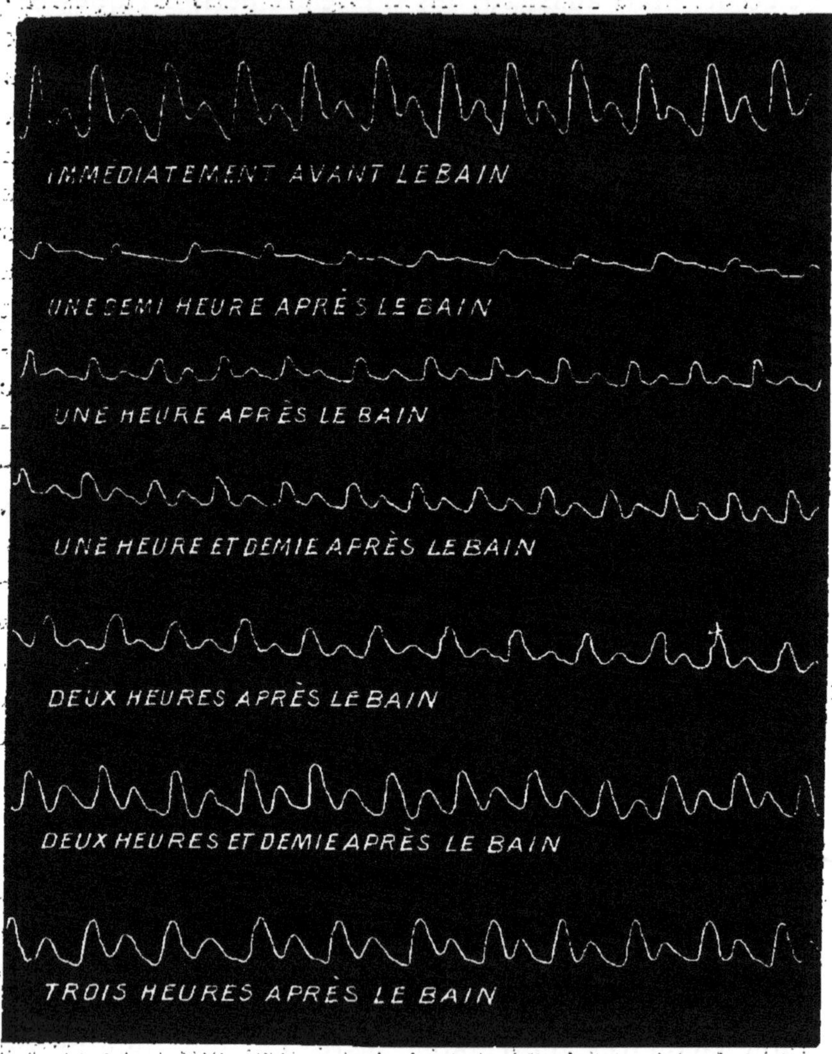

dification : vive et brusque stimulation, bientôt suivie de l'affaiblissement du tonus artériel. Mais, à mesure que se répètent les immersions froides, ce relèvement du tonus artériel est de plus en plus durable, si bien que le dicrotisme reparaît seulement à la fin de la période intercalaire entre deux bains, et que parfois même il disparaît d'une façon définitive.

On sait que les intermittences précoces ont généralement une signification pronostique grave. Deux fois, nous les avons vu disparaître sous l'influence des bains, et même dès les premiers jours du traitement.

La fièvre terminée, le pouls reste faible et un peu fréquent. Le ralentissement de la convalescence est plus rarement observé dans la dothiénentérie que dans d'autres maladies aiguës, telles que l'érysipèle et la pneumonie. Parfois même, le pouls est habituellement accéléré chez le typhique convalescent, et cette accélération s'exagère encore au moment d'une fatigue ou d'une émotion. Le pouls, d'après Brand, reprend les caractères qu'il avait à l'état normal, lorsque la nutrition, devenue plus active, a réparé les pertes de la période fébrile, et lorsque le malade augmente de poids.

On voit aussi, sous l'influence des bains froids, s'atténuer promptement, puis disparaître, les autres signes de l'affaiblissement du cœur, surtout dans les cas traités de bonne heure et régulièrement. Après quelques jours de traitement, le premier bruit est plus fort et les souffles fébriles disparaissent. Le bruit de galop, qu'on peut entendre dans la dothiénentérie, doit être aussi considéré comme un signe de parésie cardiaque. Ce bruit peut alterner, à quelques heures ou à quelques jours d'intervalle, avec un souffle fébrile. — Une jeune fille délirait depuis deux jours et avait une fièvre intense avec grande accélération du pouls, lorsqu'elle fut mise au bain. On entendait, à la région précordiale, un bruit de galop tout à fait comparable à celui de la néphrite interstitielle. Deux jours après, ce bruit était remplacé par un souffle qui disparut au bout de quelques jours. L'état général s'était beaucoup amélioré, la fièvre avait baissé et le pouls, notablement diminué de fréquence. — La persistance prolongée d'un bruit de galop est sans doute un signe défavorable ; une de nos malades a succombé, chez laquelle ce bruit avait persisté malgré le traitement, commencé, il est vrai, à une période déjà fort éloignée du début.

Il est donc permis de dire que, dans la fièvre typhoïde, la médication réfrigérante relève l'énergie du cœur et la tonicité des vaisseaux, et qu'elle en prévient la paralysie. De là, l'influence généralement favorable qu'elle exerce sur les congestions et les hémorrhagies du début. Il n'est pas rare de voir les épistaxis abondantes, les métrorrhagies, les hémoptysies et certaines entérorrhagies initiales diminuer, puis cesser, sous l'influence des premières immersions froides. Ce fait avait déjà frappé Giannini, au commencement de ce siècle, et il en concluait que l'immersion froide est le vrai remède des hémorrhagies graves qui surviennent au début des fièvres. — Les congestions tardives, il est vrai, ne sont plus modifiées d'une façon aussi immédiatement favorable. Quant aux hémorrhagies tardives, dont les plus communes sont les hémorrhagies intestinales, nous avons vu déjà que, d'une façon générale, les bains froids n'en augmentent pas la fréquence, et qu'ils la diminuent beaucoup au contraire, si l'on ne tient compte que des cas traités dès le début et régulièrement.

Troubles respiratoires.—Au moment où le typhique entre dans le bain, sa respiration devient courte, fréquente, superficielle. Dans les premières immersions froides, le malade nerveux, excitable, est parfois pris d'une véritable angoisse respiratoire. Il est très rare que cette action immédiate de l'eau froide soit assez pénible pour obliger à suspendre le bain froid. Après quelques minutes, le patient s'habitue peu à peu au contact de l'eau froide; l'excitation initiale tombe, et la respiration devient plus calme et plus régulière. Souvent aussi le contact de l'eau froide sur le tégument provoque la toux; le malade tousse et crache des mucosités venant des bronches et du pharynx. Le bain cause quelquefois des douleurs thoraciques, qui très probablement sont, comme les douleurs abdominales, des douleurs musculaires. Vers la fin du bain, la respiration devient de nouveau fréquente, pénible, haletante. — Lorsque le malade est reporté dans son lit, il continue à frissonner et la respiration est encore troublée pendant quelques minutes, mais bientôt elle se régularise et prend une plus grande amplitude. A ce moment, la température baisse encore et le pouls diminue de fréquence; il n'est pas rare de constater, en même temps, une diminution marquée de la fréquence des mouvements respiratoires.

Nous savons déjà que le bain froid exerce une action très favorable sur la bronchite et la congestion pulmonaire du début. Telle est aussi la conclusion de Brand. Le catarrhe bronchique, dit-il, peut être évité ou retardé par les bains froids; s'il existe, il reste plus limité; l'immersion froide facilite l'expectoration. Quant à l'influence du bain sur les complications thoraciques, pneumonie, hypostase et broncho-pneumonie, c'est une étude que nous avons déjà faite dans le précédent chapitre.

Troubles de l'excrétion et de la sécrétion urinaires. — Les formes graves présentent quelquefois des troubles de l'excrétion urinaire, rétention ou incontinence. Aussi, ne faut-il jamais négliger d'examiner la vessie, et de sonder le typhique qui n'urine pas. Du reste, ces troubles urinaires, qui ne sauraient en aucune façon contre-indiquer l'emploi des bains, disparaissent le plus souvent, dès que l'eau froide a fait baisser la fièvre et dissipé le délire et la stupeur.

Les recherches urologiques, poursuivies depuis quelques années en France et à l'étranger, nous ont fait mieux connaître les troubles de la sécrétion urinaire dans la fièvre typhoïde. Voici, d'après M. A. Robin (1), et très succinctement résumés, les caractères que présente l'urine dans la fièvre typhoïde, traitée par les moyens ordinaires.

La quantité diminue pendant les périodes d'augment et d'état, et d'autant plus que la fièvre est plus grave; vers le déclin, l'urine devient plus abondante et cette polyurie critique annonce la défervescence. Il importe de citer les chiffres de M. A. Robin, afin de les comparer tout à l'heure aux chiffres observés dans la fièvre typhoïde, traitée par les bains froids. « Pour la forme moyenne de la dothiénentérie, dit M. A. Robin, le nombre des cas observés a été de 29, et celui des urines de 526, dont 283 pendant les première et deuxième périodes, 112 pendant la troisième et 131 pendant la quatrième. *Le cas où la moyenne a été le plus bas, atteint* **670cc**; *celui où elle a été le plus haut*, **2010cc**; *mais ce sont là des exceptions, car la plupart des autres cas ont donné des chiffres moyens variant de* **900cc** *à* **1300cc**. »

L'urine plus rare est, en même temps, de couleur plus foncée; elle est souvent trouble au moment de l'émission, s'altère plus facilement et présente une réaction acide très prononcée. Lorsque paraît la défervescence, l'acidité diminue et peut même être remplacée par un certain degré d'alcalinité.

La densité augmente pendant la période fébrile, oscille de 1020 à 1030 dans les formes de moyenne intensité et, dans quelques cas rares, peut atteindre jusqu'à

(1) *Essai d'urologie clinique. La fièvre typhoïde.* Paris 1877. J.-B. Baillière.

1033,5 (Robin). La plus faible densité, notée par M. Robin, a été 1008. Au moment de la chute de la fièvre, en même temps que la quantité augmente, la densité de l'urine diminue, redevient normale, ou descend un peu au-dessous de la normale.

D'après M. A. Robin, la quantité des matériaux solides s'écarte peu, même pendant la période fébrile, de la quantité normale, qu'il estime à 50 grammes. Dans les cas mortels, elle tomberait même à 45 et 40 grammes. — On admet généralement que la proportion d'urée est très sensiblement augmentée pendant les périodes fébriles, et d'autant plus que la fièvre est plus intense. M. A. Robin paraît être d'un avis contraire. Pendant la période d'état, l'urée serait plutôt un peu diminuée; de 28 grammes, moyenne quotidienne de l'état normal, elle descendrait à 25 et même, dans les cas graves, à 23 grammes, et cette diminution du chiffre de l'urée serait d'autant plus accentuée que les symptômes typhiques sont plus prononcés.

L'albuminurie est fréquente dans la dothiénentérie. D'après Gubler, elle serait constante. Mais la présence de l'albumine dans l'urine du typhique n'a pas toujours la même signification, ni la même importance, au point de vue du pronostic. Les albuminuries légères et précoces, qui sont les plus communes, sont dues vraisemblablement, soit à la filtration à travers le rein de substances albuminoïdes provenant de l'albumine du sang, soit à un léger degré d'irritation du rein, causée par l'élimination des déchets de la combustion fébrile et probablement aussi des microphytes pathogènes, ou du moins de leurs produits. Les albuminuries plus tardives, et dans lesquelles l'urine contient une très notable quantité d'albumine, indiquent parfois le développement d'une véritable néphrite infectieuse, peuvent modifier le tableau clinique de la maladie et en constituent vraiment une complication.

Ainsi, pendant la période fébrile, l'urine est peu abondante, plus colorée, plus dense qu'à l'état normal, et renferme une quantité variable d'albumine. Au moment de la chute de la fièvre, elle devient plus abondante, plus pâle, moins dense et contient moins, ou ne contient plus d'albumine. Cette urine critique, d'un pronostic favorable, annonce la défervescence et la guérison prochaine.

Or un des effets les plus remarquables, sinon vraiment le plus remarquable, de la méthode de Brand, est de hâter singulièrement l'apparition de cette urine critique. Chez le typhique traité par la méthode de Brand, l'urine devient claire, pâle, très abondante, à une époque de la maladie où, chez le typhique traité par les médicaments, elle est encore, et pour longtemps, rare, dense, haute en couleur, et présente tous les caractères de l'urine fébrile. Il est donc bien vrai de dire que les bains froids hâtent l'apparition de la crise, au moins en ce qui concerne la sécrétion urinaire. Du reste, cette action diurétique des applications extérieures de l'eau froide est depuis longtemps connue ; Currie, Giannini et Récamier avaient observé déjà que, dans les fièvres traitées par les affusions ou les immersions froides, l'urine prend de bonne heure les caractères de l'urine critique.

En général, quelle que soit la forme de la fièvre, si la méthode des bains froids est appliquée de bonne heure et très régulièrement, l'urine devient plus abondante, dès les premiers jours du traitement. Alors même que les abaissements thermiques sont faibles et que le fébricitant résiste énergiquement à la réfrigération systématique, la quantité d'urine, émise en vingt-quatre heures, augmente déjà d'une façon très évidente. Mais lorsque la fièvre est vaincue, et plus ou moins tôt suivant la forme plus ou moins légère de la maladie, du cinquième au huitième jour du traitement dans les formes moyennes, l'urine augmente encore de quantité pendant plusieurs jours, au point que, dans le cours de la défervescence, le fébricitant présente une polyurie relativement considérable, et qui, tout en diminuant, persiste encore quelques jours après le début de l'apyrexie complète et définitive. Il n'est pas rare, nous nous en sommes assurés, de voir des typhiques éliminer en vingt-quatre heures, trois, quatre ou cinq litres d'urine, et nous avons vu plus d'une fois la polyurie s'élever, pendant deux ou trois jours, vers la fin de la défervescence, jusqu'à six, sept litres et même davantage. Ainsi, dans l'observation II (chap. III), la polyurie a souvent atteint 4000cc et 5000cc ; une fois même elle a dépassé 7000cc en vingt-quatre heures.

Jour de la fièvre	TEMPÉRATURE		Quantité d'urine en centimètres cubes	Poids du corps.	Nombre des bains en 24 heures
	Matin	Soir			
4		40.5		58k700	5
5	39.5	39.8		58k000	8
6	39.8	40.1		58k300	8
7	39.4	39.8	1680	58k500	8
8	39.1	39.8	2050	58k100	8
9	39.4	40	3450	57k200	6
10	38.7	39.9	2700	56k600	6
11	39.5	39.5	2900	56k600	3
12	38.6	38.8	4500	56k100	2
13	38.7	38.6	3500	56k	3
14	38.3	38.9	3400	55k700	1
15	38.1	38.8	4000	55k100	1
16	38.1	38.6	4300	54k400	1
17	37.2	38	2700	53k500	
18	37.3	37	2200	53k300	
19	36.9	37.8		54k400	
20	37.3	37.6		55k100	
21	37	37.5		55k900	
22	36.8	37.2		56k800	
23	37.4	37.5		57k200	

Le tableau ci-dessus, établi d'après une de nos observations, représente la marche de la sécrétion urinaire dans une fièvre typhoïde traitée par les bains froids régulièrement et dès le quatrième jour.

Ce malade était atteint d'une forme de moyenne intensité. La lutte contre la fièvre a été bien conduite; pendant les deux premiers jours, la température des bains a été abaissée à 18° et 15°. Le malade a pris 60 bains. Si l'apyrexie a été obtenue dès le dix-huitième jour, le fait est dû précisément à la parfaite régularité du traitement. Il nous paraît extrêmement probable que la période fébrile eût duré plus longtemps, si cette fièvre avait été traitée par les médicaments ou par l'expectation. Nous pourrions établir d'autres tableaux semblables, empruntés à des formes intenses ou légères. Nous avons choisi une forme moyenne, parce que les chiffres indiqués par M. Robin se rapportent à des fièvres de moyenne intensité. — La comparaison est fort instructive. M. Robin a trouvé, comme limites extrêmes de la quantité d'urine émise en vingt-quatre heures, **670**cc et **2,010**cc ; comme moyenne, **900**cc à **1,300**cc. Les chiffres de notre tableau sont de beaucoup supérieurs ; le minimum est de **1,680**cc, le maximum de **4,500**cc et la moyenne de **3,115**cc. Tous ces chiffres sont plus élevés que le chiffre **1,250**cc, exprimant, d'après M. Robin, la moyenne de l'état normal. Le malade a donc toujours été polyurique. Les notations des trois premiers jours manquent malheureusement ; mais dès le huitième jour de la fièvre, alors que la température oscille encore de 39,1 à 39,8, la quantité d'urine est de 2,050cc, chiffre plus élevé que le maximum constaté par M. Robin. Notre maximum, 4,500cc, est atteint au douzième jour de la fièvre, alors que la température commence à baisser depuis deux jours seulement. Enfin la polyurie est encore très manifeste au moment où s'établit l'apyrexie, au dix-huitième jour de la fièvre.

Cette urine plus abondante est pâle, très peu colorée, au point de ressembler, dans bien des cas, à l'urine d'un malade atteint de néphrite interstitielle. La densité s'abaisse jusqu'à 1,010, 1,008, 1,005 et même 1,002. Nous avons vu que le minimum constaté par M. Robin est 1,008. Cette modification de la densité peut apparaître très rapidement, après quelques jours de traitement. — Une jeune fille atteinte d'une forme très intense était au huitième jour de la fièvre, et la résistance à la réfrigération était extrême. Il fallut abaisser la température du bain à 15° et en prolonger la durée jusque bien au delà du frisson. Avant le traitement par les bains, l'urine avait à un haut degré les caractères de l'urine fébrile ; elle était rare (autant qu'on peut en juger chez une femme), très colorée et présentait une densité élevée, 1,026. Deux jours après le premier bain, l'urine était pâle, aqueuse, et de ce chiffre très élevé, 1026, la densité était tombée à 1,002. — Ce fait est, il est vrai, assez exceptionnel et, depuis, nous ne l'avons pas de nouveau rencontré. Mais souvent, et c'est à peu près la règle, nous avons vu la densité tomber au troisième ou quatrième jour du traitement, à 1,012, 1,010, 1,008 et, dans quelques cas, à 1,005. Le résultat est constant dans les fièvres traitées régulièrement, dès le début, et naturellement il est d'un pronostic favorable. — A ce point de vue, le grand bain froid est encore supérieur à tous les autres procédés de la réfrigération. Les lavements froids, les lotions, les grandes compresses, les appareils spéciaux ne provoquent pas une diurèse aussi prompte, ni aussi abondante. Cependant il est digne de remarque que, dans les observations qui accompagnent la description de son appareil à réfrigération, M. Dumontpallier (1) a constaté également une

(1) Congrès de Reims, 1880.

augmentation notable de la quantité d'urine excrétée en vingt-quatre heures.

Brand attribue cette modification éminemment favorable de la sécrétion urinaire, exclusivement à l'abaissement de la température fébrile. Sans doute, comme le prouve bien la diminution de la sécrétion urinaire dans les fièvres non traitées ou traitées par les médicaments, l'hyperthermie trouble la fonction du rein et l'apyrexie relative, obtenue par le bain froid, doit, dans une certaine mesure, la rétablir. Cependant l'explication de Brand ne nous paraît pas suffisante. La sécrétion rénale ne revient pas simplement à l'état normal, sous l'influence de l'eau froide ; chez le typhique convenablement baigné, s'établit une polyurie véritable et qui dépasse de beaucoup les proportions de la polyurie critique, observée au moment de la défervescence, dans les fièvres traitées par les médicaments. D'autre part, comme le prouvent encore les faits que nous avons cités plus haut, il n'y a pas une relation constante, nécessaire, entre la polyurie et l'abaissement de la température du typhique traité par les bains froids. — Avec Jurgensen, nous inclinons à penser que cette importante modification de la sécrétion urinaire relève, non seulement de la diminution de la fièvre, mais aussi et surtout d'une action sur le système nerveux, en particulier sur l'innervation vaso-motrice des reins. Il est probable qu'il s'agit ici d'une action réflexe dont le point de départ réside dans l'excitation des nerfs sensitifs de la peau. — Les expériences de K. Müller (1) mettent en lumière les effets, sur la sécrétion rénale, de la réfrigération du tégument. Ce physiologiste opère sur des chiens ; il rase la peau dans une certaine étendue, établit une fistule à chaque uretère

(1) *Archiv. fur experiment. Patholog. und Pharmacol.* 18*3.

et y place une canule. Il recueille et évalue la quantité d'urine qui s'écoule en une minute par ces canules. Cette quantité représente le taux normal de la sécrétion rénale. Or K. Müller a vu que l'application du froid sur le tégument de l'animal, soit à l'aide de compresses glacées, soit à l'aide d'une affusion d'eau très froide, rend plus rapide l'écoulement de l'urine par les canules et en augmente la quantité. Inversement, cette quantité diminue lorsque, sur la même partie du tégument, on remplace les applications froides par des applications chaudes. — Bartels (1) qui rappelle ces expériences de K. Müller, présume que cette modification de la sécrétion urinaire est due à une élévation de la tension artérielle, causée elle-même par le resserrement des vaisseaux périphériques sous l'influence du froid. Cependant nous croyons plus vraisemblable l'hypothèse d'une action propre sur l'innervation vasomotrice du rein, car la polyurie du typhique traité par les bains froids dépasse de beaucoup la quantité normale de l'urine, et il est difficile d'admettre que, même chez les typhiques ainsi traités, la tension artérielle s'élève notablement au-dessus du degré physiologique.

En même temps que l'urine devient plus abondante et moins dense, elle contient une moindre quantité d'urée. Cette diminution peut être assez rapide et assez considérable, pour que le chiffre de l'urée éliminée en vingt-quatre heures soit, dès les premiers jours du traitement et malgré la fièvre qui persiste encore, sensiblement inférieur au chiffre normal de l'urée totale. Nous avons vu, dans les cas où la polyurie est précoce, la quantité d'urée descendre à 20, 18, 14 et même 10

(1) *Les maladies des reins,* trad. franc. de Edelman. G. Baillière Paris, 1884.

grammes en vingt-quatre heures. Barth et Villemin, cités par Brand, ont constaté une diminution marquée du chiffre de l'urée, même lorsque le fébricitant ingère une certaine quantité d'aliments azotés. M. Dumontpallier a noté également l'abaissement du chiffre de l'urée sous l'influence de la réfrigération. — Le malade de l'observation I du mémoire de M. Dumontpallier a, le premier jour du traitement, une température de 39,4 et il élimine 1,250 grammes d'urine, contenant 30 gr. 60 d'urée. Le cinquième jour, la température est tombée à 38,1 ; la quantité d'urine est montée à 2,000 gr. et la quantité d'urée n'est plus que de 15 grammes. — Nous avons là la preuve que la réfrigération systématique, tout en favorisant à un haut degré la sécrétion rénale, ralentit cependant les échanges moléculaires de la nutrition, et modère la consomption fébrile.

Le plus souvent l'albuminurie légère, fébrile, disparaît après quelques jours de traitement, à mesure que la température s'abaisse, sous l'influence de la réfrigération. Cependant nous l'avons vue persister assez longtemps, même dans les formes de peu de gravité. Une albuminurie prononcée peut être rencontrée dans des formes bénignes et qui se terminent très favorablement. Le pronostic devient sans doute inquiétant si l'albuminurie persiste à un haut degré, au moment où devrait paraître la défervescence. Des formes très graves et qui, tardivement baignées, se terminent par la mort, peuvent cependant ne présenter jamais qu'une albuminurie légère.

Les données nouvelles qu'a fournies la pathologie expérimentale à l'histoire des maladies infectieuses, mettent en lumière le rôle de la fonction rénale dans ces maladies et lui donnent une importance considérable. On pourrait dire que, au même degré que l'état du cœur, l'état du rein commande le pronostic de la dothiénentérie. Par le rein, sont éliminés les produits de la combustion fébrile. La rétention de ces matériaux, dans le sang du fébricitant, engendre l'adynamie et l'état typhique, commun à la plupart des maladies infectieuses (Murchison). Le rein élimine très probablement encore les microphytes pathogènes et les produits dangereux de leur pullulation dans les tissus et les humeurs de l'économie (Bouchard, Lépine). Favoriser par le rein l'élimination de toutes ces matières nuisibles, en d'autres termes maintenir et même augmenter l'activité de la sécrétion rénale, telle est une des indications primordiales que doit remplir le traitement de la fièvre typhoïde. Or, beaucoup mieux que toute autre médication, la méthode de Brand remplit cette importante indication. Dès les premiers jours du traitement par les bains froids, l'urine devient déjà plus abondante, et de bonne heure elle prend les caractères de l'urine critique. De plus, la méthode des bains froids constitue un traitement externe, et ce n'en est pas le moindre avantage. Le sang n'est pas saturé de médicaments plus ou moins dangereux et dont l'élimination nécessaire peut bien compromettre l'intégrité de la sécrétion rénale.

Ainsi, l'antipyrine diminue la quantité d'urine émise en vingt-quatre heures.—Un typhique, atteint d'une forme légère et régulièrement traitée par les bains froids, urinait de trois à quatre litres par jour. Pendant une journée, les bains sont suspendus et remplacés par 2 gr. 50 d'antipyrine, en cinq doses de 0, 50 centig., espacées de façon à obtenir un effet antipyrétique continu. La température fut abaissée, à peu près comme les jours précédents; mais la polyurie subit un temps d'arrêt; la quantité d'urine, pendant l'administration de l'antipyrine, diminua de moitié. Le lendemain, la reprise des immersons froides fut suivie du retour de la polyurie. —

Nous avons fait des observations du même genre, chez les phthisiques fébricitants. L'urine est recueillie tous les jours, pendant une période de cinq à six jours. On donne l'antipyrine au milieu de cette période, pendant un ou deux jours consécutivement. Dans tous les cas, nous avons vu la quantité d'urine, correspondant aux jours de l'administration de l'antipyrine, être notablement inférieure à la quantité d'urine notée les jours précédents ou les jours suivants. — Cette diminution constante de la sécrétion urinaire, sous l'influence de l'antipyrine, est due, soit à l'affaiblissement de l'énergie du cœur, soit à la sudation copieuse qui fait rarement défaut. Mais l'exagération de la sécrétion sudorale est bien loin de compenser la diminution de la sécrétion urinaire. Dans le phénomène de la dépuration du sang, les reins jouent un rôle beaucoup plus actif que les glandes sudoripares. Une même quantité d'eau élimine beaucoup plus de matériaux excrémentitiels, lorsqu'elle passe par le rein que lorsqu'elle passe par les glandes de la peau.

Sans doute, abaisser la température du typhique est une indication fondamentale, et le traitement par les bains froids remplit cette indication mieux encore, et avec moins de danger, que toutes les autres médications. Cependant nous inclinons à penser que l'action si éminemment favorable du bain froid sur la sécrétion rénale, entre pour beaucoup dans cette remarquable modification du processus typhique, que produit toujours la méthode de Brand, quand elle est appliquée régulièrement et dès le début de la fièvre.

Etat de la peau. — La répétition fréquente des immersions froides exerce une influence évidente sur les nerfs et les vaisseaux de la peau ; de là, certaines modifications dans les manifestations cutanées de la dothiénentérie, et aussi certains états du tégument, provoqués par le traitement lui-même. Mais il n'est pas exact de dire que le bain froid peut être la cause de véritables complications du côté de la peau. Les accidents les plus graves, tels que les vastes suppurations et les eschares sacrées, font défaut chez les typhiques traités par les bains froids, régulièrement et dès le début.

Les taches rosées seraient, d'après Brand, moins fréquentes et, quand elles apparaissent, plus discrètes. Nos observations ne nous conduisent pas tout à fait aux mêmes conclusions. — Lorsque le traitement par les bains est commencé au début du second septénaire, nous avons vu plus d'une fois les taches rosées, jusqu'alors absentes, apparaître dès les premières immersions froides. Il semble que la stimulation de l'eau froide sur le tégument favorise l'éruption imminente de la roséole. — Beaucoup de nos malades, atteints de formes légères ou de moyenne intensité, ont eu des éruptions abondantes. Des éruptions successives se produisent pendant le cours du traitement et jusqu'au déclin de la fièvre. Dans un cas, récemment observé, nous avons vu paraître une éruption nouvelle chez un malade arrivé au terme du cycle fébrile, éruption qui, d'ailleurs, n'a pas coïncidé avec une élévation de la température. — En somme, le bain froid est probablement sans influence bien marquée sur la roséole dothiénentérique, il paraîtrait, au moins d'après nos observations, plutôt la favoriser que l'atténuer. Il est vrai que nous n'avons pas eu beaucoup de malades traités vraiment dès le début et que, chez deux de nos malades ainsi traités (obs. X et XI), les taches rosées ont fait complétement défaut.

Les furoncles et les abcès furonculeux sont assez fréquents, particulièrement chez les malades tardivement baignés. Ils surviennent généralement au moment de la chute de la fièvre. On les rencontre de préférence sur les fesses, le ventre, les cuisses, plus rarement ailleurs. Il y a des furoncles avec rougeur vive et gonflement marqué de la peau, et des furoncles à réaction inflammatoire beaucoup moins prononcée; ceux-ci appartiennent plutôt aux formes adynamiques et qui ont duré longtemps (Brand). — Il n'est pas très rare de voir paraître vers le déclin, et surtout sur la paroi abdominale antérieure, une éruption plus ou moins abondante de très petits abcès, ressemblant, soit à de petits furoncles, soit à des pustules d'ecthyma. Ils laissent une petite ulcération arrondie, taillée à pic dans le derme, mais dont la cicatrisation s'opère rapidement. — Toutes ces lésions cutanées sont généralement de peu d'importance; elles ne sont pas plus communes chez les malades traités par la méthode de Brand, et le sont peut-être moins chez les malades baignés dès le début; elles sont sans influence sur le pronostic de la maladie et n'ont probablement pas la signification critique que leur ont attribuée les anciens.

Les abcès, les suppurations de quelque étendue, dans tissu cellulaire sous-cutané ou profond, sont certainement fort rares et ne se rencontrent guère que dans les formes graves et baignées irrégulièrement, ou bien à une période avancée. Parmi nos 233 malades, 20 ont présenté cette complication. Le traitement avait été commencé les 13e, 19e, 19e, 9e, 8e, 9e, 10e, 11e, 8e, 10e, 11e, 8e, 4e, 8e, 25e, 25e, 7e, 11e et 8e jour de la fièvre. Dans un cas seulement, un vaste phlegmon gangréneux de l'aisselle fut la cause évidente de la mort. Chez la plupart des autres malades, les abcès se sont cicatrisés avec une remarquable rapidité, résultat qu'il est bien permis d'attribuer, non seulement aux pansements antiseptiques, mais aussi à la conservation des forces et à l'intégrité de la nutrition, mieux assurée par la méthode des bains froids. — Nous avons eu 5 cas d'otite purulente; les malades avaient été baignés les 22e, 22e, 9e, 7e, 8e jour; chez ces deux derniers, la fièvre présentait dès le début une très haute gravité.

On sait combien sont fréquentes et graves, du moins dans les formes sévères de la dothiénentérie et chez les malades traités par les moyens ordinaires, ces vastes eschares du sacrum, dont l'interminable suppuration compromet souvent la vie et retarde toujours la convalescence. Ce n'est pas un des moindres bienfaits de la méthode de Brand que d'avoir fait disparaître, ou du moins rendu beaucoup plus rare, cette fâcheuse complication. Dans les hôpitaux lyonnais, les eschares sacrées sont devenues des exceptions; elles sont bien plus exceptionnelles encore dans la clientèle de la ville, où le traitement peut être commencé vraiment dès le début. — Parmi nos 18 malades atteints d'abcès, quelques-uns ont eu des abcès du sillon interfessier ou de la marge de l'anus, mais de peu d'étendue et qui ont facilement guéri. Deux fois seulement, nous avons observé la véritable eschare sacrée. Chez le premier malade, traité le 9e jour et tombé dans le coma au moment du premier bain, l'eschare parut au 22e jour; bien qu'elle fut assez étendue, elle fut cependant assez promptement cicatrisée et ne retarda pas beaucoup la convalescence. Chez le second, un abcès, développé à la suite d'un érysipèle, devint le point de départ de l'eschare sacrée.

Les bains diminuent la fréquence et l'abondance des sueurs. Dans le cours du traitement par l'eau froide, dit Brand, les sueurs sont rares, même au moment de la défervescence. Cette observation est très exacte. Depuis que nous traitons tous nos malades par les bains froids, nous n'observons plus les formes sudorales de la dothiénentérie. Chez le typhique régulièrement baigné, la peau est souple, très légèrement moite; la coloration en est normale, et il est tout à fait rare qu'elle se couvre d'une sueur de quelque abondance. Par conséquent les éruptions sudorales sont peu communes. Lorsqu'une sudation de ce genre se produit, c'est généralement vers le déclin de la fièvre, à un moment où les bains ne sont plus aussi nécessaires qu'au début ou dans la période d'état. Nous avons vu déjà que, si la fièvre est intense, des sueurs même abondantes, ne sont pas une contre-indication à l'emploi des bains. Du reste, comme le fait encore remarquer Brand, les premiers bains ne tardent pas à faire disparaître cette tendance à la sudation que présentent certaines fièvres, même dès les premières périodes.

Les œdèmes ne sont ni plus fréquents, ni plus graves, chez les typhiques traités par les bains froids. Ils sont d'ailleurs de cause et de nature variables. — Lorsque la fièvre a duré longtemps et que le malade a pris un grand nombre de bains, il n'est pas rare de voir paraître pendant quelques jours, au moment de la défervescence, un œdème des extrémités, des mains, des jambes et des pieds, qui reste d'ailleurs léger. sans importance, et disparaît spontanément au bout de peu de jours. Cinq ou six de nos malades ont présenté cet œdème des extrémités. L'albuminurie n'est pas en cause, non plus qu'un trouble de la circulation générale; il s'agit seulement d'un effet local de l'eau froide sur la circulation de la peau.– Chez les gens obèses, Brand a quelquefois observé, au déclin de la fièvre, une anasarque véritable, Nous avons vu, dans la clientèle de la ville, un cas de ce genre. Il n'y a pas lieu de s'en inquiéter; cet œdème, peut-être imputable encore à l'action du froid sur la circulation locale de la peau, disparut spontanément comme l'œdème des extrémités. — L'œdème de la phlegmatia doit être tout à fait exceptionnel. Nous ne l'avons rencontré que deux fois. Une de ces deux malades a succombé (1). Chez l'autre, la phlegmatia alba dolens parut à la fin de la convalescence, un mois après le dernier bain, ne dura que trois semaines et disparut sans laisser aucune trace d'un œdème persistant. — L'œdème albuminurique est également peu commun, bien que l'albuminurie soit très fréquente dans la dothiénentérie. Nous avons eu trois cas d'œdème albuminurique. Nous les avons signalés déjà. Chez l'une de ces trois malades, l'œdème était étendu; mais il finit par disparaître, avec l'albuminurie, après deux mois environ. Chez une autre, un œdème du larynx fut la cause de la mort. La troisième malade a guéri promptement et de la fièvre et de la complication.

Les éruptions hémorrhagiques, les plaques ecchymotiques de la peau appartiennent aux formes graves. Deux de nos malades ont présenté cette complication à un haut degré, et cependant tous les deux ont guéri. L'un d'eux eut, dans la région épigastrique et sur les cuisses, de larges rubans érythémateux, sur lesquels parurent ensuite des points hémorrhagiques, puis des eschares. Ces deux fièvres ont été fort graves, et la lutte contre la fièvre a duré longtemps.

La gangrène des extrémités, par oblitération artérielle, est une complication fort rare de la fièvre typhoïde, quel que soit le traitement. Parmi les 355 cas observés par Brand lui même et dont il signale toutes les complications, la gangrène des extrémités ne figure pas, ou du moins elle n'est pas indiquée d'une façon explicite. Nous avons eu un cas de gangrène par oblitération artérielle. Il s'agissait d'une forme intense, baignée cependant au 5e jour; la gangrène parut au 38e jour de la fièvre, alors que la défervescence avait paru et que la guérison semblait assurée (Chap. II, cas mortel n° 20).

(1) V. chapitre II. Cas mortel n° 3.

Il est une affection cutanée qu'on ne rencontre que chez les typhiques traités par les bains froids. Brand l'a signalée. Nous l'avons nommée érythème carminé des extrémités. Dans le cours du traitement, mais le plus souvent au moment du déclin de la fièvre, il n'est pas pas très rare de voir paraître sur les extrémités, le nez, les oreilles, les mains et les pieds, une rougeur vive, avec une légère tuméfaction de la peau qui est lisse et luisante. Ces plaques carminées ressemblent aux plaques érysipélateuses, mais le rebord saillant et l'adénopathie si caractéristiques de l'érysipèle font tout à fait défaut. La rougeur est souvent accompagnée d'une sensation de cuisson. Souvent aussi sont associés à cet érythème, les douleurs articulaires et l'œdème des extrémités. Les plaques carminées sont très prononcées et très rouges après le bain, au moment de la réaction; elles tendent à disparaître après quelques heures. Elles sont dues très vraisemblablement à la dilatation paralytique des artérioles de la peau, paralysie passagère et qui succède à la vive excitation des vaso-constricteurs, produite à chaque nouvelle immersion froide. Au reste, ce trouble vaso-moteur n'est nullement une complication; c'est un très minime incident et sans aucun danger.

Etat des forces. Nutrition. Variations du poids du corps.— Brand a tracé un remarquable tableau de l'état des forces chez les malades traités par l'eau froide, de bonne heure et régulièrement. — S'agit-il d'une forme sévère; le patient est-il, au moment où débute le traitement, plongé dans la stupeur typhique, dès que, après quatre ou cinq jours de réfrigération, les symptômes nerveux graves ont cédé et que la fièvre est vaincue, les forces reparaissent, le malade ne reste plus immobile sur le dos, on le trouve souvent couché sur le côté, et l'on sait que le décubitus latéral est un signe pronostique favorable. Avec la stupeur des premiers jours, disparait aussi l'incontinence de l'urine et des fécès; le malade peut lui-même satisfaire ses besoins. — Dans les formes moyennes, les malades expriment souvent le désir de se lever, même avant la fin de la période de défervescence. Lorsque l'apyrexie est obtenue, la convalescence débute et marche avec une remarquable rapidité; de bonne heure, le typhique quitte son lit, fait quelques pas dans la chambre et bientôt peut sortir de la maison. — Dans les formes graves et de longue durée, lorsque le traitement n'a pas été commencé tout à fait dès le début, la réparation des forces est plus lente; le convalescent reste plus longtemps pâle, débile, peu disposé au mouvement; cependant, même dans ces cas, la convalescence est loin d'être aussi longue et difficile que chez les malades traités par les médicaments. La médication réfrigérante, en effet, diminue beaucoup la fréquence de tous ces incidents, lésions de la peau, troubles persistants des voies digestives, amaigrissement excessif, qui prolongent si souvent la durée de la convalescence et retardent la restauration des forces.

On peut apprécier assez exactement les troubles de la nutrition, d'après la perte totale qu'éprouve le poids du corps et d'après la marche plus ou moins rapide de cet amaigrissement. Les documents dont on peut disposer aujourd'hui, bien que peu nombreux, permettent cependant d'établir une comparaison entre les fièvres traitées par les médicaments et les fièvres traitées par l'eau froide.

D'après les auteurs (1) qui ont étudié la perte de poids dans la première catégorie de malades, cette perte, peu sensible dans les premiers jours, augmente graduellement pendant la période fébrile et atteint le

(1) V. des extraits de ces travaux dans la monographie de M. Guéneau de Mussy. *La fièvre typhoïde*, p. 291.

maximum dans le cours du troisième septénaire; le poids reste ensuite à peu près stationnaire, puis augmente plus ou moins rapidement pendant la convalescence; mais cette augmentation du poids est généralement moins rapide que la diminution observée pendant la période fébrile. Du reste, ce n'est là qu'une proposition très générale, car il importe, particulièrement dans cette question, de tenir compte de l'état antérieur de l'individu, des formes de la maladie, de l'abondance variable des évacuations et de la présence ou de l'absence des complications. — Aussi, les chiffres indiqués par les auteurs comme exprimant la perte de poids totale sont-ils assez différents. Botkin (1) estime cette perte totale à 19 p. 100 du poids initial de l'individu. Il est vrai que l'auteur a plutôt en vue le typhus pétéchial que la fièvre typhoïde. D'après Monneret, un malade atteint de fièvre typhoïde perd 12 à 15 kilogrammes. Scharlau, cité par Brand (1re édition), a constaté que la perte varie, chez l'homme adulte, de 38 à 47 kil.; et chez la femme et l'enfant, de 15 à 25 kil.; la moyenne de la perte serait de 30 p. 100 du poids du corps initial. Les chiffres indiqués par Scharlau nous paraissent fort élevés. — On a cherché également à donner une estimation de la perte de poids quotidienne. D'après Leyden, cité par M. Guéneau de Mussy, un malade du poids initial de 60 kilogr. perdrait 1,000 gram. en moyenne par jour et pendant la période fébrile.

Lorain (2) a donné, dans son grand ouvrage, deux courbes du poids qui montrent fort bien la marche de la perte de poids aux diverses périodes de la fièvre. — Dans un cas de fièvre adynamique chez un adulte, le malade pèse, le jour de l'admission, probablement 7me ou

(1) *De la fièvre*, traduct. française 1872. Paris, G. Baillière.
(2) *Température du corps humain*. Paris, 1877, t. II, p. 129.

8me de la maladie, 51 kilogr.; au bout de six jours, le poids est tombé à 48 kilogr.; pendant les cinq jours suivants, il reste à peu près stationnaire; mais à dater de ce moment, la fièvre se complique d'une parotidite suppurée; aussitôt, la courbe prend une marche descendante rapide, pendant les dix jours que le malade survit encore, si bien que, le jour de la mort, le poids n'est plus que de 41 kilogr.; en vingt-et-un jour, le malade a donc perdu 10 kilogr., soit une moyenne de 500 grammes par jour. — Chez un autre malade, atteint d'une fièvre légère et non compliquée, le poids du corps est, au huitième jour de la fièvre, de 56 kilogrammes. Jusqu'au quinzième jour, la perte est faible et ne dépasse pas 1 kilogr.; à ce moment, la température fébrile s'abaisse et le poids diminue assez régulièrement jusqu'au vingt-et-unième jour, où il atteint le minimum, 52 kilogr.; la moyenne quotidienne de la perte serait donc de 333 grammes.

La moyenne de l'augmentation du poids pendant la convalescence serait, d'après Ardt, cité par M. Guéneau de Mussy, de 2 kilog. par semaine, soit une moyenne quotidienne de 286 grammes. L'augmentation pendant la convalescence est plus lente que la diminution pendant la fièvre, du moins dans les fièvres de quelque intensité.

Chez les malades traités par les bains froids, l'amaigrissement est moins prononcé et la réparation plus rapide. D'après Jurgensen, le maximum de la perte de poids, pendant la fièvre, ne dépasse pas 13,9 p. 100 du poids primitif. — Voici les conclusions que Brand a tirées de ses observations: Chez un adulte, la moyenne quotidienne de la perte de poids oscille de 250 à 300 grammes, pendant la période fébrile. La perte de poids est activée par l'apparition de la diarrhée et des exacerbations fébriles; elle ne cesse pas avec la fièvre, mais se continue encore pendant les quatre ou cinq premiers jours de la convalescence. Si la fièvre, chez un adulte, est exempte de complications, la perte totale oscille de 4.500 à 11.000 grammes. L'augmentation pendant la convalescence marche plus rapidement que la perte pendant la fièvre; la moyenne quotidienne du gain est de 500 grammes environ.

Dans le tableau précédent, où se trouve indiquée la marche de la polyurie, nous avons également fait figurer les notations quotidiennes du poids du malade. Il s'agit d'une forme moyenne, traitée dès le début, et sans aucune complication. Le poids, au 1er jour du traitement, 4me de la fièvre, est de 58 kil. 700; au 18me jour de la fièvre, il est tombé au minimum, 53, 300, et le 23me jour, moment de la dernière notation, il est remonté déjà à 57,200. La perte totale est de 5,400. Pendant la période de diminution, la moyenne quotidienne de la perte est de 472 grammes, tandis que, pendant la période d'augmentation, la moyenne quotidienne du gain s'élève à 780 gram. Le mouvement de réparation est donc plus rapide que le mouvement de dénutrition. C'est là un type de la marche du poids dans une forme moyenne traitée dès le début par la méthode des bains froids.

Voici une forme intense et qui peut également servir d'exemple. Le malade, âgé de 18 ans, est baigné au 11me jour; il a, au début, une diarrhée assez abondante et, comme complication tardive, un petit abcès du sillon interfessier, mais qui guérit rapidement. L'apyrexie est obtenue le 44me jour. Pendant la convalescence, la température s'est quelquefois élevée à 38° et 38,2 le soir, léger mouvement fébrile imputable à l'abcès.

11me jour :		»	—
12	—	53,725	grammes.
13	—	53,050	—
14	—	53,050	—
15	—	53,050	—
16	—	pas de notation.	
17	—	53,375	—
18	—	53,625	—
19	—	53,625	—
20	—	53,300	—
21	—	53,050	—
22	—	53,800	—
23	—	52,500	—
24	—	53,100	—
25	—	53,100	
26	—	51,830	—
27	—	52,100	—
28	—	51,625	—
29	—	50,700	—
30	—	50,800	—
31	—	50,600	—
32	—	51,000	—
33	—	50,700	—
34	—	50,400	—
35	—	50,400	—
36	—	50,100	—
37	—	50,050	—
38me jour :		50,300	grammes.
39	—	51,100	—
40	—	51,550	—
41	—	52,450	—
42	—	pas de notation.	
43	—	52,900	—
44	—	54,600	—
45	—	55,000	—
46	—	54,400	—
47	—	55,850	—
48	—	56,600	—
49	—	57,000	—
50	—	57,700	—
51	—	57,700	—
52	—	57,900	—
53	—	58,600	—
54	—	59,700	—
55	—	60,000	—
56	—	60,300	—
57	—	pas de notation.	
58	—	60,550	—
59	—	61,000	—
60	—	61,200	—
61	—	61,200	—
62	—	61,400	—
53	—	pas de notation,	
64	—	61,200	—

La courbe du poids peut être divisée en quatre périodes. — La première s'étend jusqu'au 22me jour ; pendant toute cette période qui dure onze jours, on peut dire que le poids reste stationnaire, puisque, étant de 53 kilog. 725 le 11me, il est encore de 53 kilog. 800 le 22me jour. Remarquez que le poids tend cependant à diminuer dès le début de cette première période ; mais la diminution s'arrête brusquement au bout de quelques jours, et le poids subit même un certain accroissement. Le même fait peut être constaté dans notre tableau des variations des poids dans une forme moyenne. Dans ce tableau, le poids au troisième jour du traitement est plus élevé que le poids du second jour. Or ce fait que nous avons assez souvent constaté coïncide avec la diminution ou la cessation de la diarrhée, lesquelles surviennent généralement du cinquième au dixième jour du traitement par les bains froids. — La deuxième période s'étend du 23me au 37me jour; c'est la période de diminution du poids. Le minimum, atteint le 37me jour, est de 50 kilog. 050, par conséquent le malade a perdu 3 kilog. 675. Cette période dure quinze jours; la moyenne de la perte quotidienne est de 245 grammes.— La troisième période va du 38me au 44me jour; elle dure sept jours seulement. C'est la période d'augmentation, pendant laquelle le malade a conquis son poids primitif. L'augmentation est beaucoup plus rapide que la diminution; la moyenne quotidienne du gain est, en effet, de 568 grammes — Enfin la quatrième période, qui débute au moment où le malade a repris son poids primitif ou du moins le poids qu'il présentait le premier jour du traitement, est en quelque sorte une période d'engraissement; au 64me jour le malade pèse 61 kilog. 200, c'est-à-dire 7 kilog 475 de plus qu'au moment de l'admission; il est vrai que nous ignorons le poids avant le début de la fièvre, et c'est ce poids qu'il importerait beaucoup de connaître.

Quoiqu'il en soit, ce fait montre encore que la perte de poids est sensiblement moindre chez le typhique traité par l'eau froide que chez le typhique traité par les médicaments; la moyenne quotidienne de la perte est plus faible et la moyenne quotidienne de l'augmentation plus forte, c'est-à-dire que, même dans une fièvre intense, le patient guéri engraisse beaucoup plus vite qu'il n'a maigri. Remarquez d'ailleurs que l'amaigrissement chez ce second malade s'arrête avant la fin de la défervescence, ce qui veut dire que l'état des voies digestives est assez amélioré pour que la nutrition se relève, même avant l'accomplissement du cycle fébrile. — Nous n'avons, il est vrai, qu'une dixaine d'observations de ce genre. Nous poursuivons encore nos recherches sur la polyurie et les variations du poids. Les deux faits que nous avons cités nous paraissent même très favorables. Ils suffisent sans doute pour établir le sens du phénomène des variations du poids. Pour étudier plus complètement ce phénomène dans tous les détails, il faudrait un très grand nombre d'observations. Pourtant nos résultats concordent avec ceux qu'ont obtenus d'autres observateurs.

Ainsi, Vogl (1) a soigneusement étudié les variations quotidiennes du poids chez 18 typhiques traités par la méthode de Brand. La perte de poids totale a été, en moyenne, de 9 kil. 400, pour une moyenne de 24 jours de maladie. La perte quotidienne est donc, en moyenne, de 386 grammes. La période d'augmentation est plus rapide que la période de diminution; en effet, en 17 jours, le poids augmente de 9 kil. 500, soit une augmentation quotidienne de 550 grammes.

On peut conclure que, au point de vue de la perte du poids, le traitement par les bains froids présente sur tous les autres cet avantage : la perte de poids est moins forte, et la période d'augmentation marche plus rapidement que la période de diminution.

Dans la combustion fébrile réside la cause principale de l'amaigrissement du typhique. Si, comme le fait observer Brand, la perte de poids est moins prononcée

(1) Vogl. — *Le traitement de la fièvre typhoïde à l'hôpital militaire de Munich.* Deut. Archiv. für Klin. Médic. 1885.

chez le malade traité par l'eau froide, c'est que, mieux que tout autre traitement, la médication réfrigérante modère la fièvre et la dénutrition fébrile. Les recherches de Schrœder, de Barth et Villemin mettent en lumière l'influence modératrice de la réfrigération sur les processus d'oxydation. — D'après Schrœder, l'élimination de l'acide carbonique est modifiée par les bains, à peu près de la même facon que la marche de la température. La quantité d'acide carbonique éliminée tombe au minimum, environ une demi-heure après le bain, et c'est à ce moment que l'abaissement thermique atteint également son plus haut degré. Puis l'élimination de l'acide carbonique s'accroît, en même temps que s'élève la température; et, de même encore que la température, elle atteint son maximum deux à trois heures après le bain. Chez l'homme sain, Schrœder estime de 720 à 750 gram. la quantité d'acide carbonique éliminée en vingt-quatre heures. Dans la fièvre typhoïde, traitée par les médicaments ou abandonnée à l'expectation, ce chiffre s'élèverait à 829 grammes. Il ne dépasserait pas 772 gram. chez les typhiques traités par les bains froids. La méthode des bains froids diminue donc sensiblement la quantité d'acide carbonique éliminée en vingt-quatre heures. — Barth et Villemin ont fait des observations analogues sur l'urée. Ils ont vu que, chez les typhiques traités par les bains froids, il y a moins d'urée éliminée en vingt-quatre heures, que chez les typhiques traités par les médicaments. Cette élimination moindre correspond bien à une production moindre. Elle ne peut être attribuée à la rétention de l'urée dans le sang, car un autre effet, non moins constant, du bain froid est d'activer la sécrétion rénale et de produire une véritable polyurie.

Ainsi, tous ces phénomènes morbides qui décèlent un trouble de la nutrition, l'élévation de la température, la perte du poids, la production plus grande de l'acide carbonique et de l'urée, sont moins prononcés chez les typhiques traités par les bains froids que chez les typhiques traités par les médicaments. De ce fait bien établi il est permis de conclure que la médication réfrigérante exerce une action modératrice remarquable et salutaire, sur tous les processus de dénutrition qui accompagnent la fièvre.

CHAPITRE V

MARCHE. — DURÉE. — RECHUTES. — PRONOSTIC. — MORTALITÉ.

MARCHE. — La marche de la fièvre typhoïde, traitée par les bains froids, est assez exactement représentée par la marche de la température, surtout s'il s'agit d'une fièvre traitée régulièrement, dès le début, et exempte de complications.

Brand en a tracé le schéma général. Il distingue trois périodes. La première, qu'il nomme *fieberkampf* (combat de la fièvre), est en effet une période de lutte contre la fièvre. La seconde, *entfieberung* (éloignement de la fièvre), est celle que nous avons désignée sous le nom de période d'apyrexie relative ; elle est caractérisée par ce fait que la courbe thermométrique reste, pendant un temps plus ou moins long, immobilisée au voisinage de 39°. La troisième période, *entscheidung* (chute de la fièvre), est notre période de défervescence, pendant laquelle la courbe s'abaisse, en peu de jours, jusqu'au degré physiologique, 37,5. — Si l'on veut bien se reporter à l'étude que nous avons faite, dans le chapitre précédent, des modifications de la température sous l'influence du traitement par les bains froids, on verra que ce schéma général de Brand est applicable seulement aux formes intenses. Mais, parmi les fièvres traitées de bonne heure, régulières et exemptes de complications, il convient de distinguer trois formes : intense, moyenne, légère. Or la marche de la maladie est fort différente dans chacune de ces trois formes. Il nous suffira d'ailleurs d'ajouter quelques détails à l'étude des courbes thermométriques.

Formes intenses. — On y distingue, en effet, trois périodes qui, fait très important, ne correspondent pas aux trois périodes de la dothiénentérie traitée par les médicaments, ou abandonnée à l'évolution spontanée. Il y a là, comme nous l'avons fait remarquer déjà, une action propre et très évidente de la réfrigération systématique sur la marche de la fièvre.

Pendant la première période de lutte contre la fièvre, la température reste élevée. Cependant, si la réfrigération systématique intervient tout à fait au début, avant que soit accomplie la période des oscillations ascendantes, la marche de la fièvre peut être modifiée de telle façon que la courbe thermométrique cesse de s'élever davantage, et que la fin de cette période des oscillations ascendantes est en quelque sorte supprimée. La courbe est stationnaire ; elle figure un plateau. Les abaissements thermiques, après le bain, sont peu prononcés ; le malade ne saute pas de bains. Dès cette période, et après deux ou trois jours de traitement, on peut voir déjà s'amender puis disparaître les symptômes nerveux graves, le délire, l'ataxie, la stupeur et même, dans quelques cas très favorables, le coma. Le pouls diminue de fréquence; le dicrotisme est moins marqué, il peut même faire défaut. Les symptômes thoraciques sont également amendés vers la fin de cette période; les bronchites et les congestions pulmonaires très souvent diminuent, au point de ne laisser dans la poitrine que quelques râles sonores disséminés. Cette première période dure, en moyenne, de trois à cinq jours; elle se prolonge quelquefois jusqu'à huit jours.

La seconde période, apyrexie relative, débute au moment où la courbe thermométrique s'abaisse vers 39°. Chaque bain produit un abaissement thermique plus prononcé, et la courbe remonte plus lentement après le bain. Après quelques jours, le malade saute des bains. Les premiers bains sautés sont presque toujours des bains de la matinée. Les exacerbations fébriles sont moins fortes et moins durables. Dans cette période, commence l'amélioration des troubles digestifs; la diarrhée se modère et le météorisme diminue. Les complications font défaut, si la fièvre a été traitée rigoureusement et dès le début. Comme le fait observer Brand, le tableau clinique est réduit à ces seuls symptômes : une fièvre modérée, quelques taches rosées, une bronchite légère, une hypertrophie plus ou moins marquée de la rate. Le fébricitant est vraiment délivré des malaises et des dangers de la fièvre; bientôt même l'appétit va reparaître et le malade réclamera des aliments. La durée de cette période est comprise entre des limites assez étendues; elle varie de huit à vingt jours. Elle peut être plus longue encore, par exemple lorsque la courbe thermométrique revêt l'allure du type à ondulations.

Dans la troisième période s'opère la défervescence, laquelle aboutit bientôt à la convalescence. La chute de la température est quelquefois très courte et ne dure que quatre à cinq jours. Pendant la défervescence et même après, peuvent paraître quelques exacerbations fébriles, dues aux abcès furonculeux, aux fatigues trop précoces, à une alimentation déjà trop copieuse, ou même à une simple émotion morale. L'appétit est très vif à cette période, il importe souvent d'y résister. Les forces reviennent, et le malade demande à se lever. La polyurie est encore abondante, et souvent même atteint à ce moment son plus haut degré. Les bains sont cessés, ou le malade ne prend plus qu'un bain dans la soirée. — La défervescence est complète et la maladie terminée, lorsque la température est revenue au degré normal et s'y maintient plusieurs jours.

Voici, comme exemple d'une forme intense, l'une des observations de notre statistique. L'évolution est simple, régulière; on y retrouve les trois périodes que nous venons d'étudier.

Observation vii.— Léontine V., âgée de 16 ans, entre à l'Hôtel-Dieu, le 28 août 1885. — Dans sa famille, la mère, un frère et une sœur sont actuellement atteints de la fièvre typhoïde. Un autre frère est mort de cette fièvre, il y a quelques jours. — Cette jeune fille s'est jusque-là toujours bien portée. La menstruation s'est établie à l'âge de 15 ans, sans accident.

La maladie actuelle a débuté le *23 août*. Ce jour-là, la malade fut prise de céphalalgie et éprouva quelques frissons. Elle perdit l'appétit et dut se mettre au lit.

Au moment de l'admission, le *28 août*, sixième jour de la fièvre : pas de troubles nerveux graves, ni stupeur, ni délire, mais grand accablement des forces; fièvre intense T. 40,7 ; P. 120, régulier; anorexie complète; langue rouge sur les bords et à la pointe, sèche et présentant quelques ulcérations aphteuses; diarrhée, quatre à cinq selles liquides en vingt-quatre heures ; ventre souple, peu douloureux ; gargouillement iliaque; pas d'épistaxis; absence complète des taches rosées; rien au cœur; rien aux poumons. — La malade est immédiatement baignée, et on lui applique la formule générale de Brand. Le premier bain est donné à 4 heures du soir. Voici, jusqu'à minuit, les températures relevées avant et après le bain :

Avant	40,2	après	39,8	bain à 18°
—	40,6	—	39,9	—
—	40,7	—	39,8	—

Le 29 août. — Les abaissements thermiques produits par le bain sont assez prononcés, mais les maxima sont toujours élevés. On abaisse à 16° la température des bains à partir de 10 heures du matin.

MATIN				SOIR			
Avant.....	40,8	Après.....	39,9	Avant.....	40,8	Après.....	39,4
—	40,3	—	39,8	—	40,4	—	39,2
—	39,9	—	39,3	—	40,7	—	39,5
(à 16°) Avant	40,2	—	39,8	—	40,6	—	39,7

Le 30 août. — La diarrhée n'a pas encore diminué. La malade a même eu deux ou trois évacuations dans le bain. — On continue les bains à 16°; il est même recommandé de les rapprocher et de baigner toutes les deux heures et demie.

Avant.....	40,6	Après.....	39,5	Avant.....	40,5	Après.....	39,2
—	40,4	—	39,6	—	40,3	—	39,9
—	40,2	—	39,2	—	40,6	—	39,8
—	40,1	—	39,3	—	40,1	—	38,2
—	40,6	—	39,5	—	40,7	—	38,9

Le 31 août. — Apparition de quelques taches rosées. La diarrhée persiste. Toujours quelques ulcérations aphteuses sur la langue. On a baigné comme hier.

Avant.....	40,6	Après.....	38,3	Avant.....	40,1	Après.....	38,3
—	40,1	—	39	—	40,4	—	38,2
—	40	—	38,4	—	40,5	—	38,6
—	40,2	—	38,9	—	40,4	—	38,3
—	40,3	—	38,5				

Le 1 septembre. — La diarrhée a beaucoup diminué. Il n'y a plus aucun symptôme inquiétant. Un peu d'enrouement. Pharynx un peu rouge et recouvert de quelques mucosités. Nouvelle éruption de taches rosées. — Même traitement.

Avant.....	40,3	Après.....	38,4	Avant.....	40,4	Après.....	39,1
—	40	—	38,1	—	40,2	—	39
—	40	—	38,3	—	40,7	—	39,3
—	39,3	—	38,4	—	40,4	—	39,5
—	40,5	—	38,3	—	40,5	—	39,6

Le 2 septembre. — Même état satisfaisant. Il n'y a plus guère que de la fièvre. Les bains produisent des abaissements thermiques de plus en plus prononcés, et qui souvent dépassent 1°. — Même traitement.

Avant.....	40,3	Après.....	39,4	Avant.....	40,4	Après.....	38,5
—	40	—	38,7	—	40,1	—	39
—	40,1	—	38,2	—	40	—	39,2
—	40,2	—	39	—	40,6	—	39
—	39,6	—	38,2				

Le 3 septembre. — Malgré les abaissements thermiques maintenant très prononcés, la température remonte encore rapidement après le bain. On continue le même traitement. Les bains à 16° sont aujourd'hui suivis d'un frissonnement qui parfois dure plus d'une heure. La diarrhée a de nouveau diminué et l'enrouement a presque disparu. Toujours quelques aphtes et un peu de douleur à la gorge. Le pouls est à 120.

Avant.....	40,4	Après.....	39,2	Avant.....	40,2	Après.....	38,4
—	40	—	38,7	—	40	—	39,2
—	40,1	—	38,2	—	40	—	38,2
—	40	—	38,4	—	40,1	—	38,3
—	40	—	38,9				

Le 4 septembre. — Même état satisfaisant. La diarrhée a complètement cessé; on a dû donner un lavement froid. Aucun trouble fonctionnel autre que l'accélération du pouls qui est encore à 120. Ce chiffre n'a pas été dépassé. Eruption d'urticaire sur le tronc. Encore un peu de rougeur et de douleur au pharynx. Pas de toux. La respiration est normale et il n'y a pas de râles dans la poitrine. Légère douleur de l'épaule droite. Les abaissements thermiques atteignent et souvent même dépassent 1,5. A partir de 10 heures du matin, on élève à 18° la température du bain, qui n'est plus répété toutes les deux heures et demie, mais seulement toutes les trois heures.

Avant.....	40,4	Après.....	38,5	Avant.....	39,9	Après.....	37,9
—	39,6	—	38,3	—	39,1	—	37,2
—	40,3	—	38,8	—	39,8	—	37,8
—	39,9	—	38,1	—	39,5	—	38,1
(à 18°) Avant	39,2	—	37,8				

Non seulement les abaissements thermiques sont très prononcés mais la courbe des maxima s'abaisse enfin au voisinage de 39°. De ce jour date la période d'apyrexie relative.

Le 5 septembre. — Même état. Les maxima s'élèvent peu au-dessus de 39°. On revient à la formule générale de Brand; désormais le bain est à 20°.

Avant.....	39,2	Après.....	37,9	Avant.....	39	Après.....	38,1
—	39,1	—	37,6	—	39,3	—	38
—	39,9	—	37,8	—	39,5	—	37,8
(à 20°) Avant	39,5	—	38,1	—	39,1	—	38,3

Le 6 septembre. — Même état.

Avant.....	39,4	Après.....	38,5	Avant.....	39,3	Après.....	37,9
à 20°	38,5	—	38,1	—	39,1	—	38
—	39,3	—	37,4	—	39,5	—	38,1
—	38,9	—	38	—	39,4	—	37,8

Le 7 septembre. — Comme hier, les maxima se sont quelquefois abaissés au-dessous de 39°. La malade est néanmoins baignée, toutes les fois que la température atteint ou dépasse 38,5.

Avant.....	38,9	Après.....	37,6	Avant.....	38,6	Après.....	37,8
—	39,6	—	37,8	—	38,8	—	37,9
—	39,3	—	38,1	—	39,2	—	37,5
—	39	—	38,1	—	38,7	—	37,3

Le 8 septembre. — La malade a maintenant, et depuis plusieurs jours, de la constipation. Lavements froids pour provoquer des selles. Depuis plusieurs jours également, elle a sommeil et dort paisiblement, à peu près durant tout l'intervalle qui sépare les bains. Les urines sont très abondantes, peu colorées; elles ne contiennent pas d'albumine. — Les abaissements thermiques étant très prononcés et les maxima étant souvent au-dessous de 39°, nous abrégeons la durée du bain, laquelle ne dépassera pas dix minutes.

Avant.....	38,6	Après.....	37	Avant.....	38,7	Après.....	37,5
—	38,5	—	37,6	—	38,8	—	37,6
—	38,8	—	37,8	—	38,7	—	37,4
—	38,9	—	37,6	—	39,1	—	37,9

Le 9 septembre. — Dans la nuit, à 4 heures, premier bain sauté.

Avant.....	39	Après.....	37,8	Avant.....	38,8	Apres.....	38,2
—	38,4	—		—	39,2	—	38,2
—	39,5	—	38,1	—	39	—	37,7
—	39,3	—	38,2	—	38,8	—	37,5

Après le premier bain sauté, la température, comme il arrive très souvent en pareil cas, a subi une certaine élévation ; elle est remontée jusqu'à 39,5, degré qu'elle n'atteignait plus depuis plusieurs jours, du moins dans la matinée.

Le 10 septembre. — Deux bains sautés.

Avant.....	38,7	Après.....	37,8	Avant.....	39,5	Après.....	37,3
—	39,1	—	38	—	38,8	—	
—	38,6	—	37,7	—	39,4	—	38,3
—	38,5	—		—	39,3	—	37,8

Le 11 septembre. — Depuis deux jours, un peu de toux. On entend quelques râles humides aux bases. Encore un peu d'enrouement et de sécheresse de la gorge. La malade dort continuellement et d'un bon sommeil.

Avant.....	38,4	Après.....		Avant.....	39,8	Après.....	37,9
—	39,2	—	37,7	—	38,4	—	
—	39,1	—	37,8	—	40,2	—	38,2
—	38,5	—		—	39,5	—	39,3

Le 12 septembre. — A partir de dix heures du matin, on réduit à cinq minutes la durée de tous les bains. A cette époque déjà avancée de la fièvre, ces bains très courts abaissent autant la température que des bains plus longs.

Avant.....	38,2	Après.....		Avant.....	39,3	Après.....	37,6
—	38,8	—		—	39,2	—	37,8
—	39,5	—	37,9	—	38,8	—	
—	38,9	—		—	39,7	—	37,8

Le *13 septembre.* — Légère recrudescence pendant la journée. Les maxima dépassent souvent 39°. Cependant les complications font absolument défaut.

Avant.....	38,4	Après.....		Avant.....	39,8	Après.....	37,9
—	39,2	—	37,5	—	39,6	—	37,8
—	39,1	—	37,4	—	39,3	—	37,5
—	38,8	—		—	39,2	—	37,2

Le *14 septembre.*

Avant.....	38,8	Après.....		Avant.....	39,9	Après.....	37,8
—	39,9	—	38,2	—	39,5	—	37,6
—	39,5	—	37,3	—	38,8	—	
—	38,2	—		—	40	—	38

Le *15 septembre.* — Très grande amélioration. La raucité de la voix a presque disparu. La malade éprouve de vives douleurs des extrémités, surtout des pieds, après le bain.

Avant.....	38,6	Après.....		Avant.....	39,3	Après.....	37,4
—	38,9	—		—	39.7	—	
—	39,5	—	37,7	—	39,4	—	37,6
—	39,1	—	37,6	—	39,8	—	38

Le *16 septembre.*

Avant.....	39,2	Après.....	37,5	Avant.....	38,8	Après.....	
—	38,8	—		—	39,1	—	37,2
—	38,5	—		—	39,4	—	37,8
—	39,8	—	37.2	—	38,5		

Le *17 septembre.*

Avant.....	39,3	Après.....	38	Avant.....	38,9	Après.....	
—	38,1	—		—	39.5	—	38,5
—	38,6	—		—	39.3	—	38
—	39,3	—	38,2	—	38,6		

Le *18 septembre.*

Avant.....	39,5	Après.....	37,8	Avant.....	39	Après.....	
—	38,8			—	39,1	—	37,3
—	38,9			—	38,5		
—	38,7			—	38,9		

Le *19 septembre.*

Avant.....	38,7	Après.....		Avant.....	38,9	Après.....	
—	39,4	—	37	—	39,2	—	37,2
—	37,8			—	38,8		
—	39			—	39		

Le 20 *septembre.*

Avant.....	38,3	Avant.....	39	Après.....	
—	38,8	—	39,9	—	37,5
—	38,6	—	38,3		
—	38,5	—	38,6		

Dans cette journée, la malade a été baignée pour la dernière fois. Le traitement complet a nécessité 151 bains. L'état général est excellent. Les forces sont conservées. Depuis plusieurs jours, l'appétit est très vif. La langue est parfaitement nette, rosée et humide. — On donne encore quatre lavements d'eau froide par jour. — Du reste, la température s'abaisse de plus en plus, et depuis la veille, la défervescence a débuté d'une façon évidente.

Le 21 *septembre.* — 38,9 - 38,5 - 38,2 - 38 - 38.3 - 38,7 - 38,5 - 38,6.

Le 22 *septembre.* — 38,5 - 37,8 - 37,7 - 38 - 38,4 - 38,3 - 38,5 - 38,8.

Le 23 *septembre.* — 38,6 - 38,3 - 38,9 - 37,9 - 38,2 - 38,5 - 38,7 - 38,4.

Le 24 *septembre.* — 38 - 38,7 - 37,6 - 38,2 - 37,9 - 38,1 - 38,6 - 38,5.

Le 25 *septembre.* — 38,3 - 38 - 37,6 - 38 - 38,4 - 37,9 - 38,3 - 38,2.

Le 26 *septembre.* — 37,9 - 38 - 37,5 - 38,2 - 38,5.

Le 27 *septembre* — 37,5 - 38,2.

Le 28 *septembre.* — 37,5.

Désormais, la température est constamment normale dans la matinée. Elle s'élève quelquefois dans la soirée un peu au dessus de 38°, jusqu'au 7 octobre. — Mais à partir de ce jour-là, elle reste régulièrement normale, matin et soir. — La malade quitte l'hôpital le 11 octobre. Il est impossible de la retenir plus longtemps. Elle veut reprendre ses occupations; elle est d'ailleurs en parfait état.

Cette fièvre est évidemment une forme intense. L'évolution en est tout à fait simple et régulière. Elle ne présente aucune complication, car le traitement est commencé le sixième jour. La diarrhée, abondante au moment où débute le traitement, disparait et bientôt même est remplacée par la constipation. Le tableau clinique est à peu près réduit au mouvement fébrile. — Nous y retrouvons les trois périodes de la forme intense. Du 28 août au 4 septembre, période de lutte contre la fièvre. Les maxima restent au voisinage de 40° et forment un plateau.

Pour vaincre la fièvre, il est nécessaire d'abaisser à 16° la température des bains. Du 5 au 19 septembre, s'étend la période d'apyrexie relative. A partir du 20 septembre débute la période de défervescence. — La période fébrile, si on la prolonge jusqu'au jour où la température reste fixée à 37,5, a duré longtemps, 43 jours. Mais la convalescence s'est rapidement établie. La durée de séjour est de 47 jours seulement, et, au moment où la malade quitte l'hôpital, elle se sent assez bien rétablie pour se croire capable de reprendre ses occupations.

Formes moyennes. — Elles sont ainsi caractérisées : la période d'apyrexie relative, propre aux formes intenses, y fait plus ou moins complètement défaut, et le fébricitant passe, à peu près sans transition, de la période de lutte contre la fièvre, généralement moins longue, à la période de défervescence. L'amélioration des troubles digestifs est, dans la majorité des cas, remarquablement rapide. Quant à la période de défervescence, elle est quelquefois, nous l'avons vu déjà, un peu plus longue que dans les formes intenses. — Voici une de nos observations qui peut aussi servir d'exemple. Le traitement débute probablement vers la fin du premier septénaire; aussi, cette fièvre devait-elle être vraisemblablement exempte de complications.

Observation VII. — Henriette M..., âgée de 36 ans, entre à l'Hôtel-Dieu le 25 août. — Pendant l'enfance, la malade eut quelques éruptions du cuir chevelu et un peu d'engorgement des ganglions cervicaux. Elle n'a jamais été sérieusement malade. Menstruation régulièrement établie à l'âge de 20 ans seulement. — Séjour récent à l'hôpital, pour un lumbago. Elle sortit guérie, le 14 août. Jusqu'au 22 août, elle se porte bien. Depuis quelques jours cependant elle éprouve un peu de lassitude. — *Le 22 août,* petits frissons répétés, céphalalgie, bourdonnements d'oreille, trois ou quatre vomissements bilieux, perte de l'appétit.

Au moment de l'admission, le *25 août,* la fièvre est très vive : P. à 114; T. à 40°,4. La langue est rouge et sèche; et l'anorexie, complète. Constipation depuis trois jours. Ventre un peu ballonné. Sur la paroi abdominale, on découvre trois ou quatre taches rosées très nettes, ce qui autorise à penser que le début de la fièvre est probablement antérieur au 22 août. Résultat négatif de l'examen du cœur et des poumons. L'urine ne contient pas d'albumine. Insomnie, avec un peu d'agitation, pendant la nuit.

La malade est mise au bain, dès ce premier jour de l'admission : bain de quinze minutes à 20°, toutes les trois heures.

Avant le bain	40,4	Après	39,8
—	39,9	—	39,5
—	40,2	—	39,8

Le *26 août.*—Les règles, qui s'étaient produites à l'époque habituelle et qui avaient cessé au moment de l'admission, ont un peu reparu dans le premier bain. Du reste, les immersions froides sont très bien supportées.

MATIN				SOIR			
Avant.....	39,8	Après.....	39,4	Avant.....	39,6	Après.....	39,1
—	39,9	—	39,2	—	40	—	39,4
—	39,7	—	38,8	—	39,9	—	39,3
—	39,4	—	38,9	—	40,1	—	39,4

Le *27 août.*—Les règles ont très peu coulé dans la journée d'hier. Ce matin, l'état général est excellent. Un peu de diarrhée; quatre selles en vingt-quatre heures. On découvre cinq nouvelles taches rosées.

Avant.....	39,7	Après.....	38,5	Avant.....	39,3	Après.....	38
—	39,5	—	38,4	—	39,8	—	38,7
—	39,2	—	38,1	—	39,5	—	38,6
—	39,1	—	38,2	—	40	—	39,1

Le *28 août.*—L'amélioration continue. Langue humide et rosée. Polyurie; l'urine ne contient pas d'albumine. L'accablement des forces a cessé.

Avant.....	39,8	Après.....	38,7	Avant.....	39,2	Après.....	38,4
—	40	—	38,6	—	40,2	—	39,5
—	40,3	—	39,2	—	39,6	—	38,4
—	39,3	—	38,5	—	39,7	—	38,6

Le *29 août.* Même état satisfaisant. Encore un peu de douleur dans la fosse iliaque droite. Sommeil entre les bains. Le pouls a diminué de fréquence.

Avant.....	40,2	Après.....	39,2	Avant.....	40,2	Après.....	39
—	39,4	—	38,9	—	39,4	—	38,4
—	39,3	—	38,8	—	40,3	—	38,5
—	39,2	—	38,2	—	40,2	—	38,8

Le *30 août.* — Il ne reste véritablement plus que la fièvre ; tous les autres symptômes sont très améliorés, ou bien ont disparu.

Avant.....	40,1	Après.....	38,6	Avant.....	39,9	Après.....	38,2
	39,8	—	38,5	—	39,8	—	39
—	39,8	—	39.2	—	39,9	—	38,9
—	39,3	—	38,4	—	40,1	—	38,7

Le 31 *août.*

Avant.....	39,6	Après.....	38,2	Avant.....	39,9	Après.....	38,1
—	39,2	—	37,8	—	39,6	—	38,3
—	39,1	—	38,2	—	39,8	—	38,5
—	39,6	—	38,3	—	39,7	—	38,4

Le *1 septembre.* — La lutte contre la fièvre a pris fin. Les maxima s'abaissent, la moyenne en dépasse à peine 39°.

Avant.....	39,4	Après.....	38,2	Avant.....	39,2	Après.....	38,5
—	39,5	—	38,1	—	39,4	—	38,1
—	38,7	—	38	—	39	—	38.5
—	39.1	—	38,1	—	39,4	—	38

Le 2 *septembre.* — La défervescence débute. Non seulement les abaissements thermiques sont très prononcés, mais la température a peu de tendance à remonter après le bain. — Du reste, nous n'avons plus à noter aucun autre symptôme que la fièvre. — Le malade saute deux bains.

Avant.....	38,9	Après.....	38,3	Avant.....	39,2	Après.....	38,8
—	38,5	—	37,8	—	38,5		
—	38			—	39,4	—	38,2
—	39,6	—	39	—	39,3	—	38

Après chaque bain sauté, la température s'est sensiblement élevée. Ces élévations sont de peu d'importance, car les bains suivants provoquent néanmoins des abaissements très marqués.

Le *3 septembre.* — Un seul bain sauté. — Etat aussi satisfaisant que possible. Aucun autre symptôme que l'élévation de la température et l'accélération du pouls. Pas de toux. Aucun râle dans la poitrine.

Avant.....	39,7	Après.....	38,1	Avant.....	38,7	Après.....	38
—	38,7	—	38	—	39	—	38,2
—	38,2			—	39,1	—	38
—	39,6	—	38,5	—	39,2	—	38,4

Le *4 septembre*

Avant.....	38,3	Après.....		Avant.....	39,8	Après.....	38,2
—	39,5	—	38,5	—	38,8	—	38,1
—	38,5			—	38,3		
—	38,4			—	39,1		38°

La température a toujours une tendance évidente à remonter après les bains sautés. Ainsi, après deux bains consécutivement sautés, elle s'est élevée jusqu'à 39,8, chiffre qu'elle n'avait pas atteint depuis deux jours.

Le *5 septembre.*

Avant.....	38,9	Après.....	37,5	Avant.....	38,8	Après.....	
—	38			—	39		
—	38,5			—	39,2	—	37,3
—	38,9			—	38,3		

Le *6 septembre.*

Avant.....	39	Après.....		Avant.....	39,3	Après.....	37,8
—	39,5	—	38,4	—	38,1		
—	38,1			—	38		
—	38,5			—	38,7		

Les deux bains de cette journée sont les derniers. Le traitement complet a nécessité 80 bains. — On donne trois ou quatre lavements d'eau froide par jour.

Le *7 septembre.* — 38,6-38,2-38,5-38,3-38,4-38,3-38,6-38,2.

Le *8 septembre.* — 38,1-37,9-38-37,9-38,4-38-37,9-38,1. Etat excellent. Les forces sont conservées. L'appétit est très vif. Les lavements de quinine seuls peuvent provoquer des évacuations.

Le *9 septembre,* — 38-38,2-37,8-38,7-38,7.

Le *10 septembre.* —A partir de ce jour, l'apyrexie est complète et définitive. La température, encore prise deux fois par jour pendant une semaine, reste constamment au-dessous de 38°.

Le 14 *septembre*. — La malade veut absolument quitter l'hôpital. Elle sort en très bon état; sa convalescence est déjà fort avancée.

Les taches rosées existaient au moment de l'admission; il est donc probable que ce jour-là est au moins le septième de la fièvre, et non le cinquième, comme l'indiqueraient les renseignements donnés par la malade. Le cycle fébrile complet, jusqu'à l'apyrexie définitive, a duré 23 jours. Le séjour à l'hôpital est de 27 jours seulement. Au moment de la sortie, la convalescence, bien que l'apyrexie ne fût complète que depuis cinq jours, était cependant fort avancée. Elle a dû être fort courte. La lutte contre la fièvre a duré du 25 août au 1 septembre, environ huit jours. La défervescence, qui fut relativement lente, comme dans la plupart des formes moyennes, a duré 15 jours. — Cette observation donne une idée assez exacte du type le plus commun de la fièvre typhoïde traitée, à l'hôpital, par la méthode de Brand.

Formes légères. — Dans ces formes, il n'y a ni période d'apyrexie relative, ni lutte contre la fièvre. La défervescence débute dès le premier jour du traitement. Mais cette défervescence présente souvent une durée presque aussi longue que dans les formes moyennes. Si le traitement est commencé dès le début, l'amélioration de tous les symptômes est remarquablement prompte, et l'évolution de la fièvre, d'une extrême simplicité. Nous croyons que très souvent, dans ces formes légères, ainsi traitées dès le début par la réfrigération systématique, la durée du cycle fébrile est très notablement raccourcie. Nous avons donné déjà deux exemples de formes très légères; ce sont à proprement parler des fébricules typhoïdes (Obs. III et Obs. IV, chap. IV). Voici au contraire un exemple d'une forme bénigne, dans laquelle la résistance de la fièvre à la réfrigération fut plus marquée et qui par là se rapproche des formes moyennes.

Observation IX. — Jean M., âgé de 21 ans, entre à l'Hôtel-Dieu le 8 septembre.—Pas d'antécédents héréditaires. Pendant l'enfance, quelques éruptions du cuir chevelu, accompagnées d'engorgement des ganglions cervicaux. Variole à 12 ans.

Le *30 août*. — Début de la maladie actuelle: frissons répétés, accablement des forces, céphalalgie.

Le *8 septembre* — Au moment de l'admission, le dixième jour de la fièvre, la température est à 39,5; le pouls à 116. Le malade est assez accablé, mais il n'a point d'agitation. La langue est rouge, un peu sèche. Anorexie complète. Ventre modérément douloureux avec gargouillement iliaque. Diarrhée; quatre selles en 24 heures. Plusieurs taches rosées sur le ventre. La céphalalgie est moins vive, depuis une épistaxis qui eut lieu il y a cinq jours. Rien au cœur, ni aux poumons. L'urine ne contient pas d'albumine. — Le malade est baigné dès son admission. Le premier bain est donné à midi.

Avant	39,5	après	39,2
—	39,5	—	39,3
—	40,2	—	40
—	40,3	—	40
—	40	—	39,8

Le *9 septembre*. — L'accablement diminue. Les bains sont bien tolérés. La formule générale du traitement sera suffisante.

MATIN				SOIR			
Avant.....	39,4	Après.....	38,9	Avant.....	39,6	Après.....	39,4
—	39	—	38,6	—	39,6	—	39,4
—	39,4	—	39,1	—	40,1	—	39,7
—	39,7	—	39,4	—	40	—	39,7

Le *10 septembre*.

Avant.....	39,6	Après.....	39,2	Avant.....	39,5	Après.....	39,5
—	39,3	—	39	—	40	—	39,5
—	39,4	—	39,2	—	39,9	—	39,4
—	39,8	—	39,4	—	39,7	—	39,4

Le *11 septembre*. — La langue est toujours un peu sèche. L'état général est très satisfaisant.

Avant.....	39,4	Après.....	39	Avant.....	39,7	Après.....	39,2
—	39,3	—	39	—	39,7	—	39,2
—	39,2	—	38,7	—	39,6	—	39,1
—	39,3	—	38,8	—	39,5	—	39,1

Le *12 septembre.* — La diarrhée a beaucoup diminué. Encore deux ou trois nouvelles taches rosées. Il ne reste vraiment plus que la fièvre.

Avant.....	39,3	Après.....	38,8	Avant.....	39,3	Après.....	38.7
—	39	—	38,5	—	39,6	—	38,9
—	39,1	—	38,6	—	39,4	—	38,7
—	39,1	—	38,5	—	39	—	38,3

Le malade aurait pu sauter deux bains ; mais on a recommandé de baigner, même lorsque la température est entre 38,5 et 39°.

Le *13 septembre.* —Très grande amélioration. Plus de diarrhée. Deux bains sautés, la température n'ayant pas atteint 38,5.

Avant.....	38,7	Après.....	38	Avant.....	39,2	Après.....	38,1
—	38,4			—	39,1	—	37,8
—	38,8	—	38,1	—	38,8	—	38
—	38,3			—	38,7	—	37,8

La température s'élève sans doute après les bains sautés, mais notablement moins que dans les formes moyennes.

Le *14 septembre.* —Excellent état. Les forces sont revenues. Le malade saute des bains de plus en plus.

Avant.....	38,3	Après.....		Avant.....	39,3	Après.....	38,6
—	39	—	37,8	—	38,9	—	38,2
—	38,1			—	38,3		
—	38.4			—	39,1	—	83,4

Le *15 septembre.*

Avant.....	37,7	Après.....		Avant.....	39	Après.....	38,3
—	38,3			—	38,4		
—	38,8	—	38	—	38,9	—	38,2
—	38,3			—	38,3		

Le *16 septembre.* — Le malade ne prend qu'un seul bain, le dernier. Le traitement complet, commencé le dixième jour de la fièvre, a nécessité 50 bains.

Avant.....	38,2	Après.....		Avant.....	38,7	Après.....	
—	38,4			—	39,2		
—	38,3			—	39,3	—	38,3
—	38,5			—	37,9		

Le *17 septembre.* — 38,6-38,5-38,5-38,6-38,7-38,9-38,7-38,9. Appétit très vif. Le malade réclame des aliments.

Le *18 septembre.* — 38,2-37,8-38,1-39.

Le *19 septembre.* — 38,2-39.

Le *20 septembre.* — 37,6-38,7.

Le *21 septembre.* — 37,8-38,3.

Le *22 septembre.* — 37-37,8. A dater de ce jour, la température, prise jusqu'au 28 septembre, ne s'élève plus à 38°, même le soir. L'apyrexie est complète et définitive.

Le *28 septembre.*—Le malade quitte l'hôpital. Il est en excellent état. A proprement parler, il n'y a pas, chez lui, de convalescence.

Cette fièvre a duré seulement 23 jours. Le malade est resté à l'hôpital 20 jours. Il n'y a pas eu véritablement de lutte contre la fièvre; la défervescence a débuté dès les premiers jours du traitement. Cependant, la fièvre a bien présenté quelque résistance à la réfrigération. Le plus grand nombre des formes légères ont une évolution et une défervescence un peu plus promptes. Cette observation représente plutôt une sorte de transition entre les formes légères et les formes moyennes.

Fièvres compliquées. — Dans la très grande majorité des cas, ce sont des fièvres tardivement baignées. En effet, les complications de quelque gravité sont vraiment exceptionnelles dans les fièvres traitées régulièrement et dès le début. Les complications les plus communes paraissent généralement dans la seconde ou la troisième période. Quand elles débutent pendant l'apyrexie relative, elles provoquent des exacerbations fébriles plus intenses, plus fréquentes et d'une plus longue durée. Nous n'avons plus sous les yeux cette évolution simple, régulière, qui progresse tous les jours vers une terminaison favorable et prochaine. Les complications prolongent beaucoup cette seconde période; elles y font naître des incertitudes pour le pronostic, des indications nouvelles pour le traitement. Ainsi transformée, cette période devient vraiment, suivant le mot de Brand, un stade fastidieux. Les suppurations, les abcès, les eschares surviennent plutôt pendant la défervescence. Ces complications donnent souvent au mouvement fébrile les allures d'une fièvre septicémique plus ou moins grave. La courbe thermométrique à deux notations quotidiennes décrit alors de grandes oscillations. Or, comme le montrent bien nos tracés thermométriques, la fièvre de l'infection typhoïde elle-même est modifiée de telle façon par la réfrigération systématique, que les oscillations nychthémérales deviennent très courtes et que souvent même on voit apparaître le type inverse.

Durée.— Il est, dans beaucoup de cas, difficile de préciser exactement le début et par conséquent la durée de la fièvre. La plupart des symptômes qui peuvent servir à fixer le début, tels que la première élévation de la température, le frisson initial, la céphalalgie, les épistaxis, le jour de l'alitement, échappent à l'observation du médecin ou bien n'ont qu'une valeur relative. Beaucoup de malades ne prennent le lit qu'après plusieurs jours de fièvre. Le frisson est sans doute, comme le pense Griesinger, le meilleur signe du début; mais il n'est pas constant, ou bien il est assez léger pour que beaucoup de malades en aient perdu le souvenir. D'après Schultze, cité par Brand, on ne retrouve le frisson initial que dans la proportion de 10 à 11 p. 100. Il convient de prendre tous ces signes en considération; en les groupant et en les comparant, on arrive à une estimation approximative du début, rarement à une détermination très rigoureuse. — Quant à la fin de la période fébrile, elle est fixée au jour où la température ne dépasse plus 38,5, d'après Brand, et 38°, d'après Jurgensen. Nous croyons préférable de placer la fin du cycle fébrile au jour où la température revient à 37,5 et s'y maintient. — Ce moment marque naturellement aussi le début de la convalescence; mais la fin en est plus difficile à préciser. On pourrait dire que la convalescence est terminée lorsque le malade a recouvré le poids qu'il avait avant le début de la maladie; mais le poids primitif est presque toujours inconnu. Admettons avec Brand et la plupart des auteurs, que la convalescence est terminée et la guérison complète, lorsque le malade se sent en pleine p ssession de ses forces physiques et morales, lorsqu'il peut reprendre ses occupations habituelles et supporter sans danger les variations de la température extérieure.

L'influence qu'exerce la méthode des bains froids sur la durée de la fièvre typhoïde est ainsi formulée par Brand et la plupart des auteurs : la durée de la période fébrile n'est pas sensiblement abrégée, mais la durée de la convalescence et par conséquent celle de toute la maladie sont beaucoup plus courtes.

Brand estime à 22,8 jours la durée de la période fébrile et de 35 à 40 jours la durée moyenne de toute la maladie, fièvre et convalescence réunies. D'autres auteurs ont indiqué des chiffres un peu différents, soit plus faibles, soit plus forts; ces différences tiennent vraisemblablement à ce que, dans les séries d'observations recueillies par ces auteurs, les diverses formes de la maladie n'ont pas figuré dans des proportions semblables.

Les chiffres que nous avons constatés sont un peu plus élevés que ceux de Brand. Voici les moyennes que nous avons obtenues.

Durée de la période fébrile....................31 jours.
— de la convalescence.................15 jours.

Il importe de remarquer que ces chiffres se rapportent seulement à des malades de l'hôpital, dont la plupart n'ont pas été baignés dès le début, et dont un certain nombre nous sont arrivés avec des fièvres déjà compliquées. Ainsi, parmi les malades atteints de ces fièvres compliquées et tardivement baignées, nous en avons plusieurs dont la durée de séjour excède trois et même quatre mois ; l'un d'eux est même resté plus de cinq mois à l'hôpital. Ces malades sont cependant compris dans le calcul de nos moyennes. Il est clair que, de ce fait, les résultats obtenus ne donnent plus une idée exacte de ce que peut être la durée de la fièvre et de la convalescence, lorsque la méthode des bains froids est bien appliquée, c'est-à-dire rigoureusement et dès le début.

Dans la clientèle de la ville, les résultats sont fort différents ; les malades pouvant être baignés beaucoup plus tôt, la convalescence est beaucoup plus rapide, et parfois même elle existe à peine. — Nous avons placé la fin de la convalescence au moment où le malade quitte l'hôpital; nous croyons l'estimation assez exacte, car, de crainte des rechutes, nous n'accordons jamais l'exéat que lorsque le convalescent peut sans danger sortir toute la journée et revenir à son alimentation habituelle. Enfin plus d'un de nos typhique est resté des semaines à l'hôpital, attendant vainement son départ pour l'asile des convalescents.

Quant à la durée totale du séjour à l'hôpital, nous avons trouvé une moyenne de 41 jours. Pour les mêmes raisons, nous croyons ce chiffre trop élevé. Il ne représente certainement pas la durée moyenne du séjour des typhiques qui pourront être traités dès le début. Dans les hôpitaux militaires par exemple, il est possible d'obtenir une moyenne de séjour notablement moins élevée.

Jurgensen et Hagenbach ont comparé la durée du séjour à l'hôpital chez les malades traités par les bains froids et chez les malades traités par les médicaments. Les résultats de cette comparaison sont résumés dans ces deux tableaux que nous empruntons à Brand :

Durée du séjour à l'hôpital de Kiel (Jurgensen)

NOMBRE DE JOURS	CAS TRAITÉS Par les médicaments	CAS TRAITÉS Par les bains froids
1 à 28	40 p. 100	62,9 p. 100
29 à 42	29 —	24,5 —
43 à 56	15,8 —	8 —
57 à 70	6,5 —	1,3 —
Plus de 70	8,4 —	3,3 —

Durée du séjour à l'hôpital de Bâle (Hagenbach)

NOMBRE DE JOURS	CAS TRAITÉS Par les médicaments	CAS TRAITÉS Par les bains froids
1 à 28	24,7 p. 100	16,2 p. 100
29 à 42	27,3 —	30 —
43 à 56	21,5 —	23,8 —
57 à 70	12,1 —	16,2 —
71 à 100	11,4 —	12,5 —
Plus de 100	2,9 —	1,3 —

Ces deux tableaux prouvent bien que les typhiques traités par l'eau froide séjournent moins longtemps à l'hôpital, et, ajoute Jurgensen, il n'est pas nécessaire d'aligner des chiffres pour se rendre compte de ce résultat; le séjour est moins long, la convalescence et la restauration des forces sont plus rapides, parce que, pendant la durée de la fièvre, la consomption fébrile est moindre, la nutrition moins compromise, et parce que les complications sont plus rares.

Ainsi, l'opinion généralement admise est que la méthode des bains froids est sans grande influence sur la durée de la période fébrile. Cette proposition est-elle toujours vraie et ne comporte-t-elle aucune exception? Déjà nous avons sur ce point exprimé quelques réserves. Sans aller jusqu'à partager absolument le sentiment de Currie qui, à la fin du siècle dernier, affirmait que l'affusion froide, appliquée dès les premiers symptômes de l'invasion, peut couper court à la marche du typhus, nous inclinons à penser que la réfrigération systématique de Brand peut, dans certaines conditions particulièrement favorables d'intervention hâtive et énergique, sinon couper court à la marche progressive de la fièvre typhoïde, du moins exercer une influence considérable sur l'infection typhoïde elle-même et abréger beaucoup la durée du cycle fébrile.— Nous avons été frappés de l'allure nouvelle que prennent certaines fièvres intenses, traitées par les bains froids dès le second ou le troisième jour. La lutte contre la fièvre se poursuit pendant cinq à six jours, comme dans toutes les formes intenses; la résistance à la réfrigération est même poussée à un très haut degré; tout fait prévoir une forme véritablement intense et de longue durée, lorsque, du 12me au 16me jour, la défervescence est accomplie et la convalescence débute. Sans doute, il y a des typhus abortifs, dans lesquels les symptômes des premiers jours peuvent même présenter une certaine intensité; mais les cas auxquels nous faisons allusion ne rentrent évidemment pas dans la catégorie des typhus abortifs. Voici d'ailleurs les deux faits qui ont le plus contribué à nous inspirer cette idée que la réfrigération systématique, hâtive et rigoureuse, peut vraiment agir sur l'infection typhoïde et notablement abréger la durée de la fièvre.

Observation x. — Le *30 juin 1884*, M. X........, docteur en médecine, âgé de 34 ans, robuste et d'une bonne constitution, qui, les jours précédents, avait donné des soins à une malade atteinte de fièvre typhoïde, se sent pris, dans la soirée, de malaise, de frissons, d'anorexie, de fièvre et d'accablement des forces. — Toute la journée du lendemain se passe ainsi, et le soir la fatigue est plus grande encore et la fièvre plus forte.— Le 2 *juillet*, même état, ou plutôt aggravation croissante des symptômes de la veille.

Le *3 juillet*, M. X.., persuadé qu'il est atteint d'une fièvre typhoïde et fort inquiet de l'intensité du début, se fait amener à l'Hôtel-Dieu, dans une chambre particulière. — La céphalalgie est très vive. Il n'y a pas cependant de photophobie. Le pouls est régulier, à 112. Le météorisme et la diarrhée font défaut. On ne constate pas le gargouillement de la fosse iliaque. La température est à 40,7. Nous sommes à peine à la fin du troisième jour. Assurément le diagnostic n'est pas certain, bien que très probable. *Mais le malade réclame lui-même le traitement de Brand.* Un premier bain est donné à dix heures du soir, bain à 20° et de quinze minutes. L'immersion est très bien supportée. Mais elle ne produit qu'un très faible abaissement thermique; quinze minutes après, T. 40,6. Il est convenu que la formule générale de Brand sera rigoureusement appliquée, comme si le diagnostic était absolument certain : bain de quinze minutes à 20°, toutes les fois que la température, prise toutes les trois heures, atteindra ou dépassera 39°.

4 juillet. — La fièvre est très intense et résiste à la réfrigération. Les bains de la matinée ne produisent pas des abaissements thermiques plus prononcés que ceux de la soirée. Avant et après le bain, la température reste constamment au-dessus de 40°. Voici d'ailleurs les 16 notations thermométriques de la journée :

Une heure du matin, avant le bain :	40°5	après	40,3
—	40,3	—	40,1
—	40,3	—	40,1
—	40,6	—	40,1
—	40,5	—	40
—	40,7	—	40,2
—	40,8	—	40,4
—	40,5	—	40,1

L'état du malade ne s'est pas modifié depuis hier. Il tousse et l'on entend dans la poitrine des râles sonores assez nombreux.

5 juillet.— La fièvre résiste toujours à la réfrigération. A partir de dix heures du matin, on a prescrit d'abaisser à 18° la température de tous les bains. Les abaissements thermiques sont à peine un peu plus prononcés qu'auparavant.

Avant le bain :	40,3	après	40
—	40,4	—	40,1
—	40,2	—	40

bain à 18°	Avant le bain	40,7	après	40,1
	—	40,5	—	39,9
	—	40,5	—	40
	—	46,6	—	40,1
	—	40,5	—	40,1

Les douleurs de tête sont très pénibles. Les symptômes abdominaux font toujours absolument défaut : ni météorisme, ni diarrhée. La déglutition est difficile, cependant on ne constate pas autre chose qu'une vive rougeur du pharynx. Le malade tousse toujours et l'auscultation fait entendre de nombreux râles sonores. — On continue les bains à 18°.

6 juillet. — La lutte contre la fièvre continue. Toutes les températures avant le bain sont encore, pendant cette journée, au-dessus de 40. Après le bain cependant, la température tombe une fois à 39,7.

Avant le bain	40,4	après	40°
—	40,3	—	39,9
—	40,5	—	40,1
—	40,4	—	40
—	40,2	—	39,9
—	40,5	—	40,1
—	40,3	—	39,8
—	40,2	—	39,7

L'accablement des forces est très marqué. Le malade semble véritablement frappé d'une infection typhoïde intense. Il a un peu déliré pendant la nuit. Le mal de tête est toujours violent et le malade s'en plaint beaucoup. La toux est maintenant plus fréquente et plus pénible. Elle amène l'expulsion de crachats muco-purulents, épais, visqueux, quelquefois sanguinolents. On entend toujours des râles sonores très nombreux, mêlés maintenant de râles sous-crépitants, surtout à droite et dans toute la hauteur de la poitrine. La dyspnée est plus prononcée que les jours précédents, et la face est un peu cyanosée. Cependant le pouls n'est pas beaucoup accéléré, il reste à 112.

7 juillet. — Même résistance de la fièvre. Malgré les bains à 18° la température avant le bain est encore au-dessus de 40°. Les abaissements thermiques ne sont pas plus prononcés que la veille.

Avant le bain	40,4	après	40°
—	40°	—	39,7
—	40,3	—	39,9
—	40,2	—	39,8
—	40,5	—	39,9
—	40,4	—	40°
—	40,3	—	39,9
—	40,5	—	40°

Même état qu'hier. Les symptômes abdominaux font toujours défaut.

8 juillet. — Pendant la nuit, la fièvre a présenté la même résistance à la réfrigération. A partir de dix heures du matin, on abaisse à 15° la température de tous les bains, malgré les symptômes thoraciques. Il est vrai que ces bains sont assez péniblement supportés. Mais à dater du premier bain à 15° les abaissements thermiques sont beaucoup plus prononcés :

Avant le bain	40,3	après	39,8	
—	40,4	—	40°	
—	40°	—	39,9	
—	40°	—	39,1	bains à 15°
—	39,9	—	39,2	
—	40,3	—	39,5	
—	40°	—	39,2	
—	40,1	—	39,5	

Etat stationnaire. Désormais tous les bains seront à 15°.

9 juillet. — Il est évident que les bains à 15° ont eu le plus heureux effet. Sans que les symptômes thoraciques se soient le moins du monde aggravés, la température s'est beaucoup abaissée ; plusieurs fois, avant le bain, elle est tombée à 39,3. Tandis que les jours précédents, la température, avant le bain, était, pendant toute la journée, au même niveau, sans trace apparente de rémission, aujourd'hui nous constatons, pour la première fois, une rémission matinale évidente.

Avant le bain	39,9	après	39,5	
—	39,4	—	39°	
—	39,6	—	38,9	
—	39,3	—	38,8	
—	39,5	—	39,1	
—	39,4	—	39°	
—	39,7	—	39,2	bains à 20°
—	40°	—	39,3	

Il est survenu une amélioration marquée, et l'état de M. X... cesse d'inspirer d'aussi vives inquiétudes. La céphalalgie, qui jusque-là avait été intense et continue, a sensiblement diminué. Les symptômes abdominaux sont toujours absents : ni météorisme, ni diarrhée. Les taches rosées n'ont pas paru.

10 juillet. — L'abaissement de la fièvre et l'amélioration de l'état général nous engagent à élever la température des bains, d'autant plus que les bains à 15° sont toujours pénibles pour le malade. Le bain d'hier soir, à huit heures, a été donné à 20°, ainsi que tous ceux de la journée du 10 juillet, sauf le dernier, à onze heures du soir. Or, ce qui prouve bien que la fièvre n'a été vaincue que grâce à l'énergie et à la continuité de la réfrigération, c'est que pendant cette journée du 10 juillet, avec les bains à 20°, la température a repris une marche ascendante évidente, qui nous oblige, à onze heures du soir, à revenir aux bains à 15°.

Avant le bain :	39,3	après	38,9	Bains à 20°.
—	39,5	—	39°	
—	39,3	—	39,1	
—	40°	—	39,3	
—	39,4	—	38,9	
—	40°	—	39,5	
—	40,6	—	40°	
—	40,2	—	39,7	Bains à 15°.

Malgré ce retour offensif de la fièvre dans la soirée, l'état général ne s'est pas aggravé de nouveau.

11 juillet. — La température reste encore élevée dans la matinée, mais le soir elle tend évidemment à baisser. Aussi, comme les bains à 15° fatiguent le malade, on porte la température des bains à 18°, à partir de huit heures du soir.

Avant le bain :	40,1	après	39,6	
—	40°	—	39,5	
—	40,2	—	39,7	
—	39,8	—	39,3	
—	39,5	—	39°	
—	39,5	—	38,6	
—	39,4	—	38,8	Bains à 18°.
—	39,8	—	38,7	

Avec l'élévation de la température a reparu la douleur de tête. Le malade accuse même une douleur de la nuque. Le pouls est à 104. Aucun symptôme n'a paru du côté de l'abdomen. Le malade tousse toujours; les crachats sont encore visqueux et un peu teintés de sang.

12 juillet.— La tempértaure baisse de nouveau et plus que la première fois; toutes les températures avant le bain sont au-dessous de 40°. Les bains sont toujours à 18°.

Avant le bain :	39,7	après	39°
—	39,4	—	38,7
—	39,2	—	38,8
—	39,4	—	38,9
—	39,3	—	38,8
—	39,8	—	39,1
—	39,3	—	38,7
—	39,1	—	38,6

L'état général s'améliore. On constate cependant un peu de muguet sur les piliers et le voile du palais.

13 juillet. —La température continue à s'abaisser d'un mouvement lent mais régulier; une fois, elle est tombée un peu au-dessous de 39°. A partir de huit heures du matin, on revient aux bains à 20°

Avant le bain :	39,3	après	38,7	
—	39,2	—	38,6	
—	39,2	—	38,7	bains à 20°
—	39	—	38,5	
—	38,9	—	38,4	
—	39,4	—	38,8	
—	39,6	—	39	
—	39,2	—	38,7	

L'état général est encore meilleur. Les symptômes abdominaux font toujours défaut.

14 juillet. — La fièvre continue son mouvement de défervescence lent mais régulier.

Avant le bain :	39	après	38,6
—	39,3	—	38,8
—	38,9	—	38,2
—	38,6	—	38,2
—	39	—	38,6
—	38,9	—	38,5
—	39	—	38,5
—	39	—	38,4

Encore de la toux et quelques crachats, mais simplement muqueux et ne contenant plus de sang.

15 juillet. — La défervescence s'accuse de plus en plus; la température, encore au-dessus de 38,5 dans la matinée, s'abaisse dans la soirée au-dessous de ce chiffre, si bien que le malade saute des bains pour la première fois et même il ne prend que trois bains, qui sont d'ailleurs les derniers.

Avant le bain :	38,8	après	38,2
—	38,6	—	38,1
—	38,3	—	pas de bain
—	38,3	—	id.
—	38,4	—	id.
—	38,7	—	38,4
—	38,3	—	pas de bain
—	38,5	—	id.
—	38	—	id.

16 juillet. — Pendant toute cette journée, l'apyrexie est complète; la température ne s'élève pas une seule fois à 38°. Le malade n'est plus baigné. 37,6 — 37,7 — 37,4 — 37,5 — 37,8 — 37,9 — 37,9 — 37,5.

L'état général est excellent. La convalescence commence aujourd'hui. La fièvre n'a pas reparu, comme le prouvent d'ailleurs les notations thermométriques continuées jusqu'au 21 juillet :

17 juillet.	—	T. matin : 37, 1;	soir: 37, 9
18 juillet.	—	T. matin : 37, 6;	soir : 37, 3
19 juillet.	—	T. matin : 37, 4;	soir : 37, 3
20 juillet.	—	T. matin : 37, 2	
21 juillet.	—	T. matin : 37,	soir : 37, 1

M. X. resta sans doute un certain temps affaibli, mais sa convalescence fut remarquablement rapide.

Certes, voilà une fièvre typhoïde très incomplète. Les symptômes auxquels on attache une si grande importance pour le diagnostic de cette fièvre, les symptômes abdominaux, ont manqué pendant toute la période fébrile. Jamais nous n'avons constaté ni diarrhée, ni météorisme. Les taches rosées elles-mêmes ont été absentes. Cependant cette fièvre est bien certainement une fièvre typhoïde. Nous pouvons en donner la démonstration péremptoire. M. X. a créé un véritable foyer infectieux dans l'infirmerie spéciale où il fut traité. Quatre des personnes qui l'ont soigné et veillé, dont deux n'ont pas eu de rapports avec d'autres malades que lui, ont été, à peu de temps d'intervalle, et au moment il où commençait sa convalescence, atteintes de fièvre typhoïde parfaitement caractérisée.

S'il s'agit bien d'une fièvre typhoïde, cette fièvre qui n'a duré que 16 jours, est-elle un typhus abortif ? Assurément non. Il suffit, a défaut de l'étude des symptômes, de jeter les yeux sur le tableau des températures, pour écarter une semblable hypothèse. Pendant six jours entiers, la température s'est maintenue au-dessus de 40° et la fièvre, fait bien plus décisif encore, a présenté à la réfrigération une résistance extrême et véritablement insolite. Le malade a pris 92 bains. Nous avons baigné bien des thyphus abortifs ; il suffit de quelques bains pour faire tomber la fièvre. Quelle que soit la vivacité du début d'un typhus abortif, jamais il ne présente ces symptômes, qui sont si bien l'indice d'un empoisonnement profond de l'individu : céphalée violente pendant cinq jours, grand accablement des forces, bronchite typhique intense dès les premiers jours. Le retour offensif de la fièvre, au 10me jour, au moment où l'on relève à 20° la température des bains, témoigne de l'intensité de l'infection typhoïde et de son peu de ressemblance avec un typhus abortif. Remarquez encore la très faible amplitude des abaissements thermiques après le bain; jusqu'au premier bain à 15°, c'est-à-dire pendant cinq jours, l'abaissement après le bain oscille de 2 à 6 dixièmes de degré, et plus tard, même jusqu'au dernier bain, il reste en moyenne de 5 à 6 dixièmes, ce qui prouve bien que jusqu'au bout la fievre résiste et ne se laisse abattre que par l'énergie et la continuité de la réfrigération.

Nous avons eu affaire véritablement à une forme intense. La période de lutte contre la fièvre a présenté à un haut degré les caractères de cette période dans les formes intenses, tels que nous avons appris à les connaître. Or une forme intense ne dure pas seize jours seulement. La durée en est beaucoup plus longue. La période fébrile a donc été vraiment raccourcie. Ainsi, d'une part durée beaucoup moindre de la fièvre, d'autre part absence complète de ces symptômes abdominaux qui révèlent la lésion ulcéreuse de l'intestin, c'est bien là la preuve que cette réfrigération systématique, énergique et hâtive, que nous avons mise en œuvre avant la fin du troisième jour, a tout à la fois modéré, arrêté peut-être le processus ulcéreux de l'intestin et réprimé l'infection typhoïde elle-même, au point de diminuer notablement la durée du cycle fébrile.

Observation. XI. — M. A. G. jeune homme de 24 ans, est pris, le *15 août 1884*, des premiers symptômes de la fièvre typhoïde. Il est transporté à l'Hôtel-Dieu, dans une chambre particulière, le 19 août, dans la matinée. — Voici l'état constaté au moment de l'admission : fièvre intense, à 40,5 ; pouls à 104 ; ventre légèrement météorisé ; selles diarrhéiques rares, mais très fétides ; beaucoup de gaz également très fétides ; quelques quintes de toux ; râles sonores disséminés dans la poitrine. — Bien que le diagnostic ne soit pas encore absolument certain, la méthode de Brand est appliqué dans toute sa rigueur, et il est même convenu que, si les premiers bains ne produisent pas un abaissement suffisant de la fièvre, la température des bains sera portée à 18°. Le premier bain est donné à deux heures de l'après-midi.

Avant le bain :	40,5	après :	40,3	bains à 20°
—	40,5		40,5	
—	40,4		40,3	bains à 18°
—	40,5		40,2	

Les abaissements sont très faibles, même avec le bain à 18° la résistance à la réfrigération paraît très marquée.

20 août. — La fièvre a baissé dans la matinée ; mais, l'exacerbation du soir ayant présenté une certaine intensité, le dernier bain est donné à 15°. Remarquez que, si les maxima sont moins élevés, les abaissements thermiques après le bain sont très faibles, ou même nuls, et que deux fois la température a été plus élevée après le bain qu'auparavant. Cette curieuse modification va se présenter d'ailleurs à diverses reprises. Nous ferons précéder les abaissements, exprimés en dixièmes de degré, du signe — et les élévations du signe +

Avant le bain :	39,5	après :	39,4	— 1	
—	39,6		39,5	— 1	
—	39,4		39,4	0	
—	39,5		39,5	0	
—	40		39,8	— 2	
—	40		40	0	
—	40		40,1	+ 1	
—	39,8		40,1	+ 3	bains à 15°

L'état général est satisfaisant. Le météorisme n'ayant pas diminué, nous prescrivons l'applications de compresses très froides sur le ventre.

21 août. — La température suit à peu près la même marche, qu'hier. Même avec des bains à 15°, les abaissements thermiques sont très faibles. Aussi, les maxima étant relativement peu élevés, nous revenons aux bains à 18°. Lavement froid une heure après le bain.

Avant le bain :	39,5 après :	39,6 + 1	bain à 15°
—	39,5	39,4 — 1	
—	39,4	39,3 — 1	
—	39,4	39,5 + 1	bain à 18°
—	39,6	39,5 — 1	
—	39,8	39,7 — 1	
—	39,9	39.9 0	
—	39,7	39,5 — 2	

Le météorisme est toujours prononcé. Subdelirium pendant la nuit. Envies de vomir. Le pouls est à 120. Selles abondantes, diarrhéiques, fétides. Urines albumineuses. Cependant le malade a dormi pendant la nuit, dans l'intervalle des bains. — Dans la soirée, léger subdelire comme la nuit précédente, mais seulement avant le dernier bain de la journée, à onze heures du soir. Après le bain, le calme se rétablit. Chaque lavement après le bain provoque des selles abondantes, diarrhéiques, mais un peu moins fétides.

22 août. — La fièvre se maintient toujours entre 39,5 et 39,8, et les abaissements thermiques sont toujours peu prononcés. On continue cependant les bains à 18°; les deux derniers sont même à 16°.

Avant le bain :	39,8 après :	39,7 — 1	bain à 18°
—	39,5	39,4 — 1	
—	39,5	39,3 — 2	
—	39,6	39.5 — 1	
—	39,7	39,5 — 2	
—	39,8	39,8 0	
—	39,8	39,9 + 1	bain à 16°
—	39,6	39,5 — 1	

Encore un peu de délire pendant la nuit. Sommeil calme le matin. Diarrhée abondante et très fétide. Ventre météorisé. Pouls à 104.

23 août. — La fièvre conserve la même allure : Maxima relativement peu élevés, mais abaissements thermiques toujours peu prononcés. A partir de midi, nous revenons aux bains à 18°.

Avant le bain :	39,4 après :	39,4	0	bain à 16°
—	39,3	39,3	0	
—	39,1	39	— 1	
—	39,4	39,4	0	bain à 18°
—	39,5	39,5	0	
—	39,5	39,6	+ 1	
—	39,4	39,3	— 1	
—	39,3	39,4	+ 1	

La diarrhée a diminué; les lavements sont rendus sans matières. Pouls à 108.

24 août. — La fièvre commence évidemment à céder ; plusieurs fois, dans cette journée, la température est tombée au-dessous de 39°, avant le bain.

Avant le bain :	38,7 après :	38,8	+ 1
—	38,7	38,6	— 1
—	38,4	pas de bain.	
—	39,2	39,2	0
—	39,3	39,2	— 1
—	39,4	39,4	0
—	39,1	39	— 1
—	38,8	38,6	— 2

Le pouls est à 100, dans la matinée, et à 108, dans la soirée. Le météorisme et la diarrhée ont diminué. Le soir, la diarrhée a un peu reparu et les selles sont plus fétides.

25 août. — La défervescence s'accentue; les maxima s'abaissent de plus en plus et le malade ne prend que trois bains.

Avant le bain :	38,4	pas de bain.	
—	38,5	id.	
—	38,6	38,3	— 3
—	38,5	pas de bain.	
—	39	39,1	+ 1
—	38,7	38,5	— 2
—	38,5	pas de bain.	
—	38,4	id.	

Le pouls est à 104. Le météorisme persiste encore à un certain degré. Un peu de gonflement œdémateux des mains. Sommeil paisible dans l'intervalle des bains. Le soir, un lavement de quinine provoque une évacuation abondante et fétide.

26 août. — La fièvre est à peu près complètement tombée. Le malade n'a pas été baigné. Voici les huit températures de la journée, notées toutes les trois heures : 38° - 37,8 - 37,8 - 37,8 38,5 - 38,5 - 38,4 - 38,2. Le pouls est à 92. Transpiration très abondante. Plusieurs selles fétides, mais avec des matières dures. Météorisme diminué. Le malade a dormi dans la matinée. Les taches rosées sont toujours absentes. Quintes de toux fréquentes; mais le thorax est partout sonore; respiration un peu obscure en arrière et aux bases ; quelques râles sibilants. Les mains sont toujours tuméfiées. L'albuminurie a disparu. Le malade est affaibli ; il a la face pâle.

27 août. — Apyrexie dans la matinée ; le soir, très légère exacerbation : 37,8-37,5 - 37,6 - 37,8 - 38,1 - 38,4 - 38,1 - 37,7. Le pouls est à 88. Le malade transpire toujours beaucoup. Les selles sont encore abondantes et diarrhéiques. Ventre peu météorisé. Sommeil dans la matinée. L'état général est bien meilleur; les forces reviennent. L'appétit reparaît un peu. La tuméfaction des mains persiste, surtout celle de la main gauche.

28 août. — Apyrexie complète : 37,6 - 37,5 - 37,4 - 37,5 - 37,6 37,7 - 37,7 - 37,6. Pouls à 88. Sueurs abondantes, surtout dans la matinée. Ventre souple. Selles abondantes, mais avec quelques matières moulées. Malade faible encore, peu disposé au mouvement. Etat général satisfaisant.

29 août. — Apyrexie : 37,7 - 37,4 - 37,4 - 37,7. Pouls à 80. Sueurs copieuses pendant le sommeil. Persistance du gonflement des mains. Langue toujours un peu saburrale. Bien qu'apyrétique, le malade n'a pas le vif appétit si habituel au début de la convalescence ; il prend un potage toutes les trois heures et ne réclame rien de plus. Un lavement de quinine provoque encore une selle abondante. La face est moins pâle. Amélioration évidente quoique lente.

30 août. — Apyrexie : 37,3-37,6. Pouls à 80. Sueurs surtout dans la matinée. Même état de la langue. Ventre très souple, sans météorisme. Selles moulées. Peu ou pas de toux. Sommeil paisible. Le soir, deux selles abondantes, mais normales. Polyurie, mais sans albuminurie. Diminution du gonflement des mains, toujours plus marqué à gauche. En somme, état général excellent.

31 août. — Apyrexie : 37,5-38,4. Pouls à 80. Même état satisfaisant. La langue est moins saburrale. Les forces reviennent et le malade a pu lire tout un journal dans l'après-midi.

1er septembre. — Apyrexie : 37,1-37,7. Pouls : 84. Disparition à peu près complète du gonflement des mains. Quelques douleurs à la plante des pieds. Même état.

2 septembre. — Apyrexie : 37-37,6. Pouls : 84. Ventre tout à fait souple. Selles normales.

3 septembre. — Apyrexie : 37,1-37,7. Pouls : 84. Transpirations très abondantes. Eruptions sudorales. Langue toujours saburrale ; l'appétit n'augmente pas ; le malade se contente de potages variés. Selles normales. Etat général excellent. Mêmes transpirations abondantes dans la soirée.

4 septembre. — Apyrexie 37,2-37,6. Pouls à 80. Les sueurs ont un peu diminué. Langue saburrale. Appétit peu prononcé. Cependant état général toujours satisfaisant.

5 septembre. — Apyrexie : 37°-37,7. Pouls : 80. Sueurs. Même état. Le soir, pouls à 88.

6 septembre. — Apyrexie : 37,1-37,7. Pouls : à 88. Même état très satisfaisant. Langue encore saburrale. Même absence d'appétit. Alimentation composée seulement de potages. — Le soir, pouls à 88. Un peu plus d'appétit, le malade mange un peu de poulet.

7 septembre. — Apyrexie : 37,2-37,8. Même état.

8 septembre. — **Rechute**. Le matin, 39°. La température est aussitôt prise de nouveau toutes les trois heures, et nous la voyons s'élever rapidement, en même temps que reparaissent quelques uns des symptômes de l'invasion : 39,5-40,1-39,5-39,4. Le pouls est monté rapidement à 120. Peau chaude. Toux sèche, fréquente ; mais l'auscultation ne fait entendre aucun râle. Les symptômes abdominaux n'ont pas reparu. — Hier dans la soirée, le malade eut une sensation de froid aux extrémités, mais sans frisson véritable ; ce fut probablement le début de la rechute.

9 septembre. — La température restant élevée, nous revenons à la méthode de Brand. Le premier bain à 20° n'ayant produit aucun abaissement, on donne tous les autres bains à 17°. Du reste, la fièvre paraît résister à la réfrigération de la même manière que pendant la première période fébrile.

Avant le bain :	39,4			
—	39,6			
—	39,9	après : 39,9	0	bain à 20°.
—	40,3	40,1	— 2	bain à 18°.
—	39,7	40	+ 3	bain à 17°.
—	39,6	39,6	0	id.
—	39,5	40,1	+ 6	id.

La toux est incessante ; cependant il n'y a pas de râles dans la poitrine. Les selles sont normales. Les transpirations continuent. Pouls 120. — Le soir, la toux a cessé. La langue est redevenue saburrale. Decubitus latéral. Etat général satisfaisant. Lavement froid entre les bains.

10 septembre. — La fièvre se maintient entre 39,5 et 40°; elle résiste en effet à la réfrigération, comme pendant la première période fébrile. Tous les bains sont à 17°.

Avant le bain :	39,7 après :	40,2	+ 3
	39,7	40	+ 3
	39,7	39,5	— 2
Dix heures du matin :	40	40,4	+ 4
Une heure après-midi :	39,8	39,7	— 1
	40,1	40,4	+ 3
	39.6	39,8	+ 2
	40	40,1	+ 1

Le pouls est à 120. Le malade est de nouveau pris de quintes de toux fréquentes, et qui provoquent quelques efforts de vomissement. Auscultation négative. Insomnie. — Nous avons étudié la marche de la température entre le bain de dix heures et celui de une heure de l'après-midi. Voici les résultats :

Avant le bain :		40
Immédiatement après :		40,4
Une heure :	—	39.9
Deux heures :	—	39,8
Trois heures :	—	39,8

Le soir, le pouls est à 128. Même état. Des lavements de quinine ont provoqué l'expulsion de quelques matières dures, mêlées à du liquide fétide. La toux est moins fréquente après le bain ; elle reparaît avec l'élévation de la température. Les taches rosées font absolument défaut.

11 septembre. — Les maxima sont un peu moins élevés, mais il arrive plus d'une fois que la température soit plus élevée après qu'avant le bain :

Avant le bain :	39,8 après :	40,1	+ 3
—	39,8	40,1	+ 3
—	39,8	39,6	— 2
—	39,5	39,8	+ 3
—	40	40,1	+ 1

Avant le bain :	39,6	40,1 + 5
—	39,7	39,7 o
—	39,6	40,1 + 5

Pouls à 124. La langue est saburrale. Un vomissement bilieux, pendant la nuit. Ventre modérement météorisé. Mais il n'y a ni douleurs de la fosse iliaque, ni gargouillement, ni taches rosées. La toux a presque disparu ; elle ne survient plus que pendant quelques minutes après la sortie du bain. Sommeil dans la matinée. Etat général satisfaisant. Quelques vésicule d'herpès sur les lèvres. — Le soir, même état. Pouls à 124.

12 septembre. — La fièvre suit à peu près la même marche que dans la journée d'hier :

Avant le bain :	39,6	après :	39,5 — 1	
—	39,5		39,9 + 4	
—	39,3		39,2 — 1	bain à 18°
—	39,3		39,6 + 3	
—	39,5		39,8 + 3	
—	39,5		40,1 + 6	
—	39,6		39,5 — 1	
—	39,3		39,5 + 2	

Pouls à 120. Le sommeil est plus tranquille dans l'intervalle des bains, surtout dans la seconde moitié de la nuit. — Les lavements provoquent des selles liquides, un peu fétides, mais beaucoup moins que pendant la première période fébrile ; à cette époque, les selles étaient véritablement infectes.

13 septembre. — Depuis hier dans la matinée, on a élevé à 18° la température des bains. Les abaissements thermiques après le bain sont peu prononcés ; souvent même le bain est immédiatement suivi d'une élévation réelle de la température fébrile. Mais cette élévation ne dure pas ; bientôt elle fait place à un abaissement qui, nous l'avons vu déjà, ramène la température au-dessous du chiffre thermique constaté avant l'immersion froide.

Avant le bain :	39,7	après :	39,4 — 3	bain à 18°
—	39,3		39,1 — 2	
—	38,9		39 + 1	
—	39		39,4 + 4	
—	39,5		39,8 + 3	
—	39,8		39,8 o	
—	39,1		39,3 + 2	
—	39,2		39,4 + 2	

Pouls à 124. Etat général satisfaisant. Sommeil calme dans la matinée. Peu de toux. Ventre souple, non météorisé. Pas de taches rosées. Selles toujours diarrhéiques. Langue moins saburrale. Peu d'appétit. Résultat négatif de l'examen de la poitrine.

14 septembre. — Les maxima s'abaissent un peu; mais les bains produisent toujours à peu près le même effet immédiat :

Avant le bain :	39,5	après : 39	— 5
—	38,6	38,8	+ 2
—	38,7	38,6	— 1
—	39,1	39,2	+ 1
—	39,2	39,2	0
—	39,3	39,7	+ 4
—	39,3	39,1	— 2
—	38,6	38,7	+ 1

Le pouls est à 112. Selles contenant quelques matières dures. Sommeil profond pendant la nuit. Amélioration progressive et très évidente.

15 septembre. — La fièvre baisse notablement, surtout dans la matinée. Le malade ne prend que trois bains, et ce sont les derniers.

Avant le bain :	38,5	pas de bain.
—	38,9	après : 38,5 — 4
—	38,5	pas de bain.
—	38,7	après : 38,4 — 3
—	38,5	pas de bain.
—	39,3	après : 39 — 3
—	38,4	pas de bain.
—	38,5	id.

Pouls à 112. Langue rosée. Cependant l'appétit fait toujours défaut. Le malade ne prend que des potages. Sueurs abondantes dans la matinée. Ventre souple, non météorisé. Toujours pas de taches rosées. Etat général excellent.

16 septembre. — Nous entrons évidemment dans la période de défervescence ; mais la fièvre baisse lentement. Voici les huit notations de la journée, car on continue à prendre la température toutes les trois heures : 38,4 - 38,4 - 38° 38,2 - 38,5 - 38,6 38,7 - 38,2. Pouls à 120. Le sommeil est très calme. Sueurs abondantes. Langue encore un peu saburrale. Peu d'appétit. Les lavements provoquent toujours des selles diarrhéiques, mêlées de quelques matières dures. Quelques quintes de toux sèche. Cependant il n'y a pas de râles dans la poitrine. — Le soir, le pouls n'est qu'à 108.

17 septembre. — Le malade sue beaucoup, au point d'être obligé de changer de linge très fréquemment. Cette abondante sudation s'accompagne d'un abaissement assez marqué de la température : 38,2 - 38,1 - 38,2 - 38,3 - 38,4 - 38,7 - 38,8 - 38. Le pouls est à 104. État général excellent.

18 septembre. — La défervescence continue : 38,4 - 38,1 - 38,1 38,3 - 38,6 - 38,7 - 38,6 - 38,3. Le pouls est à 100. Transpiration moins abondante qu'hier. Même état.

19 septembre. — Pouls à 88. Sueurs. Amélioration progressive : 38,2 - 38 - 37,8 - 37,7 - 38,1 - 38,3 - 38,3 - 37,9.

20 septembre. — Pendant toute la jounée l'apyrexie est complète : 37,9 - 37,7 - 37,5 - 37,5 - 37,7 - 37,9 - 37,9 - 37,7. Même état très satisfaisant.

21 septembre. — Apyrexie complète : 37,6 - 37,4 - 37,5 - 37,9. Pouls à 88. Sueurs. Langue rosée; retour de l'appétit. L'état général s'améliore de plus en plus.

Du 22 septembre au 2 octobre, le malade achève à l'hôpital sa convalescence. L'appétit devient de plus en plus vif et la langue se nettoie. Le malade reprend des forces de jour en jour. La transpiration cesse.

Le 2 *octobre.* — Le malade se lève tous les jours et passe la plus grande partie de la journée hors du lit. Son état est aussi satisfaisant que possible. Aucun incident n'entrave la marche rapide de la convalescence. Ce jour-là le malade quitte l'hôpital.

Ce jeune homme fut atteint d'une fièvre typhoïde à rechute. Il n'y a pas lieu de discuter le diagnostic, malgré l'absence des taches rosées, constatée pendant les deux périodes fébriles. L'intensité de la fièvre, l'absence de localisations, les symptômes abdominaux et même la rechute prouvent bien qu'il s'agit vraiment d'une fièvre typhoïde. — Cette fièvre n'est pas un typhus abortif. La température fébrile a présenté à la réfrigération une résistance tout à fait insolite. Tout ce que nous savons sur la marche de la température dans la fièvre typhoïde traitée par les bains froids (1), nous autorise à penser que cette fièvre, non traitée par les bains, eût été véritablement une forme intense ou au moins une forme moyenne. Or la première période fébrile n'a duré que quatorze jours. Les formes intenses et moyennes

(1) V. Chapitre IV § I. Influence des bains sur la température fébrile.

durent beaucoup plus longtemps. Il n'est pas douteux que la réfrigération systématique, mise en œuvre avec une grande rigueur et dès le commencement du cinquième jour, n'ait vraiment enrayé le développement du processus infectieux, au point de diminuer d'une façon manifeste la durée du cycle fébrile. La rechute, également traitée par les bains, n'a duré que douze jours et c'est, même pour une rechute, une durée relativement courte. Du reste, l'existence même de cette rechute témoignerait dans le sens de notre interprétation. L'infection typhoïde, réprimée par une réfrigération intense et précoce, n'a pas été cependant complètement supprimée ; elle s'est manifestée de nouveau, après la cessation du traitement, sous la forme d'une rechute. C'est un point sur lequel nous reviendrons bientôt.

Ces deux faits nous paraissent démontrer que, dans certaines conditions, la médication réfrigérante peut notablement diminuer la durée de la période fébrile. Jusqu'à présent, les faits de ce genre sont fort rares. Ils le seraient peut-être moins, si plus souvent le médecin osait plonger le fébricitant dans l'eau froide, dès les premiers symptômes de l'invasion. Voilà l'observation clinique, positive, incontestable. Quant à l'interprétation, on ne peut faire encore que des hypothèses. Nos conceptions théoriques sur la nature et la cause des maladies, et particulièrement des maladies infectieuses, sont toujours, malgré nous, le reflet des doctrines médicales régnantes. Aujourd'hui, la notion du parasitisme domine toute la pathologie des maladies infectieuses. La pullulation rapide et violente d'un microphyte pathogène dans l'organisme vivant, telle paraît être la cause des phénomènes morbides qui nous révèlent l'infection typhoïde. La fièvre typhoïde peut donc, comme la plupart des maladies infectieuses fébriles, être assimilée à une véritable fermentation. C'est la comparaison dont Brand s'était servi dès 1872. On peut admettre, d'après des vues plus récentes, que la pullulation du microphyte pathogène, c'est-à-dire la fermentation, se passe, non dans le sang, mais dans le système lymphatique de l'intestin. Là, serait vraiment le foyer infectieux. Des matières toxiques et pyretogènes y seraient produites par le développement du microphyte pathogène, matières qui, entraînées dans le sang et les humeurs, provoqueraient la fièvre et les symptômes typhiques. Eh bien, il est permis de penser que la réfrigération générale du fébricitant et la réfrigération locale de la région abdominale, si elles sont assez intenses et précoces, peuvent exercer une action modératrice et décisive sur cette fermentation et par conséquent sur le phénomène morbide qui en est le résultat le plus direct, le cycle fébrile de la dothiénentérie. Sans doute, ce n'est là qu'une hypothèse. Elle repose cependant sur quelques données scientifiques. Elle nous paraît préférable aux théories métaphysiques qui trop longtemps ont obscurci, et obscurcissent encore, la pathologie des fièvres.

Recrudescences. Récidives. Rechutes. — Nous donnons à ces termes la signification acceptée par la grande majorité des pathologistes (1). La recrudescence est une élévation thermique plus ou moins durable, le plus souvent de quelques jours, qui survient avant la chute complète de la fièvre et ne s'accompagne pas d'une éruption nouvelle de taches rosées. La récidive est une seconde atteinte de fièvre typhoïde, alors que la santé est complètement rétablie depuis plusieurs mois, le plus souvent même depuis plusieurs années, après une première atteinte de la même maladie. La rechute est caractérisée par un retour de la fièvre, au début de la con-

(1) V. Hutinel. Thèse d'agrégation Paris, 1883. *Convalescence et rechutes de la fièvre typhoïde.* — Guyard. Thèse de Paris, 1876. *La fièvre typhoïde à rechute.*

valescence, après quelques jours d'apyrexie complète, retour fébrile qui ramène un certain nombre de symptômes typhiques et s'accompagne d'une éruption nouvelle de taches rosées lenticulaires. C'est un deuxième cycle fébrile qui succède au premier, avant la fin de la convalescence.

La méthode des bains froids ne s'oppose sûrement ni aux recrudescences, ni aux récidives, ni aux rechutes. — Plusieurs de nos malades ont présenté des recrudescences. Ce retour fébrile survient généralement vers la fin de la période de défervescence, au moment où la température oscille de 38° à 38,5. Les écarts de régime, l'alimentation trop hâtive, les fatigues précoces, les émotions morales, telles sont les causes communes de la recrudescence. A ces causes, indépendantes du mode de traitement, il faut ajouter, chez les malades traités par la méthode de Brand, la cessation prématurée des immersions froides. Aussi, sommes-nous d'avis de continuer à donner encore dans la soirée quelques bains, frais ou tièdes, alors même que la température fébrile ne s'élève plus à 39°. — Nous avons un exemple de récidive. Un de nos malades, traité d'une fièvre typhoïde par la méthode de Brand, pendant l'épidémie de 1874, nous est revenu en 1880, atteint d'une fièvre typhoïde parfaitement caractérisée, mais qui fut très bénigne et qui a promptement guéri.

Rechutes. — La rechute est plus longue que la recrudescence, mais généralement plus courte et moins sévère que la première atteinte de la dothiénentérie. Les causes qu'on peut assez légitimement invoquer pour expliquer la recrudescence, sont sans influence bien évidente sur le développement de la rechute. Nous avons vu survenir la rechute, chez des malades très attentivement surveillés et en dehors de tout écart de régime.

Au début de la convalescence de la fièvre typhoïde traitée par les bains froids, certains signes peuvent faire soupçonner l'imminence d'une rechute. Ainsi, l'apyrexie existe et la température est au-dessous de 38°, matin et soir, mais elle se rapproche plus de 38° que de 37°. Nous avons été frappés également de la fréquence relative du type inverse ; le matin, la température est supérieure de 2, 3, 4, ou 5 dixièmes à la température du soir. Nous inclinons à considérer ce type thermique comme un des meilleurs signes de la rechute probable. L'hypothermie légère, l'abaissement de la courbe thermométrique un peu au-dessous de 37°, est en général l'indice d'une apyrexie définitive et d'une convalescence solide. Cette hypothermie a fait le plus souvent défaut chez les typhiques qui nous ont présenté des rechutes. Ces caractères particuliers de la température, pendant les premiers jours de la convalescence, ont encore plus de valeur, si la première période fébrile a été de durée très courte. — Le malade en imminence de rechute n'éprouve pas une réelle sensation de bien-être. Les forces ne se relèvent pas promptement et ce typhique guéri, apyrétique, est peu disposé au mouvement ; il ne demande pas beaucoup à quitter son lit. Les troubles digestifs, et c'est là également un signe assez sûr, n'ont pas complètement disparu ; la langue reste saburrale ; il y a encore un peu de diarrhée, des alternatives de diarrhée et de constipation, ou même une constipation persistante. L'appétit ne s'est pas de bonne heure réveillé, ou reste capricieux à une époque où, chez le malade franchement convalescent, il est vraiment impérieux. — Assurément tous ces signes ne sont rien moins que certains ; ce sont seulement des signes de probabilité ; ils indiquent au moins la nécessité de surveiller l'alimentation et de continuer les notations thermométriques pendant quelques jours encore.

La rechute est-elle plus ou moins fréqnente chez les malades traités par les bains froids ? C'est une question controversée.

La fréquence de la rechute, chez les typhiques traités par les moyens ordinaires, a été diversement appréciée : 3 p. 100 (Murchison) ; 6 p. 100 (Griesinger) ; 6,3 p. 100 (Gerhardt) ; 8 p. 100 (Human); 10 p. 100 (Maclagan); 7.4 p. 100 (Liebermeister). La fréquence des rechutes varie beaucoup suivant les épidémies. Aussi, les meilleures statistiques sont celles qui embrassent tout à la fois un grand nombre de faits et un laps de temps considérable. Les statistiques de Murchison (2,591 cas et 80 rechutes), de Gerhardt (4,434 cas et 280 rechutes) et de Liebermeister (861 cas et 64 rechutes) sont celles qui remplissent le mieux ces conditions et qui, par conséquent, se rapprochent probablement le plus de la vérité. En réunissant ces statistiques, on trouve 324 rechutes sur 7886 cas, ce qui donne une proportion de 4,1 p. 100. Ce chiffre 4,1 p. 100 peut donc être considéré comme exprimant assez exactement la fréquence des rechutes, chez les malades traités par les moyens ordinaires.

La fréquence des rechutes, chez les malades traités par les bains froids, n'a pas été moins diversement appréciée. Brand a réuni 2939 cas, empruntés à différents auteurs et traités par sa méthode, parmi lesquels il y a 134 rechutes, soit une proportion de 4,5 p. 100. Liebermeister eut 86 rechutes sur 882 cas, ce qui donne une proportion beaucoup plus forte de 9,8 p. 100. Merckel compte 9 rechutes sur 41 cas, soit 22,2 p. 100. Les faits de Liebermeister et de Merckel sont compris parmi les 2939 cas de Brand. Si les rechutes furent si fréquentes parmi les malades de Merckel et de Liebermeister, c'est, ajoute Brand, parce que la méthode des bains froids ne leur fut pas très rigoureusement appliquée.— La critique de Brand n'est peut être pas très fondée. Vogl a étudié la fréquence comparative des rechutes, à l'hôpital militaire de Munich, pendant deux périodes : l'une avant 1876, pendant laquelle on emploie une méthode de Brand incomplète ; l'autre depuis 1876, pendant laquelle on applique cette méthode aussi rigoureusement que possible. Or, pendant la première période, la fréquence des rechutes est de 1,3 p. 100 et pendant la seconde, de 2,2.p. 100.

Parmi nos malades, les rechutes ont été assez fréquentes. Sur 233 cas traités par les bains froids, nous avons 15 rechutes, soit une proportion de 6,43 p. 100. Aucun de ces quinze malades n'a succombé.

Les rechutes paraissent donc un peu plus fréquentes chez les malades traités par les bains froids. On arrive d'ailleurs à cette conclusion, en comparant à la moyenne générale, 4,1 p. 100, établie plus haut pour les fièvres traitées par les moyens ordinaires, la moyenne de 4,5 p. 100, indiquée par Brand lui-même pour les fièvres traitées par les bains froids. Mais c'est là un bien minime inconvénient et tout à fait négligeable, quand on songe que la rechute n'est pas grave et que la méthode des bains froids, convenablement appliquée, abaisse énormément le taux de la mortalité. Du reste, on peut soutenir sans paradoxe que cette plus grande fréquence des rechutes peut être considérée, dans une certaine mesure, comme une preuve de l'action favorable qu'exerce la méthode des bains froids sur l'infection typhoïde elle-même. On sait que, d'une façon générale, les rechutes sont bien plus communes dans les formes légères ou moyennes, que dans les formes intenses de la dothiénentérie. Il est bien permis de penser que, si la rechute est plus fréquente dans les fièvres rigoureusement traitées par la méthode des bains froids, c'est qu'il arrive assez souvent que cette méthode change une forme intense en une forme moyenne ou du moins en une forme moins sévère.

Pronostic. — Nous ne traiterons pas du pronostic de la dothiénentérie en général, mais seulement du pronostic de la dothiénentérie traitée par les bains froids. Nous chercherons une réponse à cette question : comment peut-on reconnaître que la réfrigération exerce vraiment une action favorable sur la marche de la maladie?

Les mêmes conditions de l'individu qui aggravent le pronostic de la dothiénentèrie, abstraction faite du mode de traitement, rendent un peu moins certaine l'efficacité des bains froids; telles sont l'âge avancé, l'obésité, l'alcoolisme, le surmenage, les excès et certains états physiologiques ou pathologiques antérieurs à l'invasion, comme l'état puerpéral et les affections du cœur. Cependant, même dans ces conditions fâcheuses, le traitement par les bains froids, s'il est bien conduit, donne encore beaucoup plus de succès que le traitement par les médicaments.

Voyons d'abord quels sont les conditions et les signes favorables.

Le pronostic est d'autant meilleur que le traitement est commencé plus tôt. Le fait est bien mis en évidence par les statistiques de l'armée allemande que nous avons citées au chapitre des Indications. On peut bien ne pas accepter tout à fait à la lettre l'aphorisme de Brand et de F. Glénard : « Toute fièvre typhoïde qui pourra être traitée régulièrement dès le début par l'eau froide sera exempte de complications et guérira. » Pourtant cette proposition se rapproche de la vérité bien plus que ne le pensent ceux qui l'ont si vivement critiquée. Dans toutes les conditions où il est possible de traiter la fièvre typhoïde par la méthode des bains froids, dès les premiers symptômes de l'invasion, par exemple dans la clientèle de la ville et dans les hôpitaux militaires, on peut arriver à ce résultat que la mort par fièvre typhoïde devienne une véritable exception. En tous cas, ce n'est pas s'avancer beaucoup que de présumer qu'un malade baigné régulièrement, dès le 3e ou le 4e jour, guérira à peu près certainement, et quelle que soit la forme de la dothiénentérie dont il est atteint.

Le bain froid possède une action puissante sur les troubles précoces du *système nerveux*. La disparition des symptômes nerveux graves du début, délire, ataxie, stupeur, coma, est assurément un signe très favorable. Ce résultat demande souvent plusieurs jours de traitement, bien qu'il ne soit pas très rare de l'obtenir dès les premières immersions froides. On ne peut cependant pas conclure que, le délire et le coma disparus, la guérison est absolument certaine. Nous avons vu succomber plus tard des malades atteints de formes ataxo-adynamiques, traités, il est vrai, à une époque déjà un peu éloignée du début, mais chez lesquels les premiers bains avaient produit cette remarquable sédation des troubles nerveux les plus graves. — A une période plus avancée, il faut s'attendre à voir le délire et la stupeur résister davantage à la réfrigération systématique, et c'est là une condition fâcheuse ; mais ces troubles nerveux tardifs ne s'observent que chez les malades soumis trop tardivement au traitement de Brand. — De bonne heure, dans les cas favorables, le faciès prend une expression naturelle et perd de plus en plus les traits du faciès typhique. Les lèvres et la langue ne sont plus encroûtées de fuliginosités ; elles sont roses et humides. La fièvre ne laisse d'autre marque sur le visage que la rougeur de la joue, survenant deux ou trois heures après les immersions froides. Le rire apparaît bien avant le début de la convalescence. De bonne heure, le malade se couche sur le côté, et dort paisiblement dans l'intervalle des bains. Ce sont là tout autant de signes pronostiques favorables, qui apparaissent beaucoup plus tôt chez les malades traités par les bains froids que chez les malades traités par les médicaments, et qui témoignent sûrement d'une action salutaire de la médication réfrigérante. — Lorsque le traitement est bien conduit, tous ces troubles nerveux, une fois éloignés, ne doivent plus reparaître. Si le visage du malade reprend quelques-uns des traits du faciès typhique, il faut d'abord soupçonner quelques irrégularités dans le traitement. Ainsi, pendant la période de lutte contre la fièvre, si le malade est plus accablé le matin que la veille, on peut suspecter fortement que les bains de la nuit ont été supprimés.

On sait que l'*état du cœur et du pouls* fournit de précieux éléments de pronostic. Les bains froids, dans les cas favorables, doivent produire un amendement marqué de tous les signes de l'affaiblissement du cœur. Après chaque bain, le pouls diminue de fréquence et le dicrotisme s'atténue ou même disparaît. Au début, ces modifications sont passagères et ne durent que quelques instants après le bain. Elles vont devenir permanentes, si le cas est favorable ; après quatre, cinq ou six jours de traitement, le dicrotisme n'existe plus, ou du moins est beaucoup moins prononcé, et chaque jour le pouls diminue de fréquence. — Au moment de la défervescence et même encore pendant la convalescence, le pouls reste quelquefois fréquent ; mais, à cette époque, cette accélération du pouls n'a pas de signification pronostique fâcheuse, du moins quand elle coïncide avec la chute de la fièvre et l'amélioration évidente de tous les autres symptômes. On sait aussi que les intermittences du pouls ne doivent pas, à cette période, inspirer les mêmes inquiétudes qu'au début. L'intermittence est un des caractères du pouls de la convalescence, dans certaines maladies aiguës.

La *bronchite typhique* intense du début, souvent accompagnée d'une *congestion pulmonaire* étendue, est toujours fort inquiétante, dans les fièvres traitées par les médicaments; elle présage très souvent une forme thoracique grave. Or cette complication précoce perd beaucoup de sa gravité, dans les fièvres traitées par les bains froids, dès le début et régulièrement. Elle disparaît ordinairement après quelques jours de traitement, et cette disparition prompte est pour l'avenir éminemment favorable; nous n'avons jamais observé l'hypostase ni la broncho-pneumonie, chez les malades dont la congestion pulmonaire initiale fut ainsi, de bonne heure, enrayée par les bains froids. — L'accélération et l'irrégularité de la respiration, causées par les troubles nerveux et l'hyperthermie, disparaissent également, dans un cas heureux, en même temps que la température s'abaisse sous l'influence des premiers bains. — Cette amélioration parallèle des symptômes nerveux, des symptômes thoraciques et de la fièvre est un signe toujours très favorable.

Chez les malades traités par les bains froids, il importe d'examiner souvent l'*urine* et, le plus souvent possible, d'en mesurer la quantité émise en vingt-quatre heures. Dans les cas heureux, l'urine prend de bonne heure les caractères de l'urine critique; elle est peu colorée, d'une densité au-dessous de la normale, et de plus en plus abondante, au point qu'il survient bientôt une véritable polyurie. Lorsque le traitement est appliqué en temps opportun et bien conduit, ces caractères apparaissent, du moins à un certain degré, bien avant la fin de la période fébrile; ils apparaissent à une époque où la fièvre est encore assez intense pour que le malade ne saute pas de bains et soit baigné régulièrement toutes les trois heures. En règle générale, dès que l'on voit apparaître ces caractères de l'urine, on peut être rassuré sur l'évolution ultérieure de la maladie; les symptômes typhiques feront défaut et très probablement aussi les complications. La disparition de l'albuminurie précoce est également un signe favorable; nous avons souvent constaté cette disparition, à mesure que l'urine devient plus abondante et moins dense.

L'amélioration rapide des *troubles digestifs* est un autre signe de bon augure. Dès les premiers jours, dans un cas régulier, la bouche se nettoie, puis, vers le septième ou huitième jour du traitement, quelquefois plus tôt, le météorisme s'affaisse et la diarrhée diminue beaucoup. La sensation de la faim reparaît. Ces signes comptent au nombre des plus favorables. — En voyant s'atténuer à ce point, et même disparaître, les symptômes qui révèlent la lésion de l'intestin, il est difficile de ne pas admettre que les bains froids exercent une action très favorable sur le processus typhoïde de l'intestin. Or ces heureuses modifications éloignent, pour une période plus avancée, le péril de la perforation et de la péritonite.

Pendant toute la durée du traitement, il faut avoir l'œil fixé sur les *courbes thermométriques* et sur ces feuilles où sont inscrites chaque jour les notations thermométriques avant et après le bain. — Les hautes températures persistantes, les plateaux, n'ont plus la même signification pronostique fâcheuse que chez les malades traités par les médicaments, car nous avons en mains un moyen très efficace pour combattre l'hyperthermie. Il n'est même pas mauvais que, dans les fièvres intenses, le fébricitant résiste, dans une certaine mesure, à la réfrigération et, si l'on peut ainsi parler, défende sa température fébrile contre la réfrigération systématique. — Nous croyons utile de construire, jour par jour, ce qui d'ailleurs est très facile, la courbe des moyennes des maxima ; elle est précieuse pour diriger la réfrigération et renseigne, mieux que les autres, sur l'effet utile du traitement. Dans les cas favorables et bien traités, la moyenne du premier jour de traitement, à de rares exceptions près, doit occuper le point culminant de la courbe. Il serait fâcheux de voir, les jours suivants, reparaître souvent cette moyenne ou une moyenne plus élevée. C'est au contraire un signe très favorable que de voir les courbes thermométriques s'abaisser de bonne heure vers 39° et s'y maintenir. A ce degré, l'apyrexie relative est suffisante, dans la deuxième période des formes intenses, et les dangers de l'hyperthermie sont écartés.— Quant aux abaissements thermiques après chaque bain, il convient qu'ils atteignent une moyenne de huit dixièmes de degré à un degré. Des abaissements moindres, pendant les premiers jours, indiquent une résistance évidente à la réfrigération, rendent nécessaires des bains plus froids ou plus rapprochés, et, s'ils persistent trop longtemps, laissent subsister le danger de l'hyperthermie. C'est donc un signe favorable que d'observer chaque jour une augmentation de l'abaissement thermique consécutif au bain. — Un autre signe favorable, c'est de voir le malade sauter des bains. Souvent, après ces bains sautés, la température se relève à des degrés supérieurs, comme pour témoigner que la fièvre n'est pas définitivement vaincue et qu'il importe encore de continuer activement la réfrigération systématique. Mais ces élévations thermiques ne sont pas inquiétantes ; elles prouvent seulement qu'il ne faut pas chercher trop tôt à supprimer quelques bains. —Enfin, l'apparition de l'escalier de la défervescence est d'un heureux présage ; elle annonce la fin prochaine du cycle fébrile.

Les indications pronostiques fournies par la température sont seulement relatives, et non pas absolues. Certaines de nos courbes, appartenant à des malades qui ont succombé, ressemblent beaucoup aux courbes de malades qui ont guéri. C'est que, dans les fièvres tardivement baignées, on n'observe plus, au même degré qu'au début, cette remarquable subordination des symptômes typhiques à la marche de la température; des complications graves et mortelles peuvent alors apparaître, malgré lesquelles la température peut bien s'abaisser beaucoup sous l'influence de la réfrigération. Il faut tenir compte aussi, surtout dans ces cas tardivement baignés, de l'ensemble de tous les symptômes. L'abaissement régulier de la courbe thermométrique, l'accroissement des abaissements consécutifs à chaque bain, la lenteur avec laquelle la température fébrile se relève après le bain, tous ces signes auront une signification pronostique plus réellement favorable, s'ils s'accompagnent d'une amélioration parallèle de l'état général et des symptômes graves.

Les éruptions plus ou moins abondantes de *taches rosées* n'ont pas de valeur pronostique. On peut en dire autant des furoncles, des petits abcès sous-épidermiques et même des abcès sous-dermiques plus volumineux. Ces abcès, ouverts de bonne heure et bien traités, suivant les règles de la méthode antiseptique, guérissent rapidement chez les malades traités par les bains froids. Ils provoquent seulement quelques retours fébriles et retardent un peu la convalescence. Les suppurations étendue, et les eschares sont assurément plus fâcheuses; elles peuvent provoquer le développement d'accidents septicémiques. Les pétéchies et les hémorrhagies de la peau sont l'indice d'une forme très grave. Cependant la situation n'est pas absolument désespérée; plusieurs de nos malades ont guéri, qui avaient présenté des accidents de ce genre.

Voici maintenant les conditions et les signes plus particulièrement défavorables.

En premier lieu, il faut placer l'application tardive de la méthode des bains froids. Passé le premier septénaire, les chances de succès diminuent de jour en jour. Elles sont très faibles, lorsque, dans les cas graves et compliqués, le traitement est commencé seulement après le vingtième jour.

La répugnance réelle et très marquée pour les bains froids nous a paru plus d'une fois, comme à d'autres observateurs, constituer un signe pronostique fâcheux. Mais il est clair que l'appréciation de ce signe demande une grande circonspection. L'intolérance vraie pour les bains froids est tout à fait exceptionnelle. Il faut bien se garder d'admettre cette intolérance, toutes les fois que le patient se plaint, et même avec vivacité, de la rigueur du traitement. Quelques malades acceptent très volontiers le traitement ; ils ont le désir de le continuer très régulièrement ; cependant, malgré leur bonne volonté, le bain froid leur est absolument insupportable. Voilà le signe, chez quelques-uns, réellement fâcheux, et il l'est d'autant plus qu'il se manifeste plus tôt. En effet, ce n'est généralement pas au début du traitement que le malade se plaint des sensations pénibles que lui cause le froid ; les plaintes et les révoltes contre l'eau froide ne commencent guère à devenir sérieuses qu'au moment où la fièvre s'abaisse notablement, et lorsque les abaissements thermiques après le bain sont déjà très prononcés.

Dans les cas graves, avec stupeur, pouls fréquent et température élevée, il est fâcheux, surtout si le traitement est commencé à une époque voisine du début, de voir les premiers bains provoquer des abaissements thermiques considérables, de 2° à 3° par exemple. Il faut peut-être faire une exception pour les enfants chez lesquels, même dans les formes intenses et régulières, la résistance à la réfrigération est, nous l'avons vu déjà, notablement moindre que chez l'adulte. Ces grands abaissements du début sont le plus souvent l'indice d'un affaiblissement du cœur déjà très inquiétant et trop souvent irrémédiable.

Le défaut d'amélioration des symptômes graves et de l'état général, malgré l'abaissement de la courbe thermométrique, est également un signe de mauvais augure. Ce phénomène peut être exceptionnellement observé dans les cas traités même dès le début; il est bien plus habituel dans les fièvres tardivement baignées.

Si, dans le cours du deuxième et du troisième septénaire, la fréquence du pouls, compté tous les jours, augmente progressivement, malgré les bains et même malgré l'abaissement de la température, il faut craindre la paralysie du cœur et le développement des complications les plus graves, parmi lesquelles les hypostases et les broncho-pneumonies. Dans les cas favorables, c'est-à-dire dans les fièvres traitées dès le début et très régulièrement, le traitement par les bains froids, prévient toujours cette marche ascendante de la courbe du pouls qui, coïncidant le plus souvent avec un certain abaissement de la courbe thermométrique, est un des signes de la plus haute gravité dans la période moyenne de la dothiénentérie.

La persistance d'une urine rare, dense, très colorée pendant plusieurs jours est un signe fâcheux. Dans ces conditions, les symptômes typhiques sont habituellement très prononcés (1).

La pneumonie lobaire aggrave sans doute le pronostic, moins cependant quand elle paraît au début. Le

(1) V. in *Urologie clinique,* A. Robin. loc. cit. de longs développements sur les signes pronostiques tirés de l'examen des urines.

traitement de Brand réussit souvent dans les fièvres compliquées de pneumonie. Les hypostases et les broncho-pneumonies tardives sont d'un pronostic plus sévère.

Dans les cas favorables, on voit toujours, avons-nous dit, la diarrhée cesser, ou du moins diminuer d'une façon très appréciable, après cinq à huit jours de traitement. Le défaut de cette amélioration est un signe fâcheux. La résistance du flux diarrhéïque pendant toute la période fébrile, malgré la réfrigération générale et malgré la réfrigération locale de l'abdomen, est généralement l'indice d'une lésion ulcéreuse de l'intestin très étendue. Dans quelques cas de ce genre terminés par la mort, outre les ulcérations caractéristiques de l'intestin grêle, nous avons trouvé le gros intestin criblé d'ulcérations typhoïdes.

L'étude attentive des modifications qu'impriment au mouvement fébrile les immersions froides, dans les premiers jours du traitement, permet de prévoir approximativement quelle sera la forme de la dothiénentérie : intense, moyenne, légère.

Le traitement de Brand étant commencé de bonne heure, par exemple avant la fin du premier septénaire, si les abaissements thermiques après le bain restent faibles, pendant deux ou trois jours, et ne dépassent pas 2 à 4 dixièmes ; si l'on est obligé d'avoir recours aux bains à 15° pour obtenir un effet utile suffisant; si le typhique ne saute pas de bain, pendant ces premiers jours, et que les températures maxima soient toutes à 40° ou au-dessus ; si la rémission matinale, qui débute généralement un peu après minuit, fait défaut ou fait place à une élévation thermique même légère, — on peut prévoir que la fièvre sera intense, que la lutte contre la fièvre devra être énergique, que le traitement sera long, que le typhique prendra de 80 à 100 bains, peut-être davantage, et que la période fébrile durera 20 à 30 jours.

Lorsque, dans un cas également traité avant la fin du premier septénaire, le malade ne saute pas de bains avant trois ou quatre jours de traitement; mais cependant si les abaissements thermiques, après le bain, de bonne heure atteignent 5 à 8 dixièmes; ou bien si, les abaissements thermiques restant faibles, la courbe des moyennes des maxima s'abaisse de bonne heure à 39°, — on peut présumer que la fièvre sera de moyenne intensité, que le malade prendra de 40 à 80 bains et que la période fébrile durera 20 à 25 jours.

Enfin, si les abaissements thermiques sont d'emblée très marqués, de 8 dixièmes à 1° 5 ; si ces abaissements sont obtenus par la simple application de la formule générale de Brand ; si le malade saute un ou plusieurs bains dans la matinée du troisième, du second, et à plus forte raison du premier jour; si ces abaissements thermiques prononcés marchent de pair avec une amélioration évidente et rapide de l'état général ; si, dès le premier jour du traitement, la température présente une tendance très manifeste à s'abaisser après minuit — il est permis de penser que la fièvre sera légère, que le malade prendra seulement 20 à 40 bains, peut-être moins, et que la période fébrile sera terminée du quinzième au vingtième jour. Quelquefois même le cycle fébrile est accompli beaucoup plus tôt, car, nous l'avons dit déjà, nous sommes convaincus que la réfrigération systématique, appliquée dès le début, peut réellement diminuer la durée du cycle fébrile dans les formes légères. Rappelons d'ailleurs que parmi nos fièvres légères, dont quelques-unes ont eu cette durée très courte, nous n'avons admis que des fièvres ayant présenté la roséole dothiénentérique.

Mortalité. Statistiques.—Pour étudier comparativement la mortalité de la fièvre typhoïde traitée par les médicaments et par les bains froids, il faut de toute nécessité recourir aux statistiques. Sans doute les documents de ce genre présentent de nombreuses imperfections et peuvent souvent conduire à des conclusions tout à fait erronées. On l'a bien vu récemment et précisément dans cette question si controversée de la mortalité de la fièvre typhoïde. Il faut donc, comme le dit très judicieusement M. Glénard, se défier des statistiques. Cependant, si les chiffres sont considérables et embrassent une période assez longue, on peut admettre que des erreurs de détail disparaissent dans la masse des faits et n'altèrent pas très sensiblement le résultat. D'ailleurs, quand il s'agit d'une étude comparative, il est probable que les mêmes chances d'erreur existent de part et d'autre, et la comparaison peut être établie avec une approximation suffisante. Toutefois il est une cause d'erreur particulière aux statistiques de la fièvre typhoïde traitée par la méthode des bains froids. La méthode n'a pas toujours été, dans tous les faits que comprennent les mêmes statistiques, appliquée avec la même rigueur ni à la même période de la maladie. Or, nous l'avons vu déjà et les statistiques bien faites le démontrent péremptoirement, ces deux conditions ont une influence considérable sur le résultat du traitement. Nous rencontrerons souvent cette cause d'erreur.

Il faut d'abord établir la mortalité moyenne de la fièvre typhoïde traitée par l'expectation ou les moyens ordinaires. — Murchison a étudié la mortalité par fièvre typhoïde, dans les hôpitaux de Londres, de 1848 à 1870; elle oscille dans les limites fort étendues de 12,82 p. 100 à 28,42 p. 100. La moyenne générale, pour cette période de vingt-trois années, serait de 17,27 p. 100. Le même auteur, réunissant les statistiques publiées en France, en

Angleterre et en Allemagne, arrive au total de 27,051 cas de fièvre typhoïde, parmi lesquels il y a 4,723 morts, ce qui donne une mortalité de 17,45 p. 100, très voisine de la mortalité moyenne des hôpitaux de Londres. — M. Jaccoud base ses estimations sur le total encore plus élevé de 80,149 cas, appartenant à la période qui s'étend de 1840 à 1881 et provenant de diverses contrées de l'Europe et de l'Amérique. La mortalité, calculée d'après ces 80,149 cas, est de 19, 23 p. 100. — Ces deux statistiques de Murchison et de M. Jaccoud sont les plus considérables, actuellement connues. Elles nous permettent d'admettre la proportion de 18 à 19 p. 100 comme exprimant, avec la plus grande approximation jusqu'à présent possible, la mortalité moyenne de la fièvre typhoïde.

Il s'agit maintenant de savoir si le traitement par les bains froids abaisse la mortalité fort au-dessous de cette moyenne générale, 18 à 19 p. 100. Le degré de cette diminution du taux de la mortalité doit assurément nous renseigner sur la valeur de ce traitement par les bains froids. Nous ne trouvons pas, et pour cause, de statistiques aussi considérables que celles de Murchison et de M. Jaccoud, ni portant sur des périodes aussi étendues. La vulgarisation de la méthode des bains froids date à peine de dix à quinze ans, et malheureusement il s'en faut de beaucoup que, sauf en Allemagne, cette méthode soit très généralement acceptée.

Statistiques françaises. — En France, la plupart des statistiques, jusqu'à présent publiées, sont passibles de très graves objections. Elles portent sur des chiffres beaucoup trop faibles ; elles embrassent un laps de temps trop court ; elles comprennent un très grand nombre de cas qui n'ont pas été vraiment traités par la méthode des bains froids, c'est-à-dire de bonne heure et suivant les règles générales formulées par Brand. Cette dernière critique est particulièrement applicable aux statistiques faites à Paris. Les observations détaillées, présentées dans les sociétés savantes, ou publiées dans les thèses, les mémoires et les journaux, témoignent de très grandes imperfections dans l'application du traitement de Brand.

Statistique de M. F. Glénard. — C'est la première statistique française de malades traités par la méthode des bains froids. Elle comprend 56 cas, observés à Lyon et répartis dans les services de MM. Faivre, Soulier, Français, Schaak, à l'hôpital de la Croix-Rousse ; dans les services de MM. Tripier, Boucaud, Chavannes, Mayet, à l'Hôtel-Dieu ; et dans la clientèle privée de MM. Charpy, Monvenoux, H. Rondet, M. Rondet, Grabinsky et Dupuy, à Lyon, ou dans les régions voisines. — Parmi ces 56 cas, il y eut un seul décès. Or ce malade qui a succombé ne fut baigné que le vingtième jour de la fièvre. — Ce remarquable résultat ne peut pas être attribué, et d'ailleurs il ne le fut pas à cette époque, en 1874, au caractère particulièrement bénin d'une épidémie. Il est vrai que 14 cas appartiennent à un seul médecin, M. Glénard ; mais les 42 autres sont observés dans des conditions fort diverses, dans les hôpitaux, dans la pratique de la ville et de la campagne, et par différents médecins. (*Lyon Médical* 1874).

Statistique de M. Rollet. — M. Rollet (1) fut chargé par le Conseil d'hygiène de Lyon, de faire l'histoire de l'épidémie de fièvre typhoïde qui sévit dans cette ville, en 1874. M. Rollet a consacré quelques pages de son rapport au traitement de Brand, que les médecins lyonnais commençaient à expérimenter, sous l'inspiration

(1) Rapport sur l'épidémie de fièvre typhoïde qui a régné à Lyon aux mois d'avril et de mai 1874. — Lyon 1874.

de M. Glénard. L'auteur ne manque pas de montrer, avec une grande équité scientifique, combien étaient défavorables les conditions dans lesquelles fut appliquée la méthode de Brand. « Presque tous les médecins, dit-il, n'ont traité par les bains froids que les fièvres typhoïdes graves, et ce seul fait suffirait déjà, si nous ne l'avions éprouvé nous-mêmes, pour nous recommander ce nouveau mode de traitement, susceptible d'intervenir avec succès là précisément où les autres se montrent si souvent impuissants. » — Dans la clientèle de la ville, M. Rollet relève 158 malades traités par les bains froids, avec 7 morts; soit une mortalité de 4, 43 p. 100. Parmi ces 158 malades, 126 seulement ont été traités avec une régularité à peu près suffisante. Or pour ces 126 malades, la mortalité est seulement de 3, 17 p. 100. Il est vrai qu'il s'agit là de malades de la ville et que l'épidémie de 1874, de l'avis de tous, ne fut pas très meurtrière. — Dans une seconde série, M. Rollet réunit les cas traités à l'hôpital. « Les cas ainsi traités, dit-il, étaient les plus graves, et pourtant la méthode a eu sur eux une si heureuse influence que la moyenne de la mortalité pour ces malades de choix, infiniment plus menacés que les autres, n'a pas dépassé la moyenne de la mortalité générale de l'épidémie. » En effet, sur 219 cas traités par les bains dans les hôpitaux, il y a 25 morts, ce qui donne une mortalité de 11,41 p. 100. Or, dans les mêmes hôpitaux et pendant la même épidémie, la mortalité a été de 10,42 p. 100, parmi les malades traités par les médicaments. Cette légère différence en faveur des moyens ordinaires de traitement s'explique, et au delà, par la sélection dont parle M. Rollet. Pendant l'épidémie de 1874 et parmi les typhiques des hôpitaux, comme parmi ceux de la ville, seuls les plus gravement atteints étaient soumis au traitement de Brand. On envoyait aux bains froids les malades dont ne voulaient plus la quinine, l'alcool et le quinquina. De là un retard funeste dans l'application du traitement, retard qui, bien plus encore que la gravité de la maladie, explique cette mortalité beaucoup trop élevé que, pendant l'épidémie de 1874, le méthode de Brand a donnée dans nos hôpitaux.

Statistique de M. Mollière. — M. H. Mollière (1), rapporteur d'une commission nommée au sein de la Société des sciences médicales de Lyon, a dressé, lui aussi, une statistique pour cette même épidémie de 1874. Les résultats de cette statistique ont très souvent servi d'argument contre la méthode de Brand; nous devons donc les examiner avec plus de détails. Il est probable que le plus grand nombre des cas qui figurent dans la statistique de M. Rollet, figurent également dans celle de M. Mollière.

A part un certain nombre de faits empruntés à MM. Mayet et Weil et à M. Cayla, tous les autres faits ont été recueillis de la façon suivante : vers la fin de l'épidémie de 1874, une circulaire fut envoyée à tous les médecins de la ville et des hôpitaux, les priant de faire connaître les résultats de leur pratique. La circulaire demandait bien des détails, utiles à connaître assurément, mais fort difficiles à donner avec une exactitude suffisante. Un praticien, surtout en temps d'épidémie, ne prend pas l'observation de ses malades, à moins d'y avoir un certain intérêt. La circulaire eût été beaucoup mieux placée au début qu'à la fin de l'épidémie. Du reste, la plupart des praticiens interrogés de la sorte ont si bien compris la difficulté, l'impossibilité même d'une réponse de quelque valeur que, comme le fait remarquer

(1) *Lyon Médical*, 1876. Rapport sur le traitement de la fièvre typhoïde par la méthode de Brand.

M. H. Mollière lui-même, bien peu, 39 seulement, ont répondu. Et comment ont-ils répondu? Ils n'ont pu répondre pour la plupart, qu'avec des souvenirs, datant déjà de plusieurs mois, et non pas avec des observations complètes et d'une exactitude rigoureuse. Or, surtout quand il s'agit d'une question de thérapeutique. et quand les faits sont, en somme, peu nombreux, il faut des documents nets, précis et d'une valeur scientifique réelle.

Personne n'a mieux fait la critique de cette statistique que M. H. Mollière lui-même. Mais les adversaires de la méthode de Brand qui ont cité ses chiffres n'ont pas, pour la plupart, cité les commentaires dont M. Mollière les accompagne. « Beaucoup de nos confrères, dit M. Mollière, n'ont pu répondre, malgré toute leur bonne volonté aux questions qui leur étaient posées. C'est ainsi que la colonne (de la circulaire) ayant pour titre : indiquer à quelle époque depuis le début de la maladie le traitement a été commencé, n'a pu être que rarement remplie... En outre, la méthode de Brand a été souvent *modifiée*, *incomplètement exécutée*, suivant le caprice de la famille ou les appréhensions du médecin. *Il résulte de là qu'un nombre considérable d'observations désignées sous son nom ne lui appartiennent pas en réalité.* L'analyse des cas dans lesquels les diverses autres méthodes hydrothérapiques ont été employées nous en a donné la preuve. Depuis la méthode ancienne de Récamier jusqu'à la combinaison de toutes les autres à la fois, nous avons constaté les modifications les plus variées .. » — Enfin, nous devons encore une fois faire observer que, en 1874, la méthode était toute nouvelle parmi nous; le préjugé contre l'eau froide était beaucoup plus vivace qu'aujourd'hui; on ne traitait par les bains que les formes les plus graves et, fait encore bien plus regrettable, on ne recourait le plus souvent à la méthode de Brand qu'après l'impuissance bien constatée de toutes les autres médications.

Voici maintenant les résultats de cette enquête, faite dans des conditions aussi particulièrement défavorables. Le travail de M. Mollière comprend, nous l'avons dit, trois séries de faits :

1° Les faits provenant des dossiers fournis par les médecins auxquels la circulaire fut envoyée.

2° Les faits de MM. Mayet et Weil.

3° Les faits de M. Cayla.

Voyons d'abord ceux de la première série. — Dans cette première série « la méthode de Brand, dit M. Mollière, a été appliquée 234 fois et il y a eu en tout 13 décès ». Or 13 décès sur 234 cas donnent une mortalité de 5,55 p. 100. Nous ne sommes pas bien loin de la mortalité indiquée par M. Rollet, laquelle est de 4,43 p. 100. Ce fait ne doit pas nous surprendre; beaucoup de cas sont, en effet, communs aux deux statistiques de M. Rollet et de M. Mollière. — Toujours dans cette première série (réponses à la circulaire), les autres méthodes hydrothérapiques (lotions, draps mouillés, manuluves, lavements froids, bains à température variables et donnés d'une façon irrégulière...) ont été employées dans 158 cas. Il y a, sur ce nombre, 9 décès. M. Mollière indique en chiffre rond une mortalité de 6 p. 100. La proportion est plus exactement de 5,69 p. 100. — Dans cette même première série de faits, les méthodes anciennes ont donné 19 morts sur 363 cas; mais 2 cas mortels doivent être éliminés. La mortalité est de 4,68 p. 100. — La conclusion serait donc que les méthodes anciennes ont donné de meilleurs résultats que les méthodes nouvelles, en particulier que la méthode de Brand. Mais cette proportion, 4,68 p. 100, en apparence si favorable aux méthodes anciennes, s'explique fort bien d'après les commentaires de M. Mollière lui-même. On n'a généralement traité par la méthode des bains froids que les formes sévères de la fièvre typhoïde. Nombre de malades, traités d'abord en ville par les médicaments ou par l'expectation et arrivés à une période avancée d'une fièvre devenue de plus en plus grave, sont allés, dans les hôpitaux, grossir le taux de la mortalité des malades traités par la méthode de Brand.

La preuve en est précisément dans la deuxième série des faits dont se compose la statistique de M. H. Mollière. Ces faits sont empruntés au mémoire de MM. Mayet et Weil (1). Sur 52 cas traités par les bains froids et dont ils rapportent les observations, MM. Mayet et Weil ont eu 9 décès, soit une mortalité de 17,37 p. 100. Tous les cas de M. Mayet appartiennent à l'épidémie de 1874. Or, à cette époque, M. Mayet était chargé à l'Hôtel-Dieu, de l'une des salles spécialement consacrées au traitement des typhiques par la méthode de Brand. Les commentaires dont M. Mayet accompagne ses observations, toutes recueillies dans ce service spécial, ne sont pas moins dignes d'attention que les réflexions dont M. H. Mollière fait précéder sa statistique générale. « En troisième lieu, dit M. Mayet, nos affirmations se produiront dans les conditions les plus favorables pour n'être pas suspectées, puisque, laissant de côté ces cas légers où nous n'avons pas cru devoir employer la méthode, nous avons fait, par suite, un véritable choix de cas graves et dont la mortalité eût été certainement, si nous jugeons par analogie avec les statistiques ordinaires, au moins de 25 p. 100 et probablement de plus. » Or, parmi ces 9 cas mortels, il en est un où la mort fut causée par une broncho-pneumonie tuberculeuse aiguë ou subaiguë,

(1) *Gazette hebdomad. de médecine et de chirurgie.* Paris 1874.

évidemment antérieure au début du traitement. Toujours parmi ces 9 cas mortels, trois seulement ont été baignés du troisième au cinquième jour, un au huitième jour et les cinq autres ont été mis au bain « au milieu de la durée de la maladie, tardivement, trop tard, au vingtième jour, tardivement. »

La troisième série de M. H. Mollière est composée des faits de M. Cayla. Nous en avons déjà parlé (1). Les observations de M. Cayla ont été recueillies à l'hôpital de la Charité de Lyon, dans un service d'enfants, également pendant l'épidémie de 1874. Sur 60 (59 d'après M. Mollière) petits malades traités par les bains, pendant cette épidémie, M. Cayla n'a eu que 3 morts ; soit une mortalité de 5 p. 100.

Des conclusions générales terminent la statistique de M. Mollière. — Dans ces conclusions, il importe de corriger une erreur typographique. Le total général des malades, traités par les bains froids et répartis en trois séries, est 345 et non pas 300. — Cette correction faite, voici les résultats :

Parmi 345 malades traités par les bains froids, il y a 25 morts, soit une mortalité de 7,24 p. 100 (et non pas 9 p. 100).

La mortalité des malades traités par les autres procédés hydrothérapiques est de 5,69 p. 100.

La mortalité des malades traités par les moyens ordinaires, est de 4,68 p. 100.

Nous avons assez montré combien de tels résultats ont besoin de commentaires. Ces chiffres ont servi plus d'une fois d'argument contre la méthode des bains froids. Ces chiffres n'ont cependant qu'une valeur très contestable, nulle peut-être, et de l'avis de M. H. Mol-

(1) Voy. Chapitre III, Indications et contre-indications. Fièvre typhoïde chez les enfants.

lière lui-même. En effet, le rapport de M. H. Mollière fut l'objet d'une longue discussion à la Société des sciences médicales de Lyon *(Lyon Médical, 1876-1877)*. Or l'auteur du rapport, faisant preuve jusqu'au bout du meilleur esprit scientifique, n'a pas hésité à s'associer au vote *unanime* par lequel fut terminée cette discussion, vote dont la conclusion formelle est que « ce rapport ne doit pas être pris en considération dans le jugement à porter sur le traitement de la fièvre typhoïde par les bains froids *(Lyon Médical, février 1877)*. » En se fondant sur les chiffres de cette statistique, trop souvent reproduits sans les commentaires et sans ce vote unanime dont cependant ils ne devraient jamais être séparés, nombre de médecins ont renoncé à la méthode des bains froids. Or notre honorable collègue, M. H Mollière, nous sommes autorisés à l'affirmer, est aujourd'hui, après une expérience de dix années, plus que jamais convaincu de la supériorité de la méthode des bains froids. Il est un des médecins des hôpitaux de Lyon qui l'appliquent le plus rigoureusement, et d'ailleurs dans toutes les conditions de la pratique médicale (1).

(1) M. H. Mollière vient de prendre part au traitement d'une fièvre typhoïde par la méthode des bains froids, dans sa propre famille (août 1885). Il s'agit de son neveu, jeune enfant de cinq ans et demi, fils de M. D. Mollière, chirurgien de l'Hôtel-Dieu. L'observation de cette fièvre typhoïde est, on va le voir, très instructive, et à plus d'un titre ; nous la reproduisons textuellement, telle que M. D. Mollière, père du jeune malade, a bien voulu nous la communiquer :

« Depuis quelques jours, mon fils Antoine, qui est âgé de cinq ans et demi, paraissait souffrant. Je mettais sur le compte de la chaleur extrême dont nous souffrions tous, son affaissement. Nous étions vers la fin de juillet. Tous les soirs, à cinq heures, je le conduisais aux bains du Rhône, et là il prenait une leçon de natation, en plein fleuve. Il en revenait toujours gai et dispos.

« Ces bains m'ont-ils masqué la période prodromique? Je le crois. — Toujours est-il que le 30 juillet nous partîmes pour la

Statistique de l'hôpital de la Croix-Rousse. — Nous avons cherché dans quelle mesure la méthode des bains froids a diminué, et surtout pourrait diminuer, le taux

Suisse. — Arrivé à Genève, l'enfant se plaignit d'avoir mal à la tête et fut pris de vomissements immédiatement après ses repas. La chaleur était encore excessive dans cette ville; aussi, le 4 août, étions-nous installés à Salvan. C'est un délicieux village, situé à 900 mètres d'altitude. Du chemin de fer au village la route est longue; il faut monter pendant deux heures. L'enfant était, pendant ce trajet, tout à fait somnolent. Le lendemain, les vomissements continuent. Je décide une longue promenade, espérant toujours que ces symptômes sont imputables à l'évolution d'une molaire.

« Mais une selle diarrhéïque fétide et l'état de la langue sèche, grillée, m'avait déjà fait craindre la dothiénentérie. L'insomnie et la photophobie étaient extrêmes. Nous arrivâmes, au bout de deux heures, au pied d'une cascade qui sort des glaciers, en un lieu que l'on nomme *Vent-d'en-haut* et qui se trouve à près de 2.000 mètres d'altitude.

« Mon malheureux enfant, que j'avais installé sur un âne avec une large selle de dame, était de plus en plus somnolent. Il était soûtenu par des courroies; il avait le regard hébété, l'haleine fétide et répondait à peine à nos questions. Le diagnostic n'était plus douteux.— Mon fils avait la fièvre typhoïde.— Sa peau était sèche. Il avait cette chaleur mordicante des anciens, qui, à défaut de thermomètre, indique que la fièvre a dépassé 40°.

« Je n'hésitai pas une minute à me déshabiller, à le déshabiller aussi et à me plonger avec lui au fond de ce torrent glacé, qui descend de la Dent du Midi. Notre bain a duré deux ou trois minutes; l'eau devait avoir 6° à 8°, car elle charriait des glaçons. J'ai soigneusement immergé la tête, ce qui m'a été facile, l'enfant ayant l'habitude de plonger. — Je suis sorti de l'eau le corps violacé; le malade au contraire avait repris son aspect normal. Il est redescendu gaîment, à pied. Il a donc fait une course de deux heures. Je suis rentré persuadé que tout était fini.

« Nuit agitée, selle involontaire le matin, photophobie! gargouillement iliaque. — Un nouveau bain froid est donné dans un torrent voisin de l'hôtel. — Il nous permet d'arriver à Genève.

« Mon premier soin fut d'acheter un thermomètre. Appliqué

de la mortalité par fièvre typhoïde, dans nos hôpitaux lyonnais. — Une étude de ce genre a été faite par M. Cayla pour l'hôpital de la Charité (service d'enfants). Avant l'introduction de la méthode de Brand, la mortalité est, dans cet hôpital, de 35 p. 100 pour une période de quatre années. Pendant l'épidémie de 1874 et

sur la région inguinale, il monta à 40°8. Je ne pus prendre la température rectale, l'enfant s'agitait et délirait. Un bain est administré. Il est suivi d'un long soulagement. Mon frère Humbert arriva trois heures après. L'enfant ne reconnait pas son oncle. Et le mot sinistre de méningite fut prononcé. La température est à 40°5, et la photophobie est extrême. Nous étions dans un hôtel possédant, à tous les étages, une installation hydrothérapique complète. Nous portâmes l'enfant au bain. Il en revint lui-même, à pied, sortit de la stupeur, causa avec son oncle très gaîment et mangea un potage. A cinq heures, la stupeur était revenue. Un nouveau bain, dissipe la stupeur, ramène une température normale et nous permet de revenir à Lyon. Là, un bain froid nous attendait, chez moi, commandé par dépêche. Parti de Genève parfaitement conscient, le jeune Antoine arrive à Lyon dans le coma. — Bain en arrivant, en présence de notre excellent ami Gignoux qui prit la direction du traitement.

« Les bains furent donnés à 18 et 20°. Des compresses glacées, appliquées sur le ventre, furent renouvellées pendant les trois premiers jours, toutes les dix minutes.

Les bains furent répétés toutes les trois heures d'abord, puis toutes les quatre heures. Après chaque bain, l'enfant prenait un potage. Le traitement, à Lyon, fut commencé le dimanche 9 août, le soir. Le lundi soir, malgré trois bains, la température était encore à 40°5. — Le mardi soir, 40°. — Dans la nuit, 40°6. — Après chaque bain, l'enfant mangeait, demandait ses jouets, puis deux heures après tombait dans un état comateux, dont le bain le faisait immédiatement sortir.

« Le mercredi matin, T. R. 39°9.— A midi, 40°.— Le soir, 39°4. Après chaque bain, la température était ramenée à 38°. — Elle oscilla deux jours encore entre 39°9 et 38°, pour tomber définitivement à 37°8 et 37°4, le 18 août. A partir de ce moment, l'enfant est entré en convalescence et sa guérison est maintenant aussi parfaite que possible.

« Le 21 août, nous pouvions l'emmener en convalescence à

parmi les petits malades traités par les bains froids, elle est seulement de 5 p. 100. Mais cette très faible mortalité ne se rapporte qu'à une seule année, ce qui est insuffisant pour une étude comparative. — A l'Hôtel-Dieu, dans quelques services, la méthode de Brand n'est pas appliquée rigoureusement, ou du moins elle est considérée comme une méthode d'exception et réservée aux formes graves. De plus, on y attend très souvent ce qu'on appelle les indications des bains froids, de telle sorte que les malades baignés ne le sont pas toujours dès le moment de l'admission. — L'hôpital Saint-Pothin est de création récente et par conséquent ne peut pas fournir des éléments suffisants pour une étude comparative ; il y manque la mortalité avant le bain froid. — Nous avons choisi l'hôpital de la Croix-Rousse. Le mouvement des malades y présente une assez grande activité. Les registres des entrées et des sorties y donnent l'indication des maladies, depuis 1866. Enfin, depuis 1882 inclusivement, les quatre médecins titulaires de cet hôpital appliquent la méthode de Brand rigoureusement, à tous les cas, ou du moins à la très grande majorité des cas, et dès le premier jour de l'admission.

Nous nous sommes servis des registres des entrées et des sorties. Les diagnostics y sont indiqués d'après les

Saint-Cergues au-dessus de Nyons, en Suisse, et le laisser manger à son appétit.

« Il n'y a pas eu d'alopécie.

« Mon fils a donc pris 23 bains froids, sans compter les bains pris dans les torrents et à Genève. Débutant par des vomissements, de la photophobie, des phénomènes cérébraux, la dothiénentérie paraissait devoir être d'une extrême gravité. Je n'oublierai jamais la rapidité avec laquelle l'enfant sortait du coma après chaque bain, jamais surtout sa véritable résurrection lorsque, désespéré, je l'ai plongé dans l'eau glacée du torrent de Salvan. »

bulletins des malades. Ce sont d'ailleurs ces mêmes bulletins qui servent à toutes les statistiques faites à Lyon. Il n'y a pas d'autres éléments d'information. Nous n'avons admis comme fièvres typhoïdes, dans la statistique que nous avons établie d'après ces documents, que les fièvres expressément nommées typhoïdes, typhus, muqueuses, continues, dothiénentéries. Sans doute un certain nombre de fièvres, désignées sous les noms de fièvres gastriques, embarras gastriques, fièvres catarrhales, et qui nécessitent un séjour à l'hôpital de quinze jours et au delà, sont très probablement aussi des fièvres typhoïdes. Nous savons encore que les bulletins des malades, d'après lesquels est indiquée sur les registres la nature des maladies, ne sont pas toujours remplis avec une parfaite exactitude. Mais ces causes d'imperfection existent pour toutes les années, pour toutes les périodes de la statistique que nous avons établie; et, comme il s'agit, non pas d'apprécier la mortalité absolue de la fièvre typhoïde, mais seulement de comparer les mortalités par années ou par périodes, il est clair que ces causes d'imperfection ne sauraient diminuer beaucoup la valeur de cette étude comparative. D'ailleurs, les documents que nous utilisons sont ceux précisément d'après lesquels sont dressées les statistiques administratives ou officielles, statistiques dont on a plus d'une fois tiré des arguments contre la méthode des bains froids. Les conclusions auxquelles nous sommes arrivés ont donc une valeur au moins égale à la valeur des conclusions tirées de ces statistiques (1).

(1) Nous devons tous nos remerciements à MM. Charmeil, Devic et Meurer, internes des hôpitaux, qui nous ont aidé avec beaucoup de zèle dans nos recherches statistiques et bibliographiques.

On a fait aux statistiques de nos hôpitaux une objection qui

Cette statistique de l'hôpital de la Croix-Rousse commence en 1866 et se termine en 1885. Mais elle comprend seulement 18 années, car nous éliminons les deux

aurait sans doute une très grande importance, si elle était absolument fondée. Remarquons d'ailleurs qu'elle s'appliquerait, non pas seulement à notre statistique, mais aussi à ces statistiques officielles dont on a tiré des arguments contre la méthode des bains froids. — On a dit que, sur les bulletins des malades et dans les registres des entrées et des sorties, les diagnostics manquent dans une proportion considérable; or ces lacunes, ajoute-t-on, existent plutôt pour les guérisons que pour les décès, lesquels sont généralement indiqués avec plus de rigueur et avec la désignation de la maladie qui les a provoqués. La conséquence d'une telle imperfection serait évidemment une élévation notable du taux de la mortalité. Nous l'avons dit, l'inconvénient, s'il existe, est moindre quand il s'agit seulement d'une étude comparative. Mais nous avons voulu savoir jusqu'à quel point cette objection était fondée. Nous avons revu tous les registres de l'hôpital de la Croix-Rousse, depuis 1866. Les femmes mariées y sont inscrites deux fois, et sous leurs noms de filles et sous leurs noms de femmes. Mais le diagnostic, pour chaque femme mariée, n'est inscrit qu'une fois. De là une appréciation fort erronée, si l'on ne prend pas soin d'éviter cette cause d'erreur. Cette réserve faite, les lacunes dans les diagnostics existent à peu près dans la même proportion pour les hommes et pour les femmes. Nous avons partagé notre statistique en trois périodes : la première, de 1866 à 1872; la seconde, de 1873 à 1881; la troisième, de 1882 à 1885. Or les lacunes en question existent, pour les hommes, dans les proportions suivantes : dans la première période, 12 p. 100; dans la seconde, 2,20 p. 100; dans la troisième, 2,86 p. 100. Pendant les deux années de la guerre, les lacunes sont beaucoup plus considérables; mais, pour d'autres raisons encore, nous avons éliminé ces deux années, 1870 et 1871, de notre statistique. Pour les années que nous faisons entrer dans notre étude comparative, les lacunes ne sont donc pas de telle nature qu'elles puissent diminuer sensiblement la valeur des conclusions qu'on peut tirer de cette étude. Remarquons enfin que très probablement ces lacunes portent, plutôt sur les maladies peu communes ou mal déterminées, que sur une maladie aussi fréquente et aussi facile à reconnaître que la fièvre typhoïde.

années 1870 et 1871. Nous partageons ces 18 années en trois périodes, suivant les méthodes employées dans le traitement de la fièvre typhoïde. Chaque période est assez longue pour qu'il soit permis d'écarter l'objection tirée de la gravité variable des épidémies ou des recrudescences de l'endémie typhoïde.

I. Dans la première période qui s'étend de 1866 à 1872, il n'est pas question de la méthode des bains froids. Toutes les fièvres typhoïdes sont exclusivement traitées par les moyens ordinaires, les médicaments ou l'expectation.

Sur **229** fièvres typhoïdes, ainsi traitées pendant ces cinq années, il y a **60** morts, soit une mortalité de **26,20 p. 100.**

Voici d'ailleurs, année par année, le nombre des cas, le nombre des décès et la mortalité :

1866..........	33 cas	10 décès	30,30 p. 100
1867..........	62 —	17 —	27,41 —
1868..........	40 —	11 —	27,50 —
1869..........	56 —	14 —	25 —
1872..........	38 —	8 —	21,05 —

Les mortalités annuelles et la mortalité des cinq années réunies sont à peu près égales à la mortalité moyenne de la fièvre typhoïde dans nos hôpitaux lyonnais, avant l'introduction de la méthode des bains froids, laquelle mortalité peut être estimée à 25 p. 100 environ (1).

Les deux années 1870 et 1871 donnent, à l'Hôpital de la Croix-Rousse, une mortalité très élevée.

1870..........	69 cas	37 décès	53,62 p. 100
1871..........	38 —	18 —	47,36 —

Cette recrudescence considérable du taux de la mor-

(1) *Lyon Médical*, 1875, p. 491 et 529.

talité peut être attribuée, en partie du moins, aux nombreuses lacunes que présente la colonne des diagnostics dans les registres de l'hôpital; mais elle est bien due également à une mortalité réellement plus forte pendant ces deux années. A cette époque, une épidémie sévère de fièvre typhoïde régnait sur la population militaire du camp de Sathonay, voisin de Lyon. Un certain nombre de soldats malades, surmenés, épuisés par les fatigues et les privations, furent amenés et traités à l'Hôpital de la Croix-Rousse. De là, en grande partie du moins, la mortalité très élevée de ces deux années 1870 et 1871.

En ajoutant ces deux années aux cinq années qu'embrasse notre première période, la mortalité monte à 34,22 p. 100. On peut penser que cette proportion, dans laquelle entrent beaucoup de cas d'une gravité exceptionnelle, ne donne pas une idée exacte de la mortalité moyenne de la fièvre typhoïde à l'hôpital de la Croix-Rousse. Nous avons donc retranché ces deux années. Cependant il importe de remarquer que, à notre point de vue, cette élimination n'est pas très légitime. Si les traitements ordinaires révèlent mieux encore leur impuissance dans les épidémies d'une haute gravité, il n'en est pas ainsi de la méthode des bains froids. Même dans ces conditions fâcheuses, cette méthode, appliquée rigoureusement et dès le début, peut encore diminuer, et de beaucoup, le taux de la mortalité.

II. La deuxième période comprend 9 années, de 1873 à 1881.

Il y a, pendant cette période, **629** cas et **104** décès, soit une mortalité de **16, 53 p. 100.**

La diminution de la mortalité est déja très manifeste; 26,20 p. 100 dans la première période; 16,53 p. 100 dans la seconde : la mortalité a diminué au moins d'un tiers.

Pendant cette seconde période, la méthode de Brand n'est rien moins que rigoureusement appliquée. La tendance générale est de la réserver aux formes graves. Un certain nombre de formes moyennes et qui se sont terminées par la mort, n'ont pas été traitées par les bains froids, ou bien l'ont été tardivement et après l'insuccès bien constaté des moyens ordinaires. Les typhiques n'ont pas toujours été mis au bain dès le premier jour de l'admission, et, plus d'une fois, on a attendu, pour les combattre par l'eau froide, l'apparition des symptômes graves. Enfin nous n'avons pas échappé à cette tendance, constatée un peu partout au début de l'application de la méthode des bains froids, et qui consiste à mitiger, individualiser, rationnaliser cette méthode; de là, dans le traitement de bon nombre de fièvres typhoïdes, l'application de méthodes mixtes (bains et médicaments) et de procédés de réfrigération incomplets, défectueux, insuffisants. Aussi, et c'est une observation que Brand a déjà faite dans sa grande statistique, les mortalités annuelles sont-elles, dans cette seconde période, très variables, tantôt très basses, tantôt relativement élevées:

1873	44 cas	11 décès	25,00 p. 100.
1874	142 —	22 —	15,49 —
1875	44 —	5 —	11,36 —
1876	50 —	14 —	28,00 —
1877	43 —	8 —	18,60 —
1878	47 —	8 —	17,02 —
1879	36 —	6 —	16,66 —
1880	81 —	6 —	7,40 —
1881	142 —	24 —	16,90 —

Les premiers essais de M. Fr. Glénard datent de 1873. On sait que les premiers typhiques baignés, à Lyon, furent des typhiques de l'hôpital de la Croix-Rousse. Cette année-là, en 1873, la mortalité s'élève encore à

25 p. 100. Mais la méthode des bains ne fut appliquée que pendant le second semestre, et ce n'est guère que dans la salle St-Pothin, dans le service de M. Faivre, dont M. Glénard était alors l'interne, que les typhiques furent rigoureusement traités par les bains froids. Ces premiers essais de M. F. Glénard avaient été très heureux. Cependant la méthode ne fut pas acceptée d'emblée, sans contestations, ni surtout sans modifications. Dès la fin de 1875 et surtout en 1876, la réaction débute, non seulement à la Croix-Rousse, mais dans tous les hôpitaux lyonnais, contre ce qu'on appelle le rigorisme, l'absolutisme de Brand (1) ; de là, un temps d'arrêt dans la marche décroissante de la mortalité.

III. La troisième période de notre statistique s'étend de 1882 à 1885 inclusivement. Dans l'année 1885, nous avons compris seulement les malades dont la maladie est tout à fait terminée au moment où nous écrivons ces lignes (28 octobre 1885).

Il y a dans cette période **260** cas et **19** décès, soit une mortalité de **7,30**.

Les moyennes annuelles varient beaucoup moins que dans la seconde période ; elles sont toutes au-dessous de 10 p. 100.

1882............	80 cas	4 décès	5,00 p. 100.
1883............	46 —	2 —	4,34 —
1884............	62 —	6 —	9,67 —
1885............	72 —	7 —	9,72 —

L'abaissement du taux de la mortalité est, dans cette période, vraiment considérable. Comparée à celle de la première période : 26,20 p. 100, la mortalité de cette troisième période : 7,30 p. 100 en représente moins du

(1) V. Mayet. *Union Médicale* 28 nov. 1876 et *Lyon Médical* décembre 1876.

tiers. La mortalité par fièvre typhoïde a donc, de la première à la troisième période, diminué au moins des deux tiers!

Faut-il, pour expliquer cette remarquable décroissance de la mortalité, invoquer, comme on le fait souvent, le génie épidémique? Ce serait en abuser. Jamais, à l'hôpital de la Croix-Rousse et avant le traitement par les bains froids, la mortalité par fièvre typhoïde n'est tombée à un taux aussi minime. Pendant toute la première période, de 1866 à 1872, la plus faible mortalité annuelle est de 21,05 p.100. Du reste, pourrait-on citer une statistique d'hôpital, embrassant 260 cas en une période de quatre années, assez longue par conséquent pour écarter l'objection tirée du caractère bénin d'une épidémie, statistique dans laquelle la fièvre typhoïde, traitée à l'hôpital par l'expectation ou par les médicaments, ait donné cette très faible mortalité de 7,30 p. 100?

Depuis 1882 inclusivement, les médecins titulaires qui se sont succédé dans les quatre services de médecine de l'hôpital de la Croix-Rousse, sont définitivement revenus à la pure méthode des bains froids. Les uns l'appliquent à tous les cas indistinctement, intenses, moyens ou légers; les autres exceptent les cas légers. Pour prescrire le bain froid, nous n'attendons pas que l'indication s'en présente. S'il n'existe aucune contre-indication, provenant de l'état antérieur du malade ou de la maladie elle-même, le typhique arrivant à l'hôpital est baigné le plus tôt possible, au plus tard le lendemain de l'admission. Si la fièvre présente quelque intensité, les internes de l'hôpital prescrivent eux-mêmes le traitement, et sans attendre la visite prochaine du chef de service. Par tous les moyens nous nous efforçons de remplir les deux indications fondamentales : baigner dès le début, baigner le plus grand nombre possible des fiévres typhoïdes. Il n'y a plus guère qu'un desideratum à combler : il faudrait que tous les typhiques nous arrivent avant la fin du premier septénaire. Nous savons cependant que nos confrères du quartier de la Croix-Rousse s'appliquent à nous adresser leurs malades le plus tôt possible. Mais on ne peut pas toujours, dès que le mot d'hôpital est prononcé, triompher promptement des hésitations du malade et de son entourage. Ce retard est la cause de bien des insuccès. Ainsi, la mortalité un peu plus élevée des années 1884 et 1885 est due, pour une bonne part, à des typhiques admis à l'hôpital avec des fièvres graves, déjà compliquées, ou du moins arrivée à une période très avancée.

Telle est la statistique de l'hôpital de la Croix-Rousse. Nous savons bien que les résultats en seront contestés, ou bien encore interprétés dans un sens défavorable à la méthode des bains froids. Il y a tant de manières de faire et d'interprêter les statistiques ! On peut par exemple lire dans le compte-rendu des maladies régnantes, pour les deux derniers trimestres de l'année 1881 et au chapitre de la fièvre typhoïde (1) : « Puis, si nous abordons le détail des chiffres, et que nous fassions la part des décès imputables à la population de chaque hôpital, nous trouvons pour les hôpitaux militaires une mortalité de 13 à 14 p. 100 ; pour l'Hôtel-Dieu, de 12 à 13 p. 100 ; pour la Croix-Rousse, de 19 à 20 p. 100 ; à la Charité, sur 52 cas, il n'est mort qu'un enfant. En tenant compte de ce fait, on arrive à ce résultat que le coëfficient mortuaire est à peu près égal dans les hôpitaux civils et dans les hôpitaux militaires : cette particularité nous paraît digne de remarque, car elle est bien faite pour prouver que le pronostic de la dothiénentérie relève bien plus de la gravité même des épidémies

(1) *Lyon Médical*, 1882. Juin. n° 24.

que de l'emploi systématique de telle ou telle méthode thérapeutique. »

Par un hasard fort heureux pour les adversaires de la méthode des bains froids, lorsque M. le rapporteur a voulu faire entrer l'hôpital de la Croix-Rousse dans cette comparaison entre les hôpitaux civils et les hôpitaux militaires, il est tombé précisément sur cette année 1881, qui clot la deuxième période de notre statistique. L'année précédente, en 1880, la mortalité était de 7,40 p. 100; en 1881, elle s'élève à 16,90 p. 100, et non pas à 19 ou 20 p. 100, proportion indiquée par M. le rapporteur, mais qui n'a trait qu'à deux trimestres de cette année 1881. Or, si M. le rapporteur avait pris quelques renseignements, dans l'espèce vraiment indispensables, il aurait appris que l'année 1881 est une de celles où la méthode de Brand fut, à l'hôpital de la Croix-Rousse, appliquée avec le moins de rigueur et à un moins grand nombre de malades. En effet, pendant cette année 1881, plus de la moitié des typhiques ont été traités par les médicaments ou par des procédés de réfrigération fort différents de la véritable méthode de Brand. Cet exemple prouve une fois de plus que, pour faire une bonne statistique, il faut recourir à tous les éléments d'information, du moins quand on veut tirer de cette statistique des conclusions sur la valeur des méthodes thérapeutiques. A partir de 1882, la méthode des bains froids est, à la Croix-Rousse, appliquée beaucoup plus rigoureusement et à la très grande majorité des fièvres typhoïdes. Si M. le rapporteur veut bien reprendre son étude comparative pour cette période de 1882 à 1885, il arrivera sans doute au résultat auquel nous sommes arrivés nous-même : la mortalité est, pour ces quatre années, de 7,30 p. 100.

Rapprochons maintenant les trois périodes de la statistique de l'hôpital de la Croix-Rousse :

I. 1866-1872........	229 cas	60 morts	**26,20**	p. 100
II. 1873-1881........	626 —	104 —	**16,90**	—
III. 1882-1885........	260 —	19 —	**7,30**	—

Ces résultats sont très comparables à ceux que Liebermeister a obtenus pour l'hôpital de Bâle. Dans cette statistique, les malades sont également répartis en trois périodes, suivant les méthodes thérapeutiques employées dans le traitement de la fièvre typhoïde. Nous reproduisons plus loin cette statistique. La mortalité à l'hôpital de Bâle est, pour la première période, de **27 p. 100**; pour la seconde, de **16, 2 p. 100**; et pour la troisième, de **8, 8 p. 100.** Ces chiffres sont presque identiques à ceux que nous avons obtenus nous-mêmes.

Dans les statistiques des hôpitaux militaires allemands nous retrouvons aussi ces trois périodes et, pour chaque période, la mortalité s'exprime par une proportion très voisine de celle qui correspond à la même période, soit à l'hôpital de Bâle, soit à l'hôpital de la Croix-Rousse. Avant l'application de la méthode des bains froids au traitement de la fièvre typhoïde, la mortalité de cette maladie s'élève à **25,8 p. 100** dans les hôpitaux militaires allemands. Pendant une seconde période, de 1868 à 1874, les méthodes de la médication réfrigérante commencent à se répandre dans ces mêmes hôpitaux, et la mortalité tombe à **15 p. 100.** A partir de 1874, la méthode de Brand devient de plus en plus prépondérante, et la mortalité subit un nouvel abaissement; elle tombe à **8,9 p. 100** dans l'année 1880 et pour toute l'armée allemande.

Ce rapprochement n'est-il pas encore une démonstration? N'est-ce pas là la preuve éclatante que le pronostic de la dothiénentérie peut dépendre du traitement mis en usage, beaucoup plus que du caractère des épidémies?

La décroissance de la mortalité est, à l'hôpital de la Croix-Rousse, aussi évidente que possible, et il n'est pas moins évident que cette décroissance de la mortalité est due tout entière à une application de plus en plus rigoureuse de la méthode de Brand.

Ainsi, voilà mis en lumière un grand fait, un fait de premier ordre dans nos annales hospitalières et que, sans exagération aucune, on peut bien comparer à cet abaissement considérable de la mortalité par affections chirurgicales, qui fut la conséquence de l'introduction dans nos hôpitaux des méthodes antiseptiques. Or ce fait d'un si grand intérêt, non pas seulement au point de vue scientifique, mais aussi au point de vue humanitaire, est absolument passé sous silence dans nos statistiques officielles les plus récentes. Nous le signalons à M. le rapporteur de la commission des maladies régnantes ; il est vraiment digne de toute sa sollicitude.

Statistiques allemandes. — Ce que nous avons vu à l'hôpital de la Croix-Rousse, sur un champ d'observation relativement restreint, beaucoup d'auteurs l'ont constaté en Allemagne, et sur un champ d'observation plus vaste. Les statistiques allemandes sont déjà nombreuses ; elles témoignent aussi de cette décroissance progressive de la mortalité, à mesure que la méthode de Brand est appliquée plus rigoureusement et à un plus grand nombre de fièvres typhoïdes. Parmi ces statistiques, nous avons fait choix de celles qui portent sur les chiffres les plus considérables et de celles surtout qui permettent le mieux d'établir cette comparaison si décisive entre la méthode des bains froids et le traitement par les médicaments.

Statistique de Liebermeister. — L'auteur a étudié la mortalité par fièvre typhoïde à l'hôpital de Bâle pendant trois périodes qui correspondent chacune à une méthode thérapeutique différente.

Pendant la première période, de 1843 à 1864, les fièvres typhoïdes sont, à l'hôpital de Bâle, traitées par l'expectation ou par les médicaments. Sur un total de 1718 malades, il y a 469 morts, ce qui donne une mortalité de 27 p. 100.

Durant la seconde période, qui comprend les années 1865 et 1866, les malades sont soumis à une médication antipyrétique encore incomplète. Sur 982 malades, il y a 159 morts, soit une mortalité de 16, 2 p. 100, déjà notablement inférieure à la mortalité précédente.

Enfin, à partir de 1867 et jusqu'à 1874, date à laquelle s'arrête la statistique, la fièvre typhoïde est régulièrement traitée par la médication réfrigérante, suivant les indications formulées par Liebermeister, lesquelles se rapprochent beaucoup des règles posées par Brand. La mortalité varie un peu suivant les années ; mais elle reste toujours très inférieure au chiffre précédent, 16,2 p. 100. En effet, sur 1483 malades, il y a 130 morts, soit une mortalité de 8,8 p. 100.

Statistique de Vogl (1) — Il s'agit de la mortalité par fièvre typhoïde à l'hôpital militaire de Munich. Le rapport entre la décroissance progressive de la mortalité et l'application de plus en plus rigoureuse de la méthode de Brand est encore vérifié dans cette remarquable statistique.

Avant l'introduction de la méthode des bains froids, la mortalité par fièvre typhoïde est de 20,7 p. 100. Cette période s'étend de 1841 à 1868 ; elle comprend 5,484 cas avec 1138 décès. Ces fièvres sont traitées par l'expectation ou par les médicaments.

Dans une seconde période, de 1868 à 1881-1882, la

(1) *Deutsch. archiv. f. Klin, Med.* 1885. Voyez une analyse de ce travail par M. Longuet dans les Archives de médecine et de pharmacie militaires, 1885, n° 17.

méthode des bains froids est appliquée à l'hôpital de Munich, mais non pas avec la même rigueur dans tous les services. Malgré cette application encore incorrecte, l'abaissement de la mortalité est considérable : 3,284 fièvres typhoïdes donnent 348 décès, soit une mortalité de 12,2 p. 100.

Vogl montre d'ailleurs que ces résultats ne sont pas particuliers à l'hôpital militaire de Munich ; ils ont été obtenus dans beaucoup d'autres hôpitaux allemands.

L'auteur poursuit son étude de la mortalité à l'hôpital militaire de Munich. Il compare la mortalité dans deux services voisins, dont le mouvement présente à peu près la même activité. Dans l'un, on traite la fièvre typhoïde par une méthode mixte (bains moins nombreux, plus courts, emploi simultané des antipyrétiques); dans l'autre, la méthode de Brand est mise en œuvre beaucoup plus rigoureusement.

Or voici les résultats :

		Nombre de cas	Mortalité
1875-1876	Méthode mixte	76	15,8
	— de Brand	66	4,5
1876-1877	Méthode mixte	194	6,7
	— de Brand	141	3,5
1877-1878	Méthode mixte	77	3,8
	— de Brand	56	0,0
1878-1879	Méthode mixte	115	6,1
	— mixte	92	15,2
1879-1880	Méthode mixte	110	10,8
	— de Brand	98	3,9
1880-1881	Méthode mixte	16	18,8
	— de Brand	25	4,0
1881-1882	Méthode mixte	22	9,1
	— de Brand	42	4,7

Ainsi, de 1875 à 1882, la supériorité de la pure

méthode des bains froids ne s'est pas un instant démentie. La mortalité en est, chaque année, invariablement fort au-dessous de la mortalité de la méthode mixte.

Statistiques officielles des armées allemandes. — Ces statistiques, que M. Fr. Glénard (1) nous a récemment fait connaître, mettent encore en lumière ce rapport si remarquable entre la mortalité décroissante de la fièvre typhoïde et l'application de plus en plus rigoureuse de la méthode de Brand. Elles sont publiées dans le rapport annuel du Conseil de santé des armées allemandes. Il s'agit de chiffres considérables. D'autre part, les conditions d'observations sont, pendant une longue suite d'années, à peu près semblables : individus de même âge, ayant le même genre de vie, et soumis aux mêmes influences épidémiques. Une condition a changé, et tous les ans change de plus en plus, c'est le traitement de la fièvre typhoïde. En effet, la méthode de Brand tend décidément à devenir prépondérante dans les hôpitaux militaires allemands. Les variations que subit la mortalité de la fièvre typhoïde peuvent donc, comme le fait remarquer M. Glénard, être assez légitimement attribuées aux influences thérapeutiques.

C'est en 1867 que la méthode de Brand a commencé à pénétrer dans les hôpitaux militaires allemands. Avant cette époque, les fièvres typhoïdes y étaient traitées par les médicaments ou par l'expectation. La mortalité était alors, en moyenne, de 25 p. 100.

Les rapports du Conseil de santé, analysés par M. Fr. Glénard, vont nous apprendre ce qu'est devenue cette mortalité depuis 1867.

Voyons d'abord, d'après les extraits qu'en donne M. Glénard, le rapport pour l'année 1878-1879 (du 1er avril au 31 mars).

(1) *Gaz. hebd. de médecine et de chirurgie*, 1883.

De 1874 à 1878, la mortalité des fièvres typhoïdes traitées par les bains froids est de 8,77 p. 100. Pendant cette même période, la mortalité des fièvres, traitées par la méthode mixte de la quinine associée aux bains froids, est de 15,5 p. 100.

De 1878 à 1879, la mortalité avec les bains froids est de 5,55 p. 100 et, avec la quinine associée aux bains, de 16,19 p. 100.

Dans certaines circonscriptions militaires, les résultats sont particulièrement favorables. Ainsi, dans le corps d'armée de Poméranie, sur 384 fièvres typhoïdes traitées par les bains froids, il y a 7 morts seulement, soit une mortalité de 1,8 p. 100. — A Strasbourg, sur 83 malades, 1 décès ; à Emden, sur 49 malades, 1 décès également.

Le rapport fait remarquer que les deux méthodes de traitement les plus suivies par les médecins militaires allemands, sont la méthode exclusive des bains froids et la méthode des bains associés à la quinine. Or, depuis 1874, la première tend à prédominer de plus en plus sur la seconde.

Le rapport répond en outre, en se fondant sur le relevé des faits, aux objections souvent formulées contre la méthode des bains froids. — Les entérorrhagies ont été plus rares avec les bains froids qu'avec la quinine seule, ou avec la quinine associée aux bains. — Le traitement exclusif par les bains froids provoque moins d'affections graves du poumon que le traitement par les médicaments, ou encore que le traitement par la quinine associée aux bains.

Le deuxième rapport, analysé par M. Fr. Glénard, embrasse une période de deux années, du 1er avril 1879 au 31 mars 1881. Il faut en citer textuellement les principaux passages.

« Pour ce qui concerne le traitement de la fièvre

typhoïde, la méthode de Brand est à peu près généralement employée dans l'armée, et c'est seulement dans quelques petits hôpitaux isolés, disparaissant dans la masse, que cette méthode de traitement n'est pas encore appliquée...

« A quel point le taux de la mortalité dans l'armée s'est-il abaissé, c'est ce qui ressort clairement des considérations suivantes. La mortalité moyenne de la fièvre typhoïde dans l'armée, d'après les recherches du médecin de régiment Riecke, fut, de 1820 à 1844, de 25,8 p. 100. De 1868 à 1874, non compris l'année de la guerre, elle a été de 15 p. 100. »

Or, de 1874 à 1881, la mortalité, comme le fait remarquer le rapport, a subi un nouvel et notable abaissement, et cette période correspond à l'emploi de plus en plus général de la méthode de Brand. Sur 17,570 malades, il y a 1820 morts, soit une mortalité de 10,1 p. 100. Mais ce qui est vraiment fort remarquable c'est que, de 1874 à 1880, sauf une très légère recrudescence en 1879, la mortalité diminue régulièrement d'année en année :

Années	Nombre de cas	Décès	Mortalité
1874	2735	329	12,0 p. 100
1875	3620	408	10,9 —
1876	2747	298	10,8 —
1877	2081	206	9,8 —
1878	2112	190	8,9 —
1879	1741	163	9,4 —
1880	2534	226	8,9 —

De nouveau, ce deuxième rapport fait observer que les résultats obtenus « paraissent être d'autant plus remarquables qu'on se conforme plus strictement à l'emploi d'une méthode systématique des bains froids. »

Les statistiques les plus favorables sont encore, comme dans la période précédente 1878-1879, celles du deuxième corps d'armée. Le siège principal de ce corps d'armée étant à Stettin, les médecins en chef y sont plus directement en relation avec Brand. En 1877, M. Abel fut nommé médecin en chef de ce corps d'armée. Partisan convaincu de la pure méthode des bains froids, il en recommanda l'application rigoureuse, dans les vingt-cinq hôpitaux militaires placés sous ses ordres. Avant l'arrivée de M. Abel à Stettin, la méthode était encore appliquée d'une façon assez incorrecte; ainsi, presque nulle part on ne donnait de bains pendant la nuit.

Voici les chiffres indiqués pour le deuxième corps par le rapport de 1879-1881.

De 1867 à 1869, la mortalité est, dans ce deuxième corps, de 14,2 p. 100, sur 708 fièvres typhoïdes. — Pendant cette même période, la mortalité était environ de 19,4 p. 100 sur les 6,562 typhiques de tout le reste de l'armée.

De 1869 à 1874, la mortalité du deuxième corps est de 13 p. 100 sur 536 fièvres typhoïdes.

De 1874 à 1877, la mortalité est de 7,8 pour 100 sur 1404 fièvres typhoïdes.

De 1877 à 1881, sous la direction de M. Abel, la méthode de Brand est appliquée beaucoup plus rigoureusement. Sur 1125 typhiques, il y a seulement 52 morts, soit une mortalité de 4, 62 p, 100.

La méthode n'est cependant pas appliquée avec la même rigueur dans les vingt-cinq hôpitaux du deuxième corps. Il est certain que l'application en est plus rigoureuse et plus conforme aux règles formulées par Brand, dans les hôpitaux qui sont plus immédiatement placés sous la surveillance du médecin en chef. Ces hôpitaux sont au nombre de cinq : Stettin, Stralsund, Stargard,

Colberg, Bromberg.— Dans ces cinq hôpitaux, à l'époque où la fièvre typhoïde était exclusivement traitée par les médicaments, la mortalité était de 25 p. 100. — De 1874 à 1877, la mortalité y tombe à 7,69 p. 100, sur un total de 702 malades — De 1877 à 1881, sous la direction de M. Abel, la mortalité n'est plus que de 1,83, sur 704 typhiques.

A Stettin, pendant cette période de 1877 à 1881, il y a 2 morts seulement sur 186 typhiques traités par la méthode de Brand, soit une mortalité de 1, 6 p. 100. — Dans ce même hôpital militaire de Stettin, la mortalité, avant le traitement par les bains froids, s'élevait à 26,3 pour 100.

A Stralsund, pendant cette même période de 1877 à 1881, 300 typhiques ont donné 2 décès, soit une mortalité de 0,6 p. 100. — Or, dans cet hôpital de Stralsund, le même médecin militaire, M. Büttner, avait, de 1873 à 1877, employé les bains tièdes refroidis, suivant la méthode de Ziemssen. Sur 79 malades ainsi traités, il y avait eu 8 morts, soit une mortalité de 10 p. 100.

On a beaucoup critiqué les chiffres et les conclusions de ces statistiques officielles des armées allemandes. Ces résultats et ces conclusions ont paru tout à fait invraisemblables. Il est vraiment inutile de revenir sur ces discussions (1) Pour nous et pour tous ceux qui ont une expérience suffisante de la méthode de Brand, ces chiffres sont très acceptables. Nous sommes convaincus que la méthode des bains froids, appliquée très rigoureusement et dès le début, comme elle peut l'être très aisément dans les hôpitaux militaires, est en effet capable d'abaisser considérablement le taux de la mortalité par fièvre

(1) V. *Bulletin de l'Académie de Médecine*. Janvier 1883, Fr. Glénard : *De l'interprétation des statistiques militaires sur la mortalité de la fièvre typhoïde*. Lyon médical, 1883.

typhoïde. D'ailleurs on ne voit pas bien quel intérêt aurait à exalter ainsi la méthode de Brand le Conseil de santé des armées allemandes, si vraiment cette méthode n'avait pas maintes fois affirmé son incontestable supériorité.

Statistique de Brand. — Brand (1) a longuement étudié la mortalité de la fièvre typhoïde traitée par sa méthode. Ce chapitre de son livre est assez important pour que nous en donnions une analyse étendue.

Brand établit une première statistique composée de 335 cas qu'il a traités lui-même. Il y eut 15 morts, soit une mortalité de 4,6 p. 100. Parmi ces 335 cas, 211 appartiennent à la pratique de la ville, et tous ont guéri; 124 appartiennent à la pratique hospitalière, et c'est parmi ces 124 cas que se trouvent les 15 morts. Toutes les statistiques témoignent, en effet, de la mortalité plus grande des malades traités à l'hôpital. Ce fait s'explique, soit par la gravité des cas qui sont conduits à l'hôpital, soit mieux encore par l'application plus tardive de la méthode des bains froids. Ce n'est guère que parmi les malades de la ville qu'il est possible de commencer le traitement dès le début de la fièvre; or c'est là une condition qui importe beaucoup au succès du traitement. Brand donne, pour ces 15 malades qui sont morts, la date du début du traitement; la plupart furent, en effet, mis au bain à une époque déjà fort avancée de la fièvre.

La grande statistique de Brand, si souvent citée, ne comprend pas moins de 8141 cas de fièvre typhoïde traités plus ou moins régulièrement par les bains froids. Ces cas sont empruntés à différents auteurs français et allemands. — Or, sur ces 8141 cas, il y a 600 morts; soit une mortalité de 7,4 p. 100.

Les conditions dans lesquelles ont été recueillis les

(1). Loc. cit. 2e édition. p. 280.

éléments de cette statistique considérable permettent d'écarter l'objection tirée de la gravité variable des épidémies. La mortalité moyenne de la fièvre typhoïde traitée par les médicaments ou par l'expectation est environ de 18 à 20 p. 100. On peut donc déjà très légitimement conclure que la méthode des bains froids diminue au moins des deux tiers la mortalité de la fièvre typhoïde.

La plupart des auteurs, dont les observations ont servi à l'édification de cette grande statistique, n'ont traité par les bains froids que les formes les plus graves de la fièvre typhoïde. La proportion 7,4 p. 100 n'indique donc pas la mortalité vraie de la fièvre typhoïde traitée par la méthode des bains froids.

Brand établit, dans sa grande statistique, deux catégories de faits, suivant que le traitement par les bains froids fut complet ou incomplet. — Dans la première catégorie, le traitement est, en effet, conforme aux prescriptions de Brand lui-même. Cette catégorie comprend 5,948 typhiques. Il y a 360 morts, ce qui donne une mortalité de 6 p. 100. — Dans la seconde catégorie, le traitement est incomplet, irrégulier. Parmi les médecins auxquels appartiennent ces observations, les uns suppriment les bains de la nuit; les autres remplacent un certain nombre de bains par des enveloppements dans le drap mouillé; d'autres encore associent aux bains froids de fortes doses de quinine. Les résultats ne sont pas moins divers que les procédés mis en usage; la mortalité varie, en effet, dans cette seconde catégorie, de 0 à 25,7 p. 100.

La date du début du traitement a une très grande influence sur la mortalité. Il faut citer ces chiffres, car ils démontrent, une fois de plus, la nécessité de baigner dès le début. Sur 144 typhiques qui ont succombé et pour lesquels le jour du début du traitement est indiqué:

0	sont morts	ayant été	traités	le 1er jour
0	—	—		2e —
2	—	—		3e —
5	—	—		4e —
11	—	—		5e —
7	—	—		6e —
5	—	—		7e —
81	—	—		du 8e au 14e jour
21	—	—		15e au 21e —
3	—	—		22e au 28e —
9	—	—		au-delà du 22e jour

Ainsi, fait que nous avons souvent signalé, la mortalité s'élève d'autant plus que le traitement est commencé plus tard.

Le traitement par les bains froids atténue ou même peut annihiler les conditions fâcheuses qui tiennent, soit à l'état antérieur des malades, soit au caractère particulièrement grave de certaines épidémies. — En 1858-1859, une épidémie de typhus régnait à Stettin. Elle était grave, car la mortalité des malades traités à l'hôpital s'éleva à 33,33 p. 100. A cette époque, Brand employait déjà l'eau froide dans le traitement des fièvres. Il ne perdit aucun malade de sa propre pratique. — Pendant la guerre de 1866, la mortalité de la fièvre typhoïde fut, à l'hôpital militaire de Stettin, de 48 p. 100. Pendant l'année 1870-1871, l'épidémie dothiénentérique présenta à peu près les mêmes caractères que celle de 1866. Or, parmi les malades que Brand traita par les bains froids, la mortalité ne dépassa point 4,6 p. 100. — Pendant la guerre 1870, les épidémies de fièvre typhoïde qui sévirent à Paris et autour de Paris présentèrent une réelle gravité. D'après M. Libermann, la mortalité, à l'hôpital militaire du Gros-Caillou s'est élevée à 60,8 p. 100. Les médecins allemands qui n'employaient pas le bain froid eurent des mortalités de 27 à 38 p. 100. Or, à la même époque, pendant la même épidémie, le traitement par les bains froids donnait encore les résultats qu'il donne dans les conditions ordinaires : Stecher avait une mortalité de 8,2 p. 100 devant Paris; Binz, de 6,6 p. 100 à Versailles; Schronheider, de 3,6 p. 100 à Dammartin; Lissara, de 6 p. 100 à Rouen.

Brand résume en ces termes l'influence de la méthode des bains froids sur la mortalité de la fièvre typhoïde :

1° Le traitement par les bains froids diminue la mortalité de 14 p. 100.

2° Le traitement complet et régulier donne des résultats excellents; plus on s'écarte des règles tracées pour l'application de ce traitement, moins les résultats sont favorables.

3° Le succès est d'autant plus sûr que le traitement est commencé plus tôt.

4° La diminution de la mortalité est due surtout à ce que le bain froid combat efficacement la fièvre et prévient le développement des complications.

5° Les chiffres suivants expriment les moyennes de la mortalité de la fièvre typhoïde traitée par les bains froids :

Dans la pratique privée	2 p. 100.
Chez les enfants	2,5 —
Dans les hôpitaux civils	6,7 —
Dans les hôpitaux militaires	9,4 —
Dans les ambulances de guerre	11,4 —

Or la moyenne générale de la mortalité de la fièvre typhoïde traitée par les médicaments est de 20 p. 100, et, dans les ambulances, cette moyenne atteint 27,8 p. 100.

Lorsque le traitement par les bains froids est bien conduit et appliqué dans de bonnes conditions, la mortalité ne dépasse pas 3,8 p. 100.

Les proportions indiquées par Brand nous paraissent, en effet, donner une juste idée de la valeur thérapeutique de la méthode des bains froids. Ainsi, pour ce qui est de la mortalité dans les hôpitaux civils, l'abaissement de cette mortalité à 6,7 p. 100 n'est certainement pas un idéal auquel on ne puisse atteindre. Nous avons vu que, pendant les quatre années 1882, 1883, 1884 et 1885, la moyenne de la mortalité est, à l'hôpital de la Croix-Rousse, de 7,30 p. 100. Dans la clientèle de la ville, dont les malades peuvent être traités dès les trois premiers jours, nous sommes convaincus qu'on peut obtenir cette moyenne de 3,8 p. 100 qui, nous le reconnaissons volontiers, doit paraître fort invraisemblable à ceux qui n'ont aucune expérience de la véritable méthode des bains froids.

CHAPITRE VI

TRAITEMENT DE LA FIÈVRE TYPHOIDE PAR LA RÉFRIGÉRATION. — LA MÉTHODE DES BAINS FROIDS ET SES APPLICATIONS A CE TRAITEMENT.

§ I

Procédés divers de la médication réfrigérante

L'influence qu'exerce la réfrigération sur l'organisme du fébricitant est assurément complexe, et cette question n'est point encore complètement éclaircie (1). On peut cependant, parmi les effets multiples de l'eau froide, distinguer trois actions thérapeutiques principales : antipyrétique, stimulante, dérivative.

Sans doute, l'action antipyrétique est due surtout à la

(1) V. LIEBERMEISTER, WINTERNITZ, loc. cit. et LABADIE-LAGRAVE. *Du froid en thérapeutique.* Thèse d'agrégation, Paris 1878.

soustraction de la chaleur fébrile. Le fébricitant élève la température de l'eau du bain dans lequel il est plongé. Cette élévation est assurément la preuve qu'il a cédé au milieu ambiant une partie de son calorique. Mais l'action antipyrétique n'est pas due seulement à la soustraction de la chaleur fébrile. Elle tient aussi très vraisemblablement à une influence plus ou moins directe sur la calorification. Au commencement de ce siècle, un physiologiste anglais, W. Edwards et, plus récemment, Liebermeister ont fait observer avec raison que la répétition du refroidissement, chez le même individu, augmente le temps nécessaire pour le rétablissement de la température initiale. De cette action particulière résulte une diminution progressive de la faculté de produire de la chaleur. La répétition fréquente des immersions froides, qui est un des principes de la méthode de Brand, est donc légitimée, même au point de vue physiologique. Opérer la soustraction de la chaleur fébrile et diminuer la production du calorique, telles sont assurément les deux indications qu'il importe le plus de remplir dans le traitement d'une fièvre de longue durée, comme la fièvre typhoïde. Or la réfrigération systématique peut, dans une certaine mesure, remplir ces deux indications.

L'action stimulante résulte de l'impression plus ou moins subite du froid sur le tégument sensible. Cette excitation retentit d'abord sur le système nerveux ; ensuite, par voie reflexe, sur les organes. L'eau froide rétablit souvent la fonction des centres nerveux troublée par la fièvre; elle dissipe le délire et le coma, non pas seulement d'une manière indirecte, par la diminution de la fièvre, mais directement aussi, par l'excitation des nerfs sensitifs de la peau. L'application extérieure du froid ralentit les battements du cœur, augmente la force des contractions ventriculaires et élève la tension artérielle. Cette action qu'on peut observer, même à la suite d'une seule immersion froide, n'est pas due non plus exclusivement à l'abaissement de la chaleur fébrile; elle résulte également d'une action réflexe sur l'innervation du cœur et des vaisseaux, action dont le point de départ est encore l'excitation des nerfs sensitifs du tégument.

L'action dérivative peut être considérée comme une conséquence des modifications qu'imprime la réfrigération à la circulation périphérique. Pendant l'application extérieure du froid, les artérioles de la peau se resserrent; après cette application, elles se dilatent. Lorsque ces alternatives de resserrement et de dilatation ont été souvent répétées, la circulation périphérique devient plus active, la peau rougit, et l'on voit même paraître aux extrémités des plaques érythémateuses. Cette activité plus grande de la circulation périphérique exerce sans doute, comme le fait observer Winternitz (1), une action dérivative sur les circulations profondes. Elle contribue, dans une certaine mesure, à prévenir ou à dissiper les stases viscérales et la rétention du calorique, que Winternitz considère comme la cause principale de la fièvre et de l'état hyperthermique.

Dans le traitement des fièvres, la médication réfrigérante met en œuvre ces trois actions fondamentales. Elle les associe suivant les indications. Mais tous les procédés hydrothérapiques n'ont pas, à ce point de vue, la même efficacité : tel procédé donne plutôt l'action antipyrétique ; tel autre, l'action stimulante. Il est donc nécessaire de connaître les plus usités parmi ces procédés et d'en indiquer, au moins sommairement, la spécialisation. Ces procédés sont :

L'affusion froide.

(1) Wiener Klinik. 1875.

La lotion froide.
Le lavement froid.
L'enveloppement froid.
L'application locale du froid.
Le bain tiède.
Le bain tiède progressivement refroidi.
Le bain froid.

De tous ces procédés, le meilleur est incontestablement le bain froid. Ce bain possède, à lui seul et à un haut degré, les trois actions antipyrétique, stimulante et dérivative. En l'appliquant convenablement, c'est-à-dire en modifiant, suivant les cas, la température, la durée et la fréquence de l'immersion, on peut remplir la plupart des indications. Aussi décrivons-nous les autres procédés, moins pour en recommander l'usage, que pour en montrer l'infériorité.

Affusions froides. — Les règles qu'a formulées Currie sont encore suivies aujourd'hui, pour l'application de l'affusion froide au traitement des fièvres. — Le malade, complètement nu, est assis dans une baignoire ou dans une cuve vide. On lui verse avec une certaine lenteur de l'eau froide sur la tête et les épaules. L'eau se répand en ruisselant sur le reste du corps. — La température de l'eau varie généralement de 10° à 15°. Elle doit être d'autant plus basse que la fièvre est plus intense, ou qu'on se propose d'obtenir un effet stimulant plus marqué. Le liquide est versé en nappe et non pas en jet, à l'aide d'un vase à large orifice, comme un seau ou grand arrosoir; il tombe d'une certaine hauteur, de 50 centimètres à un mètre. La durée de l'affusion varie également suivant l'effet cherché. L'action stimulante demande une affusion plus froide et plus courte; l'action antipyrétique, une affusion plus longue et qui peut être un peu moins froide. En général, l'affusion ne dépasse pas deux à cinq minutes de durée. Pour augmenter l'effet stimulant, on a proposé de pratiquer, pendant que l'eau ruisselle sur le tronc, des frictions énergiques sur les membres et même sur le thorax. Telle est l'affusion générale. — Dans le traitement des fièvres, on emploie peu, comme méthode exclusive, les affusions locales, sur la tête ou sur la poitrine. L'affusion sur la tête calmerait l'ataxie, le délire et dissiperait le coma. L'affusion thoracique posséderait une action stimulante plus particulière sur la circulation et la respiration. — L'opération terminée, le malade est enlevé de la baignoire, vivement essuyé dans un drap sec, enveloppé dans une couverture et reporté dans son lit.

Au contact de l'eau froide, la peau se resserre et prend l'aspect chair de poule; les vaisseaux cutanés se contractent et le tégument pâlit; le pouls s'accélère d'abord, puis il se ralentit un peu et devient petit, presque insensible; la respiration est irrégulière, saccadée, quelquefois haletante, et le corps tout entier frissonne. A ce spasme général succède, lorsque le malade est reporté dans son lit, une détente plus ou moins rapide et durable : les vaisseaux périphériques se dilatent et la peau rougit; les artères battent avec force; le pouls est large, plein et la fréquence en est modérée; la respiration devient plus calme, plus régulière, et bientôt le malade éprouve un réel sentiment de bien-être. Tel est l'effet immédiat de l'affusion générale, dans les cas favorables. — Or la répétition de l'affusion, en provoquant fréquemment le retour de ces mouvements d'action et de réaction, exerce une influence salutaire sur la marche de la fièvre et sur les principaux symptômes de l'état fébrile, en particulier sur les troubles nerveux.

Currie avait observé déjà que l'affusion froide produit un abaissement réel de la température fébrile, et qui peut aller jusqu'à 1°. Plus récemment, Liebermeister a de nouveau étudié cette action antithermique de l'affusion froide. Voici quelques-uns des résultats obtenus dans la fièvre typhoïde. La température de l'eau varie de 17° à 24°.

Température avant l'affusion	Température après l'affusion	Abaissement
37,4	37,2	0,2
40,2	39,8	0,4
40,2	39,4	0,8
39,9	38,6	1,3
39,7	38,4	1,3
40,5	39,9	0,6
40,8	40,5	0,3
40	40,1	0,1
40,7	40,6	0,1
40,8	40	0,8

Dans ces expériences, la moyenne de l'abaissement thermique ne dépasse pas 0°,57. Cet abaissement est moins prononcé que celui que donnerait un bain froid dans les mêmes conditions, c'est-à-dire à la même période de la maladie et avec une température initiale semblable. Nos observations personnelles nous conduisent à la même conclusion. Si la fièvre n'est pas très intense, l'abaissement obtenu par l'affusion peut être assez marqué; mais, dans les fièvres intenses et qui résistent énergiquement à la réfrigération, l'abaissement est très faible ou même nul.

Au point de vue de l'action antipyrétique, qui est l'objectif principal de la médication réfrigérante appliquée au traitement de la dothiénentérie, l'affusion froide restera, en tant que méthode générale de traitement, très inférieure au bain froid. Mais elle peut servir à remplir certaines indications et devenir un procédé accessoire de la méthode des bains froids. Elle peut être utile, associée au bain froid, dans les cas de troubles nerveux graves, tels que l'ataxie et le coma.

Lotions froides. — C'est un des plus anciens procédés de la médication réfrigérante. La pratique en est d'une grande simplicité.

La lotion peut être faite au lit; on peut la faire aussi sur un matelas placé à côté du lit. Sous le malade on glisse une toile cirée. On emploie l'eau froide pure, l'eau additionnée de vinaigre, ou même, comme le conseille M. Jaccoud, le vinaigre aromatique pur, sans mélange d'eau froide. Ce vinaigre, d'après M. Jaccoud, abaisserait davantage la température et aurait une action stimulante plus prononcée. Une grosse éponge, trempée dans l'eau ou le vinaigre et à peine exprimée, est rapidement promenée sur tout le corps, sauf sur le ventre, sur lequel il est bon d'éviter les frictions. La lotion dure en moyenne de une à trois minutes. Mais, comme pour l'affusion, l'effet antithermique demande une durée plus longue, cinq et dix minutes et même davantage. La lotion terminée, le malade est modérément essuyé, enveloppé dans une couverture et replacé dans son lit; il faut éviter de le trop couvrir, on diminuerait ainsi l'effet déjà très faible de la lotion.

La lotion agit à peu près à la manière de l'affusion, mais avec une efficacité beaucoup moindre. Elle dissipe moins sûrement le délire et l'agitation, reste sans influence sérieuse sur la stupeur et le coma, agit moins encore sur les congestions viscérales du début, telle que la congestion pulmonaire, et abaisse très peu la température fébrile.

M. Jaccoud (1) emploie beaucoup les lotions vinai-

(1) Jaccoud. *Traitement de la fièvre typhoïde.* Leçons à la Faculté de Paris. Nov. 1882, Paris, Delahaye.

grées dans le traitement de la fièvre typhoïde. Sa médication est d'ailleurs complexe : aux lotions il associe la quinine et les préparations salicylées, au moins dans les cas graves. M. Jaccoud fait pratiquer de deux à huit lotions par jour, suivant l'intensité de la fièvre. — Cette méthode mixte abaisserait sensiblement le taux de la mortalité. Sur 636 malades ainsi traités, il y a seulement 71 décès, ce qui donne une mortalité de 11 p. 100, en effet très inférieure à la mortalité de la fièvre typhoïde traitée par l'expectation ou les médicaments, laquelle est estimée par M. Jaccoud à 19 p. 100. — Mais M. Jaccoud (1) reconnaît lui-même la supériorité de la méthode des bains sur la méthode des lotions. « Cependant je ne dois pas, dit-il, vous laisser ignorer que l'on peut faire mieux encore, en remplaçant mes lotions par les bains frais, répétés aussi souvent que le thermomètre en indique l'opportunité. Déjà dans mon cours de 1877, j'ai cité des chiffres qui le prouvent de la façon la plus positive, et les relevés additionnels des cinq dernières années confirment plus fortement encore ce résultat. Je n'ai pu jusqu'ici appliquer ce traitement d'une manière suivie dans les conditions spéciales que je considère comme indispensables pour la sécurité des malades; mais ces conditions sont plus facilement réalisées dans la pratique privée que dans la pratique hospitalière, surtout en temps d'épidémie, et nous ne devons pas oublier que des statistiques d'une valeur indiscutable témoignent hautement de la supériorité de ce procédé antithermique. »

Nous avons souvent employé la lotion froide, et même la lotion prolongée. Ce procédé abaisse très peu la température fébrile. Dans les formes légères, la tem-

(1) Traitement de la fièvre typhoïde. — Leçons faites à la Faculté de Paris, novembre 1882. — Paris, A. Delahaye 1883.

pérature peut bien tomber de 0,2 à 0,5 et même un peu plus; mais, toutes les fois que la fièvre présentait une certaine intensité, nous avons toujours constaté un abaissement insignifiant ou même tout à fait nul. Dans les formes un peu sévères de la fièvre typhoïde, il a fallu toujours en venir au bain froid, quand on avait débuté par les lotions. — Cependant M. Jaccoud a constaté des abaissements thermiques plus prononcés. « Chaque lotion, dit-il, est invariablement suivie d'un abaissement du chiffre thermométrique observé *dans l'aisselle;* cet abaissement qui est d'ordinaire de 6 à 8 dixièmes, peut cependant atteindre 1°, et il persiste pendant un temps qui varie entre un quart d'heure, une heure et même plus.» — Cette différence dans les résultats tient évidemment à ce que nous avons pris toujours la température, après la lotion, dans le rectum et non dans l'aisselle.

Les lotions seules, ou même associées à la quinine, ne sauraient donc constituer une méthode de traitement applicable à toutes les fièvres typhoïdes. L'action antipyrétique en est trop incertaine et trop faible. Tout au plus peuvent-elles convenir dans les formes légères, ou bien tout à fait au début, et comme une sorte de préparation à des procédés plus efficaces de la médication réfrigérante. Encore préférons-nous beaucoup si, pendant la période d'incertitude du diagnostic, la fièvre présente une certaine intensité, recourir immédiatement au grand bain, d'autant plus que dans ces conditions il faut, pour obtenir des abaissements thermiques même minimes, prolonger beaucoup la lotion, et le procédé devient alors plus pénible et plus incommode que le grand bain froid.

Lavements froids. — Nous avons vu que depuis très longtemps les lavements froids ont été employés dans le traitement des fièvres. Mais c'est un médecin de Lyon, Foltz, qui le premier eut la pensée d'en régler l'usage, au point d'en faire une méthode de traitement de la fièvre typhoïde (1).

Le mode d'emploi est fort simple. A l'aide d'un siphon ou d'un irrigateur ordinaire, on injecte dans le rectum environ un litre d'eau froide, dont la température varie de 10° à 20°; d'après Foltz, de 10° à 15°. Du reste, l'auteur a réglé sa méthode de la façon suivante : un lavement toutes les deux ou quatre heures, suivant l'intensité de la fièvre et, dans les cas graves, des lavements coup sur coup.

Le lavement froid a deux actions : l'une locale, l'autre générale. L'action locale consiste en une sensation de froid, bientôt suivie de contractions intestinales qui provoquent l'expulsion de l'eau et des matières fécales. L'action générale est antithermique ; la chaleur fébrile s'abaisse et le pouls diminue de fréquence. Dans les expériences qu'il a faites sur lui-même, à l'état de santé, Foltz a vu que huit lavements d'un litre d'eau à 8°, pris à des intervalles de cinq à dix minutes, ont fait tomber le pouls de 80 à 52 pulsations, et la température de 37,3 à 35,2. Il faut, à l'exemple de Foltz, prendre la température dans la bouche ou dans l'aisselle, car, en raison de la réfrigération locale, l'exploration dans le rectum donne des indications très inexactes de la température centrale.

Chez l'homme fébricitant, les effets sur le pouls et la température sont peu prononcés. Brand a constaté que l'abaissement thermique ne dépasse pas 2 à 5 dixièmes de degré et ne dure pas plus de vingt minutes à une heure au maximum. Encore faut-il ajouter que pareil résultat ne peut être obtenu que dans les formes

(1) *Lyon Médical.* Janvier 1875.

légères ou moyennes de la fièvre typhoïde. Dans les formes intenses, l'effet antithermique est à peu près nul et, même en répétant le lavement très fréquemment, on n'arrive pas à combattre la fièvre d'une façon suffisante, ni à dissiper les symptômes inquiétants. Ainsi, dans l'observation suivante, la fièvre résiste pendant cinq jours aux lavements froids.

Observation XII. — Etienne C., 15 ans, journalier, entre à l'Hôtel-Dieu, le 8 août 1878. Début présumé le 31 juillet par des frissons, une fièvre intense, de la diarrhée, des vomissements bilieux, une légère épistaxis.

A son entrée, température de 41°; sueurs, stupeur, langue sèche, un peu fuligineuse, perte complète de l'appétit, ventre douloureux à la pression sans être ballonné, gargouillement dans la fosse iliaque droite. Pas de taches rosées, ni de pétéchies. Quelques sudamia. Diarrhée abondante, 8 selles par jour. Râles sibilants assez nombreux dans les deux poumons. Le malade est traité par des lavements froids administrés toutes les trois heures. Le 12 août, apparition des taches rosées. Enfin l'état du malade s'aggravant, on le fait passer dans notre service pour le traiter par les bains froids.

Le malade est mis au bain le 13 août (*13e jour*), avec une température de 40,3. A la sortie du bain, il a 40°. Avant les deux bains suivants, il atteint 40,5 et 40,7. Il redescend un peu, restant encore à 40° ou près de ce degré le lendemain; puis la température ne remonte plus aussi haut, se maintenant en général un peu au-dessus de 39° et rarement au-dessous, jusqu'au 20 août, époque à laquelle le malade commence à sauter deux bains. Les jours suivants, on saute toujours un ou plusieurs bains et le dernier bain est donné le 26 août. *79 bains en 14 jours.*

Retour de la température normale le 1er septembre.

Rien de particulier dans le cours de la fièvre, sauf que le 18 août le malade a déliré pendant la nuit. Ensuite l'amélioration s'est produite assez rapidement puisque, deux jours après, on commençait à sauter des bains. Sort le 16 septembre.

Du reste, Foltz lui-même reconnaît l'insuffisance de sa méthode dans les formes graves de la dothiénentérie;

dans ces formes en effet, aux lavements froids, il associe les bains, frais ou froids, et les médicaments antipyrétiques.

Les lavements ne peuvent guère être administrés aux jeunes enfants, ni aux malades délirants ou tombés dans le coma; les uns et les autres ne les gardent pas un temps suffisant ou même les rendent immédiatement. Ajoutons encore que les contractions intestinales que provoquent les lavements fréquemment répétés ne sont pas sans inconvénients, lorsque les ulcérations de l'intestin sont étendues et profondes.

Ces réflexions sont encore bien plus applicables aux irrigations continues d'eau froide dans le rectum, méthode proposée par un médecin allemand, Kemperdick, pour combattre la fièvre (1).

Le lavement froid peut donc tout au plus prendre place parmi les procédés accessoires de la médication réfrigérante. Nous ne le conseillons pas au début des fièvres de quelque intensité; il peut alors, comme la lotion et tout les procédés insuffisants, faire perdre un temps précieux. La véritable indication du lavement froid est la constipation. On sait que vers le huitième ou dixième jour du traitement de Brand, il n'est pas rare de voir la constipation remplacer la diarrhée. Il est utile, à ce moment, de donner chaque jour deux lavements, l'un le matin et l'autre le soir, de façon à assurer la régularité des selles.

Enveloppements froids. — Un grand drap est plié en deux ou en quatre, trempé dans de l'eau froide à 10° ou 15°, modérément exprimé, puis étendu sur une couverture de laine. Il est bon que la couverture dépasse le drap mouillé, surtout vers les pieds. Le malade, com-

(1) Berliner Klin, Wochens, 1873.

plètement nu, est placé au milieu du drap, dans lequel il est enveloppé, sauf à la tête et aux pieds. Winternitz recommande d'envelopper les pieds, seulement dans la couverture de laine. Le drap mouillé doit être interposé entre les cuisses et aussi entre les bras et le tronc, de façon à augmenter la surface de refroidissement. — Pendant que le fébricitant commence à se refroidir dans un premier enveloppement, on en prépare un second, dans lequel il sera placé après huit ou dix minutes. Ce second drap mouillé, également doublé d'une couverture de laine, peut être glissé sous le malade, à la place du premier qu'on enlève; mais il est préférable de le préparer sur un matelas étendu par terre ou bien sur un lit voisin. On pratique ainsi successivement de trois à huit ou dix enveloppements dans le drap mouillé, de huit à dix minutes de durée chacun.

L'action stimulante de l'enveloppement est réelle, mais elle n'est pas aussi puissante que celle de l'affusion. Quant à l'action antithermique, elle est inférieure à celle du grand bain froid. D'après Liebermeister, un bain froid de dix minutes abaisse autant la température que quatre enveloppements successifs, durant ensemble quarante minutes. Lindwürm est arrivé à une conclusion semblable : six à sept enveloppements de dix minutes chacun n'abaissent pas plus la température qu'un bain froid de quinze à vingt minutes.

L'enveloppement est d'une application difficile. Il est un des procédés les plus incommodes de la médication réfrigérante. Il oblige à déplacer très fréquemment le malade ; il nécessite de nombreux aides, beaucoup de temps et beaucoup de linge. Aussi Brand conclut qu'il faut rayer l'enveloppement de la liste des moyens à employer dans le traitement de la fièvre typhoïde.

Sans doute l'enveloppement ne peut pas constituer

une méthode générale de traitement. Cependant il mérite d'être conservé, car il permet de remplir certaines indications. Liebermeister le recommande chez les enfants. Il peut être, en effet, fort utile à cet âge, lorsqu'on craint d'opérer avec le grand bain froid une soustraction de calorique trop rapide et trop forte. On sait que les enfants se refroidissent plus et plus vite que les adultes.

Mais, à notre avis, le grand avantage de l'enveloppement, c'est qu'il permet d'obtenir la continuité de la réfrigération. Cet avantage peut être utilisé dans certaines formes intenses de la fièvre typhoïde, qui présentent une très grande résistance à la réfrigération. On peut associer aux immersions froides un certain nombre d'enveloppements successifs, et obtenir ainsi des abaissements thermiques qui nécessiteraient des bains trop fréquents, trop froids et trop longs. Rosenberger a vu que, dans les cas où la température est de 39,5 à 41°, un enveloppement d'une heure peut donner un abaissement thermique de 1,5. Le fait de M. Armaingaud est encore plus démonstratif : après douze heures consécutives d'enveloppement dans le drap mouillé, la température tombe de 42° à 38,3. Nous avons mis à profit cette observation de M. Armaingaud. La résistance du fébricitant à la réfrigération est parfois extrême : nous avons vu des bains à 18° et même 15°, prolongés pendant plus de trente-cinq minutes, ne produire que des abaissements insignifiants de la température Et cependant, dans les cas de ce genre, l'indication d'abaisser la température est pressante, car elle peut être fort élevée et dépasser 41°. Or, chez l'un des malades auxquels nous faisons allusion, nous avons fait précéder le bain froid d'un enveloppement de quarante minutes, et nous avons pu de la sorte obtenir un abaissement thermique de 1,5. — L'enveloppement permet donc d'obtenir la continuité de la réfrigération. Or cette continuité de la réfrigération paraît être un élément important de la médication réfrigérante. En prolongeant le refroidissement pendant des heures entières par des enveloppements successifs, ou mieux par l'association de l'enveloppement à l'immersion froide, on peut, dans certains cas, vaincre la résistance de la fièvre probablement mieux que par l'emploi exclusif des bains froids qu'il faudrait donner très froids, très fréquents et très longs.

Applications froides. — Les procédés employés pour l'application extérieure du froid sont assez nombreux : les grandes compresses, les vessies de glace, les appareils de Leube, de Clément, de Dumontpallier, de Robertson (1).

Le procédé des compresses est le plus simple. C'est le procédé de Jacquez, que nous avons déjà décrit dans le chapitre consacré à l'historique de la médication réfrigérante. — Les grandes compresses abdominales, trempées dans de l'eau froide et renouvelées toutes les cinq ou dix minutes, n'ont qu'une faible action stimulante et dérivative ; mais elle possèdent, bien appliquées et suivant les préceptes de Jacquez, une action antithermique réelle, quoique très inférieure à celle du grand bain froid. C'est un procédé qui mérite d'être conservé. Il peut être appliqué, lorsque les bains, froids ou tièdes, viennent à être contre-indiqués. Mais il importe beaucoup de surveiller l'application de ces compresses abdominales, car il est rare que les personnes chargées de ce soin s'en acquittent avec une régularité suffisante. Du reste, nous verrons que ces compresses doivent être souvent associées à la méthode des bains froids.

(1) *Médical Times and. Gazette*. Janvier 1872.

Depuis quelques années, on a proposé les vessies de glace comme procédé de réfrigération dans les fièvres hyperthermiques. Wilson Fox les employait dans le rhumatisme cérébral ; il appliquait le long du rachis de grandes vessies remplies de glace ; cependant, dans les cas très graves, il préférait le grand bain froid. — Plus récemment, un pathologiste allemand, Riegel (1) a fait une étude particulière des effets antithermiques des vessies de glace appliquées sur la peau, et proposé ce procédé de réfrigération dans le traitement de la fièvre typhoïde. La glace est appliquée sur le thorax et sur l'abdomen. Non seulement l'abaissement thermique, obtenu par ces applications locales du froid, serait très prononcé, mais il serait encore plus durable que l'abaissement produit par les bains. On aurait même là le moyen d'obtenir chez le fébricitant un abaissement permanent de la température. — Les expériences de Riegel n'ont pas été répétées. Nous avons, dans quelques cas où les bains ne pouvaient être continués, couvert l'abdomen de vessies de glace. Nous n'avons pas obtenu cet abaissement de la température considérable et permanent dont parle Riegel. Il est vrai que la réfrigération ne portait pas sur le thorax. — D'ailleurs le procédé est d'une application assez difficile ; il n'est pas toujours possible d'avoir de la glace en quantité suffisante, ni pendant toute la durée d'une fièvre typhoïde. Brand fait encore observer que ces applications prolongées de glace dans la même région exercent sur les vaisseaux de la peau une action constrictive trop prononcée et qui n'est pas sans inconvénients. En effet, Béhier a vu des applications permanentes de vessies de glace sur l'hypogastre, chez une femme atteinte de périmétrite puerpérale, causer le sphacèle superficiel de

(1) *Deutsches archiv. fur Klin. med.* 1872 t. IX.

la peau. Nous avons observé le même accident. Dans un cas de fièvre typhoïde compliquée d'hémorrhagie intestinale, nous avions fait appliquer sur le ventre plusieurs grandes vessies de glace. Cette application permanente produisit, au bout de quelques jours, des eschares très superficielles, il est vrai, mais très étendues de la paroi abdominale.

Pendant la guerre de 1870, un médecin allemand, Leube (1) ne pouvant vaincre la répugnance de ses malades pour les bains, eut recours au matelas d'eau. Le typhique était couché pendant des heures entières sur un matelas de caoutchouc, contenant un mélange réfrigérant composé de sel et de glace pilée. L'abaissement thermique, ainsi obtenu, était plus prononcé dans le rectum, où il atteignait 1° à 2°, que dans l'aisselle dont la température ne s'abaissait que de 0° 5.

M. Clément (2), médecin des hôpitaux de Lyon, a imaginé un appareil très ingénieux pour obtenir la réfrigération du fébricitant. C'est une ceinture de caoutchouc, dans laquelle, à l'aide d'un système de tubes munis de robinets, on établit un courant d'eau froide plus ou moins rapide. Cette ceinture enveloppe seulement le tronc du malade. L'appareil peut être appliqué pendant une demi-heure, une heure ou même plus, et les applications sont plus ou moins fréquentes suivant l'intensité de la fièvre. Dans la méthode, l'application de la ceinture remplace le grand bain froid. — Cet appareil est fort coûteux, et par conséquent peu pratique quand il s'agit d'une maladie qui, comme la fièvre typhoïde, est très commune et sévit partout, à la

(1) LEUBE. *Archiv. f. Klin. méd.* Bd. VIII 1871.

(2) J. JULLIARD. *Lyon médical*, 1878. Considérations sur la fièvre typhoïde, son traitement par les bains froids et par l'appareil du docteur Clément.

campagne comme à la ville. La ceinture ne permet pas le contact de l'eau sur le tégument. Or ce contact est utile, lorsque, dans les fièvres compliquées de stupeur ou de coma, on a besoin de l'action stimulante de la médication réfrigérante. Quant à l'action antithermique, nous l'avons toujours trouvée très inférieure à celle du grand bain froid. Pour ce qui est des sensations éprouvées par les malades, elles sont assez variables; les uns déclarent l'application de la ceinture moins pénible que l'immersion froide, les autres préfèrent le bain froid.

L'appareil à réfrigération de M. Dumontpallier (1) est très comparable à celui de M. Clément. Il permet d'obtenir une réfrigération lente, progressive, et de doser, pour ainsi dire à chaque instant, le refroidissement obtenu. Il se compose d'une double enveloppe de toile en forme de ceinture, pouvant recevoir le corps tout entier, sauf la tête et les pieds. Les deux parois de l'enveloppe sont réunies par des piqûres rangées en séries parallèles, de telle façon qu'un tube de caoutchouc long de 40 mètres et d'un diamètre intérieur d'un centimètre et demi, parcourt, en se contournant un grand nombre de fois, tous les espaces laissés libres entre les piqûres. Des tubes munis de robinets assurent et permettent de régler la circulation de l'eau froide dans l'appareil. Des thermomètres, placés à l'entrée et à la sortie du courant d'eau, en donnent la température. Le malade est enveloppé dans cet appareil, comme dans la ceinture de M. Clément. L'appareil de M. Dumontpallier est passible des mêmes objections que l'appareil de M. Clément; mais il peut servir à l'étude de la fièvre et des effets physiologiques de la médication réfrigérante.

Bains tièdes. — Le bain tiède est celui dont la tempé-

(1) Académie de médecine, mars 1880. — Congrès de Reims 1880.

rature est comprise entre 30 et 35°. De 25° à 30° le bain est frais. La durée du bain tiède est ordinairement de quinze à vingt minutes. Au-delà de trente à trente-cinq minutes, le bain tiède devient un bain tiède prolongé.

Le bain tiède est depuis longtemps employé dans le traitement des maladies aiguës. En 1848, Hervieux (1) le recommandait dans le traitement de la fièvre typhoïde. Lasègue conseillait le bain tiède dans certaines pneumonies, les pyrexies et les phthisies fébriles. Depuis qu'il est beaucoup question de l'hydrothérapie des maladies aiguës, nombre de médecins, surtout en France, ont tenté de substituer le bain tiède au bain froid, qu'ils accusent de provoquer des accidents et de favoriser le développement des complications (2).

Il est certain que le bain tiède (30°) est moins pénible que le bain froid. Cependant il ne faut pas croire qu'il ne procure au fébricitant que des sensations agréables. Nous avons vu des typhiques se plaindre du froid dans des bains de 29° à 31°. Du reste, si le bain tiède est prolongé au delà d'une certaine limite, le frisson ne fait pas défaut.

Avec le bain tiède, le choc est supprimé. L'action stimulante est donc peu prononcée. Si ce résultat est parfois favorable et doit être recherché, par exemple à une période très avancée de la fièvre, chez les typhiques tombés dans une adynamie profonde, ou bien encore dans les cas de grand affaiblissement du cœur, dans la grande majorité des cas au contraire le choc et son action excitante sont véritablement utiles ; l'action excitante est même indispensable dans les formes les plus graves de la fièvre, celles qui, dès les premiers jours, s'accompagnent de stupeur et de coma.

(1) *Archives générales de médecine*, 1848, t. XVIII.

(2) V. Homolle. *Revue des sciences médicales*, t. XI, p. 755

Quant à l'action antithermique du bain tiède, nous croyons qu'on l'a beaucoup exagérée. D'après M. Laure et M. Berthomier (1), le bain tiède produirait un abaissement thermique de 7 à 8 dixièmes de degré et même de 1° à 2°, et le pouls diminuerait de 16 à 20 pulsations. M. Libermann a constaté qu'un bain tiède de trente à trente-cinq minutes peut abaisser la température de 1° à 3°. — Or, pour apprécier l'effet antithermique du bain tiède, il importe de tenir compte de la forme et de l'époque de la fièvre. Ces deux conditions influent beaucoup sur le degré de la résistance que le fébricitant oppose à la réfrigération. Sans doute on peut, dans les formes légères ou au déclin de la fièvre, obtenir des abaissements assez prononcés de la température fébrile ; mais, du moins d'après notre expérience personnelle, dans les formes sévères ou pendant les premiers jours de la fièvre, le bain tiède ne produit jamais que des abaissements thermiques très faibles, parfois nuls et à coup sûr très insuffisants. En outre, l'abaissement thermique, quand il existe, dure beaucoup moins après le bain tiède qu'après le bain froid ; il ne dépasse pas une heure au maximum. — Larsen a constaté, en 1870, cette inefficacité du bain tiède dans les formes graves de la dothiénentérie. Dans les cas légers, lorsque les rémissions matinales étaient très prononcées et amenaient la température à 38° ou au-dessous, les bains tièdes donnaient de bon résultats ; mais lorsque la fièvre était intense et revêtait une allure continue, les abaissements obtenus étaient très faibles et duraient très peu.

En effet, la température de l'eau du bain est un élément important de la médication réfrigérante, et c'est une erreur de croire qu'un bain tiède puisse produire sur la température fébrile un effet comparable, comme

(1). Thèse de Paris 1874.

intensité et comme durée, à celui que produit le bain froid. Liebermeister a démontré expérimentalement cette infériorité du bain tiède. Dans un bain froid à 22° la déperdition du calorique s'opère chez un fébricitant de la façon suivante :

En 5 minutes, il perd...		122	calories.
En 10	— ...	165	—
En 15	— ...	192	—
En 20	— ...	208	—
En 30	— ...	342	—

Le même fébricitant est plongé dans un bain tiède à 28° 1

En 5 minutes, il perd...		33	calories.
En 10	— ...	44	—
En 15	— ...	50	—
En 20	— ...	52	—
En 30	— ...	56	—

Il est donc bien évident que le bain tiède est, au point de vue de l'action antithermique, notoirement inférieur au bain froid. Et cependant, la plupart des médecins, qui préfèrent le bain tiède au bain froid, suppriment les bains de la nuit ; ils donnent seulement deux à quatre bains dans la journée, ou même un seul bain tous les deux jours ! Une telle pratique est vraiment la négation de la médication réfrigérante, et même de toute médication antipyrétique.

Le bain tiède ne possède qu'à un faible degré les trois actions excitante, dérivative et antipyrétique. Ce n'est donc qu'un procédé peu efficace de la médication réfrigérante. Il ne convient guère que dans les formes très légères, ou au début de la fièvre, quand il n'y a aucun symptôme inquiétant. Encore peut-il faire perdre un temps précieux. Le bain tiède est plutôt un procédé de transition chez les enfants et les malades pusillanimes ou très excitables, à la condition toutefois que chaque nouveau bain soit plus froid que le précédent, et qu'on arrive rapidement, dans les fièvres de quelque intensité, aux véritables bains froids.

Un médecin allemand, Riess (1), a proposé, pour le traitement de la fièvre typhoïde, le bain tiède permanent. Nous avons vu que, à la fin du siècle dernier, Portal traitait ainsi les fièvres ardentes, bilieuses et putrides. — Il ne s'agit plus du bain tiède ordinaire, ni même du bain tiède prolongé, mais bien d'une immersion continuée pendant des heures entières. L'eau de la baignoire est à 30° ou 31°. Le malade, placé et transporté sur une sorte de hamac, est plongé dans le bain. Après quelques sensations désagréables, il finit par s'accoutumer au contact de l'eau tiède. L'immersion est interrompue et le malade replacé dans son lit, lorsque la température axillaire s'abaisse à 37°. Dès que la fièvre remonte à 38° le malade est replacé dans l'eau. La majeure partie de la période fébrile se passe ainsi dans une immersion tiède. Riess a pu, par ce procédé, maintenir un typhique dans une apyrexie à peu près complète, du septième au quinzième jour de la fièvre, c'est-à-dire pendant la période des hautes températures. Sur 48 malades ainsi traités, 3 ont succombé, soit une mortalité de 6,2 p. 100. — La méthode de Riess fut appliquée par Afanassjew au traitement de 7 typhiques, dont 2 gravement atteints ; tous ont guéri. Afanassjew donnait un ou deux bains par jour, l'un dans la matinée et l'autre dans la soirée. La température de l'eau variait de 25° à 30° et la durée de l'immersion ne dépassait pas trois heures. Ces bains procuraient des abaissements de 1° à 3°, en moyenne de 2°. Tous les symp-

(1) *Centralblatt* 1880. — *Revue des Sciences médicales*, t. XX, p. 28.

tômes de l'état typhique disparaissaient et l'appétit était conservé pendant toute la durée de la maladie. — Un autre médecin allemand, Herrmann, a traité 12 cas de typhus exanthématique par la méthode de Riess. Ses conclusions ne sont pas favorables à la méthode. Le bain tiède permanent ne réussirait pas mieux, dans le typhus exanthématique, que les moyens ordinaires. — Nous avons peine à croire que beaucoup de typhiques puissent rester des heures entières plongés dans l'eau à 30°, car nous avons vu plus d'un fébricitant frissonner dans un bain tiède ordinaire. D'ailleurs l'installation de la méthode est difficile ; il faut faire chauffer de l'eau en permanence pour maintenir le bain à une température convenable, et des aides sont nécessaires pour surveiller le malade au bain, au moins dans les cas graves. Enfin l'action stimulante fait défaut, et cette action, nous l'avons vu, est souvent nécessaire et doit être cherchée.

Bains tièdes progressivement refroidis. — Le bain tiède progressivement refroidi, appliqué par Ziemssen (1) au traitement de la fièvre typhoïde, est une sorte de compromis entre le bain tiède et le bain froid. Le malade est plongé dans un bain tiède et par là le choc de l'eau froide est évité ; il sort d'un bain froid et par là est compensée l'insuffisance du bain tiède au point de vue de la réfrigération. — Du reste, voici quelle est la pratique de Ziemssen. La température initiale du bain est de 5° à 6° inférieure à la température du malade. Ainsi, la fièvre a-t-elle atteint 40° à 41°, la température initiale du bain sera 35° ou 36°. Pendant que le malade est plongé dans le bain tiède, on y ajoute de l'eau très froide ou même de la glace, de façon à en abaisser

(1) *Centralblatt* 1866.

le température à 20° environ, graduellement et dans un intervalle de vingt à trente minutes. C'est à ce moment que survient le frisson ; il est plus tardif que dans le bain froid, mais il ne fait pas défaut. Le frisson est le signal de la fin du bain. Le malade est retiré de la baignoire, rapidement essuyé, reporté dans son lit chauffé, et convenablement couvert. Ziemssen donne au plus quatre à six bains par jour, et il indique les heures qui lui paraissent préférables : six heures et dix heures du matin, une heure et six heures du soir. Les bains de la nuit sont généralement supprimés. Cependant, dans les cas graves, lorsque l'agitation du malade indique l'apparition d'une exacerbation fébrile pendant la nuit, deux nouveaux bains sont ajoutés aux précédents, l'un à neuf heures du soir et l'autre à minuit. Enfin, s'il est possible d'obtenir des notations thermométriques nombreuses et régulières, on donne le bain toutes les fois que la température rectale atteint ou dépasse 40°. Telle est la règle à suivre, pendant les quinze premiers jours, c'est-à-dire pendant la plus grande intensité de la période fébrile. Plus tard, dès la troisième ou la quatrième semaine, on supprime les bains de la nuit et de la matinée ; enfin, lorsque la défervescence est obtenue, on cesse également ceux de l'après-midi. — Ziemssen et Immermann (1) ont, d'après cette méthode, traités à Erlangen, de 1863 à 1869, 190 cas de fièvre typhoïde, dont 107 graves. Il y eut 25 morts, soit une mortalité de 12,5 p. 100.

Le bain de Ziemssen supprime, en effet, le choc de l'eau froide ; il a donc une action excitante moindre que celle du bain froid. Quant à l'action antither-

(1) *Die Kaltwasserbchandlung der typhus abdominalis* 1870. Leipzig. Vogel.

mique, elle est également moins prononcée. Un bain à température décroissante doit être porté à trente minutes pour abaisser la température autant qu'un bain froid de quinze minutes. Mais, dans les formes intenses, lorsque le fébricitant présente une grande résistance à la réfrigération, l'abaissement thermique est très faible et généralement insuffisant pour combattre efficacement la fièvre. Ce qui semble bien démontrer cette insuffisance du bain tiède prolongé dans les cas graves, c'est que le taux de la mortalité, sans doute très inférieure à la mortalité habituelle de la fièvre typhoïde, n'est pas cependant, d'après la statistique de Ziemssen, autant abaissé qu'avec la méthode des bains froids. D'ailleurs le bain tiède refroidi est d'une application assez difficile; il est à peu près impossible de traiter par cette méthode, et en même temps, un grand nombre de malades. Il faut de grandes quantités d'eau chaude et d'eau froide ou de glace; il faut aussi beaucoup de temps et un personnel plus nombreux.

Les bains à température décroissante ne peuvent donc pas être acceptés comme méthode générale de traitement. Mais ils répondent à certaines indications. On doit les préférer aux bains froids, toutes les fois que le choc de l'eau froide est mal supporté ou présente quelque péril : chez les personnes âgées, dans les formes très adynamiques, dans les cas d'affaiblissement très marqué du cœur, chez les malades dont le traitement n'est commencé qu'à une période très avancée de la maladie. Quant au nombre des bains, le chiffre indiqué par Ziemssen nous paraît insuffisant dans les fièvres de quelque intensité. Comme pour l'application de la méthode des bains froids, nous faisons prendre la température toutes les trois heures, jour et nuit, et, toutes les fois que la fièvre atteint ou dépasse 39°, nous faisons donner un bain à température décroissante. Le chiffre de 40°, proposé par Ziemssen comme indiquant l'opportunité d'un nouveau bain, est trop élevé ; de 39° à 40°, la fièvre n'est pas sans danger et doit être combattue. Du reste, nous reviendrons sur cette question.

Bains froids. — Au-dessous de 25°, le bain est froid. Il est rare que, dans le traitement des fièvres, on baigne au dessous de 15°. — Le bain froid possède les trois actions antipyrétique, stimulante et dérivative, mais à des degrés divers, suivant la température de l'eau, la fréquence et la durée des immersions. Le bain froid est l'agent principal de la médication réfrigérante ; de tous les procédés employés, aucun ne présente des actions antithermique et antipyrétique aussi puissantes. Du reste, nous avons déjà longuement exposé l'influence du bain froid sur la température fébrile et sur tous les symptômes de la fièvre typhoïde.

Il y a plusieurs méthodes pour l'application du bain froid au traitement de la dothiénentérie. Nous étudierons seulement les quatre principales :

La première méthode de Brand.

La méthode de Jurgensen.

La méthode de Liebermeister.

La seconde méthode de Brand.

A cette dernière, nous consacrerons des développements étendus ; nous en étudierons les moindres détails. C'est cette méthode que nous avons employée chez tous nos malades. Elle tend à se généraliser de plus en plus dans le traitement de la fièvre typhoïde par l'eau froide, et l'on doit, en effet, la considérer comme l'application la plus efficace et la plus pratique de la médication réfrigérante.

Première méthode de Brand. — A l'époque de ses premiers essais, Brand n'employait pas le grand bain froid ; l'agent essentiel de sa méthode était le demi-bain tiède avec affusion froide (1). Ce bain fut longtemps connu en Allemagne sous le nom de bain de Brand.

Voici d'ailleurs comment Brand décrit lui-même ce demi-bain tiède avec affusion. On prépare un demi-bain à 23 R (28°75). Avant d'y placer le malade, on lui mouille tout le corps avec de l'eau froide; c'est un moyen d'empêcher le saisissement au moment de l'entrée dans le bain. Puis le malade est placé dans la baignoire. On lui fait aussitôt une affusion avec un demi seau d'eau à 15° ou 17°. Deux minutes après cette première affusion, on en fait une seconde, puis une troisième et ainsi de suite, pendant dix minutes. Il faut employer pour ces affusions environ trois ou quatre seaux d'eau froide. Vers la fin de l'immersion, on verse dans la baignoire une certaine quantité d'eau beaucoup plus froide à 12° environ, de façon à abaisser encore la température du bain. Ce procédé rappelle le bain à température décroissante de Ziemssen. A l'affusion, Brand recommande d'associer les frictions pour obtenir une action dérivative plus complète ; trois personnes frottent vivement avec les mains le tronc et surtout les extrémités. Retiré du bain, le malade est à peine essuyé et replacé dans son lit. Les jambes sont entourées d'une couverture de laine jusqu'aux genoux seulement ; le reste du corps est très modérement couvert, d'un simple drap en été, d'un drap et d'une couverture en hiver. Après le bain, le malade doit être laissé dans un repos complet. — Si, trois ou quatre heures après un premier bain, la fièvre a reparu, Brand donne une affusion froide dans une baignoire vide, pendant cinq minutes et avec trois seaux d'eau froide. Mais, au moment des exacerbations principales de la fièvre, il faut revenir au demi-bain tiède avec affusion. Si l'exacerbation est forte, le

(1) *Die hydrothérapie des typhus*. Stettin 1861.

bain sera plus froid et la durée en sera plus longue. — Dans les intervalles des bains et des affusions, il faut donner des boissons froides, pratiquer quelques lotions et appliquer sur le thorax et l'abdomen de grandes compresses trempées dans l'eau froide et renouvelées au moins tous les quarts d'heure, de façon à prolonger l'effet utile du bain et à retarder le développement de l'exacerbation fébrile.

Tel est le traitement à suivre pendant la période d'état de la fièvre, ou plutôt dès que le diagnostic est bien établi. Mais déjà, en 1861, Brand insistait sur la nécessité de traiter la fièvre par l'eau froide dès le début. Pendant les premiers jours, si le diagnostic est encore incertain et que la fièvre soit modérée, le malade est, au moment de l'exacerbation vespérale, soumis à l'enveloppement dans le drap mouillé, ou bien on se contente d'appliquer sur le ventre de grandes compresses froides, fréquemment renouvelées. Dans la soirée, deux enveloppements dans le drap mouillé, dont l'un vers neuf heures, assurent le repos de la nuit. Un autre enveloppement peut être pratiqué dans la matinée, entre sept et neuf heures. Si la fièvre persiste néanmoins et que le calme ne soit pas obtenu, il faut recourir à une réfrigération plus active. Après l'enveloppement du soir, prolongé pendant une demi heure, le malade est plongé dans un bain tiède de cinq à dix minutes et, pendant ce bain, on fait une affusion avec de l'eau à 15°. Les compresses abdominales sont changées pendant la nuit, toutes les fois que le malade se réveille. L'agitation et la fièvre augmentent-elles, pendant la nuit, il convient de pratiquer, vers minuit, un enveloppement dans le drap mouillé. — Ces procédés de réfrigération sont applicables aux enfants. — S'agit-il d'une fièvre gastrique ou d'une fièvre catarrhale, le mouvement fébrile tombe en quelques jours, et la guérison est rapidement obtenue.

La persistance de la fièvre indique au contraire qu'il s'agit d'une dothiénentérie. Il faut alors recourir au demi-bain tiède avec affusion froide à chaque exacerbation fébrile, c'est-à-dire toutes les trois ou quatre heures, et appliquer le traitement tel qu'il a été précédemment exposé. — Lorsque, à une période avancée de la fièvre, les exacerbations fébriles diminuent d'intensité, on élève peu à peu la température de l'eau du bain ; la durée en est plus courte, de trois à cinq minutes seulement, et on le répète moins souvent, deux à trois fois par jour.

Ce traitement est celui qui convient à la fièvre typhoïde évoluant régulièrement et que Brand nomme typhus normal. Dans les fièvres compliquées ou, suivant l'expression de Brand, dégénérées, de nouvelles indications se présentent qu'on peut et qu'on doit remplir, en choisissant parmi les procédés de la médication réfrigérante. La forme la plus commune et la plus grave du typhus dégénéré est la forme adynamique, avec dépression profonde des centres nerveux. Dans ces cas, Brand est d'avis qu'il s'agit moins de soustraire du calorique, que de tonifier l'organisme et d'augmenter sa force de réaction. La faiblesse est-elle poussée à l'extrême, il faut se contenter d'abord de lotions et de compresses froides. Puis le malade encore inconscient est plongé dans un bain à 28°, pendant lequel on lui fait sur la tête une affusion avec de l'eau de plus en plus froide. Le plus tôt possible, il faut arriver au demi bain tiède avec affusion très froide. Si le coma persiste, pendant que le malade est au lit, on lui fait des affusions froides et prolongées sur la tête, des frictions humides sur les membres inférieurs, puis on l'enveloppe dans une couverture de laine ou dans de la flanelle mouillée d'eau chaude.

Nous avons tenu à exposer avec détails la première

méthode de Brand. Elle renferme des procédés qu'on peut utiliser pour remplir certaines indications. Nous appelons particulièrement l'attention sur le traitement des formes adynamiques. Ce traitement nous paraît convenir aux fièvres déjà très avancées dans leur évolution, lorsque le malade présente une dépression profonde des centres nerveux et un grand affaiblissement du cœur.

Méthode de Jurgensen. — Jurgensen (1) a cherché à simplifier la médication réfrigérante appliquée au traitement de la fièvre typhoïde, et, en effet, la méthode qu'il propose est beaucoup plus simple que la première méthode de Brand. — Au demi bain tiède avec affusion, il substitue le grand bain froid que Bartels (2) employait à Kiel depuis quelques années. Il supprime les lotions, les compresses thoraciques et abdominales qu'il juge inutiles et pénibles pour les malades, ainsi que toutes ces excitations, par lesquelles, dit-il, Brand s'efforce d'appeler à la peau des éruptions critiques. Le thermomètre est indispensable pour juger de l'opportunité du bain. La température est prise dans le rectum, toutes les quatre heures dans les cas légers ou de moyenne intensité, toutes les deux heures dans les cas graves. On donne un bain, toutes les fois que la température rectale atteint ou dépasse 40°. Dans la méthode de Jurgensen, les immersions peuvent donc, pour une même période de vingt-quatre heures, être beaucoup plus fréquentes que dans la méthode de Brand. Certains typhiques prennent ainsi jusqu'à douze bains par jour. La température de l'eau n'est pas

(1) *Klinische Studien über die behandlung des abdominal typhus.* Leipzig. Vogel 1866.

(2) Congrès des médecins et des naturalistes allemands à Hanovre. 1865.

rigoureusement fixée. On emploie l'eau telle qu'elle sort des puits ou des robinets. Souvent le bain est à 10°. Quant à la durée de l'immersion, elle varie de cinq à quinze minutes. — Enfin Jurgensen associe régulièrement la quinine au bain froid. — Le grand bain froid est sans doute supérieur au demi bain tiède; il est aussi d'une application plus facile, et Jurgensen a rendu un grand service en démontrant cette supériorité de l'immersion froide, telle que l'employait Giannini au commencement de ce siècle. Du reste, dans sa seconde méthode, Brand lui-même abandonne le demi bain tiède. Mais Jürgensen donne des bains trop froids et peut-être aussi trop fréquemment répétés. De telles immersions doivent être plus d'une fois très péniblement supportées. La température de 40°, acceptée comme indiquant l'opportunité du bain est, nous l'avons vu, trop élevée; de 39° à 40°, la fièvre peut être danges reuse si elle dure longtemps. L'expérience prouve que c'est seulement lorsque la température fébrile est abaissée à 39° ou au-dessous, qu'on voit disparaître les symptômes inquiétants de l'état typhoïde. Au début du traitement, avec ses immersions très souvent répétées, la méthode de Jürgensen peut bien dépasser, et, un peu plus tard, en ne baignant qu'à 40°, ne pas atteindre le but que poursuit la réfrigération systématique. — La seconde méthode de Brand nous paraît mieux remplir toutes les indications, et elle est assurément moins pénible pour les malades.

Méthode de Liebermeister. — Cette méthode est complexe; au bain froid, Liebermeister associe également les médicaments antipyrétiques et surtout la quinine. Mais le bain de Liebermeister est moins froid que celui de Jurgensen. C'est un bain d'une température moyenne de 20°, et qui dure environ dix minutes. — Si le malade peut être observé dans le premier septénaire,

Liebermester donne, le premier jour du traitement, deux à quatre doses de 50 centigr. de calomel en quelques heures, et le lendemain une ou deux doses seulement. Après l'administration du calomel, la température est prise régulièrement toutes les deux heures, et, toutes les fois qu'elle dépasse 39° dans le rectum ou 39,5 sous l'aisselle, le malade est plongé dans le bain froid. Dans les formes graves, lorsque la fièvre est très intense, il arrive que toutes les deux heures, la température atteint et dépasse 39°. Le malade devrait donc prendre douze bains. Pour diminuer le nombre des bains, Liebermeister a recours aux médicaments antipyrétiques, la digitale, la vératrine et surtout la quinine. Tous les deux jours et le soir il donne, dans l'intervalle d'une demi heure ou une heure au plus et par dose de 50 centigr. 1,50 à 3 grammes de sulfate de quinine. L'effet antipyrétique de la quinine, prise de cette façon, coincide avec la rémission spontanée de la fièvre, laquelle débute dans la nuit, vers trois heures du matin. Cette rémission spontanée se trouve ainsi très notablement augmentée ; or, l'on sait que dans la dothiénentérie, les formes rémittentes de la fièvre sont moins graves que les formes continues. Grâce à cette amplitude plus grande des rémissions matinales, produite par la quinine, quelques bains de la matinée peuvent être supprimés.

Association aux bains des médicaments antipyrétiques. — Y a-t-il de grands avantages à associer, comme le conseillent Jurgensen et Liebermeister, la quinine au bain froid ? Brand, qui s'est beaucoup occupé et à diverses reprises de cette question, a recours aux données de la statistique.

La moyenne de la mortalité peut, avec la méthode de Liebermeister descendre à 5,9 p. 100, et avec la méthode de Jurgensen, à 4,1 p. 100. Brand, en ne mettant en usage que les bains froids, à l'exclusion de la quinine, a obtenu une mortalité de 3,8 p. 100. Mais il n'est pas inutile de faire remarquer que, dans les méthodes de Liebermeister et de Jurgensen, les médicaments n'interviennent que d'une façon tout à fait accessoire; la base du traitement est toujours la réfrigération systématique, obtenue à l'aide des immersions froides répétées fréquemment, et même à de très courts intervalles. — Les méthodes qu'on peut appeler mixtes, et dans lesquelles les médicaments sont plus largement employés, donnent des résultats beaucoup moins favorables, et d'autant moins favorables que plus grande est la part faite aux médicaments. Ainsi, les statistiques du Conseil de santé des armées allemandes ont établi que la moyenne de la mortalité pour les fièvres traitées, dans les hôpitaux militaires, par la quinine associée aux bains, s'élève à 15 p. 100, tandis que les fièvres exclusivement traitées par les bains y donnent une mortalité moyenne de 8 à 10 p. 100. Enfin, nous avons vu que, dans les hôpitaux militaires où la méthode de Brand est très rigoureusement appliquée, la mortalité est encore tombée beaucoup plus bas: 1,6 à Stettin; 0,6 à Stralsund. Aussi, dans l'armée allemande, les médecins reviennent-ils de plus en plus à la pure méthode des bains froids.

Récemment un médecin militaire de Munich, Vogl (1), a fait une étude comparative fort instructive de la méthode de Brand et de la méthode mixte, dans laquelle les médicaments antipyrétiques sont associés aux immersions froides. Or les complications sont plus fréquentes et plus graves chez les typhiques traités par la méthode mixte. Sur un très grand nombre de cas traités par les seuls bains froids, le collapsus n'a jamais été observé, tandis que, sur 30 cas traités par l'acide salicylique associé au bain froid, 3 malades ont présenté des

(1) *Deut. Archiv. für Klin. med.* 1885.

symptômes de collapsus inquiétants : température abaissée de 36° à 35°, petitesse du pouls, faiblesse de la respiration, refroidissement des extrémités. L'acide salicylique aurait encore l'inconvénient d'augmenter la diarrhée et de favoriser la production des hémorrhagies intestinales. Vogl rappelle que Riess qui, en 1875, à l'hôpital général de Berlin, employait cette méthode mixte, eut la forte mortalité de 24, 2 p. 100. L'association de la quinine aux bains serait également fâcheuse. A l'hôpital militaire de Munich, les complications ont été plus nombreuses chez les typhiques traités par la quinine et les bains froids, et ces complications sont celles surtout qui relèvent plus immédiatement de l'affaiblissement du cœur. Les troubles nerveux ne sont pas aussi sûrement écartés que chez les typhiques traités par les seuls bains froids. Le calme n'est pas aussi complet, ni l'intelligence aussi nette dans l'intervalle des bains. Vogl conclut par conséquent à la supériorité sur ces méthodes mixtes, de la méthode de Brand, dégagée de toute immixtion de médicaments antipyrétiques.

Une nouvelle substance médicamenteuse vient d'être introduite dans la thérapeutique des maladies aiguës, l'antipyrine. L'expérience qu'on en a faite dans le traitement de la fièvre typhoïde n'est peut-être pas encore suffisante pour qu'il soit permis de se prononcer d'une façon définitive. Cependant, si nous en jugeons d'après ce que nous avons vu, l'antipyrine présente les mêmes inconvénients, et même à un plus haut degré, que l'acide salicylique et la quinine. L'antipyrine a, pour nous, le très grave inconvénient de diminuer la sécrétion urinaire ou du moins, quand elle est associée au bain, d'enrayer la polyurie critique (1), dans une maladie infectieuse où il importe à un haut degré de maintenir

(1) V. Chap. V. *action du bain froid sur la sécrétion urinaire.*

l'intégrité et même d'augmenter l'activité de la sécrétion rénale. De plus, à la dose nécessaire pour obtenir dans la fièvre typhoïde un abaissement notable de la température, l'antipyrine a sur le cœur une action fâcheuse et qui ressemble fort à une action toxique. Chez les phthisiques fébricitants, nous avons vu plus d'une fois 2 à 3 grammes d'antipyrine produire quelques accidents de collapsus : pâleur de la face, refroidissement des extrémités, chute de la température au-dessous de 37°. Enfin, la mort subite ou rapide, par syncope ou par paralysie du cœur, paraît être un danger réel de ce nouvel antipyrétique. On a déjà publié quelques observations de cet accident (1). Nous en avons vu nous-mêmes deux exemples.

Un des grands avantages de la méthode des bains froids, c'est d'être un traitement externe. Par l'association aux immersions froides des médicaments antipyrétiques, disparaît une partie de cet avantage. Deux ou trois bains ont un effet antipyrétique plus sûr et plus marqué qu'une forte dose de quinine, d'acide salicylique ou d'antipyrine, laquelle peut bien quelquefois n'être pas sans inconvénients. Sur ce point, nous nous rallions à l'opinion de Brand. Pendant toute la période fébrile, toutes les fois que les bains ne sont pas contre-indiqués, nous laissons de côté la quinine et tous les médicaments antipyrétiques. Nous réservons ces médicaments, et particulièrement la quinine, pour deux circonstances : pendant la période fébrile, si les bains sont contre-indiqués ; après la période fébrile, lorsque la défervescence ne s'achève pas complètement et que nous voyons persister un léger mouvement fébrile.

(1) Blore de Leeds. *The Lancet*, février 1885.

§ II

Méthode de Brand

Depuis sa première publication de 1861, Brand s'est constamment préoccupé de combiner les procédés les plus simples et les plus efficaces de la médication réfrigérante, de façon à remplir le plus complètement possible cette indication fondamentale : maintenir le typhique dans un état d'apyrexie relative, à 39° environ, pendant toute la durée de la période fébrile. En 1877, époque de la publication de la deuxième édition de son livre, Brand abandonne le demi-bain tiède avec affusion, auquel il préfère désormais le grand bain froid. Beaucoup de détails de la première méthode sont également supprimés. La seconde méthode de Brand peut être résumée dans cette formule : — donner un bain de 20° et de quinze minutes de durée, toutes les fois que la température rectale, relevée régulièrement toutes les trois heures, jour et nuit, atteindra ou dépassera 39°. — Telle est la méthode que M. F. Glénard nous fit connaître en 1873. C'est là seulement, comme le dit expressément M. Glénard lui-même, une formule générale, applicable au plus grand nombre des fièvres typhoïdes. Mais ce n'est pas une formule absolue. Il faut en étudier tous les termes avec plus de détails. Il faut montrer aussi comment elle se modifie suivant les conditions individuelles des typhiques, l'intensité de la fièvre, l'époque plus ou moins avancée de la maladie et enfin suivant la nature des complications.

FORMULE GÉNÉRALE DU TRAITEMENT. — *Du grand bain froid.* — Le grand bain est préparé dans une baignoire, assez haute et assez remplie pour que l'eau recouvre complètement les épaules du malade. Trop souvent on néglige cette précaution. Or il est utile que le thorax soit complètement immergé. On s'assure avant chaque bain, à l'aide d'un thermomètre, que l'eau est bien à la température voulue. Suivant les cas, on ajoute de l'eau froide ou de l'eau chaude. Il n'est pas nécessaire de renouveler l'eau de la baignoire à chaque immersion. Si le malade ne souille pas l'eau de ses déjections, il suffit de la changer une fois par jour, ou même seulement, quand on ne peut faire mieux, une fois tous les deux jours. La baignoire est placée à côté du lit, à deux ou trois mètres de distance et à l'abri des courants d'air. Brand conseille de l'entourer d'un paravent, de façon à ce que le malade soit aussi peu que possible troublé par les préparatifs du bain.

Le malade est porté dans la baignoire ou bien s'y rend lui-même. S'il s'agit d'un typhique gravement atteint et baigné tardivement, mieux vaut le transporter dans un fauteuil ou par tout autre procédé; la marche et les mouvements ne sont pas sans inconvénients. Un aide transporte un enfant dans ses bras. Pour diminuer le saisissement et les sensations pénibles que cause l'entrée dans le bain, il est bon de mouiller ou d'asperger préalablement la face et la poitrine avec de l'eau un peu plus froide que celle de la baignoire. Enfin, si le malade est très affaibli ou s'il présente quelque tendance aux lipothymies, il faut, avant le bain, lui faire boire quelques gorgées de vin vieux.

Pendant le bain, il ne faut jamais négliger l'affusion sur la tête. Cette affusion est toujours utile; elle est nécessaire surtout dans les cas graves, compliqués de troubles nerveux. Brand conseille trois affusions de deux à trois minutes, la première au début, la seconde au milieu et la troisième à la fin du bain. Nous préférons, dans le plus grand nombre des cas, continuer l'affusion à peu près pendant toute la durée de l'immersion. — On peut se servir de l'eau du bain, dans les cas peu graves; mais, dans les cas compliqués de troubles cérébraux, il est bien préférable d'employer une eau plus froide, et d'autant plus froide que le délire est plus intense ou le coma plus profond. Un grand vase à bec ou un arrosoir ordinaire conviennent très bien pour pratiquer l'affusion. — Chez l'homme, il faut couper les cheveux trop longs et, chez la femme, si l'on ne veut pas sacrifier la chevelure, faire des tresses serrées qu'on enroule et qu'on fixe solidement derrière la tête. Du reste, les cheveux tombent pendant la convalescence des fièvres très intenses, même lorsque le traitement a été de bonne heure et régulièrement appliqué. — Pendant l'affusion, l'eau ruisselle sur le visage et pénètre dans les yeux, les narines et la bouche, non sans provoquer des sensations parfois très désagréables. Il est facile d'éviter cet inconvénient. — On place sur le front un mouchoir roulé en forme de bandeau et on le noue derrière la tête; l'eau versée sur le sommet de la tête est retenue par ce bandeau et s'écoule en arrière, sur la nuque. L'affusion est faite avec une certaine len eur, mais il ne faut pas craindre de verser l'eau largement.

Brand recommande encore de faire, pendant le bain, des frictions avec la main sur le thorax et sur les membres. Ces frictions sont moins nécessaires que l'affusion sur la tête; elles peuvent être cependant fort utiles dans les formes délirantes ou comateuses.

Vers le milieu du bain, le malade boit un demi verre ou même un verre d'eau froide.

Plus d'une fois, surtout au début du traitement, le malade se plaint, s'agite et réclame la fin de son supplice; le médecin généralement présent aux premières immersions, doit le rassurer et, suivant l'expression de Brand, par quelques paroles amicales l'exhorter à la patience.

Le bain dure dix à quinze minutes. Dans les cas graves avec hautes températures et grande résistance à la réfrigération, il faut laisser le malade frissonner dans le bain pendant quelques minutes. Bientôt, en effet, le malade tremble, claque des dents et se plaint plus vivement du froid; c'est un indice que la régulation thermique est vaincue et que la température centrale commence à baisser.

Le malade suivant l'état de ses forces, sort seul de la baignoire, ou bien en est enlevé par les aides. Il est vivement mais modérément essuyé partout, sauf sur l'abdomen qu'il faut respecter, dans un drap sec et qu'il ne faut pas faire chauffer. Il est reporté dans son lit. Une couverture de laine enveloppe les jambes jusqu'aux genoux seulement et, si le malade se plaint trop amèrement du froid, on met aux pieds une boule d'eau chaude. Le reste du corps doit être très modérément couvert, d'un simple drap en été, d'un drap doublé d'une couverture de laine en hiver. Nous avons vu souvent des aides mal inspirés envelopper le malade tout entier dans la laine au sortir du bain et, dans le lit, l'accabler de couvertures. C'est une erreur. En agissant ainsi on diminue l'effet utile du baiu. Il n'est pas mauvais que le frisson continue encore pendant quelques minutes après le bain. Pendant la période fébrile nos malades n'ont pas d'autre vêtement que la chemise. Au moment de la convalescence et même déjà pendant la défervescence, nous leur conseillons de reprendre le gilet de flanelle, s'ils ont l'habitude de le porter à l'état de santé.

Vingt à trente minutes après l'immersion, il faut de nouveau prendre la température du malade. Cette exploration est nécessaire; elle doit renseigner sur l'effet utile du bain et peut fournir des indications pour la suite du traitement. Du reste, l'introduction du thermomètre dans le rectum est rendue plus facile si, au moment où le typhique est porté dans son lit, on a soin de le placer dans le décubitus latéral, attitude que d'ailleurs il prend lui-même de bonne heure, grâce à l'amélioration produite par les premiers bains.

Cependant le frisson s'est calmé et le malade éprouve maintenant une réelle sensation de bien-être. Il est sorti du bain depuis quinze à trente minutes ; c'est le moment favorable pour l'alimenter. Il prend alors les aliments qui lui sont permis, le plus souvent un potage, et boit un peu de vin pur ou mêlé d'eau fraîche. Après ce léger repas survient un calme plus complet encore et souvent le sommeil. Il faut respecter ce sommeil. Entre deux bains le silence doit régner dans la chambre du malade. Il faut écarter les visites importunes ou même inutiles. Seuls le médecin et les personnes chargées de lui donner des soins ont accès auprès du malade.

Des compresses froides. — Brand n'a pas renoncé aux compresses froides, malgré les critiques de Jurgensen. Au grand bain froid, il associe toujours les applications locales du froid sur le thorax et sur l'abdomen. La compresse thoracique couvre toute la face antérieure et les faces latérales du thorax; elle s'étend jusqu'au cou. La compresse abdominale couvre de la même façon la paroi antérieure et les parois latérales de l'abdomen; elle descend jusque sur le haut des cuisses. Chaque compresse est faite d'une grande serviette ou d'un drap plié en quatre. Elle est trempée dans de l'eau à 10° et cette eau doit être contenue dans un vase assez grand pour ne pas s'échauffer trop vite. Pendant qu'une compresse est appliquée, une autre se refroidit dans le vase. Toutes les compresses sont exprimées, tordues modérément; il faut refroidir sans trop mouiller. Elles sont changées assez souvent pour que la peau reste habituellement fraîche, toutes les cinq minutes, ou seulement tous les quarts d'heure, suivant l'intensité de la fièvre. Si le malade dort *d'un sommeil calme*, il faut respecter ce sommeil et attendre le réveil. Le renouvellement des compresses doit être rapidement exécuté. Dès que la fièvre commence à baisser et que survient une amélioration très évidente, Brand supprime la compresse thoracique.

Il n'est pas douteux que ces applications locales du froid ne possèdent une certaine action antithermique. Nous avons vu que Jacquez obtenait de fort bons résultats; cependant il n'employait pas d'autre procédé de réfrigération que la grande compresse abdominale. Peut-être même ces moyens accessoires sont-ils capables de prolonger l'effet utile du bain et de contribuer ainsi à diminuer le nombre des immersions. Brand a très vivement plaidé la cause des compresses thoraciques et abdominales.

Au début de nos essais, nous avons régulièrement employé ces compresses. Depuis, nous avons renoncé à la compresse thoracique qui nous paraît le plus souvent inutile. Mais nous gardons la compresse abdominale dont l'utilité et l'efficacité sont incontestables. Nous employons aussi de très grands cataplasmes froids de farine de lin, de temps en temps arrosés avec de l'eau très froide. Chaque malade a deux cataplasmes; pendant que l'un est appliqué sur le ventre, l'autre se refroidit à côté du lit. Bien appliquée, cette réfrigération locale de l'abdomen contribue évidemment à diminuer le météorisme et la diarrhée. Nous l'employons toujours au début et pendant toute la période fébrile, surtout dans les formes graves. Il importe beaucoup, si l'on veut obtenir un effet vraiment utile, de veiller à ce que les compresses ou les cataplasmes froids soient très souvent renouvelés, aussi souvent du moins que l'exige l'intensité du météorisme et de la diarrhée. Les garde-malades ne s'acquittent pas toujours de ce soin avec une régularité parfaite. Il est bon, pour éviter de mouiller les pièces de la literie de placer une toile cirée sous le malade et sur la compresse elle-même. — La compresse sur la tête n'a pas grande utilité. Lorsque le traitement est bien conduit, la céphalalgie disparaît en quelque jours. On peut aider cependant à ce résultat en appliquant, sur le front et une partie de la tête, des linges trempés dans l'eau froide et souvent renouvelés.

Autres procédés accessoires. — A ces deux procédés de réfrigération, qui constituent en quelque sorte la base de la méthode, on peut, dans quelques cas, associer d'autres procédés, moins efficaces que le bain froid, mais qui cependant complètent le traitement et permettent de remplir certaines indications; tels sont la lotion, le lavement, le demi-bain tiède avec affusion, le bain tiède progressivement refroidi. Nous n'avons pas à revenir sur la description de ces procédés que nous avons déjà donnée. Quant à l'application qu'on peut en faire, nous l'exposerons en étudiant le traitement spécial des formes et des complications de la fièvre typhoïde.

Température des bains. — Il n'est pas indifférent de baigner à telle ou telle température. Sans doute cette température du bain varie suivant beaucoup de circonstances, parmi lesquelles les plus importantes sont l'intensité de la fièvre et surtout la résistance qu'oppose le fébricitant à la réfrigération. Mais il y a des bornes qu'il convient de ne pas dépasser. Brand indique 15° et 20° comme limites entre lesquelles doit varier, suivant les cas, la température de l'immersion froide. Cette règle est généralement acceptée.

En Allemagne, Bartels, Jurgensen, Stecher, Heubner abaissent souvent la température du bain au-dessous de 15° et même jusqu'à 7°. Il est vrai que ces bains très froids sont aussi très courts. De tels bains produisent, dit-on, des abaissements bien plus prononcés de la température fébrile, et par conséquent il n'est pas nécessaire de les répéter aussi souvent que des bains moins froids. On ajoute encore qu'avec ces bains très froids les complications pulmonaires et le collapsus sont moins fréquents qu'avec les bains froids ordinaires de 18° et 20°. — Brand critique avec raison ces bains à très basse température. Ils ne peuvent être indiqués que dans le cas, d'ailleurs assez rare, d'une extraordinaire résistance à la réfrigération. Ils sont extrêmement pénibles et souvent, l'expérience le démontre, absolument insupportables. Ce supplice du bain très froid n'est certes pas compensé par la réduction du nombre des bains. Des immersions de 15° à 20° donnent de très bons résultats et, les statistiques en témoignent, aussi et même plus favorables que ceux qu'on peut obtenir avec des bains notablement plus froids. Pourtant il faut éviter de tomber dans l'excès contraire et ne pas prescrire des bains d'une température trop élevée. Les statistiques prouvent également que les bains tièdes ne donnent pas de très bons résultats.

La température maximum du bain serait donc 20°. C'est par cette température que, d'après Brand, il faut commencer. L'abaissement thermique obtenu est une mesure de l'efficacité du bain. Cet abaissement, en somme très variable, oscille dans les limites de 0°,2 à 2°. On sait aussi que quelquefois la température fébrile est, après le bain, égale ou même un peu plus élevée que la température notée avant la bain. En général, l'abaissement doit atteindre au moins 0°,8 à 1°, pour que l'immersion ait un effet réellement utile. Que si cet abaissement moyen n'est pas obtenu, après les premières immersions à 20°, il faut refroidir l'eau de la baignoire et tout de suite se rapprocher de 15°, car l'expérience prouve que, de 17° à 20°, les bains ont à peu près la même action antithermique. Telle est la pratique que Brand conseille.

Nous avons généralement suivi cette règle. Pourtant nous avons souvent élevé la limite maximum au-dessus de 20° et même jusqu'à 24°. Nous distinguons, d'après la température, trois bains froids : le bain de 22° à 24°, le bain de 18° à 20° et le bain de 14° à 15°. Le premier suffit souvent pour obtenir l'abaissement thermique nécessaire de 1°, dans les formes légères, dans beaucoup de formes moyennes et à une période avancée de la plupart des formes intenses. Il peut convenir aussi, comme le bain tiède progressivement refroidi chez les malades débilités, dans les formes adynamiques et dans les cas d'affaiblissement du cœur. Le bain de 18° à 20° que nous employons le plus souvent, suffit dans bon nombre de formes intenses. Cependant, dans la période de lutte contre la fièvre, lorsque la résistance à la réfrigération est au maximum, il est nécessaire parfois d'en venir, pendant quelques jours et jusqu'à ce que l'abaissement moyen de 0° 8 à 1° soit obtenu, à des immersions de 14° à 15°, sinon pour tous les bains, au moins pour ceux du soir, donnés généralement au moment de l'exacerbation fébrile principale.

Abaisser la température du bain, lorsque l'effet produit est insuffisant, est une règle très importante et dont il ne faut pas s'écarter. Nous avouons ne l'avoir pas toujours rigoureusement suivie, surtout à l'époque de nos premiers essais. Plusieurs de nos observations témoignent de cette nécessité d'abaisser au degré voulu la température du bain. Ainsi, dans un cas, des bains à 24° ne dissipent pas complètement l'état typhique qui persiste plusieurs jours ; la langue est grillée, la bouche sèche et la température encore très élevée ; des bains à 17° et 18° abaissent davantage la température et l'état général du malade s'améliore beaucoup. Dans un autre cas, le bain à 18° également indiqué par la persistance et l'intensité de la fièvre, procure immédiatement une amélioration très évidente. Chez un troisième malade, après huit jours de traitement insuffisant avec des bains à 24°, la température fébrile oscille encore autour de 40°; on donne enfin le bain à 15°; deux jours après, la température avait beaucoup baissé et l'état général s'était promptement amélioré.

De très hautes températures n'indiquent pas toujours, ni d'emblée, la nécessité d'employer des bains très froids. Nous avons vu des bains à 22° produire des abaissements de 2° et 2, 5 chez des malades dont la fièvre dépassait 40,5. L'abaissement peut être plus prononcé encore dans les cas où le collapsus est vraiment imminent. — Il vaut donc mieux commencer par des bains à 22° ou 24°, à peu près dans tous les cas. Le résultat obtenu après les deux ou trois premiers bains sert à régler la température des bains ultérieurs. Ce qui doit guider dans cette question, c'est moins l'élévation de la température fébrile que la résistance du fébricitant à la réfrigération. Or cette résistance varie suivant beaucoup de conditions qu'on ne peut pas prévoir avant l'expérience des premiers bains. Chaque typhique défend sa fièvre à sa façon contre l'eau froide. La résistance diminue à mesure que la maladie avance dans son évolution. Elle est moindre également dans les formes adynamiques. — Sans doute, les modifications de la température centrale pendant l'immersion elle-même, peuvent fournir des indications d'une certaine valeur. Ainsi, lorsqu'au début du bain, la température centrale s'élève de 5 à 8 dixièmes, on peut être assuré que la résistance à la réfrigération sera très marquée. Mais une exploration de ce genre est peu pratique. — Mieux vaut, en règle générale, tâtonner pendant quelques heures, ou même pendant une journée, et juger de la résistance à la réfrigération d'après les abaissements que produisent les premiers bains. On commence donc par un bain à 24° et si le résultat est insuffisant, on descend progressivement à des bains à 20°, 18° et même 15°, suivant la résistance de la fièvre et jusqu'à ce que le bain donne cet abaissement moyen de 0,8 à 1°, qui représente la moyenne de l'effet utile de l'immersion froide.

Fréquence des bains. Intervalle entre deux bains. Bains de la nuit. — D'après la formule générale, il faut baigner toutes les trois heures, ou du moins s'assurer que la température ne dépasse pas 39°. Mais la règle n'est évidemment pas absolue. Si l'on prend en considération, d'une part, les formes légères ou graves de la fièvre et, d'autre part, les diverses époques de la maladie, on voit que l'effet utile du bain dure à peu près de deux à trois heures, en d'autres termes que c'est au bout de ce laps de temps, trois heures, que la température du malade est revenue au degré qu'elle présentait avant le bain. Leichtenstern a étudié la marche de la température après 1960 bains froids ; 386 fois, la température était, au bout de deux heures, remontée au degré qu'elle présentait avant le bain. Mais, dans les formes graves et au début du traitement, l'abaissement thermique peut être de très courte durée.

Faut-il, lorsque la température se relève rapidement après le bain, baigner plus souvent que toutes les trois heures ? Brand est d'avis qu'il ne faut pas outre mesure multiplier le nombre des bains ; huit bains en vingt-quatre heures sont un maximum que, en règle générale, il ne faut pas dépasser. Une exacerbation fébrile se produira peut-être entre deux bains, mais elle sera de courte durée et n'aura pas de fâcheux effets si, en prolongeant la durée ou en abaissant la température des bains suivants, on cherche à obtenir une rémission plus marquée et plus durable.

Cependant nous sommes d'avis que plus d'une fois il est utile, indispensable même, de baigner plus souvent que toutes les trois heures. Dans quelques cas graves, il n'est pas possible de donner au bain une durée suffisante ni une température assez basse, soit parce que le malade réellement très affaibli ne peut supporter une immersion froide prolongée, soit parce que l'entourage ne peut se résoudre à laisser le malade assez longtemps dans l'eau froide. Il convient alors de compenser par la quantité, la qualité défectueuse des bains, et de baigner toutes les deux heures ou même toutes les heures et demie.— Nous avons vu, dans la clientèle de la campagne, un cas de ce genre : fièvre au neuvième ou dixième jour, adynamie, stupeur profonde, température très haute ; impossibilité d'obtenir qu'on laisse la malade dans l'eau au-delà de six à huit minutes, ni qu'on abaisse au-dessous de 20° la température du bain. Pendant quelques jours, nous avons fait baigner la malade d'abord toutes les heures et demie, puis toutes les deux heures. Cette modification du traitement produisit un résultat très heureux ; dès la fin du deuxième jour, la fièvre avait enfin cédé et la stupeur avait beaucoup diminué.

Dans quelques formes intenses ou même moyennes, il peut arriver que, vers le quinzième ou vingtième jour, les abaissements soient très suffisants et quelquefois très prononcés, et cependant, à chacune des huit explorations thermométriques de la journée, on trouve la température invariablement élevée, à 39,5, 40° ou même au-dessus. Ici, la résistance à la réfrigération se manifeste d'une façon particulière, par cette tendance invariable de la température fébrile à remonter promptement vers les hauts sommets de la courbe. Diminuer l'intervalle des immersions froides est un très bon moyen de combattre cette allure de la fièvre. Il faut donner des bains toutes les deux heures ou même toutes les heures. — Voici un exemple de cette forme particulière de la résistance à la réfrigération. Un typhique très jeune, était arrivé au dix-huitième jour d'une fièvre intense, traitée par les bains froids dès le cinquième jour; la température était à chaque exploration au-dessus de 39,5 et, dans la soirée, montait souvent au-dessus de 40,5. Cependant chaque bain à 20° et de cinq à dix minutes seulement faisait facilement tomber la fièvre de 1,5 et même 2°. Pour étudier chez ce malade la marche de la fièvre entre deux bains, nous faisons relever la température toutes les demi-heures, dans l'intervalle de trois heures, et nous constatons que cet abaissement si prononcé dure très peu; une heure et demie environ après le bain, la courbe thermométrique s'est relevée au degré qu'elle présentait auparavant. Nous prescrivons alors de donner un bain toutes les deux heures. Cette prescription répondait bien à une indication véritable, car, dès le lendemain, la diarrhée diminuait beaucoup, l'état général s'améliorait encore, la température ne s'élevait que rarement au-dessus de 39°, elle restait le plus souvent entre 38,5 et 39°, si bien que le malade pouvait, les jours suivants, sauter la plupart des bains de la matinée.

Pour fixer le nombre des bains, le meilleur guide est donc la marche de la température fébrile. Dans la majorité des cas, il faut suivre la formule générale : bain toutes les trois heures, lorsque la température atteint ou dépasse 39°. Mais il convient aussi de tenir compte de ces faits particuliers dont nous avons donné deux exemples. — On ne doit pas, par conséquent, se contenter de prescrire arbitrairement deux, trois ou quatre bains par jour, même en associant aux bains des médicaments antipyrétiques. Cette association est au moins inutile.

Il est bien plus fâcheux encore, comme le fait observer Brand, sous prétexte de ne pas troubler le repos du malade, de supprimer les bains de la nuit. « Peut-on appeler repos, ajoute Brand, l'agitation, l'insomnie l'accablement de la fièvre, les soubresauts des tendons! C'est confondre la stupeur avec le repos véritable. Le vrai moment de repos est celui qui suit le bain froid. Douze bains par jour ne suffisent pas à compenser l'effet fâcheux de la suppression des bains de la nuit. » Le but à poursuivre et à atteindre le plus tôt possible est de maintenir le malade constamment, jour et nuit, dans un état d'apyrexie relative. Or, pendant la première moitié et au milieu de la nuit, se produisent parfois des exacerbations fébriles, assez intenses dans les cas graves, pour ramener le cortège des symptômes typhiques. — Brand fait encore remarquer que ces interruptions du traitement pendant la nuit augmentent la résistance que, dans la journée suivante, présentera le typhique à la réfrigération. Enfin les bains de la nuit ont encore un autre avantage; à partir de minuit, ils interviennent à un moment où la température fébrile tend à baisser spontanément. L'influence du bain, aidée de cette rémission spontanée, est alors sensiblement plus prononcée qu'à tout autre moment de la journée. Nous avons vu, en effet, que les plus grands abaissements thermiques sont généralement ceux que procurent les bains de la matinée, et que les premiers bains sautés, dans le cours du traitement, sont généralement aussi ceux de trois à neuf heures du matin.

Durée du bain. — La durée moyenne du bain est de

quinze minutes. Elle est plus courte chez les enfants et les personnes âgées. Du reste, ce n'est pas toujours la montre à la main, qu'il convient de fixer la durée du bain.

Sans doute une immersion froide et courte, de trois ou quatre minutes de durée, peut suffire à produire l'action excitante et même l'action dérivative. Mais ce n'est là qu'une partie, et non la plus importante, de l'effet utile de l'immersion froide. L'action antithermique, principal objectif de l'immersion froide, n'acquiert vraiment un degré suffisant qu'au moment où la régulation thermique est vaincue, en d'autres termes au moment où l'eau froide a triomphé de la résistance qu'oppose le fébricitant à la réfrigération. — Or ce moment est annoncé par l'apparition du frisson. L'entrée dans le bain provoque le tremblement, le frissonnement de tout le corps. Mais ce n'est pas là le vrai frisson. Celui-ci survient plus tard, généralement de la huitième à la douzième minute. Il est bien plus intense. L'apparition plus ou moins précoce du frisson dépend sans doute de la résistance à la réfrigération; elle dépend aussi de la température du bain. Ainsi, le frisson apparaît très vite dans les bains très froids de Jurgensen et il tarde davantage dans les bains tièdes.

Brand a vu que la durée qu'il convient de donner au bain pour obtenir un effet utile, est assez bien indiquée par la température du bain exprimée en degrés Réaumur; ainsi un bain à 6 R (7,5) durera 6 minutes et un bain à 16 R (20°), 16 minutes. — Un autre élément d'appréciation est l'époque de la maladie. Au déclin de la fièvre, pour obtenir le même effet utile, il suffit d'un bain notablement plus court que tout à fait au début.

Le frisson est donc, en règle générale, le signal du début de l'abaissement de la température centrale. Il y a même une certaine relation entre la durée de cette période pendant laquelle on laisse le fébricitant frissonner dans le bain et le degré de l'abaissement thermique constaté quinze minutes après l'immersion froide. Cet abaissement thermique est d'autant plus prononcé que la période de frisson est plus longue (Glénard). Le traitement doit tirer parti de cette observation. Sans doute, dans beaucoup de fièvres légères et même moyennes, l'immersion froide cessée au moment du frisson ou quelques instants après le frisson, peut suffire à produire un abaissement thermique de 0,8 à 1°. Mais dans les formes intenses, dont la température est très élevée et qui présentent une grande résistance à la réfrigération, il faut, suivant le conseil de Brand, aller plus loin encore et, si l'on veut obtenir un abaissement thermique suffisant, prolonger la durée du bain pendant plusieurs minutes après le début du frisson.

Température du malade indiquant l'opportunité du bain. — Nous avons vu que Jurgensen fixe à 40° la température du malade indiquant l'opportunité d'un nouveau bain. Dans la première édition de son livre, Brand avait proposé la température de 39,5 dans l'aisselle. Depuis, dans sa seconde édition, Brand a modifié ce chiffre ; il propose maintenant 39° dans le rectum, soit 38,5 dans l'aisselle.

Voici d'ailleurs les considérations qui ont amené Brand à fixer à 39° la température indiquant l'opportunité du bain. Sans doute, dans les formes légères ou de moyenne intensité, qui représentent à peu près 80 p. 100 des cas observés, la température atteint souvent 40° et surtout au début ; mais, dans les formes graves et compliquées, la température peut bien, au moins dans la moitié des cas, ne pas atteindre 40°. Cependant la situation du malade est inquiétante, et il est vraiment indiqué de combattre par la réfrigération cette fièvre qui n'atteint pas 40°. D'ailleurs, en donnant le bain, seulement lorsque la température atteint 40°, il n'est pas possible de maintenir réellement le fébricitant dans un état d'apyrexie relative. Si, chez un typhique baigné suivant cette indication, on établit la courbe des moyennes, on voit qu'elle reste au-dessus de 39° et souvent même atteint ou dépasse 40°. Or l'expérience prouve que, dans la majorité des cas où la fièvre reste à ces degrés élevés, les symptômes de l'état typhique ne sont pas complètement écartés.

Du reste, cette limite, 39°, n'est pas non plus absolue. Ainsi, au moment du déclin de la fièvre, il peut arriver que la température ne s'élève pas à 39°, même au moment de l'exacerbation vespérale. Cependant, soit pour assurer le repos de la nuit, soit pour hâter la défervescence et rendre la convalescence plus solide, il peut être indiqué de donner le soir un ou deux bains à 22° ou 24°. Enfin dans les formes intenses, et surtout lorsque, pendant la période d'apyrexie relative, la courbe des moyennes des maxima a pris le type à ondulations, il est prudent, au moment où la fièvre commence à céder et pour éviter une poussée fébrile nouvelle, d'abaisser à 38,5 le chiffre thermique indiquant l'opportunité d'un nouveau bain.

Notations thermométriques. Thermométrie. — Sans doute, pour diriger très rigoureusement le traitement de la dothiénentérie par les bains froids, il est nécessaire d'exécuter un certain nombre de notations thermométriques. Il faut prendre la température du fébricitant, en règle générale, huit fois avant le bain et huit fois après le bain, c'est-à-dire seize fois dans une période de vingt-quatre heures, et huit fois au moins, pendant la période fébrile, en admettant que le malade saute tous les bains. Dans quelques cas particulièrement intenses, les notations sont même plus fréquentes, par exemple si le malade doit être baigné toutes les deux heures ou toutes les heures et demie, ou bien encore si, pour être bien renseigné sur la marche de la fièvre entre deux bains, on relève la température toutes les demi-heures et pendant trois heures consécutives. A la fin du traitement, les notations sont au contraire de plus en plus espacées et finalement on ne prend plus la température que deux fois par jour, le matin et le soir.

Il est indifférent de choisir telles ou telles heures pour ces notations thermométriques. Cependant nous conseillons plus volontiers les heures suivantes : minuit, 3, 6, 9 heures du matin, midi, 3, 6 et 9 heures du soir. — Combien de temps après le bain faut-il de nouveau prendre la température pour apprécier l'effet utile qu'il a produit? C'est sans doute au moment du maximum de l'abaissement thermique. Ce moment varie suivant beaucoup de conditions. Le plus souvent, le thermomètre baisse encore vingt à trente minutes après le bain. Mais, lorsque le frisson prend fin, le malade plus calme très souvent s'endort. Il serait fâcheux de retarder ou de troubler ce sommeil, même pour une exploration thermométrique nécessaire. Aussi, convient-il de prendre la température quinze minutes environ après le bain. Il importe aussi d'adopter, pour le même malade, toujours le même intervalle, afin de disposer de résultats comparables.

Toutes les températures, relevées en vingt-quatre heures, sont inscrites, jour par jour, sur une feuille à deux colonnes, celle de gauche contenant les températures avant et celle de droite les températures après le bain. L'heure du bain est indiquée au devant de la première colonne. — Dans les hôpitaux de Lyon, l'administration hospitalière met à notre disposition des feuilles imprimées et spécialement destinées à cet usage. Outre ces deux colonnes principales, ces feuilles en présentent d'autres où peuvent être indiqués le jour de la maladie, l'heure, la durée et la température des bains, la température du malade immédiatement et une heure après le bain, enfin les observations quotidiennes. Voici un spécimen de ces feuilles ; il appartient à une fièvre de moyenne intensité. Le traitement débute le huitième jour, dure neuf jours, et le malade prend 52 bains. Nous ne reproduisons que les quatre premiers jours du traitement :

DATES	Heures des bains		DURÉE DES BAINS	TEMPÉRATURE DU BAIN	TEMPÉRATURE DU MALADE			OBSERVATIONS
	MATIN	SOIR			Avant le BAIN	Immédiatement après le bain	Une heure après le bain	
12 sept. (8me jour)	11		15 min.	20°	40	39,2		
		2	»	»	39,5	38,2		
		5	»	»	39,8	38,4		
		8	»	»	40,2	39,3		
		11	»	»	39,8	38,4		
13	2		»	»	39,5	38,6		
	5		»	»	39	37,8		
	8		»	»	38,8	37,6		
	11		»	»	39,4	37,9		
		2	»	»	39,5	37,6		
		5	»	»	39	38		
		8	»	»	39,5	38,3		
		11	»	»	39	37,8		
14	2		»	»	39,7	38,4		
	5		»	»	39	37,4		
	8		»	»	39	37,8		
	11		»	»	39,2	38,1		
		2	»	»	39,5	37,2		
		5	»	»	39,5	37,5		
		8	»	»	39	37,6		
		11	»	»	39,2	38		
15	2		»	»	39,5	38.2		
	5		»	»	39	37.6		
	8		»	»	39,5	38,3		
	11		»	»	39	38,2		
		2	»	»	39,6	38.7		
		5	»	»	39,8	38,6		

La température n'est pas prise immédiatement, comme l'indique cette feuille, mais bien quinze minutes après le bain.

A chaque visite, le médecin peut, en jetant un coup d'œil sur une feuille de ce genre, apprécier sûrement d'une part, dans la première colonne des notations thermométriques, la marche de la fièvre et le retour plus ou moins fréquent des exacerbations fébriles, d'autre part, dans la seconde colonne, le nombre des bains donnés ou sautés et l'effet utile de chaque bain, c'est-à-dire l'abaissement thermique qu'il a produit. — Ces indications sont assurément très suffisantes. Cependant, dans les cas graves et qui résistent à la réfrigération, on peut encore établir, jour par jour, la courbe des moyennes des maxima, comme nous l'avons fait dans nos tracés thermométriques (chapitre IV). Cette courbe renseigne plus complètement sur la marche de la température et permet de bien apprécier si la fièvre est combattue à un degré suffisant.

La multiplicité de ces explorations thermométriques a été beaucoup critiquée; on en a fait un argument contre la méthode de Brand. L'expérience prouve que, dans la clientèle de la ville et dans la pratique hospitalière, il est possible toujours, et facile souvent, d'obtenir ces notations en nombre voulu. Dans les familles, on trouve aisément une personne capable de s'acquitter de ce soin; à l'hôpital, des infirmiers sont bien vite dressés à ce genre d'exploration. Mais, dans la clientèle de la campagne, il est généralement impossible, nous le savons aussi par expérience, d'obtenir ces nombreuses notations thermométriques. Le médecin ne voit le malade que tous les jours ou tous les deux jours, et souvent même il n'est rappelé, après une première visite, qu'à de plus longs intervalles. Or ce n'est pas là un obstacle insurmontable, ou plutôt de très nombreuses explorations thermométriques ne sont pas absolument indispensables pour diriger d'une façon suffisante le traitement de la fièvre typhoïde par les bains froids. Giannini qui, au commencement de ce siècle, traitait un grand nombre de fièvres par les immersions froides, et suivant une méthode tout à fait comparable à la méthode de Brand, Giannini n'employait pas le thermomètre.

Il y a d'autres signes que les notations thermométriques, et qui permettent, dans une certaine mesure, de juger de l'intensité de la fièvre et de reconnaître, avec une approximation suffisante, l'opportunité d'un nouveau bain ; tels sont la coloration du visage, la sécheresse de la langue, la soif vive, la céphalalgie, l'insomnie, les troubles nerveux plus graves, l'accablement et les propres sensations du malade, bref tout le cortège des symptômes typhiques. Brand a beaucoup insisté sur la rougeur de la joue. On a critiqué ce signe. Il a cependant une certaine valeur. Lorsque la température fébrile reste au-dessous de 39°, le visage du typhique garde habituellement une coloration normale ; et, lorsque cette température se maintient un certain temps au-dessus de 39°, il est, en effet, très commun de voir rougir l'une ou l'autre joue et même les deux joues.

Nous avons encore d'autres renseignements sur lesquels nous pouvons compter ; tels sont la forme plus ou moins intense de la fièvre et l'époque plus ou moins avancée de la maladie. On juge approximativement de l'intensité de la fièvre d'après la gravité des symptômes, d'après les quelques explorations thermométriques que le médecin peut faire au moment de ses visites, enfin et surtout précisément d'après les résultats obtenus pendant un ou deux jours de traitement complet par les bains froids. Or nous savons, par l'observation d'un grand nombre de typhiques soumis au traitement de Brand, que, dans les formes intenses baignées vers la fin du premier ou au commencement du second septénaire, le malade ne saute pas de bain et doit être invariablement baigné toutes les trois heures, tandis que, dans les formes moins sévères ou à une période plus avancée du traitement, le malade peut beaucoup plus tôt sauter des bains. Nous savons encore que les premiers bains sautés sont généralement ceux de la matinée, de trois à neuf heures du matin.

En tenant compte de tous ces éléments d'information, le médecin de campagne peut, d'une façon suffisante et comme il formule toute autre médication, formuler le traitement par les bains froids, c'est-à-dire indiquer le nombre, la durée et la température des bains que devra prendre le malade, pendant un ou deux jours et jusqu'à sa prochaine visite. Il n'est pas même nécessaire de mesurer avec le thermomètre la température du bain; avec la main on l'apprécie d'une façon suffisante.

S'agit-il d'une forme intense, non compliquée d'un affaiblissement précoce du cœur et observée du sixième au huitième jour, on peut hardiment prescrire un bain à 20°, de quinze minutes, toutes les trois heures, jour et nuit, et pendant cinq à six jours consécutivement. L'observation des malades de cette catégorie nous apprend que ce n'est guère qu'après cinq à six jours de traitement, que le malade commence à sauter des bains (voyez chap. IV, les tracés des formes intenses, dans lesquels le premier bain sauté est indiquée par la lettre B). — Arrivés au cinquième ou sixième jour du traitement et si le malade va mieux, nous pourrons déjà supprimer un ou deux bains, et ces bains seront ceux de la matinée, puisque l'observation nous apprend encore que les premières températures inférieures à 39° sont toujours relevées dans la matinée, et que c'est à ce moment-là que les exacerbations fébriles sont le moins à craindre.

S'agit-il au contraire d'une forme légère, et les premiers jours du traitement complet, avec huit immersions par jour, ont-ils produit une amélioration très évidente, nous ne cesserons pas les bains trop tôt de crainte d'un retour fébrile, mais nous pourrons de bonne heure en diminuer le nombre et bientôt même prescrire seulement un ou deux bains dans la soirée.

Voilà comment nous avons procédé pendant une épidémie de fièvre typhoïde que l'un de nous a, de concert avec le Dr Ballivet, observée et traitée par l'eau froide, dans le petit village de Thoiry (Ain). Le nombre des malades était considérable, et certes il nous était impossible d'avoir plus de deux notations thermométriques par jour et pour chaque malade. Eh bien, la méthode des bains froids peut être appliquée sans thermométrie régulière et cependant d'une façon fort satisfaisante, puisque sur 73 cas, dont plusieurs ont été fort graves, 70 malades ont guéri et 3 seulement ont succombé. (V. même chapitre. Pratique rurale).

L'exploration thermométrique dans le rectum est de beaucoup préférable à l'exploration dans l'aisselle; elle donne des indications plus précises. L'exploration axillaire est plus longue et nécessite certaines précautions qu'on ne peut pas toujours obtenir. Ainsi, dans les cas de stupeur profonde, il faut rester pendant quinze minutes au moins auprès du malade, pour maintenir le bras au contact du thorax; faute de cette précaution, le thermomètre est mal appliqué et la notation tout à fait inexacte. Au contraire, trois à cinq minutes suffisent pour l'exploration dans le rectum. — Fiedler et Hartenstein (1) ont étudié comparativement les deux thermométries rectale et axillaire. Ils ont vu que, immédiatement après le bain, la température est plus élevée

(1) *Archiv. fur heilkunde* 1870. Bd. XI.

dans le rectum que dans l'aisselle, tandis que, une demi-heure après le bain et pendant trois quarts d'heure, la température de l'aisselle est plus élevée que celle du rectum. — Nous avons également observé que, après le bain, surtout dans les formes intenses et si l'eau du bain est vraiment froide, vers la quinzième minute, au moment où doit être faite l'exploration thermométrique, la température de l'aisselle se comporte plutôt comme une température périphérique, que comme une température centrale. Dans de telles conditions, les renseignements fournis par la thermométrie axillaire sont le plus souvent erronés et conduisent à des appréciations peu précises sur l'effet produit par l'immersion froide. — Pour toutes ces raisons, et depuis que Ziemssen a fait ressortir les avantages de la thermométrie rectale, l'exploration axillaire est généralement abandonnée. La majorité des observateurs conviennent que, du moins pour l'application au traitement de la fièvre typhoïde des méthodes de la médication réfrigérante, la thermométrie rectale doit être préférée. — Dans quelques circonstances cependant, il faut prendre la température dans l'aisselle, par exemple, comme le recommande Stecher, dans les cas de perforation de l'intestin ou d'hémorrhagie intestinale grave. En pareil cas, l'immobilité absolue est de rigueur et l'exploration rectale nécessite un certain déplacement du malade. Chez la femme, on peut, dans ces conditions, remplacer souvent l'exploration thermométrique rectale par l'exploration vaginale.

Chaque malade doit avoir son thermomètre, s'il est possible. Lorsqu'un même thermomètre sert à plusieurs malades, il convient de le laver, après chaque exploration, dans une solution phéniquée. Il faut aussi de temps en temps le vérifier, et s'assurer qu'il continue à donner des indications exactes.

Le thermomètre à maxima est souvent préférable au thermomètre ordinaire, surtout chez les femmes, et l'on conçoit pour quelle raison. Si la malade a toute sa connaissance, elle peut elle-même placer et retirer le thermomètre ; le médecin ou l'aide n'a plus qu'à lire et à noter la température obtenue.

Il est nécessaire que le médecin contrôle lui-même de temps en temps, et surtout à l'improviste, les notations thermométriques relevées par les infirmiers ou les garde-malades. Nous avons vu quelquefois un infirmier de peu de zèle, pour éviter de donner un bain, inscrire une température inférieure à 39° ou 38° 5, alors que le malade avait réellement atteint le chiffre thermique indiquant l'opportunité d'un nouveau bain.

Certaines précautions ne doivent pas être négligées, et le médecin fera bien de les indiquer, même à plusieurs reprises, aux garde-malades. A chaque exploration, il faut enduire l'extrémité du thermomètre d'un corps gras, par exemple de vaseline additionnée d'acide borique. L'instrument est introduit lentement, à une profondeur suffisante, et la cuvette est engagée au delà du sphincter, recommandation nécessaire si l'on veut obtenir des notations exactes. Chez les enfants et les malades délirants ou tombés dans le coma, il vaut mieux maintenir le thermomètre en place pendant toute la durée de l'exploration. — Ces introductions répétées du thermomètre dans le rectum, quand elles ne sont pas faites avec les soins convenables, ne sont pas sans quelques inconvénients ; elles provoquent l'inflammation du rectum et même des abcès à la marge de l'anus.

Vers la fin de la période fébrile, on peut déjà diminuer le nombre des explorations thermométriques. Lorsque la température dépasse à peine 38°, quatre explorations sont suffisantes, une toutes les six heures. Si pendant deux ou trois jours, la température tend plutôt à s'abaisser encore qu'à s'élever de nouveau, il n'y a plus que deux explorations, l'une dans la matinée, l'autre dans la soirée. — Nous croyons utile de continuer à prendre ainsi la température deux fois par jour, lorsque la chose est possible, pendant huit ou dix jours au moins, après le début de l'apyrexie. Les premiers indices d'une rechute seront de la sorte facilement saisis. Au début de la convalescence, les retours fébriles et les recrudescences ne sont pas rares. Enfin il est plus facile de décider quand et comment le malade peut revenir à l'alimentation habituelle. On sait qu'une alimentation trop hâtive ou trop copieuse provoque aisément une élévation de la température et même une recrudescence.

Cessation des bains. — C'est une question délicate et qui parfois exige une expérience réelle de la méthode des bains froids. Sans doute, d'une façon générale, on peut cesser les bains, lorsque la température du fébricitant n'atteint plus 39°, à aucun moment de la journée. Dans les cas régulièrement traités, nous nous trouvons alors en pleine période de défervescence, et les retours fébriles ne sont plus beaucoup à craindre.

Cependant il n'en est pas toujours ainsi et, plus souvent encore dans les formes moyennes qui sont les plus communes, on voit, à ce moment où la fièvre est tombée au-dessous de 39°, s'établir un mouvement fébrile prolongé, irrégulier et qui retarde l'apyrexie complète et définitive. Quelques auteurs ont nommé cet état fébrile, fièvre de convalescence. Le mot n'est peut-être pas très exact Quand il ne peut être expliqué par quelques petits abcès du tégument ou par quelques lésions viscérales, ce mouvement fébrile est sans doute imputable à la persistance du catarrhe ou, dans les fièvres tardivement baignées, au défaut de cicatrisation de quelques ulcérations de l'intestin.

Cette fièvre peut être combattue par la quinine, et, dans ces conditions, nous avons souvent employé ce médicament. Mais il vaut mieux encore chercher à éviter cette fièvre de la convalescence. Le meilleur moyen est assurément d'appliquer la méthode des bains froids régulièrement et dès le début de la fièvre. Chez les malades ainsi traités, nous avons toujours vu la convalescence succéder promptement à la chute de la température fébrile; la période de défervescence n'est ni interrompue, ni prolongée au-delà des limites habituelles. — Quoiqu'il en soit, nous sommes d'avis que, dans la majorité des cas, il ne faut pas se hâter de cesser les immersions froides, dès que la température fébrile n'atteint plus 39°. Il est très prudent, surtout dans les formes moyennes, de continuer à baigner pendant quelques jours encore. Ainsi, on peut prescrire un bain à 22° ou 24° et de cinq à six minutes, toutes les fois que la température fébrile atteindra et dépassera 38,5, ou bien s'élèvera jusqu'à 39°, à deux explorations consécutives. – Il est une condition dans laquelle il importe particulièrement de continuer la réfrigération, même lorsque la fièvre n'atteint plus ou atteint à peine 39°, c'est lorsque cette température modérée présente cependant une tendance évidente à remonter promptement, après chaque immersion froide. — Un peu plus tard, le patient ne prendra plus qu'un ou deux bains, frais ou tièdes, dans la soirée. Dès que la température fébrile s'abaisse facilement par l'immersion, le fébricitant devient plus sensible au froid, et la réfrigération ne doit plus être poursuivie avec la même rigueur que pendant la période fébrile. Il vaut mieux élever la température des bains et en diminuer notablement la durée.

Ainsi, en règle générale, il ne faut pas cesser brusquement la réfrigération systématique, mais au contraire combattre les derniers vestiges de la fièvre par des moyens appropriés, c'est-à-dire par des bains moins fréquents, plus courts et moins froids. A ces bains, on peut associer, si l'on veut, quelques doses modérées de sulfate de quinine. Cette sorte de complément du traitement nous a toujours paru d'une réelle utilité; le repos de la nuit est mieux assuré, la fièvre continue plus régulièrement son mouvement de défervescence et la convalescence s'établit d'une façon plus sûre.

HYGIÈNE DU TYPHIQUE TRAITÉ PAR LA MÉTHODE DES BAINS FROIDS. — *Aliments*. — Alimenter le typhique n'est pas chose moins importante que de le refroidir. Il faut se préoccuper de cette indication avec non moins de sollicitude que de la lutte contre la fièvre. Refroidir et nourrir le typhique, depuis le début jusqu'à la fin de la fièvre, telle est la formule qui résume la méthode de Brand, formule que Giannini, il y aura bientôt un siècle, avait, lui aussi, exposé en termes très explicites. Du reste, il est remarquable que la plupart des médecins qui, à des époques diverses, ont appliqué l'eau froide au traitement des fièvres, se sont élevés avec vigueur contre la diète absolue et contre les médications spoliatrices, telles que la saignée et les purgatifs.

L'alimentation offre beaucoup moins de difficultés chez les typhiques traités par les bains froids, que chez ceux qui sont traités par l'expectation ou les médicaments. La cause de cette supériorité de la médication réfrigérante réside, non seulement dans l'abaissement plus marqué et plus soutenu de la chaleur fébrile, mais aussi dans l'action propre du froid et des boissons froides sur les fonctions digestives. L'intolérance gastrique et les vomissements cessent souvent dès les premiers jours du traitement; le météorisme et la diarrhée diminuent ou disparaissent et la polyurie, qui bientôt s'établit, témoigne de l'activité de l'absorption gastro-intestinale. D'ailleurs, on voit bien vite céder cette répugnance pour toute alimentation, si pénible, si désespérante et si longtemps prolongée dans les fièvres graves traitées par les moyens ordinaires. De bonne heure, la soif ardente se calme et l'appétit se réveille.

L'inanition est périlleuse dans les fièvres de longue durée et qui prennent facilement le caractère adynamique. On n'a très probablement pas faite assez grande la part de l'inanition dans la pathogénie des complications et des suites de certaines maladies aiguës, en particulier de la fièvre typhoïde (1). Pourtant quelques phénomènes morbides sont déjà, et avec certitude, attribués à l'inanition : le délire avec ses deux formes légère et grave ; le vomissement, qui survient au déclin de la fièvre et entrave si sérieusement les premières tentatives d'alimentation ; la diarrhée, nouvelle cause de débilitation et qui ne paraît d'ailleurs que dans les cas d'extrême inanition. — Chez les fébricitants, longtemps soumis à une diète sévère, on sait quelles difficultés présente le retour à une alimentation plus substantielle. L'estomac et l'intestin semblent avoir perdu leurs aptitudes digestives, et l'ingestion des premiers aliments est, plus d'une fois, la cause de troubles digestifs, de retours fébriles et même de recrudescences. — Or tous ces inconvénients sont loin d'exister au même degré chez le typhique traité par les bains froids. Chez lui, l'inanition n'est pas à craindre. Il peut être nourri, et d'une façon suffisante, dès les premiers jours du traitement. Souvent même les exigences de l'appétit ne doivent pas être satisfaites. A mesure que s'abaisse le mouvement fébrile, et par des transitions insensibles,

(1) Balestre. *De l'inanition dans les maladies aiguës.* Thèse d'agrégation. Paris, 1875.

le fébricitant passe d'une alimentation légère et composée de substances liquides, à une alimentation plus substantielle et dans laquelle de bonne heure peuvent entrer des substances solides.

L'alimentation varie,en effet,aux diverses périodes de la fièvre. Pendant la période de lutte contre la fièvre, alors que les troubles digestifs n'ont pas encore notablement diminué, le typhique ne prendra que des aliments liquides : lait, bouillon de bœuf, de veau ou de poulet, thé de bœuf, bouillon américain, bouillon aux légumes et au beurre frais, café au lait, thé au lait. De ces aliments liquides, le malade prend, à chaque fois, environ un quart de litre. On se guide sur le goût du malade et la façon dont il tolère ces divers aliments. Ainsi le lait et surtout les bouillons trop gras ne conviennent pas dans les cas où la diarrhée est abondante.

Il ne faut pas donner ces aliments indifféremment à toute heure de la journée, ni surtout avant le bain. Le moment le plus favorable est après le bain, lorsque le frisson touchant à sa fin, le malade est calme, reposé, et commence à éprouver un peu de bien-être. C'est à ce moment, quinze à trente minutes après le bain, que les aliments sont pris avec le plus de plaisir et d'ailleurs le plus facilement tolérés et digérés. De cette façon, le malade fait un très léger repas après chaque bain, c'est-à-dire huit fois en vingt-quatre heures.

Dès que la fièvre commence à baisser, lorsque le typhique entre dans la période d'apyrexie relative, à ces aliments liquides, qui conviennent d'ailleurs à toutes les périodes de la maladie, on ajoute graduellement d'autres aliments un peu plus substantiels : potages sans pain, semoule, tapioca, crême de riz ou de gruau d'avoine, panades, chocolat à l'eau, cacao, racahout, laits de poule, œufs frais à la coque et très peu cuits, ou même crus, jus de viande dégraissés. Les œufs frais, sans pain, à peine cuits sont très bien tolérés, même pendant la période d'apyrexie relative. La plupart de nos malades prennent ainsi un, deux, trois et quatre œufs frais dans la journée et dans la nuit. Après chacun de ces très légers repas, le malade boit un peu de vin pur ou mêlé d'eau.

Lorsque la défervescence est établie depuis quelques jours déjà et que la fièvre reste, depuis deux jours au moins au-dessous de 38,5, on peut donner quelques légers aliments solides ; il y a toujours six à huit petits repas par jour, mais on peut cependant, les repas de la journée étant plus copieux, réduire le nombre des repas de la nuit. Il faut débuter par un peu de blanc de poulet rôti et quelques tranches de pain rassis dans le lait ou le bouillon. Si cette tentative d'alimentation solide réussit, s'il ne survient aucun trouble digestif et que la température ne s'élève pas, au poulet rôti on ajoute : poissons maigres frits et dépouillés soigneusement des arêtes et de la peau, riz de veau au beurre frais, cervelles frites, quenelles de poisson ou de viandes blanches préparées sans graisse, viande de bœuf très peu cuite, finement hâchée ou pulpée dans du bouillon dégraissé. Les substances grasses sont encore mal digérées ; il faut s'en abstenir. La quantité de ces aliments, d'abord très peu considérable, est graduellement augmentée, non pas suivant l'appétit qui est à ce moment très vif et auquel il faut encore résister, mais suivant la tolérance de l'estomac et à mesure que l'apyrexie devient plus complète et plus durable.

Lorsque depuis deux ou trois jours la température est, matin et soir, tout à fait normale, le malade se lève plusieurs heures dans la journée et l'alimentation devient plus copieuse. On peut alors donner un peu plus de pain, des viandes blanches, de la viande de bœuf ou de mouton rôtie et quelques légumes très cuits, légumes verts et légumes en purée. Les viandes hachées sont préférables, au moins pendant les premiers jours de la convalescence, et il faut recommander au malade de mâcher très complètement les aliments solides qui lui sont permis. A ce moment, il convient de diminuer encore le nombre des repas, puisqu'ils sont plus copieux. Bientôt même le malade ne mangera plus que trois ou quatre fois par jour, c'est-à-dire aux heures habituelles.

Cette transition de l'alimentation composée d'aliments liquides à l'alimentation solide est un point fort important du traitement. Il faut souvent résister aux pressantes sollicitations du malade qui, fatigué des bouillons et des potages, réclame tous les jours, et bien avant la chute de la fièvre, du pain et de la viande. Or nous croyons qu'il n'est pas prudent de donner ces aliments solides avant la chute de la fièvre complète et bien constatée depuis trois ou quatre jours. La cicatrisation des ulcères de l'intestin est, dans les formes graves de longue durée et tardivement baignées, plus lente qu'on ne le pense généralement. Plus d'une fois nous avons trouvé des ulcérations encore très incomplétement cicatrisées chez des malades, morts de quelques complications tardives, et qui cependant avaient eu plusieurs jours de véritable apyrexie. Une alimentation solide trop hâtive retarde la cicatrisation des ulcères intestinaux, expose à l'entérorrhagie et provoque souvent des retours fébriles ou des recrudescences.

La surveillance du médecin sur l'alimentation doit s'exercer pendant toute cette période, durant laquelle on peut craindre l'apparition d'une rechute, c'est-à-dire pendant huit à dix jours au moins, et jusqu'à ce qu'il soit bien établi que le malade est, sans inconvénient, revenu à l'alimentation habituelle de l'état de santé. Cette surveillance est, dans les familles, relativement facile. A l'hôpital, nous n'accordons jamais l'exeat que lorsque nous n'avons plus rien a craindre de ces écarts de régime auxquels les malades, convalescents d'une fièvre de longue durée, se laissent si facilement entraîner.

Boissons. — Dans la fièvre typhoïde, comme dans la plupart des maladies infectieuses fébriles, il convient que le malade boive beaucoup. Des boissons abondantes calment la soif, humectent le milieu buccal, font disparaître cet état si pénible de sécheresse de la langue et du pharynx, nettoient les voies digestives et augmentent la sécrétion urinaire. La polyurie est salutaire dans les maladies aiguës; elle assure mieux l'élimination des principes toxiques et des déchets de la combustion fébrile. Murchison, nous l'avons vu déjà, a beaucoup insisté, et avec raison, sur le rôle utile que remplissent les boissons abondantes dans la dépuration du sang.

Le typhique traité par la méthode des bains froids, boit, dans chaque bain, un demi à un verre d'eau fraîche. Il se lave fréquemment la bouche avec de l'eau froide, de façon à entraîner les fuliginosités et tous les produits de la desquamation des muqueuses buccale et pharyngée. Dans l'intervalle des bains, il boit souvent, toutes les dix ou vingt minutes; il est vrai qu'à chaque fois, la quantité de boisson doit être peu considérable. Si le malade est dans la stupeur, l'infirmier ou la garde-malade ne doit pas négliger d'introduire de temps en temps quelques cuillerées de liquide entre les lèvres; elles sont toujours dégluties, à moins que le malade ne soit dans un coma profond. Il faut cependant respecter le sommeil, et ne pas réveiller le malade pour lui donner à boire.

Toutes les boissons sont fraîches ou froides. Il faut proscrire absolument les boissons chaudes. Elles sont moins agréables, ne contribuent pas à diminuer la fièvre, sont moins diurétiques et peu propres à atténuer les troubles digestifs. Nous n'employons jamais les classiques tisanes. Les meilleures boissons pour le typhique sont : l'eau, le vin, l'eau vineuse, les limonades au citron ou à l'orange, l'eau légèrement gazeuse additionnée d'un sirop de limons, de groseilles ou de framboises, le champagne frappé étendu d'eau fraîche, l'eau sucrée et additionnée de quelques gouttes d'une liqueur, cognac, rhum, kirsch, enfin les eaux minérales alcalines faibles, pures ou plutôt mêlées au vin. La liste est assez longue, et l'on pourrait la faire plus longue encore, pour que le malade puisse à son gré choisir et varier sa boisson. En général, l'eau de fontaine, fraîche et de bonne qualité, pure ou mêlée d'un peu de vin, constitue la meilleure boisson. Les eaux alcalines faibles sont parfois plus agréables au goût ; elles contribuent peut-être à rétablir les fonctions de l'estomac, troublées par la fièvre, et sont sans doute un peu plus diurétiques. L'eau albumineuse faible peut convenir dans les premiers jours du traitement, lorsque la diarrhée est très abondante.

Le vin et les liquides qui renferment de l'alcool sont autant des médicaments que des boissons. Ils conviennent dans les formes adynamiques de la maladie, dans les fièvres compliquées de broncho-pneumonie ou d'affaiblissement du cœur, et dans les fièvres tardivement baignées. Les vins très vieux sont préférables ; ils sont plus agréables et mieux tolérés. Le vin de champagne frappé réussit souvent à calmer les vomissements. Il ne faut pas craindre, lorsque l'alcool est particulièrement indiqué, de donner de 100 à 150 grammes de rhum et de porter la quantité de vin vieux, bordeaux ou vin d'Espagne, de 500 à 1000 grammes dans une période de vingt-quatre heures. Ce vin est absorbé, soit pur après le potage qui suit chaque bain, soit mêlé d'eau, en guise de tisane, dans l'intervalle des bains.

Sans éprouver une soif très vive, les malades traités par les bains boivent cependant plus et plus volontiers que les malades traités par les médicaments. Beaucoup de nos malades ingèrent deux à trois litres de liquide par jour, et quelquefois même davantage. Ces grandes quantités de boissons n'augmentent pas la diarrhée, mais contribuent plutôt à la diminuer ; elles sont absorbées et s'éliminent par l'urine qui, de jour en jour, devient plus abondante et prend les caractères de l'urine critique.

Récemment, M. Luton (1), de Reims, a fait de l'eau froide, prise en boissons, une méthode complète de traitement de la fièvre typhoïde. C'est vraiment la diète hydrique, renouvelée de N. Cyrillo. Le malade ne prend, au moins pendant les premiers jours du traitement, aucun aliment : de l'eau pour boisson, de l'eau pour aliment. C'est de l'eau fraîche, très froide, pure, filtrée, donnée à discrétion. Il y a d'abord quelques vomissements, mais bientôt la tolérance s'établit. La diarrhée augmente un peu au début du traitement ; elle ne tarde pas à diminuer ; elle est même, après quelques jours, remplacée par la constipation. — M. Luton a surtout en vue le traitement de l'entérite typhoïde, et le résultat prouve assurément que la médication est efficace. Du reste, voici la théorie : la plupart des substances alimentaires, en particulier les sucres et les fécules, subissent dans les voies digestives, au contact des parties malades et des ferments qui s'y développent, des fermentations d'où naissent des matières plus ou moins toxiques et irritantes pour l'intestin. La diète absolue et l'ingestion de grandes quantités d'eau froide détergent la surface malade de l'intestin, préviennent ou arrêtent ces fermentations et leurs con-

(1) *Mouvement Médical.* Novembre 1873.

séquences fâcheuses. Si l'on ne veut agir que sur l'entérite typhoïde, trois ou quatre jours de traitement suffisent ; pour agir sur la fièvre elle-même, la diète hydrique doit être prolongée plus longtemps, de quatre à huit jours. — La médication ne remplit pas toutes les indications du traitement de la dothiénentérie. Cette diète absolue, et qui peut durer jusqu'à huit jours, convient mal à une fièvre qui persiste pendant plusieurs septénaires et prend aisément le caractère adynamique. Mais les résultats obtenus par M. Luton montrent bien, et c'est là pour nous le fait important, que l'intestin du typhique peut tolérer et absorber de grandes quantités de boissons aqueuses ; ces résultats montrent aussi que ces boissons exercent, sur le processus local de l'intestin, une influence très favorable.

Soins particuliers. — La surveillance des malades, l'exécution des prescriptions, l'administration des bains sont confiées à des garde-malades. Outre les qualités communément requises pour ces fonctions, il est bon que ces personnes possèdent encore, comme le veut Brand, une certaine connaissance du but que poursuit le traitement par les bains froids : combattre régulièrement la fièvre à l'aide de la réfrigération et nourrir le fébricitant avec des aliments appropriés à son état, depuis le début jusqu'à la fin de la période fébrile.

Au début du traitement, le médecin doit donner, avec des détails suffisants, toutes les indications nécessaires. Nous avons l'habitude, dans la clientèle de la ville, de laisser aux garde-malades, une instruction écrite et détaillée qu'ils peuvent consulter à chaque instant. Rappelons, d'après Brand, les fonctions d'un garde-malade auprès d'un typhique traité par les bains froids: il prend régulièrement toutes les trois heures, jour et nuit, la température du malade; il donne un bain, de température et de durée fixées par le médecin, toutes les fois que la fièvre atteint ou dépasse 39° ; il prépare et donne les boissons en quantité voulue, dans l'intervalle des bains ; il fait prendre les aliments prescrits au moment opportun, c'est-à-dire quinze à vingt minutes après chaque bain et toutes les trois heures, si le malade saute des bains ; il relève de nouveau la température après l'immersion froide et fait un tableau exact des températures avant et après le bain ; il applique et renouvelle les grandes compresses abdominales ; il entretient dans la chambre une propreté et une aération convenables ; il veille au repos du malade et le protège contre les visites importunes. — Aux qualités requises pour un infirmier de ce genre, a-t-on dit, peu de médecins seraient capables d'en remplir les fonctions. A Lyon, nous trouvons très-aisément des infirmiers et des garde-malades qui connaissent et appliquent très convenablement la méthode des bains froids. Du reste un infirmier novice, s'il n'est pas très dépourvu d'intelligence, sera bien vite au courant des moindres détails du traitement. Nous en avons la preuve tous les jours. Au début, il y a quelques hésitations, quelques incorrections mais, après deux ou trois jours, toutes les prescriptions sont accomplies avec une régularité très suffisante.

Le malade doit être tenu dans un état de propreté aussi rigoureux que possible. Il faut encore reconnaître qu'il est plus facile de remplir cette indication avec la méthode des bains qu'avec toute autre médication. Dans les premiers bains, le malade peut être très complètement lavé, nettoyé. Certaines régions doivent être, et pendant tout le cours de la maladie, particulièrement surveillées ; telles sont l'aisselle, la région ano-génitale et le sillon interfessier. Il est vrai que les complications cutanées sont bien plus rares chez les typhiques traités par les bains. Elles sont cependant quelquefois observées, lorsque le traitement n'est pas commencé dès le début. Nous avons vu un petit abcès donner naissance à un très vaste phlegmon gangréneux de l'aisselle.

Or les impuretés et les crasses qui, chez quelques malades peu soigneux, couvrent une partie du tégument, les produits altérés des secrétions, l'urine et les matières fécales qui souillent certaines régions de la peau, ne sont pas étrangères au développement de ces petites lésions, érosions et abcès superficiels, d'où procèdent le plus souvent les suppurations plus étendues et plus graves. De là, la nécessité d'entretenir la propreté la plus rigoureuse dans toutes les régions exposées. Nous recommandons d'y faire quelques lotions savonneuses pendant que le malade est plongé dans l'eau. Surtout lorsque la diarrhée est abondante, nous prescrivons de nettoyer, après chaque évacuation, la région ano-génitale avec une éponge trempée dans l'eau phéniquée et, après ce lavage, de poudrer toute la région avec de la poudre de lycopode ou d'amidon, additionnée, si l'on veut, d'un peu de camphre ou de bismuth. Tous ces menus détails du traitement ne sont pas indignes de la surveillance personnelle, active et journalière du médecin lui-même. Grâce à toutes ces précautions, les abcès nous paraissent devenus plus rares parmi nos malades, et même parmi ceux qui ne sont baignés qu'à une époque déjà fort avancée de la maladie.

Pendant que le malade est au bain, il est facile de changer les pièces de la literie souillées par les déjections ou même simplement défraîchies, de telle sorte que, sortant du bain, le malade entre dans un lit propre et frais.

Tous les linges sales doivent être aussitôt éloignés de la chambre. Il est prudent de leur faire subir, avant de les envoyer à la lessive, une désinfection convenable, à l'aide de l'un de ces procédés : exposition à des vapeurs de chlore ou de soufre, immersion dans l'eau bouillante, immersion dans des solutions étendues d'acide phénique ou mieux encore de sublimé,

Les déjections, urines et matières fécales, reçues dans des vases à cet usage, sont également éloignées de la chambre et jetées dans les fosses d'aisance, mais non sans avoir été préalablement désinfectées par l'addition de l'une de ces substances dont on a fait préparer une solution : sulfate de cuivre, sulfate de fer, acide phénique, sublimé, permanganate de potasse. Lorsque les selles sont très fétides, une ou deux cuillerées à café d'une solution de permanganate de potasse à 5 ou 10 p. 1000, jetées dans le vase après l'évacuation, en dissipe rapidement l'odeur désagréable. Le sublimé paraît posséder une action destructive plus générale et plus complète sur les microphytes pathogènes. On prépare une solution alcoolique de sublimé à 25 ou 50 p. 1000. Un très minime quantité de cette solution-mère, une cuillerée à café, suffit pour une évacuation. Cependant, la fétidité des selles n'est pas aussi entièrement dissipée avec le sublimé qu'avec le permanganate de potasse. Cette même solution alcoolique de sublimé peut servir pour la désinfection du linge. On en verse quelques cuillerées dans le seau contenant, immergées dans l'eau, les pièces de linge plus ou moins souillées par les déjections du malade. A la campagne, à défaut de toutes ces substances désinfectantes, le meilleur procédé consiste à enfouir les déjections dans le sol, à une profondeur suffisante, et à les recouvrir de terre végétale.

La chambre du malade doit être convenablement aérée. En été, les fenêtres sont ouvertes dans l'intervalle des bains et pendant la plus grande partie de la journée; elles sont fermées pendant le bain et pendant la nuit. En hiver, on peut encore les ouvrir dans le milieu de la journée, tout en garantissant, à l'aide de rideaux ou d'un paravent, le malade de l'impression de l'air froid.

Si l'on dispose de deux pièces, le malade peut être transporté dans l'une, pendant l'aération de l'autre. Nous avons l'habitude d'élever beaucoup trop la température de la chambre des fébricitants. Il ne faut pas dépasser 17°. Si le malade craint la lumière, s'il a de l'hyperesthésie rétinienne, on peut bien entretenir dans la chambre une certaine obscurité; mais, dès que cesse cette hyperesthésie, et elle n'existe guère que pendant les premiers jours du traitement, mieux vaut laisser entrer dans la chambre la lumière et quelques rayons de soleil.

Lorsque les bains sont cessés, le malade goûte un repos prolongé et qui désormais n'est plus interrompu. Il dort pendant de longues heures. Il faut respecter ce sommeil réparateur.

Le convalescent commence à se lever lorsque la fièvre est complètement tombée. Il passe d'abord une ou deux heures de la matinée assis dans un fauteuil, auprès de son lit. Les forces reviennent promptement lorsque le traitement a été bien conduit et mis en œuvre dès le début. Aussi, dès les premiers jours de l'apyrexie, si le temps le permet, le malade peut sortir hors de la chambre, et faire quelques pas, à l'ombre des arbres du jardin, pendant les heures chaudes de la journée. Puis arrive le moment des premières sorties. Elles doivent être surveillées, car, si le malade n'a pas, durant la période fébrile, beaucoup à redouter l'impression du froid, il y devient certainement plus sensible au moment de la convalescence.

§ III.

Applications particulières de la méthode de Brand.

Il nous reste à montrer comment la méthode de Brand se modifie suivant les cas particuliers, en d'autres termes comment elle peut remplir les indications nouvelles qui naissent des formes, des symptômes et des complications de la dothiénentérie. C'est là assurément un chapitre fort important à ce point de vue pratique, auquel nous sommes plus spécialement placés. « Sans doute, il ne faut pas perdre de vue la formule générale du traitement; mais il faut en suivre l'esprit plutôt que la lettre. Dans chaque cas particulier, il faut que les indications soient remplies aussi complètement que possible. Lorsque le malade est arrivé à une période avancée de la fièvre, on peut être en présence d'accidents et de phénomènes morbides qui ne permettent pas de recourir immédiatement au grand bain froid. Il faut tenir compte aussi des complications, dans le choix des procédés de la médication réfrigérante. » C'est Brand qui parle ainsi, et ces paroles, à plusieurs reprises rappelées par M. Glénard, sont bien d'un vrai médecin et qui a beaucoup médité sur les difficultés que présente plus d'une fois le traitement des fièvres.

Avant d'entrer dans les détails du traitement des formes, des symptômes et des complications de la fièvre typhoïde, et pour synthétiser en quelque sorte les longs développements dans lesquels nous sommes entrés, nous croyons utile, indispensable même, de montrer la méthode des bains froids en action, dans un cas type, observé depuis le début et jusqu'à la convalescence. Nous choisirons une fièvre intense traitée dès le début, par conséquent régulière et exempte de complications graves.

Schéma de l'application de la méthode des bains froids, dans une fièvre typhoïde intense. — Un homme jeune, âgé de 25 à 30 ans, après quelques jours de malaise, est pris de frissons répétés, bientôt suivis de fièvre, de céphalalgie, d'anorexie et d'un grand accablement des forces. Il reste debout pendant les premiers jours, mais bientôt il est obligé de s'aliter.

Nous sommes appelé vers la fin du **3e jour.** La fièvre n'est pas encore très vive ; la température atteint 39, 4 et le pouls est à 96. La céphalalgie est toujours intense. Pendant la nuit, le malade n'a pas dormi. Il n'a pas eu d'épistaxis. Nous examinons soigneusement tous les organes et nous ne trouvons aucune affection locale qui puisse expliquer ce mouvement fébrile. Nous ne constatons d'ailleurs aucune lésion plus ou moins ancienne, et de nature à constituer une contre-indication de la formule générale de la méthode des bains froids. Ainsi, le cœur est parfaitement sain. L'intensité de la céphalalgie, l'insomnie, l'accablement des forces, une certaine expression du visage rendent très probable le début d'une dothiénentérie. Cependant nous pourrions avoir affaire seulement à une fièvre gastrique. Nous sommes encore dans la période d'incertitude du diagnostic. — Voici notre prescription : diète absolue d'aliments solides ; le malade ne prendra que des aliments liquides, lait, bouillons dégraissés, potages légers et sans pain ; ces aliments seront pris toutes les trois heures. Pour boisson, on lui donnera de l'eau fraîche ou une eau alcaline faible, additionnée d'un peu de vin. Dans la soirée, au moment du paroxysme fébrile, le malade prendra deux bains, l'un à six et l'autre à neuf heures, à 28°, de huit minutes, avec affusion froide sur la tête, au commencement et à la fin du bain. De grandes compresses froides et modérément exprimées seront appliquées sur le ventre et renouvelées toutes les fois que le malade se réveillera. On prendra la température avant et quinze minutes après le bain. — Pour rassurer le malade et l'entourage, nous assistons au premier bain.

Le lendemain, **4e jour**, l'état du patient ne s'est pas beaucoup modifié. Cependant la nuit a été meilleure ; grâce aux bains de la soirée, le malade a pu dormir quelques heures. Dans la matinée, la température est à 38, 9 et le pouls à 90. L'urine est rare, haute en couleur, très fébrile Tous les symptômes de la veille persistent, et surtout l'accablement des forces. L'hypothèse d'une fièvre typhoïde devient plus vraisemblable. S'il s'agissait d'une fièvre gastrique, la rémission matinale serait probablement plus prononcée. — Prescription : même régime alimentaire, mêmes boissons. Dans la matinée, vers neuf heures, on donnera de nouveau un bain à 28° et l'on continuera l'application des grandes compresses abdominales. A partir de midi, la température sera prise régulièrement toutes les trois heures, et jusqu'à la prochaine visite de demain matin. Toutes les fois qu'elle dépassera 39°, le malade sera plongé dans un bain à 24°, de dix minutes et même de quinze minutes, s'il n'y a pas de bains sautés. On notera de nouveau la température quinze minutes environ après chaque bain.

Le **5e jour**, il est évident que, depuis la veille, la fièvre a suivi une marche ascendante, et malgré les bains frais de la soirée et de la nuit. Hier, à six heures du soir, la température était à 40,2, avant le bain. Du reste, elle n'est jamais descendue au-dessous de 39° et le malade n'a sauté aucun bain. Les abaissements thermiques ont été très faibles ; dans la soirée d'hier, la température a été trouvée deux fois aussi élevée après le bain qu'auparavant, et une fois même un peu plus élevée. La moyenne des abaissements thermiques est à peine de 2 à 3 dixièmes de degré. L'état général est bon ; le malade, bénéficiant d'une réfrigération même insuffisante, a pu, pendant la nuit, dormir trois ou quatre heures dans l'intervalle des bains. La céphalalgie a plutôt diminué. Du reste, le diagnostic de fièvre typhoïde se confirme de plus en plus ; ce matin, au cinquième jour, le malade tousse un peu et nous entendons quelques râles sibilants disséminés dans la poitrine ; il y a eu deux selles diarrhéiques et le ventre est légèrement météorisé. Enfin le malade vient d'avoir une légère épistaxis.

La résistance de la fièvre à la réfrigération semble indiquer déjà que nous sommes en présence d'une forme, sinon intense, au moins moyenne de la dothiénentérie. Sans doute le diagnostic n'est pas encore fixé ; au cinquième jour, les taches rosées font encore défaut. Mais sachant combien il est utile d'appliquer dès le début la méthode rigoureuse des bains froids pour obtenir un résultat favorable et sûr, nous ne différons pas plus longtemps, et, à dater de ce matin du cinquième jour, la formule de Brand sera intégralement appliquée. Elle l'eût été beaucoup plus tôt, dès notre première visite du troisième jour, si la température avait été plus élevée, et malgré l'incertitude du diagnostic, encore plus grande à ce moment qu'elle ne l'est aujourd'hui.

Nous préparons une instruction écrite ; la garde-malade y trouvera tous les renseignements nécessaires. On continuera à prendre la température régulièrement, jour et nuit, toutes les trois heures ; on réveillera même le malade, soit pour le baigner, soit seulement pour faire l'exploration thermométrique. Il est expressément recommandé de donner un bain à 20° et de quinze minutes, toutes les fois que la température atteindra ou dépassera 39°. Le bain n'aura une durée plus courte que dans le cas où le vrai frisson paraîtra plus tôt. Il convient d'ailleurs de laisser le malade frissonner pendant quelques instants dans la baignoire,

L'affusion sera faite avec de l'eau plus froide que celle du bain. Nous rappelons enfin la manière de donner les boissons et les aliments.

Ces bains notablement plus froids que les précédents inspirent quelques appréhensions. Nous rassurons encore l'entourage et nous assistons au premier bain à 20°. Pour diminuer le saisissement causé par l'immersion, nous passons rapidement sur la poitrine une éponge trempée dans de l'eau très froide. Le malade entre dans le bain. Il éprouve une courte angoisse respiratoire. Cette angoisse, il l'avait éprouvée déjà, mais à un degré moindre, dans les premiers bains. Elle est un peu plus prononcée dans le bain à 20°. Nous l'engageons à respirer sans crainte, largement, à tousser et à cracher, s'il en éprouve le besoin. Le frisson commence vers la douzième minute ; tout le corps est agité de tremblements et les dents claquent. Cependant le bain est encore continué pendant quelques instants, jusque vers la quinzième minute. Enfin le malade sort du bain ; il est modéremment essuyé dans un drap sec et reconduit dans son lit. — L'immersion a été très bien supportée. Nous sommes au début ; le cœur n'est pas affaibli ; aucune complication n'existe de nature à imposer des modifications à la formule générale du traitement. Le malade est baigné dès le début ; le pronostic est donc très favorable et nous pouvons, dans de telles conditions, à peu près sûrement répondre de la guérison.

Nous sommes au **6e jour**, dans la matinée. L'état général est bon. Aucun symptôme nerveux grave n'a paru. Le malade a même eu quelques instants de repos entre les bains de la nuit. Les râles sibilants n'ont pas augmenté. La diarrhée est un peu plus abondante, et le météorisme un peu plus prononcé. Mais la fièvre est réellement très intense et résiste à la réfrigération. Hier, depuis midi jusqu'à minuit, la température avant le bain a toujours été au-dessus de 40°. Elle s'est même élevée jusqu'à 41°, vers neuf heures du soir. Pendant la nuit, la rémission a été faible et n'a commencé que vers trois heures du matin ; le thermomètre est alors tombé à 39,7. Le malade a été baigné toutes les trois heures. Le petit incident du premier bain à 20° ne s'est pas reproduit et les bains ont été fort bien tolérés.

La résistance à la réfrigération est décidément très prononcée. Il convient de modifier la formule générale du traitement. Si l'agitation de la fièvre, la rougeur de la face et la somnolence reparaissent moins de trois heures après le bain, nous prescrivons de prendre la température avant l'heure habituelle et de donner un nouveau bain si, avant ce moment, la fièvre atteint ou dépasse

39°. En d'autres termes, nous prescrivons, si la température remonte promptement, de rapprocher les immersions froides, et de baigner environ toutes les deux heures. Les compresses froides seront renouvelées plus fréquemment encore, toutes les dix minutes, à moins que le malade ne dorme paisiblement. — Du reste, le traitement est maintenant très bien compris de l'entourage et très convenablement installé. Une seule garde-malade suffit à donner tous les soins. La baignoire est à peu de distance du lit. Le malade, à peine soutenu par le bras, se rend lui-même au bain.

Le **7e jour**, la situation a peu changé. La céphalalgie et l'agitation des premiers jours ont à peu près disparu ; la diarrhée et le météorisme restent très peu prononcés, et les râles sibilants sont toujours peu nombreux. Cependant la fièvre résiste encore à la réfrigération. Depuis deux jours passés, le malade est baigné suivant la formule générale de Brand et, depuis hier, les bains sont répétés toutes les deux heures. Les abaissements thermiques obtenus par les bains sont toujours trop faibles ; dans la journée d'hier, ils n'ont pas dépassé 4 à 5 dixièmes. Ils sont cependant un peu plus marqués dans la matinée. — Les bains de cette matinée, jusqu'à midi, seront encore à 20° ; mais, à partir de midi et au moins jusqu'à minuit, c'est-à-dire pendant toute l'exacerbation fébrile principale, on abaissera à 15° ou 16° la température de tous les bains, et la durée du bain sera, de six heures à minuit, prolongée jusqu'à dix-huit minutes. A partir de minuit, on pourra revenir à des bains de 20°. L'alimentation est continuée comme précédemment ; on augmentera cependant la quantité du vin dont le malade prendra environ 800 à 900 grammes en vingt-quatre heures, soit pur, après le potage, soit étendu d'eau, en guise de tisane. Il est recommandé d'insister sur les soins de propreté. Le malade a deux ou trois selles diarrhéiques par jour. Après chaque évacuation, on lavera soigneusement le siège avec une éponge trempée dans une solution étendue d'acide phénique, puis on répandra sur cette région de la poudre de lycopode ou de bismuth.

Au **8e jour**, la fièvre paraît avoir sensiblement cédé. Depuis hier soir, la lutte contre la fièvre se poursuit dans de meilleures conditions. Les abaissements thermiques après le bain ont varié de 5 à 8 dixièmes. Mais la température a toujours une tendance évidente à remonter et à se maintenir à des degrés élevés. Hier, de midi à minuit, la température avant le bain a toujours dépassé 40°. De minuit à neuf heures, moment de notre visite, elle a varié de 39,5 à 40,2. Quant à l'état général il est très satisfaisant.

Aucun symptôme inquiétant n'a paru. La langue est meilleure, rose, humide ; la soif, moins vive. Le malade, depuis hier, prend avec plaisir les aliments liquides qui lui sont permis. Depuis deux jours, l'urine est plus abondante et, bien que la fièvre soit encore intense, elle est peu colorée. Elle contient un peu d'albumine. — Nous prescrivons de continuer le même traitement, mais avec cette modification : tous les bains, dans la matinée comme dans la soirée, seront donnés à 15° ou 16°. On baignera encore toutes les deux heures et, de six heures à minuit, les bains pourront être, si la fièvre est toujours très intense, prolongés jusqu'à dix-huit minutes.

Le **9e jour** ne présente rien de particulier. Le pronostic reste toujours favorable et l'état général, très satisfaisant. Déjà l'appétit commence à se réveiller. Le malade réclame des aliments solides, que d'ailleurs nous ne pouvons pas lui permettre encore. La lutte contre la fièvre n'est pas terminée. Les abaissements thermiques après le bain atteignent parfois 8 dixièmes de degré, et plus souvent que les jours précédents. — Nous continuons encore les bains à 15° ou 16° et de quinze à dix-huit minutes. Mais le malade sera baigné seulement toutes les trois heures.

Le **10e jour**, la période de lutte contre la fièvre touche à sa fin et nous allons entrer dans la période d'apyrexie relative. En effet, depuis hier, les abaissements thermiques après le bain ont souvent atteint 1° et deux ou trois fois même 1,4. Du reste, ces bains à 16° et 15° ont été bien supportés. Deux ou trois fois le frisson s'est prolongé longtemps après le bain. Depuis quelques jours, nous ne nous occupons plus guère que de la fièvre. C'est que tous les autres symptômes sont relégués au second plan et n'inspirent vraiement aucune inquiétude. Le cœur bat régulièrement et ne dépasse pas 110 à 115 battements à la minute ; le pouls est bon, assez fort, rarement dicrote. Dans la poitrine, nous n'avons jamais constaté que quelques râles sibilants et ronflants trop disséminés. L'urine est maintenant plus abondante et beaucoup moins colorée qu'au début. Il n'y a plus aucun trouble nerveux. Le malade commence à se coucher sur le côté et fréquemment il dort dans l'intervalle des bains. Le météorisme a disparu et l'on pourrait en dire autant de la diarrhée. Depuis hier, deux selles seulement, l'une dans la soirée et l'autre ce matin. L'amélioration marquée de tous les symptômes, coïncidant avec des abaissements thermiques plus prononcés, annonce, en effet, le début de la période d'apyrexie relative. Ce qui prouve encore que nous avons vaincu la fièvre, c'est que les températures maxima, c'est-à-dire avant le bain, sont maintenant sensiblement moins élevées; elles n'ont atteint 40° que deux fois seulement dans la soirée; et, si nous établissons la moyenne de ces maxima pour la dernière période de vingt heures nous trouvons 39,2. — Le malade va aussi bien que possible et la fièvre elle-même, objectif principal de notre thérapeutique, la fièvre a baissé. Gardons-nous cependant de diminuer encore la rigueur du traitement. L'appétit augmente de plus en plus. Cependant nous refusons toujours des aliments solides. Nous ne sommes pas à l'abri des retours offensifs de la fièvre. Nous maintenons encore pendant un jour les bains à 16° ou 18°. Pour abréger le frissonnement intense et prolongé après chaque bain, les pieds seront enveloppés dans une couverture de laine plus épaisse, et, après chaque bain, on y placera une boule d'eau chaude.

Le **11e jour**, la fièvre a de nouveau fléchi; le chiffre de 40° n'est plus atteint; les abaissements sont environ de 1° et la moyenne des maxima est 39°. Ce matin, à six heures, la température était au dessous de 39°; le malade n'a donc pas été baigné. C'est le premier bain sauté, depuis le début du traitement. — Nous pouvons nous rapprocher de la formule générale de Brand. Désormais, les bains de la matinée seront à 20° et ceux de la soirée, de midi à minuit à 18°. La durée en sera portée seulement à quinze minutes. Malgré l'amélioration très grande et malgré les prières du malade et de son entourage, dont les appréhensions sont d'ailleurs depuis longtemps calmées, nous recommandons expressément de baigner pendant la nuit avec la même régularité. Le malade dormirait volontiers; il ne faut pas hésiter à le réveiller.

Le **12e jour**, ce que nous avions prévu est arrivé. Le malade était, dit-on, si bien et la fièvre si modérée, qu'on l'a laissé dormir tranquille toute la nuit, et que même on ne l'a pas du tout baigné dans la matinée. Or voici le résultat: la température à midi s'est relevée rapidement à 40,3; le pouls, qui la veille n'était qu'à 104, est maintenant à 112; la langue est un peu plus sèche, la soif plus vive et la céphalalgie commence à se faire sentir, bref le cortège des symptômes typhiques, depuis plusieurs jours tout à fait écarté, maintenant menace de reparaître. — Nous ne manquons pas de faire ressortir le péril d'une pareille infraction au traitement. Les bains sont repris immédiatement et il est bien entendu qu'ils seront régulièrement continués jusqu'au moment où nous jugerons convenable de les cesser définitivement.

Le **13e jour**, ne présente rien de particulier. Nous sommes décidément dans la période d'apyrexie relative et la lutte contre la fièvre est close. Il s'agit seulement de conserver les avantages conquis. On ne comprend pas dans l'entourage cette persévérance à continuer un traitement qui commence à paraître pénible, alors que le malade semble tout à fait hors de danger. — Donc le traitement est continué ; mais nous revenons à la formule de Brand et pour tous les bains. On peut encore augmenter la quantité de vin si le malade le désire et changer les boissons froides à son gré. Aux aliments des premiers jours, il est permis d'associer des panades, des semoules, des tapioca, etc., mais aucun aliment solide, bien entendu.

Au **14e jour**, la fièvre reste très modérée. Le malade a, dans la matinée, sauté un nouveau bain, à six heures du matin ; sa température était seulement de 38,5 ; on ne l'a donc pas baigné. Cet événement heureux encourage le patient et lui fait entrevoir la fin prochaine de ce qu'il commence à nommer son supplice. Comme il arrive toujours en pareil cas, la première température après le bain sauté a été sensiblement plus élevée que les autres ; elle est montée à 39,8. C'est bien là la preuve que le processus fébrile ne reste modéré qu'à la condition d'être invariablement réfréné par la réfrigération systématique.

Jusqu'au **20me jour**, nous sommes toujours dans la période d'apyrexie relative. Le tableau clinique est d'une réelle monotonie. De la maladie, il ne reste plus que la fièvre. Tous les autres symptômes existent à peine. La constipation a même remplacé la diarrhée, et nous avons prescrit de donner deux fois par jour un lavement d'eau froide, de façon à assurer la régularité des selles. Le malade est toujours baigné, mais il saute des bains de plus en plus. Dans la matinée, la température est généralement au-dessous de 39°, et nous n'avons plus guère à combattre que l'exacerbution fébrile principale de la soirée. Cinq à six bains en vingt-quatre heures, et quelquefois moins, suffisent à maintenir la fièvre au degré voulu. — Depuis deux ou trois jours, le malade éprouve dans le bain, et même hors du bain, quelques douleurs rhumatoïdes dans les extrémités, surtout aux genoux et aux pieds. Dans les instants qui suivent l'immersion froide, la peau du nez, des mains et des pieds rougit et prend une légère teinte d'un rose carminé. C'est là un inconvénient du bain assurément, et nous ne connaissons aucun moyen réellement efficace pour le combattre. Mais la solution de la fièvre est prochaine. — Les retours offensifs de la fièvre ne sont plus maintenant beaucoup à craindre. La maladie a suivi une marche régulière ; elle a été tout à fait exempte de complications. Nous pouvons désormais nous relâcher un peu de la rigueur première. Les bains seront plus courts et d'une température un peu plus élevée, 22° à 24°.

Nous savons en effet que, à cette période avancée de la fièvre, un bain court peut donner des abaissements thermiques aussi prononcés qu'un bain plus prolongé. L'alimentation est plus copieuse. Le malade réclame vivement des aliments plus substantiels. Mais la chute de la fièvre n'est pas encore obtenue; nous lui accordons seulement quelques œufs frais très peu cuits.

A partir du **21me jour,** la chute de la fièvre s'accuse davantage et, si nous avons établi la courbe des moyennes des maxima, nous voyons, à ce moment, paraître les premières marches de l'escalier de la défervescence. La température est le plus souvent au-dessous de 39°; elle n'atteint ce chiffre que le soir ; de plus, l'exacerbation fébrile vespérale n'a plus la même durée, elle persiste à peine deux ou trois heures. — Cependant nous évitons de suspendre les bains trop tôt. Nous prescrivons de donner encore quelques bains si, même dans la soirée, la température atteint seulement 38,5. Il est vrai que ces bains seront courts et presque tièdes ; ce seront des bains à 28° et de cinq minutes environ. La température est prise encore régulièrement toutes les trois heures, et même pendant la nuit. Malgré les supplications du malade, nous lui refusons toujours des aliments solides ; nous attendons l'apyrexie complète qui d'ailleurs ne saurait tarder longtemps.

Le **25me jour,** la défervescence n'est pas encore accomplie. La fièvre persiste, s'élevant d'ailleurs à peine au-dessus de 38,2 ou 38,3. Le fait est dû peut-être à l'existence d'un abcès furonculeux de la fesse. Le bain froid ne met pas complétement à l'abri de ce petit incident. Mais nous avons évité l'eschare. Souvent, pendant la période fébrile, nous avons examiné soigneusement les aisselles, la région sacrée et le sillon interfessier. A peine y avons-nous constaté un peu d'erythème. — La température désormais ne sera relevée que quatre fois, toutes les six heures. Nous prescrivons au malade de prendre le soir, vers 6 ou 9 heures, un seul bain, frais ou tiède.

Le **30e jour,** l'apyrexie est complète et probablement définitive. Depuis trois jours, la courbe thermométrique est constamment restée au-dessous de 38°. Le malade n'a pas pris de bains depuis ces trois jours, et d'ailleurs il n'en prendra plus. Le traitement complet de cette fièvre intense a nécessité 112 bains. — Les oscillations nychthémérales sont régulières, c'est-à-dire que la température du matin est toujours inférieure de quelques dixièmes de degré à la température du soir. Il n'y a pas de constipation. Le malade a maigri sans doute ; mais les forces lui sont revenues ; il demande à se lever, et cette sensation de bien-être ne lui fait pas défaut, qui signale le début d'une bonne convalescence. — Nous accédons au désir du malade. Les aliments solides, le pain et la viande, sont enfin permis. Nous nous assurerons d'ailleurs que cette alimentation plus copieuse est bien tolérée; la température sera prise pendant une semaine encore et au moins deux fois par jour. De la sorte, nous pourrons saisir les premiers indices d'une recrudescence ou d'une rechute.

Les aliments solides sont, en effet, bien tolérés. Depuis deux jours, le malade mange du pain et de la viande et reste tout à fait apyrétique. A ce moment, il peut se lever. Il fera quelques pas d'abord dans la chambre, puis dans l'appartement; ensuite, il reviendra se reposer dans son lit.

La convalescence marche promptement et la restauration des forces est de jour en jour plus manifeste. Au sixième jour de l'apyrexie, le malade est resté levé presque toute la journée. Au septième jour, nous lui permettons enfin cette première sortie qu'il désire vivement. Elle aura lieu dans l'après-midi, pendant les heures chaudes de la journée. Elle durera une heure ou deux seulement. A la promenade en voiture, nous préférons la promenade à pied, en marchant à pas lents et en se reposant souvent. — Les jours suivants, la convalescence s'achève et bientôt le malade pourra peu à peu reprendre ses occupations.

Telle est l'appliation de la méthode de Brand et tels en sont les résultats les plus habituels, dans une fièvre intense et traitée dès le début. Ce n'est pas là un tableau fait à plaisir. Dans ces conditions d'intervention hâtive, si favorables au succès de la méthode et si facilement réalisées dans la pratique privée, la fièvre, même intense, évolue avee une remarquable simplicité. Les complications font défaut et le médecin, rassuré sur le pronostic, ne doute pas un instant de la terminaison heureuse et prochaine de la maladie. En décrivant toutes les phases de cette fièvre, nous avons eu sous les yeux les observations de malades que, dans la pratique privée, nous avons pu traiter dès le début et avec une régularité parfaite.

I. Application de la méthode dans les diverses formes de la fièvre typhoide. — *Fièvres intenses et moyennes.* Ainsi que le fait pressentir l'étude qui précède, dans les fièvres intenses, comme d'ailleurs dans les fièvres moyennes, le grand intérêt du traitement réside dans cette première période, si justement nommée période de lutte contre la fièvre. De la façon plus ou moins rigoureuse dont cette lutte sera conduite, dépendront la marche ultérieure de la fièvre, la présence ou l'absence des complications et même l'issue de la maladie. — C'est dans les formes véritablement hyperthermiques et qui opposent une grande résistance à la réfrigération, qu'il importe beaucoup de ne pas s'en tenir à la lettre de la méthode, mais d'en suivre au contraire le véritable esprit. Plus d'une fois, le but ne sera pas atteint, si l'on se contente de la formule générale. Après huit, dix ou quinze jours, la température s'abaissera sans doute, mais trop tard pour que l'organisme n'ait pas souffert d'un état fébrile intense, prolongé et traité d'une façon insuffisante.

Lorque, dès les premiers jours du traitement, les températures maxima (temp. prises avant le bain) sont toutes au dessus de 40° dans la matinée, et le soir avoisinent ou dépassent 41°, la résistance à la réfrigération est très marquée et la situation peut être grave. Dans de telles conditions, la formule générale (bains à 20° et de 15 minutes) ne donne que des abaissement thermiques très faibles ou même nuls. D'ailleurs des abaissements de 5 et 8 dixièmes de degré seraient à peine suffisants. Il faut, avant toute chose, se préoccuper d'empêcher le retour et la persistance des hautes températures ; en d'autres termes, il faut le plus tôt possible abaisser la courbe des moyennes des maxima. — On peut commencer par abaisser à 15° la température de tous les bains qui seront pris de midi à minuit. Si le résultat obtenu est insuffisant, le lendemain, on décide que les huit bains seront tous à 15°. Enfin on prescrit en cas d'insuccès, de prolonger davantage la durée du bain de 15°, jusqu'à dix-huit et vingt minutes. Dans les cas très rebelles à la réfrigération, nous conseillons de faire précéder le bain froid d'un enveloppement dans le drap mouillé, renouvelé toutes les dix minutes, et prolongé pendant un, deux ou trois quarts d'heure, et même davantage. Par ce procédé nous avons obtenu des abaissements thermiques suffisants et que les bains seuls, même très froids et très longs, ne pouvaient nous procurer.

Parfois la résistance à la réfrigération prend une forme particulière. Les abaissements thermiques sont suffisants ou même très marqués, mais la température remonte très vite après le bain. Il est vrai que cette allure de la fièvre se rencontre plutôt à une période avancée de la maladie. Si nous présumons avoir affaire à une fièvre de ce genre, nous étudions la marche de la température entre deux bains. Nous recommandons de faire une exploration thermométrique toutes les demi-heures. Le tableau des six températures ainsi relevées nous montre par exemple que la température est remontée, une ou deux heures après le bain, au degré très élevé qu'elle présentait auparavant. L'indication est précise, il faut rapprocher les immersions froides. Le malade sera baigné toutes les deux heures ou toutes les heures et demie, et, comme dans la méthode de Jurgensen, pourra prendre jusqu'à douze et quatorze bains en vingt-quatre heures. — Après deux ou trois jours de cette lutte énergique mais nécessaire contre la fièvre, la courbe cesse de montrer cette tendance invariable à remonter vers les hauts sommets ; le danger de l'hyperthermie excessive est écarté ; on peut revenir à des procédés de réfrigération moins rigoureux, et même à la formule générale de Brand.

S'il arrive quelquefois que des typhiques traités dès le quatrième ou le cinquième jour succombent, malgré cette application précoce de la méthode des bains froids, nous inclinons à penser que presque toujours le fait est dû à ce que la lutte contre la fièvre n'a pas été, dès les premiers jours, conduite avec une rigueur suffisante. Ces bains très froids ou très longs, ces enveloppements prolongés dans le drap mouillé avant le bain sont sans doute assez pénibles ; ils sont cependant mieux tolérés qu'on ne pourrait le croire au premier abord. Plus la fièvre est intense et résiste à la réfrigération, moins il y a lieu de craindre le péril d'un refroidissement excessif. D'ailleurs la période de lutte contre la fièvre, quand elle est bien conduite, ne dure guère au delà de trois à cinq jours.

Dans certaines formes intenses, la période d'apyrexie relative peut atteindre une durée fort longue. Les courbes décrivent des ondulations de quatre à six ou huit jours de durée, et ces ondulations font naître la pensée d'une série d'infections ou de rechutes subintrantes. Ces malades prennent un nombre de bains considérable, de 140 à 200. Dans ces cas, il importe d'autant plus de rester dans les limites de l'apyrexie relative, que le cycle fébrile est plus long et par conséquent expose davantage aux périls de l'hyperthermie. Il faut donc veiller avec un soin particulier à l'application convenable de la méthode. Cette surveillance doit s'exercer particulièrement pendant la première partie de cette période, c'est-à-dire pendant les dix ou quinze premiers jours de l'apyrexie relative, car c'est surtout à ce moment que les irrégularités et les imperfections du traitement peuvent avoir des conséquences fâcheuses. — Ce qu'il faut surveiller également, c'est l'alimentation du fébricitant. Nourrir et refroidir, ce précepte s'applique particulièrement à ces formes intenses et de longue durée. Il faut réparer les pertes que cause chaque jour la consomption fébrile. La dose de vin peut être portée à 800 grammes et même fort au-delà. Après chaque bain, jour et nuit, le malade prendra quelques aliments, choisis parmi les plus substantiels de ceux qui conviennent à la période fébrile. Du reste, grâce à l'action favorable des bains sur les fonctions digestives, il est possible de nourrir à un degré suffisant et, malgré la longue durée de la fièvre, très souvent la convalescence n'est ni moins sûre ni moins rapide que dans les formes moins sévères.

Au déclin de la fièvre, et particulièrement dans les formes moyennes, il ne faut pas cesser les bains toujours dès que la température n'atteint plus 39°. Si l'état du malade n'est pas satisfaisant et qu'il persiste encore quelque trouble nerveux, par exemple dans les cas baignés à une période avancée, il est prudent de continuer les immersions toutes les fois que la température atteint 38,5. D'ailleurs les bains peuvent être alors beaucoup plus courts qu'au début. Nous avons vu déjà que, au déclin de la fièvre, des bains courts peuvent produire des abaissements thermiques tout aussi prononcés que des bains plus longs.

Formes légères. — La formule générale de Brand suffit toujours. La forme légère se décèle dès les premiers jours. Les premiers bains provoquent un mouvement de défervescence plus ou moins rapide mais continu, très manifeste sur les courbes thermométriques. Le second ou même le premier jour, le malade saute des bains. — Le moment délicat du traitement est, comme dans les formes moyennes, celui du déclin de la fièvre. Il ne faut pas supprimer les bains trop tôt. Les recrudescences et les rechutes sont plus communes dans les formes légères. Nous croyons qu'on a plus de chance de les éviter en continuant à donner quelques bains, alors même que la température ne dépasse plus 38,5.

Dothiénentéries sans fièvre. Formes hypothermiques. — Assurément dans ces formes, d'ailleurs assez rares, l'hyperthermie n'est plus en cause. Il semble par conséquent que la médication réfrigérante y soit sans aucune utilité. Ces fièvres deviennent quelquefois fort graves. On peut en distinguer deux espèces. Pour les premières, la gravité de la maladie réside dans l'évolution de la lésion locale de l'intestin, laquelle, avec un appareil symptomatique très léger, peut aller jusqu'à produire des accidents d'une haute gravité, la perforation et la péritonite. Dans les secondes, l'absence de fièvre est due au mauvais état général de l'individu, antérieur à l'infection dothiénentérique ; telles sont les fièvres hypothermiques qu'a observées Strube, pendant la guerre de 1870, parmi des soldats surmenés, épuisés par les fatigues et les privations.

La première espèce comprend beaucoup de faits désignés sous le nom de typhus ambulatorius. La fièvre y est, en effet, très peu prononcée et reste telle jusqu'au jour où éclatent les symptômes de la perforation et de la péritonite. Aussi faut-il maintenir au repos et au lit les formes même légères de la dothiénentérie et, pour peu que la température s'élève, avoir recours aux applications locales du froid sur l'abdomen, ou même aux bains frais ou froids, si la fièvre s'élève quelquefois à 39°. Car nous sommes convaincus que la réfrigération locale et générale exerce une influence favorable sur la lésion typhique de l'intestin, et c'est un fait certain que les perforations et les péritonites sont exceptionnelles chez les malades traités par la méthode de Brand régulièrement et dès le début.

Les fièvres hypothermiques qui se développent chez les individus surmenés prennent le caractère adynamique. Même avec de basses températures, les fonctions du cerveau peuvent être profondément troublées. Toutes les complications de la dothiénentérie peuvent apparaître, et surtout les complications thoraciques Ces fièvres sont graves ; la mortalité en est considérable. Il est clair que l'indication thérapeutique première n'est pas d'opérer la soustraction de la chaleur fébrile, mais bien d'écarter cette complication initiale, la prostration des forces. Il faut, en quelque sorte, donner à l'organisme la force de faire de la fièvre. Or, comme le fait observer Brand, l'hydrothérapie n'est pas désarmée et peut, dans une certaine mesure, remplir cette indication. Il faut d'abord mettre en œuvre les procédés de la médication réfrigérante qui donnent l'action stimulante. Strube et Brand conseillent le demi-bain tiède à 28°, de trois à cinq minutes de durée, avec affusion de 12° à 20°. Ce bain est répété trois à six fois par jour. Pendant et après le bain, on pratique des frictions énergiques sur les membres et sur le thorax. Il va sans dire qu'il faut donner le vin et l'alcool largement, à hautes doses, et l'alimentation doit être aussi substantielle que possible. Au bout de quelques jours de ce traitement, la fièvre peut enfin apparaître, et, dans les cas heureux, ce typhus anormal est, d'après le mot de Brand, transformé en un typhus normal. Suivant les indications tirées du degré de l'adynamie et de l'intensité de la fièvre ainsi provoquée, on continue le demi-bain tiède avec affusion, ou bien on applique la formule générale de Brand. — Strube recommande beaucoup ce traitement. Dans l'épidémie dont il a donné la relation et qui fut très grave, c'est de l'association de l'alcool au demi-bain tiède avec affusion qu'il a obtenu les meilleurs résultats.

Fièvres tardivement baignées. — On ne peut pas toujours appliquer le traitement tout à fait dès le début.

Dans les hôpitaux, bon nombre de malades, même gravement atteints, ne nous arrivent que du huitième au douzième jour, et même fort au delà. Or il est rare que ces fièvres, arrivées à une période avancée, soient exemptes de complications. Le plus souvent, dirait Brand, le typhus est dégénéré. Il y a des accidents cérébraux, thoraciques et abdominaux. Nous indiquerons plus loin les moyens à mettre en usage pour combattre ces complications ; mais il est nécessaire d'indiquer d'abord quelques règles générales du traitement des cas tardivement baignés.

Il faut prendre en considération l'état des forces et l'état du cœur. Il n'y a rien d'absolu. Passé le quinzième et même le vingtième jour, si le pouls n'est ni très faible, ni très fréquent, on peut fort bien appliquer la formule générale de Brand. Nous avons plus d'une fois réussi dans ces conditions, généralement peu favorables. Il faut cependant éviter les bains trop longs. Mieux vaut donner des bains assez froids, de 22° à 18°, mais plus courts, de cinq à huit minutes, et, si l'intensité de la fièvre l'exige, les répéter toutes les deux heures ou même toutes les heures et demie. C'est bien véritablement dans les cas de ce genre qu'il importe d'individualiser la méthode des bains froids, et de se guider sur les résultats obtenus par les premières immersions froides.

Dans les cas où l'affaiblissement du cœur inspire déjà de sérieuses inquiétudes, lorsque le pouls est faible et fréquent, et que les poumons présentent des signes d'hypostase, d'une façon générale, abstraction faite des complications particulières qui peuvent alors réclamer un traitement spécial, il convient d'éviter le choc de l'eau froide, choc qu'un cœur très affaibli par la longue durée de la fièvre, supporterait probablement très mal. Au bain froid, il faut substituer le bain tiède, ou le bain à température décroissante et, à l'aide de l'alcool, du vin, du vin de Champagne, d'une alimentation appropriée à l'état du patient, s'efforcer de combattre l'adynamie qui progresse chaque jour et constitue vraiment le grand péril des fièvres tardivement baignées. — Si les bains tièdes ou refroidis ne peuvent être employés, il faut recourir aux lotions et à la méthode de Jacquez (V. l'historique), laquelle peut encore donner quelques résultats favorables. Mais il faut proscrire la méthode des lavements froids. Dans les fièvres graves tardivement baignées et par conséquent abandonnées, ou à peu près, à leur évolution spontanée, il y a presque toujours des ulcérations de l'intestin étendues et profondes ; les lavements froids, procédé d'ailleurs d'une efficacité très douteuse, peuvent être dangereux, car ils provoquent des contractions répétées de l'intestin malade.

Somme toute, ils ne faut pas tout de suite renoncer aux bains. La médication réfrigérante reste encore supérieure à toutes les autres. Mais elle exige plus de soins, plus de patience et surtout une surveillance plus attentive que tout à fait au début de la fièvre. A ce moment, au début, le patient pourrait à la rigueur se baigner seul, sans médecin qui le conseille et sans aides qui le surveillent. De ce fait nous avons été témoins dans une épidémie de village. Mais, à une période avancée, le traitement par l'eau froide est chose plus délicate et plus difficile. Cependant c'est encore une arme puissante et qui, entre des mains habiles, peut donner des résultats vraiment inespérés.

Fièvre typhoïde de l'enfance. — Nous avons longuement étudié les effets du bain froid dans les fièvres typhoïdes de l'enfance, au chapitre des indications et des contre-indications. Nous n'avons qu'à résumer les préceptes que nous y avons formulés d'après Brand,

Cayla, Hagenbach, et aussi d'après notre expérience personnelle. — Comme chez l'adulte, il faut tenir compte des modifications du traitement nécessitées par la forme et l'époque de la fièvre. Mais, en règle générale, on peut aussi chez l'enfant débuter par la formule générale de Brand : un bain de 20° toutes les fois que la température relevée toutes les trois heures, jour et nuit, atteindra ou dépassera 39°. La durée du bain sera plus courte chez l'enfant. Un bain de cinq à huit minutes est suffisant dans la majorité des cas. En évitant de prolonger le bain au-delà de dix minutes, on n'a pas beaucoup à craindre l'excès de la réfrigération, ni le collapsus, accident dont on a d'ailleurs beaucoup exagéré la fréquence. La résistance des enfants à la réfrigération est relativement faible. Le frisson apparaît plus tôt pendant l'immersion froide. Il est rare également qu'on ait à soutenir une lutte énergique et prolongée contre la fièvre. — L'enfant pleure, crie et se débat violemment. Il faut souvent le maintenir dans la baignoire. Nous avons vu que, pour le tromper, on peut au début employer des immersions tièdes, mais ensuite, à chaque bain, la température est abaissée et l'on arrive ainsi au bain frais ou froid. — Les modifications du traitement, dans les fièvres compliquées ou arrivées à une période avancée, sont les mêmes que chez l'adulte.

Dans les cas exceptionnels où les bains ne peuvent être appliqués, nous conseillons volontiers, et de préférence à tous les autres procédés accessoires de la médication réfrigérante, l'enveloppement dans le drap mouillé, procédé d'une application bien plus facile chez l'enfant que chez l'adulte. Leibermeister recommande beaucoup ce traitement de la fièvre typhoïde infantile. L'enveloppement dure vingt, trente minutes, une heure et même davantage ; il est renouvelé toutes les deux ou trois heures, suivant l'intensité de la fièvre et l'effet produit. L'enveloppement froid est particulièrement utile dans les fièvres typhoïdes infantiles compliquées d'hypostase et de broncho-pneumonie. L'excitation vive de la peau active la respiration et la circulation du poumon ; elle provoque la toux et l'expulsion des mucosités bronchiques.

Fièvres typhoïdes des personnes âgées. — Chez les gens d'un certain âge atteints de dothiénentérie, il est rare que la fièvre prenne une très grande intensité; les hautes températures y sont moins communes que chez l'adulte et chez l'enfant. Cette fièvre prolongée pendant quelques septénaires n'en est pas moins dangereuse. La maladie prend de bonne heure le caractère adynamique. A un âge avancé, l'adynamie est la cause la plus habituelle de la mort. Il faut donc insister sur les toniques, le vin, l'alcool et une alimentation convenable. — Mais il faut aussi combattre la fièvre. Deux inconvénients doivent être évités, le choc de l'eau froide et la réfrigération excessive. La formule générale de Brand peut être appliquée dans quelques cas, même au-delà de 50 ans. Le plus souvent il faut préférer le bain tiède ou le bain à température décroissante de Ziemssen. Les immersions seront moins longues que chez l'adulte. Pour en fixer approximativement la durée, on se règlera sur la manière dont le bain est supporté et sur le degré de l'effet utile qu'il a produit. — Les complications nécessitent les mêmes modifications du traitement que chez l'adulte. Rappelons seulement que l'affaiblissement du cœur est encore plus à craindre chez les gens âgés que chez l'adulte (V. le traitement des complications). — Quoi qu'il en soit, si l'âge avancé commande quelques modifications de la méthode, le principe reste le même. Il faut, chez le malade âgé, combattre avec vigilance toutes les exacerbations fébriles. Les bains seront donnés toutes les trois heures, jour et nuit, si la température dépasse 39°, et avec la même régularité que chez l'adulte. Du reste, lorsque le traitement est bien conduit et commencé de bonne heure, il arrive plus d'une fois que très peu de bains suffisent pour obtenir l'apyrexie relative.

Fièvres à convalescence traînante. — Dans les fièvres régulièrement traitées, la convalescence s'établit aisément et progresse avec une remarquable rapidité. Mais elle peut être difficile, longue et traînante dans les cas tardivement baignés. Cette situation fâcheuse est due aux complications ou aux suites de la fièvre : petits abcès du tégument qui se reproduisent en plusieurs points et se cicatrisent lentement, catarrhe persistant de l'intestin faisant obstacle à une alimentation convenable et réparatrice, anémie et dépression profonde des forces qui ne se relèvent pas, et quelquefois persistance d'un mouvement fébrile dont il est difficile de découvrir la cause. — Il faut ouvrir les abcès de bonne heure et les panser soigneusement avec des poudres antiseptiques, tels que l'iodoforme et le camphre. Nous faisons chaque jour un examen de toutes les régions de la peau suspectes, de façon à découvrir et à traiter les abcès dès qu'ils apparaissent. — La diarrhée est combattue avec la poudre de charbon de Belloc ou le bismuth, auquel on peut associer, suivant le procédé de M. Bouchard, quelques centigrammes d'iodoforme, surtout si les selles ont conservé quelque odeur fétide. Il convient sans doute, et autant que le permet l'état des voies digestives, de recourir à une alimentation réparatrice. Les amers et les alcalins peuvent alors servir à stimuler les fonctions languissantes de l'estomac. — Si la fièvre persiste, il faut proscrire encore, comme pendant la période fébrile de la maladie, toute alimentation solide. On peut craindre que quelques ulcères de l'intestin ne soient incomplètement cicatrisés. Pour combattre cette fièvre qui d'ailleurs reste très modérée, il est inutile d'employer l'eau froide. La quinine que conseille M. Bernheim est préférable et suffit le plus souvent. On donne ce médicament, soit dans la matinée pour supprimer ou diminuer l'exacerbation fébrile du soir, soit dans la soirée, de huit à neuf heures, suivant la méthode de Liebermeister, pour augmenter la rémission matinale spontanée. — Une fois la fièvre disparue, si le malade reste encore faible, languissant, on peut lui conseiller l'usage des préparations toniques. Le changement de milieu et le séjour à la campagne sont souvent le meilleur moyen de hâter la convalescence traînante.

Fièvre à rechute. Rechutes. — Lorsque, après quelques jours d'apyrexie, la fièvre s'élève de nouveau et rapidement annonçant ainsi le début d'une rechute, faut-il, comme pendant la période fébrile, recourir aux bains froids ? Brand est d'avis que les rechutes doivent être traitées comme la maladie elle-même. D'autres médecins, parmi lesquels M. Cayla, combattent aussi par les bains la fièvre de la rechute. — Nous ne partageons pas tout à fait cette opinion. Nous croyons les bains inutiles dans bon nombre de rechutes. En général, la rechute n'est ni grave ni de longue durée. Elle est plus bénigne encore chez les typhiques convenablement traités par les bains froids. La plupart de nos malades atteints d'une rechute n'ont pas été de nouveau baignés. — Mais nous sommes loin de repousser les bains d'une façon absolue, et, deux fois, nous avons repris les immersions pendant la rechute. Voici d'ailleurs dans quelles conditions. L'un de ces deux malades (Obs. XI) avait eu une fièvre très sévère mais qui, rigoureusement traitée par l'eau froide dès le quatrième, avait tout à fait cédé le treizième jour. Après quelques jours d'apyrexie, apparaît une rechute, mais qui a bien plus les allures d'une première invasion que d'une rechute. Nous revenons à l'eau froide. La fièvre résiste à la réfrigération beaucoup plus que dans une rechute vulgaire et le malade prend 48 bains ; il en avait pris 50 pendant la première atteinte de la fièvre. L'autre malade eut une rechute annoncée, non seulement par le retour rapide d'une température élevée, mais aussi par l'apparition de symptômes nerveux fort graves. Nous n'avons pas hésité à lui appliquer de nouveau la méthode des bains froids.

Au reste, voici la règle qu'on peut suivre dans le traitement des rechutes. Si la première atteinte fébrile a été régulièrement traitée dès le début, et que la rechute ne soit pas accompagnée de symptômes inquiétants, on peut ne pas employer l'eau froide. bien que cependant une nouvelle série de bains froids n'ait pas de réels inconvénients. Si la fièvre présente cependant une certaine intensité, il est bon de donner deux ou trois bains, frais ou tièdes, dans la soirée, au moment de la principale exacerbation fébrile. Enfin si, comme chez nos deux malades, la fièvre reparaît avec les allures d'une fièvre d'invasion ou s'accompagne de symptômes nerveux graves, il faut d'emblée recourir à la formule générale de Brand.

II. Application de la méthode des bains froids dans les fièvres compliquées. — Supposez une fièvre typhoïde intense, arrivée vers la fin du second septénaire et qui présente tout à la fois, le fait n'est pas rare à cette période, un délire continu, une température au-dessus de 40,5, des hypostases commençantes à la base des deux poumons, une diarrhée déjà fort abondante et même quelques signes d'affaiblissement du cœur. Avez-vous réfléchi au nombre des médicaments, plus ou moins inefficaces, que devra mettre en usage le médecin qui veut consciencieusement traiter un tel malade par les moyens ordinaires ? Le délire indique le musc, le bromure de potassium ou le camphre ; l'intensité de la fièvre indique un médicament antipyrétique, par exemple la quinine, l'antipyrine ou l'acide phénique ; la congestion pulmonaire indique au moins le kermès ou l'ipéca ; la diarrhée indique le bismuth ; la paralysie du cœur indique, disent quelques-uns, la digitale, etc. Or c'est encore une très grande supériorité de la médication réfrigérante sur toutes les autres ; elle ne met en œuvre qu'un seul agent, l'eau froide, et, pour remplir convenablement la plupart des indications, il lui suffit de choisir entre les nombreux procédés dont elle dispose.

Symptômes nerveux. — Les symptômes nerveux de peu de gravité et qui d'ailleurs, à des degrés divers, appartiennent à toutes les fièvres typhoïdes, la céphalalgie, l'insomnie, l'accablement des forces, les bourdonnements d'oreille et le vertige sont rapidement améliorés et disparaissent bientôt sous la seule influence des immersions froides, répétées aussi souvent que l'exigent l'intensité et la marche de la fièvre.

Nous avons ici plus exclusivement en vue les troubles nerveux graves, le délire, l'ataxie, l'agitation violente, la stupeur et le coma. Ces désordres nerveux relèvent peut-être plus directement encore que les autres de l'hyperthermie, car, dans les fièvres bien traitées, ils sont, en règle générale, les premiers à disparaître. La première indication à remplir, en présence de semblables accidents, est donc de combattre la fièvre, et par conséquent d'appliquer la formule générale du traitement, en la modifiant, s'il y a lieu, de façon à abaisser la température rapidement et à un degré suffisant. Brand recommande de faire l'affusion sur la tête pendant le bain avec de l'eau très froide, de prolonger l'immersion jusqu'à ce que la rougeur et la chaleur du visage aient disparu, et d'appliquer sur la tête, dans l'intervalle des bains, des compresses froides fréquemment renouvelées et même des vessies de glace.

Dans les formes ataxiques précoces, lorsque le délire et l'agitation violente paraissent dès les premiers jours de la fièvre, l'indication pressante est encore d'abaisser la température, laquelle est généralement fort élevée. La fièvre peut être énergiquement combattue par l'eau froide; il ne faut pas hésiter, si l'hyperthermie réclame une telle réfrigération, à donner des bains de 15° et prolongés pendant quinze et vingt minutes ; car, dans ces conditions, il n'y a pas à craindre, comme on l'a dit, de voir, sous l'influence de la réfrigération, la dépression profonde succéder à l'excitation des centres nerveux. Le patient, souvent en proie à un délire furieux, doit être solidement maintenu dans la baignoire, et, malgré son extrême agitation, il faut continuer l'immersion pendant le temps nécessaire pour obtenir un abaissement thermique moyen de 8 dixièmes à 1°. Il faut aussi protéger le malade contre sa propre violence et éviter que, dans le bain, il ne se heurte trop souvent contre les parois de la baignoire. Un typhique, atteint d'un délire d'une violence vraiment insolite dans la fièvre typhoïde, avait à la fin du traitement le corps couvert de contusions, dont quelques unes ont été le point de départ de petits abcès. On a conseillé d'associer aux bains froids, quelques médicaments antispasmodiques, le camphre, l'assa fœtida, le musc et même l'opium. Nous croyons ces médicaments au moins inutiles, et nous ne les employons jamais. La lutte contre ces violents délires peut durer plusieurs jours. Dans le cas auquel nous avons fait allusion et qui fut baigné tout à fait au début, le délire n'est tombé que dans le cours du troisième jour du traitement. D'ailleurs le malade est inconscient; il n'y a pas à se préoccuper beaucoup de ses sensations. Une malade de M. Fr. Glénard ne s'aperçut qu'au trente-deuxième bain qu'elle était ainsi traitée par les bains froids. Cette fièvre très grave eut d'ailleurs une terminaison favorable.

Si l'ataxie se complique de phénomènes convulsifs, il faut sans doute éviter les causes d'excitation du système nerveux. Nous ne sommes plus ici dans les mêmes conditions que chez un épileptique. Brand conseille de s'en tenir, pendant la période des convulsions, aux applications extérieures du froid, et, dans les intervalles des crises, de revenir aux immersions froides. Toujours en vue d'obtenir l'action antipyrétique sans mettre en jeu l'action stimulante, il propose d'employer le grand bain tiède avec affusion, de préférence au grand bain froid.

Lorsque le délire et l'ataxie durent depuis longtemps déjà ou n'apparaissent qu'à une période avancée de la fièvre, la situation est différente et, en règle générale, il est bon de ne pas agir avec la même rigueur que dans les formes délirantes et ataxique précoces. Brand conseille de donner des bains un peu moins froids, de 22° à 25°, mais un peu plus longs, de quinze à vingt minutes, et de faire sur la tête une affusion lente et modérée, en évitant l'impression subite de l'eau froide. Si l'adynamie accompagne le délire et que l'affaiblissement du cœur se révèle par la fréquence et la petitesse du pouls, il est encore préférable d'employer le bain tiède, ou le bain à température décroissante.

Lorsque la stupeur profonde domine, à l'action antipyrétique, il est nécessaire de joindre l'action excitante, stimulante. Brand rappelle que, dans ces cas, la méthode de Jurgensen peut donner de bons résultats : bains entiers de cinq à dix minutes, dont l'eau est à 10° ou 12°. Mais il préfère le demi bain tiède à 25°, avec affusion courte, très froide, accompagné de frictions énergiques sur les membres. La méthode de Jurgensen ne peut guère être employé que dans les premières périodes de la fièvre. Le demi-bain tiède avec affusion très froide nous parait, en effet, préférable, car il peut être mis en usage même à une période avancée de la maladie.

Si le malade est vraiment plongé dans le coma, la situation est beaucoup plus grave. La paralysie du cerveau est accompagnée le plus souvent de l'affaiblissement du cœur. Le patient est inerte, insensible aux excitations; les pupilles sont dilatées, peu mobiles et le pouls très faible dépasse 150 et 160 à la minute. Le collapsus est imminent. Nous avons vu que, dans les cas de ce genre, les bains donnés suivant la formule générale, peuvent produire des abaissements considérables et dangereux. L'action excitante, stimulante, doit être recherchée, en même temps que l'action antithermique. Il faut préférer le bain froid très court, l'affusion froide également très courte, le demi-bain tiède avec affusion de quelques minutes seulement, ou bien encore l'enveloppement dans le drap mouillé avec frictions énergiques sur tout le corps, sauf sur le ventre. Winternitz attribue le rôle pathogénique principal dans la production de l'hyperthermie et de ses plus graves conséquences, à la rétention de la chaleur fébrile ; aussi conseille-t-il beaucoup ces stimulations vives et prolongées du tégument. On réussit souvent, dans ces formes si graves, à dissiper le coma ; le malade revient à lui ; malheureusement la paralysie du cœur persiste plus d'une fois et finit par entraîner des complications bronchopneumoniques auxquelles le malade succombe.

Symptômes et complications thoraciques. — Lorsque la bronchite du début est très intense, la formule générale du traitement est immédiatement applicable. Il ne faut pas même chercher à diminuer le choc de l'eau froide. L'impression brusque du froid sur le tégument provoque la toux, l'expectoration, stimule la circulation du poumon et prévient le développement des hypostases. Brand rappelle la pratique de Von Gielt, de Munich, lequel emploie depuis de longues années, et avec succès, l'affusion froide dans le demi bain tiède pour combattre les formes intenses de la bronchite dothiénentérique. Dans ces cas, Brand conseille encore les grandes compresses froides, enveloppant tout le thorax, et appliquées dans l'intervalle des bains. Nous avons renoncé aux compresses thoraciques. Les bains nous ont toujours paru suffisants pour améliorer le catarrhe bronchique du début. D'ailleurs les malades supportent difficilement ces applications permanentes du froid sur le thorax.

La toux est parfois très intense et s'accompagne de vives douleurs thoraciques. Les bains suffisent à calmer la toux du début; elle diminue dès que la température commence à baisser. — Quelquefois cependant la toux et les douleurs thoraciques persistent, alors même que les signes du catharre se sont amendés ou même ont disparu. Un bon moyen pour combattre cette toux persistante, c'est d'associer l'alcool à l'opium dans une potion que le malade prend par cuillerées, soit avant les bains, soit dans l'intervalle (rhum ou élixir de Garus, 60 gram., eau 60 gram., extrait thébaïque 5 centigr.). Brand conseille les pilules de Heim, pilules qui renferment de la poudre de digitale, de l'ipéca, du soufre doré d'antimoine, de l'opium et de l'extrait d'aunée.

Le médecin, qui n'a pas encore une grande habitude de la méthode des bains froids, est très disposé, en voyant paraître ou persister une bronchite intense dans les premiers jours du traitement, à diminuer le nombre des bains, à en élever la température ou même à les supprimer complétement. C'est une faute et dont il faut se garantir. En effet, dans les formes sévères, la suppression des bains est immédiatement suivie de l'élévation de la température; les symptômes graves reparaissent et la bronchite n'est pas du tout améliorée; le plus souvent cette bronchite persiste, s'aggrave et un peu plus tard se complique d'hypostase et de broncho-pneumonie. Les médicaments usités en pareils cas, tels que l'ipéca et le kermès, sont à coup sûr insuffisants; ils ont d'ailleurs le grave inconvénient de troubler les fonctions digestives et d'augmenter la tendance à l'adynamie. Il faut continuer le traitement sans crainte; l'expérience prouve que, après quelques jours d'un traitement bien conduit, la bronchite diminue d'intensité.

Les hypostases et la broncho-pneumonie surviennent à une période plus avancée de la maladie. La meilleure manière de traiter ces complications, c'est d'en prévenir le développement par l'application précoce et rigoureuse de la méthode des bains froids, surtout dans les cas où la bronchite initiale présente quelque intensité.— Mais ces complications existent. Nous avons vu déjà qu'elles ne constituent pas une contre-indication. Si le pouls n'est pas très fréquent et surtout s'il ne s'agit pas d'un cas tardivement baigné, on peut suivre la formule générale du traitement. Plus d'une fois nous avons vu l'hypostase commençante disparaître sous l'influence des premiers bains froids. — Si le cœur est affaibli, et l'on juge assez bien de l'affaiblissement du cœur par la fréquence du pouls, s'il s'agit d'un cas tardivement baigné, nous employons plutôt le bain tiède ou le bain à température décroissante, et nous évitons de donner aux immersions, même tièdes, une durée trop longue. Mais il importe beaucoup de baigner avec régularité, c'est-à-dire toutes les fois que la température, notée toutes les trois heures, atteint ou dépasse 39°.— Le vin et l'alcool sont indiqués pour relever l'énergie défaillante du cœur et combattre la tendance à l'adynamie, presque toujours présente dans les fièvres ainsi compliquées. Des applications répétées de ventouses sèches sur les cuisses et le thorax pourraient être pratiquées dans l'intervalle des bains. Nous ne les employons guère. Les ventouses ont l'inconvénient de produire des contusions et parfois des excoriations de la peau. Quant aux vésicatoires, nous les proscrivons toujours. L'effet utile en est fort contestable. A coup sûr, ils n'agissent pas mieux que les ventouses. Ils obligent à supprimer les bains, irritent le rein dont il importe à un si haut degré de respecter la fonction, et laissent à la peau une plaie qui, comme nous l'avons une fois observé, peut être le point de départ d'un phlegmon gangréneux mortel.

La pneumonie lobaire initiale ne modifie en rien le traitement. Dans les fièvres pneumo-typhoïdes, la méthode des bains froids est doublement indiquée. L'élévation de la température reste le principal objectif du traitement. On peut appliquer la formule générale et, si l'intensité de la fièvre l'exige, abaisser la température des bains ou les rapprocher, comme s'il s'agissait d'une forme intense non compliquée de pneumonie (v. le traitement des formes intenses). — Si la pneumonie paraît dans le cours de la période fébrile, les bains froids peuvent encore donner de bons résultats (obs. I) et l'hyperthermie excessive, qui constitue un péril imminent, nécessite toujours, si l'affaiblissement du cœur n'est pas très prononcé, une action antithermique énergique que peuvent seuls donner les bains froids ou les enveloppements froids prolongés (obs. de M. Armaingaud. Pneumonie au 21ᵉ jour de la fièvre). Cependant, en dehors de cette indication pressante de l'hyperthermie excessive, et surtout si le cœur est affaibli, il est préférable d'employer le bain tiède ou le bain à température décroissante avec affusion froide sur la tête.

Chez quelques malades, les douleurs thoraciques rendent l'immersion froide très pénible. Nous avons vu (chap. III) que, dans un cas compliqué de pneumonie lobaire, la violence du point de côté rendit nécessaire la cessation du traitement par les bains froids. Dans les cas de ce genre, Brand insiste sur l'emploi des grandes compresses froides, enveloppant le thorax. Ces compresses réussiraient souvent à calmer les douleurs thoraciques et même le point de côté de la pneumonie. Nous n'employons pas ces compresses, car l'application nous en a paru pénible pour beaucoup de malades. Le plus souvent, les douleurs du thorax diminuent ou disparaissent. Quand elles persistent, nous préférons pratiquer quelques injections hypodermiques de morphine. On peut traiter de la même façon le point de côté de la pneumonie. Cependant nous prenons pour règle de nous abstenir autant que possible des injections hypodermiques en général ; nous les avons vues, chez les typhiques, devenir facilement le point de départ d'abcès sous-cutanés.

Troubles circulatoires. — Pendant toute la durée de la période fébrile, il faut ausculter le cœur du typhique avec autant de sollicitude que le cœur du rhumatisant. De l'état du cœur dépendent en grande partie le pronostic et le traitement de la fièvre typhoïde.

Quelques malades ont une certaine tendance aux lipothymies, soit pendant les bains, soit dans l'intervalle. Très souvent cette tendance fâcheuse est passagère; elle disparait à mesure que le patient s'habitue au contact de l'eau froide et que se fait sentir sur la fièvre l'action favorable de la réfrigération systématique. Le moyen le plus simple pour obvier à cet inconvénient consiste à faire prendre avant le bain une certaine dose d'alcool, rhum ou cognac, mêlé d'eau sucrée, du vin vieux, du champagne ou bien encore une cuillerée de la potion alcoolique et opiacée dont nous avons donné la formule très simple. Il est également très utile d'asperger avec de l'eau très froide le visage et le thorax, immédiatement avant le bain, de façon à diminuer le saisissement causé par l'entrée dans le bain. En cas d'insuccès, et si la tendance aux lipothymies persiste invariablement à chaque bain, il faut temporairement ou définitivement remplacer le bain froid par le bain tiède ou par le bain à température décroissante.

Dans le cas de collapsus, Brand recommande de ne pas suspendre les bains froids. Continuer le traitement est, dit-il, le meilleur moyen de prévenir le retour du collapsus. Si le choc de l'eau froide est mal supporté, on peut, même avec le bain à température décroissante, lutter efficacement contre la fièvre. Le collapsus survient-il pendant la convalescence, il faut le combattre à l'aide des excitants diffusibles, des boissons chaudes et de l'alcool. Telle est la pratique de Brand. — Mais le choc de l'eau froide peut être utile pour combattre le collapsus qui apparaît brusquement pendant la période fébrile. L'immersion froide très courte, l'affusion froide, le demi-bain tiède avec affusion froide, avec frictions et massage des membres, tels sont les moyens à mettre en usage. Le plus souvent, cet accident est passager, la température fébrile reparaît et l'on peut alors de nouveau appliquer la formule générale du traitement. Pour en prévenir le retour, il est bon d'augmenter la dose de vin ou d'alcool. Dans l'intervalle des bains, nous faisons vigoureusement frictionner, pendant quatre à cinq minutes et deux ou trois fois, les membres et la poitrine avec un morceau de flanelle imbibé d'eau-de-vie ou d'essence de térébenthine. Le même procédé convient aussi dans les cas où la grande fréquence et la petitesse du pouls annoncent l'affaiblissement du cœur. Enfin on peut encore, mais comme dernière ressource, avoir recours aux injections sous-cutanées d'éther. Suivant la gravité de la situation, l'injection d'une pleine seringue de Pravaz est répétée toutes les deux heures, toutes les heures ou même plus fréquemment encore. Ces injections doivent être faites plutôt aux membres supérieurs qu'aux membres inférieurs. Cependant ces injections sous-cutanées ont, surtout dans les formes adynamiques, un inconvénient très réel; elles donnent parfois naissance à des abcès étendus. Il est vrai que cet inconvénient disparaît devant le péril plus sérieux et plus immédiat du collapsus. — Il peut arriver que, malgré tous ces moyens, le collapsus persiste et le patient se trouve à peu près dans la situation d'un cholérique dont l'attaque est terminée, mais dont la réaction ne se fait pas ou demeure insuffisante. Il reste encore un moyen de relever l'activité défaillante du cœur. On enveloppe tout le corps, sauf la tête, dans une pièce de flanelle trempée dans l'eau très chaude et l'on pratique, par dessus la flanelle, des frictions énergiques sur le thorax et sur les membres, mais en respectant l'abdomen. L'enveloppement est répété de dix minutes en dix minutes. Pendant qu'il est ainsi réchauffé et frictionné, le malade boit en plusieurs fois, une forte dose de vin ou de punch chaud.

La syncope réclame l'emploi de moyens à peu près semblables. Survient-elle dans le bain, ce qui est fort rare, quoiqu'on en ait dit, le malade, enlevé de la baignoire, est étendu la tête très basse sur un matelas à terre ou dans son lit, puis, par tous les moyens usités en pareil cas, on s'efforce de ranimer l'activité du cœur; tels sont parmi ces moyens, la flagellation de la face, l'insufflation sur la cornée, l'excitation des narines, la faradisation de la région précordiale, les frictions énergiques de tout le tégument, etc... Revenu à lui, le malade est réchauffé à l'aide de linges chauds ou de bouteilles d'eau chaude, puis on lui donne une boisson stimulante chaude. Il n'y a pas d'autres moyens à employer dans le traitement de la syncope qui survient dans l'intervalle des bains ou pendant la convalescence; mais celle-ci est le plus souvent irrémédiable et promptement mortelle.

L'affaiblissement permanent du cœur est une complication commune et grave de la fièvre typhoïde tardivement traitée par les bains froids. Le pouls est très fréquent et très faible, la face et les extrémités sont un peu cyanosées, la température périphérique tend à s'abaisser beaucoup, tandis que la température centrale reste très élevée. Il ne faut pas tout de suite renoncer aux bains froids, ni même à la formule générale du traitement. Nous avons vu plus d'une fois la seule soustraction de la chaleur fébrile dissiper ces accidents en quelques jours. Que si au contraire les premiers bains froids paraissent aggraver la situation, mieux vaut employer le bain tiède, ou le bain à température décroissante. Mais il faut baigner régulièrement. Souvent même, lorsque la température centrale est très élevée, il est utile de rapprocher les immersions tièdes et de baigner par exemple toutes les deux heures. Tous les jours le malade prendra de fortes doses de vin et d'alcool. Nous croyons la digitale inutile et même dangereuse. Dans l'intervalle des bains, nous faisons pratiquer fréquemment ces frictions énergiques du tégument dont nous avons parlé à propos du traitement du collapsus.

Frisson intense après le bain.— Plus d'une fois, après le bain, le malade frissonne pendant quinze ou vingt minutes; les extrémités restent froides et cyanosées. C'est là un inconvénient du bain et non pas une complication de la maladie. Surtout il ne faut pas y voir le signe d'un affaiblissement réel du cœur ni l'indication de suspendre les bains ou de recourir tout de suite au bains tièdes. Pourtant il faut chercher à diminuer cet inconvénient. Le but est difficile à atteindre. On a conseillé de donner après le bain une boisson chaude, par exemple du thé, d'envelopper le malade dans une couverture de laine, de placer dans le lit des bouteilles d'eau chaude de chaque côté du corps ou seulement aux pieds, de frictionner vivement les bras et les jambes. Currie appliquait une vessie remplie d'eau chaude au creux épigastrique. Brand, qui indique la plupart de ces moyens, fait remarquer qu'ils ne sont pas très efficaces et que d'ailleurs réchauffer après le bain, c'est en diminuer l'effet utile.

Rougeurs et douleurs des extrémités. — Ces rougeurs et les douleurs qui les accompagnent le plus souvent sont encore un inconvénient du bain froid. — Les douleurs sont parfois très vives ; elles sont exaspérées pendant l'immersion froide au point que quelques malades refusent de continuer le traitement. Fort heureusement, ces arthralgies n'apparaissent qu'après un grand nombre de bains, à une période avancée de la maladie, alors qu'il n'est plus nécessaire de se conformer aussi rigoureusement à la formule générale du traitement. Il est clair cependant que, si la fièvre est encore intense, il ne faut ni supprimer, ni même espacer davantage les immersions froides; tout au plus est-il permis d'en abréger un peu la durée. Le traitement terminé, les douleurs ne disparaissent pas immédiatement; elles persistent encore pendant quelques jours. Il n'y a aucun moyen véritablement efficace pour les calmer; applications chaudes, enveloppement des extrémités dans de la laine, frictions stimulantes, applications narcotiques ou émollientes, onctions avec la vaseline, etc. rien ne réussit complètement. Une de nos malades souffrait moins dans l'immersion froide que pendant l'intervalle des bains ; une autre n'était soulagée que par l'enveloppement des extrémités dans des compresses froides fréquemment renouvelées. Règle générale, quelques jours après le dernier bain le malade ne souffre plus.

Troubles digestifs. Diarrhée et météorisme. Constipation. — Dans la très grande majorité des cas, le traitement général, c'est-à-dire la répétition des immersions froides, suffit à modérer puis à faire disparaître la diarrhée et le météorisme. — Si néanmoins le traitement général est insuffisant et que la diarrhée persiste très intense, il faut traiter cette complication, cause puissante de débilitation. Remarquons d'ailleurs qu'une diarrhée très abondante ne se rencontre guère que dans les cas tardivement baignés.

Pour combattre le météorisme très prononcé, les poudres plus ou moins absorbantes sont inefficaces; les purgatifs sont dangereux; il n'y a qu'un seul moyen et qui, bien appliqué, réussit presque toujours, c'est la réfrigération locale de l'abdomen dans l'intervalle des bains. Si l'on emploie les vessies de glace, il faut qu'elles soient assez nombreuses pour recouvrir toute la paroi abdominale; il est nécessaire également d'interposer une serviette mouillée et pliée en deux entre les vessies et la peau pour éviter l'escharification du derme. La grande compresse abdominale peut suffire si le météorisme est modéré, mais à la condition qu'elle soit trempée dans l'eau très froide, souvent renouvelée et qu'elle recouvre également toute la paroi abdominale. Le froid en application permanente rend aux muscles et aux vaisseaux de l'intestin la tonicité qu'ils ont perdue.

Cette même réfrigération locale de l'abdomen est encore le meilleur traitement de la diarrhée. Bien des fois nous avons vu l'application plus méthodique de la grande compresse abdominale faire disparaître une diarrhée abondante qui semblait résister au traitement. Cependant, lorsque la diarrhée résiste même aux applications permanentes du froid sur le ventre, Brand conseille d'associer au froid les astringents et les amers. Il donne des pilules renfermant de l'acide tannique, de la noix vomique, de l'extrait de gentiane et un peu d'opium. Stricker emploie les lavements de sous-acétate de plomb liquide : 50 centigr. à 1 gramme de ce sel dans 500 grammes d'eau. Le lavement est répété plusieurs fois dans la journée. Il convient surtout lorsqu'on présume l'existence d'ulcérations dans le gros intestin. Nous avons eu quelquefois recours au charbon de Belloc ; nous prescrivons à peu près la potion de M. Bouchard : 5 à 10 grammes de charbon, 15 à 20 grammes de glycérine, 5 à 20 centigr. d'iodoforme dans une potion additionnée de rhum. Ce moyen réussit le plus souvent ; les selles sont moins fréquentes et surtout comme le fait observer M. Bouchard, beaucoup moins fétides. Il est vrai que les malades n'acceptent pas volontiers ce mélange et qu'il est difficile de le faire prendre plus de deux ou trois jours. Chez quelques malades, la nature de l'alimentation n'est pas étrangère à la persistance d'une diarrhée modérée, qui cesse quand on supprime le lait et toutes les substances grasses, par exemple les bouillons gras. — Si, malgré la réfrigération locale aidée de ces moyens, la diarrhée persiste et reste très abondante, il faut craindre l'existence d'ulcérations confluentes dans le gros intestin, lésion fort grave et qui souvent entraîne une terminaison fatale. — Beaucoup d'autres médicaments ont été conseillés pour combattre la diarrhée. Le traitement que nous avons indiqué nous a toujours paru préférable ; quand il échoue, tous ces médisaments sont également inefficaces.

La constipation qui, dans les cas favorable, remplace la diarrhée peut devenir assez prononcée pour qu'il soit nécessaire de la traiter. Dès la fin de la période fébrile et au début de la convalescence, il ne faut pas négliger de s'assurer que le malade va régulièrement à la selle tous les jours. Le moyen le plus simple de combattre la constipation, c'est le lavement d'eau froide. Ainsi, on donne chaque jour un ou deux lavements d'un demi-litre d'eau à 20°. Ce moyen suffit le plus souvent. En cas d'insuccès, Brand conseille le lavement de fiel de bœuf ou d'eau additionnée de vinaigre. Nous préférons le lavement au vinaigre, plus facile à préparer : une ou deux grandes cuillerées de vinaigre dans un demi-litre d'eau ; ou encore le lavement huileux : même quantité d'huile dans la même quantité d'eau. Les lavements de quinine ont, chez quelques malades, un effet laxatif très marqué. Chez plusieurs de nos typhiques, un lavement contenant 50 centigr. à 1 gramme de quinine réussissait, mieux que tous les autres, à combattre la constipation. Il faut proscrire les purgatifs, car, aussi longtemps que la fièvre n'a point tout à fait disparu, on peut craindre la persistance de quelques ulcérations de l'intestin encore incomplètement cicatrisées.

Hémorrhagie intestinale. — Dans le chapitre où nous avons exposé cette contre-indication, nous avons distingué deux expèces d'hémorrhagie, précoce et tardive.

L'hémorrhagie précoce ne commande par la suspension des bains. Les immersions froides peuvent même exercer une influence favorable sur l'hyperhémie intense de la muqueuse intestinale, cause probable de l'hémorrhagie précoce. Dans un cas de M. Raynaud (1), le bain froid réussit à arrêter la perte de sang qui avait résisté à tous les autres moyens. Il s'agissait sans doute d'une hémorrhagie de nature congestive. Dans l'intervalle des bains, il faut insister sur la réfrigération locale de l'abdomen, mais il est inutile d'avoir recours aux médicaments.

(1) Société médicale des hôpitaux de Paris. 1876-1877.

L'hémorrhagie tardive nécessite au moins la suspension pendant quelques jours et quelquefois même la cessation définitive des bains. — Non seulement il faut cesser le bain, mais il faut aussi s'abstenir absolument de donner des lavements, en particulier des lavements froids. En effet, l'introduction brusque d'une certaine quantité d'eau froide dans le gros intestin, sollicite des contractions jusque dans l'intestin grêle, et c'est là une condition défavorable pour l'hémostase. — Pour la même raison, nous conseillons, avec Brand, de réduire au minimum possible, au moins pendant deux ou trois jours, la quantité des ingesta, aliments et boissons. L'introduction par l'estomac dans l'intestin d'une grande quantité de liquides, qui ne sont pas immédiatement absorbés, produit le même effet que les lavements froids. Pour calmer la soif, très vive après une abondante hémorrhagie, il faut se contenter de donner seulement, de temps en temps, quelques gorgées d'eau froide et de vin, ou mieux quelques petits fragments de glace. Les aliments seront réduits à une très minime quantité de lait et de bouillon glacés. — Le froid doit être appliqué à l'extérieur, sur la paroi abdominale. Si l'on a recours à la grande compresse abdominale, il faut la tremper dans de l'eau très froide et la renouveler très fréquemment. Les grandes vessies de glace sont bien préférables. Elles doivent être suffisamment étalées sur le ventre et, pour en prévenir le déplacement, fixées à deux demi-cercles de tonneau reliés ensemble, et qui soulèvent les couvertures. Il est nécessaire de s'assurer de temps en temps que la glace n'est pas complètement fondue. — Beaucoup d'auteurs conseillent encore l'ergotine, soit en potion, soit en injections sous-cutanées. On injecte ainsi de 20 centigrammes à 1 gramme d'ergotine Bonjean ou d'ergotine Yvon. Il ne nous a pas paru que ces injections aient une grande efficacité; et, comme les injections d'éther, elles ont l'inconvénient de provoquer facilement des abcès. Les médicaments styptiques donnés en potion, tels que le tannin, l'acétate de plomb, le perchlorure de fer, sont d'une efficacité très douteuse ; mieux vaut ne pas les employer. L'opium à hautes doses doit être réservé pour le traitement de la péritonite et de la perforation.

Dans les cas où l'hémorrhagie a été d'emblée assez abondante pour compromettre immédiatement la vie du malade, il reste une dernière ressource, la transfusion du sang. Cette opération a été pratiquée dans un cas de ce genre, et avec succès, par M. Gibert, du Havre. Sa malade avait en une seule fois perdu 1500 grammes de sang et la mort paraissait inévitable. M. Gibert fit deux transfusions, à un jour d'intervalle; il injecta le premier jour 30 grammes et le lendemain, 90 grammes de sang. Cette heureuse intervention fut suivie de succès ; la malade guérit. — A défaut de sang vivant et complet, ou bien d'un appareil propre à pratiquer la transfusion, on peut se contenter de l'injection intra-veineuse d'une solution saline. Un appareil très simple, en forme de siphon, et qu'on peut se procurer à peu près partout ou fabriquer soi-même, permet de faire très aisément cette petite opération (1). Pour ce qui est de la solution saline à injecter, Schwarz a donné la formule très peu compliquée d'un liquide qu'on peut également préparer partout :

Eau.....................	1000 grammes.
Chlorure de sodium....	5 —
Carbonate de soude....	quelques centigr.

(1) V. L. Bouveret. Injections intra-veineuses d'eau salée dans le traitement du choléra. *Lyon Médical* 1884.

Ce liquide a été plusieurs fois employé avec succès dans l'anémie posthémorrhagique. Il parait prouvé aujourd'hui que dans les cas de collapsus, même consécutif à de grandes hémorrhagies, l'injection intraveineuse de la solution saline de Schwarz, ou d'un liquide du même genre, peut remplacer la transfusion d'un sang complet et vivant (1).

Lorsque le péril immédiat est conjuré, que la perte de sang est arrêtée et que le malade n'a pas eu de collapsus posthémorrhagique, ou du moins s'est relevé de cet accident, il faut se préoccuper à nouveau de traiter la maladie première et, s'il y a lieu, de combattre encore la fièvre. Souvent l'hémorrhagie est suivie d'une période de constipation plus ou moins longue. Il faut sans doute respecter cette constipation. Ce n'est qu'après trois ou quatre jours qu'on peut tenter de provoquer, à l'aide d'un lavement froid, les selles qui font encore défaut.

Si l'hémorrhagie n'a pas été très abondante, que le malade, traité de bonne heure, touche au déclin de la fièvre et ne présente aucun symptôme inquiétant, il est inutile de faire une nouvelle tentative d'immersion froide. Continuer la réfrigération locale de l'abdomen, à l'aide des grandes compresses ou des vessies de glace, est un moyen suffisant pour combattre la fièvre. L'expérience apprend que, dans ces conditions, les malades guérissent le plus souvent.

Il n'en est pas de même dans les cas où l'hémorrhagie, surtout si elle est d'une certaine abondance, survient chez des malades tombés dans l'adynamie et tardivement baignés. La plupart de ces malades suc-

(1) Roux. *Mémoire sur l'injection intra-vasculaire d'eau salée remplaçant la transfusion.* — *Revue médicale de la Suisse Romande*, 1884. Avril.

combent. Si la fièvre est très intense, on peut être autorisé, l'hémorrhagie étant bien arrêtée depuis plusieurs jours, à tenter la reprise du traitement par les bains. Il y a même des exemples de succès évidemment dus à cette reprise des immersions froides. — Cependant on ne sait jamais exactement si l'hémostase est bien définitive, et, d'autre part, précisément à cause de la grande faiblesse du malade, il importe beaucoup d'éviter une nouvelle perte de sang. Aussi, dans les cas d'extrême adynamie, préférons-nous le plus souvent laisser le malade immobile dans son lit, continuer avec persévérance la réfrigération locale de l'abdomen à l'aide des vessies de glace et donner quelques doses de quinine, suivant la méthode de Liebermeister. Il va sans dire qu'il faut se préoccuper aussi de relever les forces du patient par l'emploi du vin, de l'alcool, et d'une alimentation appropriée à son état.

Perforation. Péritonite. — Le diagnostic de ces deux complications est difficile, mais il n'importe pas beaucoup qu'il soit exact, au point de vue du traitement. Dans les deux cas, le traitement est identique et réclame à peu près les mêmes moyens que le traitement de l'hémorrhagie intestinale. — Les bains sont supprimés absolument. Le ventre est couvert de vessies de glace, maintenues en permanence nuit et jour. La réfrigération locale doit être sérieuse, continue et prolongée pendant plusieurs jours, et même après la diminution ou la disparition des symptômes de péritonite. Il ne faut pas se rassurer trop tôt ; dans les péritonites secondaires, les symptômes sont moins violents que dans les péritonites primitives, et l'inflammation du péritoine peut, au cours de la fièvre typhoïde, procéder par poussées successives. Il convient aussi d'immobiliser l'intestin et bien plus encore que dans le traitement de l'hémorrhagie intestinale. Les boissons et les aliments seront donc donnés en très petite quantité et froids, au moins pendant la durée des symptômes inquiétants. Les lavements seront supprimés. Il est dangereux de chercher à combattre la constipation. Le meilleur moyen d'obtenir l'immobilisation nécessaire de l'intestin, c'est de donner l'opium à hautes doses, suivant la méthode de Graves et de Chomel. Aux pilules d'opium ou d'extrait thébaïque, nous préférons les préparations liquides. On donne, dans une potion, de 10 à 30 centigr. d'extrait thébaïque ou bien 2, 3 à 4 grammes de laudanum de Sydenham. Nous préférons recourir aux injections sous-cutanées de morphine, et injecter de 2 à 5 centigr. de morphine par jour. Ces fortes doses ne sont pas aussi dangereuses qu'on pourrait le croire ; l'intensité de la douleur donne, en effet, la mesure de la tolérance de l'organisme. Il faut obtenir un certain degré de narcotisme, lequel est d'ailleurs moins à redouter que le péril de la péritonite. — Si le malade a la chance fort rare d'échapper à ces redoutables complications, le traitement doit être ensuite conduit avec la plus grande prudence. Comme dans le cas d'hémorrhagie intestinale très grave, il faut combattre la fièvre à l'aide des applications locales du froid sur le ventre, donner quelques doses de quinine, surveiller très attentivement l'alimentation qui, pendant longtemps, sera composée seulement de substances liquides, condamner le malade à l'immobilité prolongée et ne pas trop se hâter de combattre la constipation produite par l'opium. — Du reste, ces complications sont tout à fait exceptionnelles chez les malades traités dès le début et régulièrement par les bains froids, car, encore une fois, nous en sommes convaincus, la méthode des bains froids, mise en œuvre dès le début, modère les ulcérations typhoïdes de l'intestin, causes de la perforation et de la péritonite.

Abcès, furoncles, eschares. — Nous avons dit déjà, en traitant de l'hygiène du typhique, les moyens d'éviter ces complications ; ils se résument ainsi : maintenir tout le tégument et surtout la région ano-génitale dans un état de propreté rigoureux. Cette sorte de traitement préventif est plus nécessaire encore chez les malades obèses ou très maigres, car il sont plus exposés que les autres aux abcès et aux eschares de la région sacrée. — Les furoncles sont généralement peu volumineux ; on peut y appliquer de l'acide borique en poudre ou en pommade. — Dès que l'abcès est constaté, il faut l'ouvrir et avec toutes les précautions de la méthode antiseptique. On ne saurait exagérer ces précautions, dans une maladie où, au déclin de la fièvre et dans les formes graves, les processus septicémiques sont fréquents et interviennent plus d'une fois dans la pathogénie des plus graves complications. L'abcès ouvert, la cavité en est lavée soigneusement avec une solution d'acide phénique, et on applique un pansement composé de poudre d'iodoforme et de gaze phéniquée. Grâce à ce pansement, et si le malade a été convenablement baigné, ces abcès se réparent avec une remarquable rapidité et ces petites complications retardent à peine la convalescence. — Les eschares sacrées, les phlegmons de la fesse et du sillon interfessier, quand ils ont une certaine étendue, nécessitent la suspension des bains. Ils ne paraissent d'ailleurs qu'à une époque très voisine du déclin de la fièvre. Si cependant la fièvre est encore très intense et doit être combattue, il faut remplacer les bains par les lotions froides et les grandes compresses abdominales, appliquées suivant la méthode de Jacquez. Le même traitement local convient aux abcès et aux eschares : incision hâtive des foyers et des décollements étendus, lavages soignés à l'eau phéniquée du foyer principal et de tous les trajets purulents, application de poudre d'iodoforme et pansement avec la gaze phéniquée. Il faut éviter la compression prolongée de la région malade, soit en faisant coucher le patient alternativement sur l'un et l'autre côté, soit en placant sous le siège un coussin percé. Avec des soins et de la patience, on peut obtenir la réparation et la cicatrisation d'eschares sacrées, même très étendues.

§ IV

La méthode des bains froids dans la pratique rurale et dans les hôpitaux.

Pratique rurale. — On répète tous les jours que la méthode de Brand ne peut être appliquée dans la pratique rurale. C'est une erreur et que ne partagent pas le plus grand nombre des jeunes médecins sortis de l'Ecole lyonnaise. L'année dernière, l'un de nous fut, de concert avec le docteur Ballivet, aux prises avec une épidémie de fièvre typhoïde développée à Thoiry, petit village du département de l'Ain. Il y eut 73 malades et le plus grand nombre furent traités par les bains froids. Après cette expérience personnelle, nous sommes convaincus que l'application de la méthode de Brand est loin de présenter, à la campagne, des difficultés réellement insurmontables.

On ne peut triompher des préjugés; l'installation de la méthode est impossible; on manque de baignoires, de thermomètres et surtout d'aides, capables de surveiller les malades et de donner convenablement les bains. Telles sont les objections.

Sans doute, ce préjugé est très répandu dans les campagnes, qui veut que le fébricitant soit accablé de couvertures et gorgé de boissons chaudes. Parler d'eau froide, de boissons froides et surtout de bains froids soulève d'abord, dans un tel milieu, d'unanimes réprobations. C'est une lutte à entreprendre et pour laquelle il faut de la patience, de la ténacité et même du courage. Ces vertus ne feront certes pas défaut au médecin de campagne, du moins si ses paroles et ses actes sont inspirés par une conviction solide. Les gens de la campagne comprennent peu les délicatesses du pronostic. Ils aiment les réponses nettes, précises, les affirmations catégoriques. Or, quand elle est appliquée dès le début, dès les trois premiers jours de la fièvre, et elle peut l'être aisément pendant une épidémie, la méthode des bains froids dissipe les incertitudes du pronostic. Elle autorise, même dans une fièvre qui débute avec des symptômes très alarmants, à promettre une guérison, sinon absolument certaine, au moins infiniment probable. Quel médecin prudent oserait faire ce hardi pronostic, si cette fièvre doit être traitée par les moyens ordinaires ? Il est permis d'ailleurs de faire preuve d'une certaine habileté et, au début, de choisir le terrain. Dans un village où la méthode des bains froids n'a jamais été appliquée au traitement de la fièvre typhoïde, il faut évidemment se garder de débuter par un typhique arrivé à une période déjà fort avancée de la fièvre et dont la mort est, quoi qu'on fasse, à peu près inévitable. Il ne faut pas tenter l'impossible. L'eau froide ne ressuscite pas les morts, ni même les mourants. Il importe avant tout, et au plus haut degré, de faire naître la confiance. Ce résultat obtenu, et il le sera bientôt, il n'y aura plus à compter avec un préjugé, désormais vaincu.

S'agit-il d'une épidémie, comme à Thoiry, il faut débuter par un malade gravement atteint, délirant ou tombé dans la stupeur, mais qui n'a pas dépassé le premier septénaire. A Thoiry, notre premier malade, traité par les bains froids, fut une jeune fille de 19 ans, arrivée au huitième jour d'une forme ataxique de la plus haute gravité : température à 41°, pouls à 130, perte complète de connaissance, ventre très ballonné, diarrhée abondante et involontaire. Un tel malade paraît à tous irrévocablement perdu, et même aux plus ignorants. La famille de cette jeune fille se tenait tout en larmes, autour de son lit, attendant une terminaison fatale qui à tous semblait, en effet, inévitable et prochaine. — Eh bien, dites que ce malade est sans doute en danger de mort, si l'on ne trouve une médication plus efficace; montrez que les remèdes ordinaires sont impuissants et, sur ce point, vous ne serez pas contredit, puisque l'état du patient s'est aggravé au point qu'il va mourir; ajoutez qu'il reste une ressource suprême, l'eau froide, le bain froid; ne promettez pas sans doute une guérison absolument certaine qui, dans la situation de notre malade de Thoiry, au huitième jour, reste toujours un peu douteuse; mais affirmez, ce qui est vrai, conforme à l'expérience de tous les jours, que le bain froid procurera une amélioration évidente et rapide. Il y aura bien dans l'entourage un homme plus éclairé, moins rebelle que les autres à vos exhortations; il finira par permettre, celui-là, l'épreuve d'un moyen qui ne peut nuire assurément, puisque le malade paraît à tous décidément perdu. Alors, avec l'aide de cet homme de bonne volonté, mettez-vous à l'œuvre. Il ne faut pas quitter ce malade qu'on vous abandonne. Restez auprès de lui plusieurs heures; donnez vous-même les premiers bains. Votre présence est nécessaire, au début du traitement; pour en assurer l'application rigoureuse, pour montrer par l'exemple, bien supérieur dans un tel milieu aux plus fidèles descriptions, comment et quand il faut baigner, et aussi pour soutenir les résolutions défaillantes. C'est pour vous un sacrifice réel et pénible, mais il ne durera pas. D'ailleurs, le médecin de campagne n'ignore ni la peine ni le sacrifice. Il passe des nuits auprès d'une femme en couches et qui n'est pas en danger de mort; il n'hésitera pas à rester pendant quelques heures auprès d'un typhique que sa présence peut sauver d'une mort inévitable.— A Thoiry, ce fut le père de la jeune fille qui donna les premières marques d'assentiment. Le bain fut préparé sans retard et la malade immédiatement plongée dans l'eau. La lutte dura deux jours contre l'hyperthermie et les symptômes graves. Mais le succès couronna nos efforts. Une amélioration évidente avait paru; la malade parlait et reconnaissait les siens; la diarrhée abondante et involontaire avait déjà notablement diminué. — Le procès était gagné. Les plus hostiles ouvrirent les yeux. Le traitement fut ensuite, par toutes les personnes de la famille, appliqué avec une régularité parfaite. Dans une maison voisine, un jeune homme venait d'être pris d'une forme ataxique très grave. Le délire avait une violence assez insolite dans la fièvre typhoïde. Très faible opposition dans cette famille qui vient d'assister à la résurrection de notre premier malade. Ce fut un deuxième succès, et rapide, car le malade fut baigné probablement avant le commencement du troisième jour de la fièvre. Dès le cinquième jour du traitement, la transformation était complète, et, chez ce jeune homme qui, lui aussi, semblait perdu, la guérison désormais était certaine. Il guérit en effet. L'opposition tomba comme par enchantement dans le village. Parmi les cas très nombreux pour lesquels le docteur Ballivet proposa le traitement de Brand complet, il n'y eut que trois ou quatre refus formels. Les gens âgés et un homme atteint d'une insuffisance aortique ne furent pas baignés; on leur appliqua d'autres procédés de la médication réfrigérante, les grandes compresses abdominales suivant la méthode de Jacquez, les lotions, les lavements froids, les boissons froides. Du reste, l'efficacité de l'eau froide avait été si bien reconnue, que ces braves gens souvent l'employaient eux-mêmes, avant l'arrivée du médecin. Une femme, atteinte d'une fièvre de moyenne intensité, se traita elle-même, au début, d'une façon toute primitive : chaque fois que, pendant le jour, elle se sentait plus accablée par la fièvre, elle allait à la rivière y prendre un bain (nous étions au mois d'août); elle continua jusqu'au jour où, vaincue par la fièvre, elle fit appeler le médecin et subit un traitement plus régulier. — Les gens de la campagne sont tenaces dans leurs préjugés; mais il faut bien reconnaître cependant que, mieux que beaucoup d'esprits cultivés, ils se laissent convaincre par l'évidence des faits. Or nous eûmes, dans l'épidémie de Thoiry, des succès rapides et remarquables, car beaucoup de nos malades furent baignés dès le second ou le troisième jour de la fièvre. Aujourd'hui, le préjugé contre l'eau froide n'existe plus dans ce village. Cette année, en 1885, M. Ballivet a pu, sans aucune résistance, traiter par les bains froids, non seulement une fièvre typhoïde grave, mais même une pneumonie adynamique. Le préjugé n'est donc pas invincible, et d'ailleurs, s'il est tenace, c'est une raison de plus pour ne laisser passer aucune occasion de le combattre.

Pour ce qui est des difficultés matérielles que peut rencontrer l'installation de la méthode des bains froids à la campagne, nous savons aussi qu'il est facile d'en triompher, et l'objection est moins sérieuse encore que la précédente. — Nous avons dit déjà que la méthode de Brand peut être appliquée avec une régularité suffisante sans explorations thermométriques nombreuses, ou plutôt les seules notations que fait le médecin lui même, au moment de ses visites, peuvent encore suffire à diriger le traitement. Quant au reste, soins, hygiène, alimentation, surveillance du malade dans le bain, l'expérience faite à Thoiry et ailleurs prouve que les personnes de la famille peuvent, d'une façon convenable, s'acquitter de ces fonctions.

Le matériel peut être très aisément improvisé dans un village. Les baignoires sont rares, et il faut les réserver pour les malades très gravement atteints. Mais on trouve en quantité des cuves à lessive, des cuves à vendange, de grands tonneaux, des seaux, des récipients de toute dimension. Tous ces engins peuvent très bien remplacer les baignoires. Les cuves conviennent pour les adultes. A Thoiry, deux frères simultanément atteints se baignaient à tour de rôle dans leur cuve à lessive; ils se faisaient eux mêmes l'affusion sur la tête pendant toute la durée du bain. Les enfants étaient baignés dans de grands tonneaux défoncés. Les petits malades étaient debouts, ou à peu près, dans le bain, et il était facile de les y maintenir, en appuyant sur leurs épaules.

Les résultats obtenus à Thoiry prouvent assurément que, dans cette épidémie de village, la méthode des bains froids fut appliquée avec une régularité suffisante. L'épidémie dura trois mois environ. Le nombre des malades fut relativement considérable. Or, sur **73** cas de fièvre typhoïde, tous traités par l'eau froide et le plus grand nombre par la méthode de Brand, il y eut seulement **3** morts, ce qui donne la très faible mortalité de **4,10** p. **100**. Les trois malades qui ont succombé se trouvaient dans des conditions hygiéniques tout à fait défavorables. Deux sont morts d'accidents laryngés survenus pendant la convalescence, et le troisième est mort d'une pneumonie adynamique, développée au déclin de la fièvre.

Ce que nous avons fait à Thoiry, de concert avec M. Ballivet, on peut le faire partout. D'ailleurs il y a d'autres exemples d'épidémies de fièvre typhoïde à la campagne, traitées par la méthode des bains froids, et avec non moins de succès. Les élèves des hôpitaux de Lyon, témoins des excellents résultats qu'y donne cette méthode de traitement, commencent à l'appliquer dans les régions voisines où ils vont exercer la médecine.

En 1874, une épidémie de fièvre typhoïde sévissait dans le petit village de Curis, voisin de Lyon. La plupart des malades furent, au nombre de **20**, soignés par MM. Rondet et Grabinsky (1), de Neuville (Rhône). Parmi ces 20 malades, **9** furent traités par les moyens ordinaires; **4** succombèrent. Devant ces insuccès, MM. Rondet et Grabinsky se décident à employer la méthode de Brand, que M. Glénard venait de faire connaître. Or, parmi les **11** malades ainsi traités par les bains froids, il n'y eut **aucun** décès. — Il fallut sans doute, au début, lutter contre le préjugé. Mais les faits étaient trop évidents pour que la lutte fut bien longue. « La méthode par les bains froids, disent MM. Rondet et Grabinsky, toute barbare qu'elle paraît, a été cependant acceptée sans trop de difficultés. Aujourd'hui les résultats sont là, et nos simples paysans qui jugent par les faits, se soumettront à l'avenir, le cas échéant, à ce mode de traitement, sans hésiter. »

Depuis, MM. Rondet et Grabinsky ont appliqué la méthode des bains froids à deux nouvelles épidémies de fièvre typhoïde, développées à la campagne, l'une à Saint-Germain, en 1884, et l'autre à Neuville (Rhône), en 1885. Les résultats ne sont pas moins remarquables que dans l'épidémie de Curis.

M. Grabinsky nous a renseignés sur l'épidémie de Saint-Germain. Il nous a même adressé les observa-

(1) *Lyon Médical*, 1874. Cités dans le deuxième mémoire de M. Fr. Glénard.

tions des malades qu'il a soignés lui-même. Nous regrettons de ne pouvoir donner ici toutes ces observations. Mais nous reproduisons textuellement les commentaires dont elles sont accompagnées. « Les **22** malades dont je vous envoie les observations ont tous été traités par la réfrigération. Aucun d'eux n'a succombé. Le nombre des malades soignés par mon confrère, M. Rondet, peut être estimé à plus de **20**. Tous ces malades ont également guéri. — Nous avons employé divers procédés de réfrigération : les bains froids, suivant la méthode de Brand; les affusions froides répétées toutes les trois heures, le malade étant placé sur un lit de sangles; les enveloppements dans des linges mouillés, continués jusqu'à la défervescence; les grandes compresses froides très souvent renouvelées; les lavements froids toutes les trois heures, mais seulement dans deux ou trois cas légers. — Tous nos malades ont été constamment nourris avec des aliments liquides : lait, café au lait, chocolat, bouillons dégraissés. Ils ont eu du vin de quinquina, du vin rouge. Dans les formes ataxo-adynamiques, nous faisions ajouter au lait de fortes doses d'alcool. — Les résultats que donnent la réfrigération systématique sont maintenant connus; aussi ce traitement est-il facilement accepté dans toutes les familles. Les opposants sont extrêmement rares, et ils se laissent aisément convaincre. » — Ainsi, les résultats obtenus à Saint-Germain ne pouvaient être plus favorables : **42** typhiques traités par la réfrigération systématique, dont un bon nombre par la méthode de Brand, n'ont donné **aucun** décès. Cependant cette épidémie a bien présenté une certaine gravité Parmi les 22 malades de M. Grabinsky, 9 déliraient et 2 avaient une bronchite intense, au moment où fut commencée la réfrigération systématique.

L'épidémie de Neuville a sévi sur une agglomération

plus étendue. MM. Rondet et Grabinsky publieront sans doute les documents qu'ils ont recueillis sur cette épidémie fort intéressante, non seulement au point de vue du traitement, mais aussi au point de vue de l'étiologie. A Neuville, MM. Rondet et Grabinsky ont traité **122** malades. Tous ces malades ont été traités par la médication réfrigérante. La méthode de Brand est employée dans le plus grand nombre des cas, et surtout dans les cas graves. Mais, quels que soient les procédés de réfrigération mis en usage, la réfrigération est toujours systématique, constante, sérieuse, et mise en œuvre aussi près que possible du début de la fièvre. Or, parmi ces 122 typhiques, ainsi traités par l'eau froide, il y a seulement **6** morts, soit une mortalité de **4,91 p. 100.**

Depuis 1874, MM. Rondet et Grabinsky étudient et expérimentent, à la campagne, le traitement de la fièvre typhoïde par l'eau froide. Ils ont donc soigneusement observé leurs malades et leurs observations ont une valeur incontestable. Ils ont bien voulu, l'un et l'autre, nous en communiquer le résumé succinct ; nous leur laissons la parole.

« J'ai soigné, nous écrit M. Rondet, 68 malades, 34 hommes et 34 femmes. L'âge de ces typhiques varie de 2 ans jusqu'à 50 ans pour le sexe masculin, et 65 ans pour le sexe féminin.

« J'ai appliqué la méthode des bains froids dans 44 cas. Au-dessus de dix ans, le bain est à 20° et dure quinze minutes. De deux à dix ans, je donne des bains de 23° à 25° et de dix minutes seulement. Le bain est répété toutes les trois heures, jour et nuit. — Tous ces malades, en sortant du bain, ont la tête recouverte, la poitrine et le ventre enveloppés dans des compresses trempées dans de l'eau à 14° ou 15°, et renouvelées tous les quarts d'heure, aussi longtemps que la température reste au-dessus de 38°. Si la température ne s'élève que rarement au-dessus de 38°, je suis moins sévère pour le renouvellement des compresses ; mais je les maintiens, autant que possible, pendant deux ou trois jours encore, lorsque la fièvre s'est abaissée au-dessous de 38°. Je crois cette précaution nécessaire pour éviter les rechutes. — Je surveille attentivement l'alimentation dans les jours qui suivent la chute de la fièvre.

« Les autres malades, au nombre de 24, n'ont eu que des compresses, renouvelées tous les quarts d'heure et associées à des lavements froids, répétés toutes les trois heures. — Ce traitement donne de bons résultats chez les typhiques, enfants ou adultes, dont la température ne dépasse pas 39° ou 39,5. Je l'ai cependant employé chez des adultes dont la température dépassait 40°, lorsqu'il m'était absolument impossible d'appliquer la méthode des bains froids. Mais, pour obtenir, dans ces conditions, un résultat favorable, il faut un aide dévoué et qui renouvelle exactement les compresses toutes les dix minutes, jusqu'à ce que l'hyperthermie ait été vaincue. A ce moment, les intervalles peuvent être plus longs.

« Sur mes **68** malades, j'ai eu seulement **3** morts. — 1° Un alcoolique, lequel a succombé à l'Hôtel-Dieu de Lyon, dans le service du professeur Lépine, bien qu'il ait été rigoureusement soumis à la méthode de Brand. — 2° Une petite fille de 6 ans. Sa mère pour ne pas la baigner, m'accusait constamment des températures de 38°, alors que, à chacune de mes visites, je constatai moi-même des températures de 40° et quelquefois au-dessus. L'enfant a succombé dans l'adynamie, avec de l'engouement pulmonaire. — 3° Un pauvre garçon de 24 ans. Il était surmené. Il se mit au lit au quinzième jour de la fièvre. Appelé auprès de lui, le 1er août, je l'envoyai à l'Hôtel Dieu de Lyon. Il en revint au bout de deux jours. A peine rentré chez lui, il fut pris de délire et, malgré les bains, il succomba le 9 août.

« Notre épidémie peut être considérée comme grave, malgré la très faible mortalité. — Bien des malades n'ont été traités qu'à partir du huitième jour; plusieurs l'ont été plus tard encore. — Beaucoup de cas ont nécessité un traitement rigoureux et prolongé. — Tous mes malades de la première série (traités par la méthode de Brand) ont atteint ou dépassé 40°; quelques-uns ont eu jusqu'à 41°.

« J'ai observé trois fois l'hémorrhagie intestinale, dans le cours du troisième et du quatrième septénaire. L'un de ces malades, âgé de 29 ans, très obèse, a bien failli mourir. Il a consommé en applications externes et en boissons une énorme quantité de glace. — Un autre malade, âgé de 63 ans, avait aux jambes de grosses varices, Il fut pris d'une phlébite de la saphène interne et d'un énorme paquet variqueux situé à la face interne du genou. Au moment de la convalescence, il fut atteint d'une pneumonie de la base gauche, probablement développée autour d'un infarctus. Il a guéri de toutes ces complications, mais en conservant un œdème prononcé de toute la jambe. — Quelques-uns de mes malades ont eu des rechutes. J'ai même vu deux rechutes successives chez le même malade.

« Une de mes malades était enceinte de deux mois et demi à trois mois. Elle fut cependant traitée par la méthode de Brand. Cette jeune femme, âgée de 22 ans, tomba malade le 24 juin. Ce jour-là, elle est prise de céphalalgie, d'inappétence et de diarrhée. Je suis appelé auprès d'elle, le 2 juillet. Elle avait eu de l'agitation la nuit dernière. Je constate du gargouillement iliaque, des taches rosées et un développement évident de l'utérus qui dépasse un peu le pubis. Les règles, habituellement régulières, ont manqué depuis le 4 mars. Je fais mettre immédiatement la malade au bain, et je prescris l'application de la méthode de Brand. Les notations thermométriques ont été faites par la mère de la malade, pauvre femme de la campagne, ne sachant ni lire, ni écrire, mais reconnaissant les chiffres. A chaque visite, j'inscrivais moi-même les températures. Cette femme a été la seule garde-malade de sa fille; elle l'a soignée et baignée jour et nuit, pendant toute la durée de sa fièvre. — La diarrhée cessa le 10 juillet. Il n'y eut aucune complication. Le 1er août, la température était normale et le lendemain débutait la convalescence. — Depuis, j'ai revu cette jeune femme; elle a repris ses forces et le bel aspect d'une robuste femme de la campagne. La grossesse suit un cours régulier.

« A cette observation, je joins celle d'une femme que j'ai traitée l'année dernière, à St-Germain, également par la méthode des bains froids, et qui fut atteinte de la fièvre typhoïde pendant l'état puerpéral. — M. D., âgée de 23 ans, avait accouché régulièrement, le 6 septembre 1884. Je la vois pour la première fois, le 13 septembre. Depuis huit jours, elle est prise de frissonnements dans la soirée. Elle a saigné du nez. Elle a des maux de tête et de la diarrhée. Après l'accouchement : diarrhée abondante, fétide ; rêvasseries et même délire pendant la nuit. — Au moment de ma première visite : Stupeur, regard hébété, pupilles dilatées, langue sèche, dents fuligineuses, diarrhée fétide, écoulement lochial peu abondant et fétide, utérus ne dépassant plus le pubis, nombreuses taches rosées sur la paroi abdominale, T. 41°. Il est probable que la fièvre typhoïde a débuté un peu avant l'accouchement. — Dans cette première journée, on donne trois bains à 20°, et on applique des compresses froides sur la tête, le ventre et la poitrine. En outre, lavements froids et irrigations vaginales avec une solution phéniquée à 25 p. 1000.

— Chaque immersion froide produit un effet très marqué; elle abaisse la température à 38° et ce n'est que sept à huit heures après que la fièvre remonte à 39°. — Le deuxième jour du traitement, la diarrhée cesse complètement, le délire disparaît et le facies prend une expression normale. — Malgré les accidents un peu alarmants du début, la malade n'a pas pris plus de quinze bains. Le 30 septembre, elle commençait à se lever. Ce jour-là, les compresses sont supprimées. Depuis, la guérison s'est affirmée de jour en jour, et cette jeune femme n'a pas tardé à reprendre ses occupations.

« La cause de la réfrigération, appliquée au traitement de la fièvre typhoïde, est tout à fait gagnée dans nos campagnes. Les preuves ne font pas défaut de l'impression qu'ont produite sur l'esprit de nos populations les résultats que peut donner la méthode de Brand. — Pendant l'épidémie de St-Germain, Mme H., femme d'un employé de la gare, m'avait aidé comme infirmière, dans les soins que je donnais à la jeune accouchée dont je viens de vous rappeler l'observation sommaire. Trois ans auparavant, j'avais traité un de ses enfants atteint de la fièvre typhoïde, par la méthode des grandes compresses froides. Mme H. voyant l'épidémie continuer et craignant pour deux autres de ses enfants qui n'avaient point eu la fièvre typhoïde, quitta St-Germain avec sa petite famille pour aller s'établir dans un village de Vaucluse, voisin d'Avignon. Son fils Jean, âgé de 3 ans et demi, était, au moment du départ, souffrant depuis deux ou trois jours. A l'arrivée dans Vaucluse, l'enfant était de plus en plus malade : assoupissement, fièvre, diarrhée abondante et fétide, dents fuligineuses, langue sèche. Un médecin appelé déclare qu'il s'agit d'une fièvre typhoïde; il avait découvert sur le ventre plusieurs taches rosées. Il recommande à la mère d'envelopper les jambes de l'enfant dans du coton, de bien le couvrir et de lui donner des boissons chaudes. Mais Mme H. n'avait pas oublié ce qu'elle avait vu à St-Germain. Malgré l'avis du médecin et de la famille dans laquelle elle avait reçu l'hospitalité, elle eût recours à la méthode des enveloppements froids que j'avais employée chez le premier de ses enfants. A son médecin très étonné, elle demande un thermomètre et note une température de 41°. La fièvre se maintient pendant quatre jours à ce degré très élevé, et l'état du malade s'aggrave; il délire continuellement, il a perdu connaissance. Au cinquième jour, Mme H. allait remplacer l'enveloppement par le grand bain froid, lorsque la température tombe à 39°. Elle continue donc les applications froides, très fréquemment renouvelées. Une amélioration évidente ne tarde pas à survenir; le délire cesse, la diarrhée est moins abondante et bientôt l'appétit reparaît. A dater de ce jour, l'amélioration ne s'est pas démentie; et, quinze jours après le premier enveloppement dans le drap mouillé, l'enfant était guéri. La mère n'avait pas négligé, dès que la déglutition fut possible, de faire prendre au malade, toutes les trois heures, de petits potages et un peu de vin. — J'ai revu cet enfant, le 14 novembre, un mois et demi après le départ de St-Germain. Il n'avait pas encore repris son embonpoint, mais il était gai et vigoureux. C'est ce jour-là que Mme H. me raconta comment elle avait traité son enfant.

« Pendant l'épidémie de Neuville (1885), nous n'avons pas été appelés auprès de tous les malades. Nous savons aujourd'hui que quelques malades ont été, sans le concours d'aucun médecin, traités par l'eau froide dans leurs familles. Faire appeler le médecin, c'était avouer l'existence d'une fièvre typhoïde dans la maison. Nombre de petits commerçants craignaient par cet aveu d'éloigner leur clientèle. — Une chose frappe vivement le praticien de campagne, c'est la facilité avec laquelle on peut improviser des infirmiers dans l'entourage des malades, infirmiers qui s'étudient très volontiers, non seulement à donner convenablement les bains, mais encore à prendre et à inscrire les températures, ce que je considère comme étant le plus souvent indispensable. »

Voyons maintenant les faits de M. Grabinsky et les réflexions dont il les accompagne.

« Durant l'épidémie que nous venons de traverser, nous dit M. Grabinsky, j'ai vu 70 malades environ, atteints de fièvre typhoïde. Si de ce nombre je retranche les malades qui n'ont pu être traités chez eux et qui ont été envoyés à l'hôpital, il reste 54 typhiques que j'ai tous traités moi-même et par l'eau froide. — J'ai employé les mêmes procédés de réfrigération que l'année dernière, dans l'épidémie de St-Germain : méthode de Brand, affusions sur le lit de sangle, enveloppements dans le drap mouillé, applications de compresses froides, lavements froids. Quel que soit le procédé, la réfrigération est poursuivie rigoureusement, et de façon à combattre véritablement la fièvre. — Sur **54** typhiques ainsi traités, j'ai eu seulement **3** morts.

« L'épidémie de Neuville a-t-elle été réellement grave ? Vous en jugerez par les observations sommaires que je vous adresse. Il n'est pas douteux que la mortalité n'ait été singulièrement atténuée par les méthodes de traitement. C'est au moins ma conviction.

« Tous mes malades ont été, sinon baignés, du moins réfrigérés, dès ma première visite. Vous remarquerez que nous ne sommes guère appelés avant le cinquième ou le sixième jour. — Quelques malades ont été baignés d'emblée, dès mon arrivée auprès d'eux ; d'autres l'ont été quelques heures seulement après ma visite, c'est-à-dire après le temps nécessaire pour installer le traitement; d'autres enfin ont été soumis à la méthode des bains froids, seulement lorsque les applications et les affusions froides étaient insuffisantes pour combattre la fièvre et surtout les symptômes ataxiques. — J'avais pris pour règle de traiter tout de suite par les bains froids les malades obèses, ceux qui présentaient des complications thoraciques et ceux dont la température était très élevée. »

Nous ne pouvons pas, faute d'espace, reproduire les 54 observations de M. Grabinski. La plupart de ces fièvres, traitées par la réfrigération, sinon vraiment dès le début, du moins à une époque peu avancée, évoluent avec une remarquable simplicité. Parmi les 51 malades qui ont guéri, deux fois seulement la fièvre fut compliquée, dans un cas d'hémorrhagie intestinale, et dans l'autre de collapsus. Dans un troisième cas, la malade est scrofuleuse et présente des antécédents nettement tuberculeux. Voici le résumé de ces trois observations :

N° 2. — D. M..., homme âgé de 65 ans, alcoolique, un peu athéromateux. — Vu le 14 juin, au 15me jour de la fièvre. Le soir, la température est à 40 et au-dessus. — Méthode de Brand; la température des bains variant de 24° à 20° ; 59 bains. — Dans le cours du traitement, surviennent plusieurs entérorrhagies, mais qui ne paraissent pas assez abondantes pour nécessiter la suppression des bains. — Guérison.

N° 5 — J..., jeune fille de 18 ans. — Vue le 29 juillet, au 15me jour de la fièvre. — Forme cérebro-spinale; ataxie, perte complète de connaissance pendant six jours; diarrhée intense avec relâchement des sphincters. — Dès la première visite, application rigoureuse de la méthode de Brand. Mais bientôt, nous sommes obligés d'abandonner les immersions froides, car, dès qu'elle est assise dans la baignoire, la malade est prise de lipothymies. Les bains sont désormais remplacés par les affusions froides, la malade étant étendue sur un lit de sangles. — Le septième jour du traitement, vingt-deuxième de la fièvre, je trouve cette jeune fille en état de collapsus: la température est tombé au-dessous de 35°. Aussitôt je la fais envelopper dans une couverture de laine; je place des bouteilles d'eau chaude autour du corps et, à quelques heures d'intervalle, je pratique trois injections hypodermiques de 1 gramme d'éther. La température ne tarde pas à se relever. Elle atteint 39°. Deux jours après cet accès de collapsus, je reprends le traitement par les affusions froides. La fièvre tombe bientôt et la convalescence débute. — L'apyrexie était complète depuis quinze jours, lorsque parut une rechute: élévation de la température à 39° et retour de la diarrhée. Cette rechute est traitée par les enveloppements et les lavements froids. — Le 7 septembre, la température était revenue à 37,5. — Guérison.

N° 51. — C..., jeune fille de 22 ans. Sa mère, plusieurs de ses frères et un de ses oncles sont morts tuberculeux. Elle eut, il y a quelques années, des adénites cervicales. Je lui ai ouvert un de ces abcès ganglionnaires. — Vue le 24 septembre, au 12me jour. Elle se croit atteinte d'un refroidissement et se couvre le plus possible. Les symptômes thoraciques sont en effet très prononcés. T. 39,7. — Traitement par les enveloppements dans les grandes compresses froides. — Cette fièvre évolue très simplement. Aujourd'hui (8 octobre) elle est en pleine défervescence.

« J'ai donc perdu 3 malades. — 1° Un homme de 58 ans, usé, athéromateux, atteint d'emphysème. Il avait eu la fièvre typhoïde, trente ans auparavant. L'état du cœur et des poumons m'ont paru constituer, chez cet homme, une contre-indication réelle de la méthode des bains froids. La température peu élevée dépassait à peine 39°. Je me suis contenté des applications froides. Elles n'ont point donné un bon résultat. Au vingtième jour de la fièvre, douzième du traitement, la température s'élève à 40,5, les accidents pulmonaires s'aggravent de plus en plus et le patient meurt asphyxié. J'ai toujours regretté de ne pas l'avoir traité par la méthode des bains froids, dès ma première visite, et d'autant plus que, depuis, j'ai traité et guéri par cette méthode, un homme de 65 ans, également atteint d'athérôme et d'emphysème. — 2°. Un enfant de 11 ans. Je fus appelé auprès de lui, le treizième jour. Il avait des taches rosées, et, quatre jours après cette première visite, il eut une hémorrhagie intestinale. L'état de cet enfant était, quand je le vis, déjà fort grave: ataxie, délire, fièvre intense à 40,8. Pendant deux jours, les parents refusent de laisser appliquer la méthode des bains froids; ils consentent ensuite, mais pendant un jour seulement. L'enfant fut donc traité par des applications de compresses glacées et de vessies de glace. Une légère amélioration se produit cependant, l'ataxie diminue et la fièvre oscille de 38° à 39°. Mais, le vingt-huitième jour, la température s'élève de nouveau et cette recrudescence coïncide avec l'apparition d'une parotidite et d'une otite purulente double. Les foyers parotidiens sont ouverts. Une nouvelle amélioration paraît s'établir. Mais vers le trente-cinquième jour, la fièvre s'élève encore et l'enfant se plaint de douleurs violentes de la nuque et de la région mastoïdienne. La trépanation de l'apophyse mastoïde est pratiquée sans succès. L'enfant tombe dans le coma et meurt deux jours après. La mort est vraisemblablement due à un abcès cérébral, consécutif à l'otite purulente. Chez cet enfant, la réfrigération fut évidemment très insuffisante. J'ai la conviction que, si la méthode de Brand avait été appliquée dès le début et rigoureusement, ces complications mortelles n'auraient point paru et l'enfant aurait très probablement guéri. — 3° Une femme de 63 ans, atteinte d'athérome du cœur et des artères. Je l'ai vue le vingtième jour de la fièvre. Jusque-là, elle avait été traitée par les purgatifs; on l'accablait de couvertures et on lui donnait des boissons chaudes. Je l'ai traitée par les applications de grandes compresses froides. Ce traitement produisit une légère amélioration et qui dura cinq jours. Puis survinrent coup sur coup, une hémorrhagie intestinale, une éruption généralisée de rupia et une parotidite double, complications qui ont entraîné la mort.

« Nous n'avons pas rencontré de difficultés insurmontables pour l'application des divers procédés de réfrigération. — Au début de l'épidémie, les baignoires étaient rares. Sur notre recommandation, les ferblantiers se sont pourvus et bientôt ont pu satisfaire à toutes les demandes. D'ailleurs, à la campagne, on remplace très bien la baignoire par la benne de vendanges pour les enfants, et par la cuve à lessive pour les adultes. — J'ai souvent employé l'affusion froide, le malade étant couché sur un lit de sangles. Ce procédé me paraît commode et d'une réelle efficacité. Toutes les fois que la température l'exige, le patient, enveloppé d'un drap, sauf à la tête et aux pieds, est porté sur le lit de sangles. Sous le lit sont disposés des baquets destinés à recevoir l'eau. Un gros drap, replié en forme de traversin, soutient la tête. Puis, pendant dix à vingt minutes, on arrose le malade avec de l'eau très froide, en respectant les pieds et en le faisant tourner alternativement sur l'un et l'autre côté, de façon à ce que l'affusion soit générale. Ce procédé convient très bien aux malades qui, dans le bain, ont de la tendance aux lipothymies et aux syncopes. — Le procédé des grandes compresses souvent renouvelées, toutes les dix ou quinze minutes, était réservé aux formes les plus bénignes, ou bien il était employé lorsqu'il n'était pas possible d'avoir recours aux bains ou aux affusions.

« Plusieurs familles s'étaient munies d'un thermomètre. Les températures dans ces familles étaient soigneusement relevées et notées sur une feuille de papier, au moins deux fois par jour, le matin et le soir. — Les personnes qui soignaient le malade étaient prévenues qu'il faut cesser les bains quand la température ne dépasse plus 38,5. Pour fixer la durée et la température des bains, nous donnions certaines indications, en nous fondant sur les abaissements thermiques produits par les premiers bains. Ainsi, lorsqu'au sixième jour du traitement par exemple, nous constatons que les bains abaissent la température entre 37 et 38° nous concluons de cette observation qu'on peut diminuer progressivement la durée du bain jusqu'à dix, huit et même quatre minutes.

« Ce que je puis affirmer hautement, c'est que tout le monde ici, à part de très rares exceptions, est convaincu de la très grande efficacité du traitement de la fièvre typhoïde par la réfrigération. On accepte la réfrigération, sinon avec plaisir, du moins sans appréhension. J'ai plus d'une fois entendu des personnes de l'entourage encourager le malade et l'exhorter à la patience par ces paroles : c'est ennuyeux, c'est pénible, mais au moins on ne meurt pas ! »

Ainsi, voilà quatre épidémies de fièvre typhoïde développées à la campagne, et dans lesquelles tous les malades ont été exclusivement traités par la réfrigération systématique et beaucoup, le plus grand nombre même, par la méthode des bains froids. La démonstration est aussi complète que possible. Non, le préjugé n'est pas un obstacle insurmontable ; mais il faut avoir le courage de lutter une fois contre le préjugé. Non, l'installation des méthodes de la médication réfrigérante n'est pas impraticable à la campagne, car on trouve partout de l'eau froide, des cuves, des tonneaux, des seaux et quelques pièces de linge. Non, l'ignorance des paysans n'est pas un autre obstacle devant lequel on doive s'arrêter, car, réduite à ses éléments essentiels, la médication réfrigérante est d'une application simple et facile. Et le traitement de la fièvre par l'eau froide n'est-il pas vraiment le traitement des malheureux ? De l'eau, un peu de vin et quelques aliments de bonne qualité, tout cela fait une moins grosse saignée à la bourse des pauvres gens que les médicaments que, le plus souvent, il faut aller chercher loin du village.

Rapprochons les résultats obtenus dans ces quatre épidémies. Ces chiffres ont une rare éloquence.

Thoiry	73	malades	3	morts	**4,10**	p. 100
Curis	11	—	0	—	**0**	p. 100
St-Germain	42	—	0	—	**0**	p. 100
Neuville	122	—	6	—	**4,91**	p. 100

Et si, réunissant ces quatre épidémies, nous faisons le total des malades et des morts, nous arrivons à ce résultat : **248** typhiques, traités à la campagne par la réfrigération systématique, ont donné seulement **9** morts, soit un proportion de **3,62** p. 100.

Et comment interpréter cet abaissement si remarquable du taux de la mortalité, sinon comme la preuve éclatante que, même dans la pratique rurale, la réfrigération systématique ne perd rien de sa remarquable efficacité? Dira-t-on que, à la campagne comme dans les hôpitaux, le pronostic de la dothiénentérie relève bien plus du caractère des épidémies que de l'application de telle ou telle médication systématique? A Thoiry, en 1884, caractère bénin l'épidémie ! à Saint-Germain, en 1884, caractère bénin de l'épidémie ! à Neuville, en 1885, caractère bénin de l'épidémie ! et à Curis, en 1874, encore caractère bénin de l'épidémie ! à Curis où, dans la même épidémie, 10 typhiques traités par les moyens ordinaires donnent 4 morts, tandis que 11 typhiques traités par la méthode de Brand ne donnent pas un seul décès ! Sans doute, aucun médecin n'ignore combien variables peuvent être, au point de vue de la gravité, diverses épidémies d'une même maladie infectieuse. Les médecins de campagne savent même que la fièvre typhoïde est dans tel village toujours bénigne et dans tel autre, toujours grave. Mais raisonner de la sorte et à tous les faits, à toutes les démonstrations, opposer sans cesse ce même argument, c'est véritablement faire d'une grande notion de pathologie générale un déplorable abus.

Les paysans de ces quatre villages, Thoiry, Saint-Germain, Neuville et Curis, ignorent certainement les lois de l'épidémiologie, mais ils n'ont pas oublié que, dans leurs familles, la fièvre typhoïde fut, avant le traitement par l'eau froide, beaucoup plus meurtrière qu'aujourd'hui. Aussi disent-ils simplement et avec beaucoup de bon sens que, pour le traitement de cette fièvre, l'eau froide vaut mieux et coûte moins cher que les médicaments. Nous disons comme eux, et nous recommandons cette réflexion fort sage à ceux de nos confrères qui pratiquent la médecine à la campagne.

Hôpitaux civils. — L'installation de la méthode de Brand est très facile dans les hôpitaux. Il n'est pas non plus hors de propos de faire remarquer que le traitement par les bains froids est une moins lourde charge pour le budget d'un hôpital, que les fortes doses de quinine, d'acide salicylique et d'antipyrine généralement employées dans le traitement de la fièvre typhoïde.

C'est une erreur de croire qu'un très nombreux personnel soit nécessaire. Dans un hôpital bien dirigé, le nombre des infirmiers peut bien ne pas être augmenté, sauf en temps d'épidémie. Nous tenons de source certaine que, pendant l'épidémie de 1874, on a pu très aisément, à l'Hôtel-Dieu de Lyon, donner jusqu'à mille bains par jour (1).

(1) Il est vrai que le directeur de cet hôpital, à cette époque,

Du reste, nous ne saurions mieux faire que de décrire l'installation de la méthode de Brand dans nos hôpitaux lyonnais, où, grâce au concours toujours empressé de notre administration hospitalière, cette méthode fonctionne, depuis dix ans, avec une régularité parfaite. — A l'époque où, sous l'inspiration de M. F. Glénard, les médecins lyonnais tentèrent leurs premiers essais, en 1874, il existait à l'Hôtel-Dieu, plusieurs salles, spécialement consacrées au traitement de la fièvre typhoïde par les bains froids. En temps d'épidémie, comme en 1874, des services spéciaux de ce genre peuvent être réellement utiles; mais, en temps ordinaire, ils ne sont pas nécessaires et d'ailleurs ils n'existent plus dans nos hôpitaux lyonnais. Dans tous nos services de médecine, les typhiques peuvent être très aisément traités par les bains froids. A chaque salle est annexé un cabinet de bains qui renferme une ou deux baignoires.

Deux infirmiers, l'un de jour et l'autre de nuit, sont, à tour de rôle, chargés du traitement de tous les typhiques du même hôpital. Ils passent toutes les trois heures, jour et nuit, et plus souvent s'il y a lieu, dans les salles où des malades leur ont été signalés. Le médecin leur donne lui-même, à la visite du matin, les instructions particulières pour le traitement de chaque malade, ou bien consigne ces instructions sur la feuille de température de chaque malade. Du reste, ce genre de prescription est, dans la majorité des cas, d'une grande simplicité : vous baignerez toutes les trois heures, dans de l'eau à 20° ou 18° et pendant dix ou quinze minutes. Il n'est pas nécessaire d'être grand clerc pour comprendre et exécuter une telle prescription.

M. Saint-Olive, n'avait pas, comme on l'a fait ailleurs, déclaré impossible l'installation dans un hôpital de la méthode des bains froids. Il se mit résolûment à l'œuvre et, en quelques jours, tout fut prêt, infirmiers, salles spéciales et cabinets de bains.

L'infirmier baigneur passe donc, toutes les trois heures, dans chaque salle. Il commence par prendre la température rectale de tous les malades en traitement. Comme il est toujours muni d'un nombre suffisant de bons thermomètres, cette exploration générale dure à peine dix à quinze minutes; elle indique tout de suite combien de malades dépassent 39° ou, suivant les cas, 38,5, et par conséquent combien de bains doivent être donnés. Ces notations thermométriques sont inscrites, au fur et à mesure qu'elles sont relevées, sur les feuilles spéciales dont nous avons donné un spécimen. Chaque malade a sa feuille, qui peut être fixée à la pancarte ou, mieux encore, déposée dans le cabinet de bains. — Un malade a dépassé 39°; il va être baigné. Nombre de malades se rendraient eux-mêmes au bain. Sans doute les typhiques sont, dans la salle, placés au voisinage du cabinet de bains; cependant le cabinet est encore trop éloigné; il ne faut pas permettre cette marche trop longue et qui n'est pas sans danger, surtout lorsque le traitement est commencé à une période avancée de la fièvre. En règle générale, le patient, enveloppé d'une couverture, est placé sur un fauteuil à roulettes et, de la sorte, conduit sans fatigue aucune jusqu'à la baignoire. Il entre dans le bain, s'il en a la force; il y est déposé, s'il est trop faible. Dans les cas de délire violent, d'agitation excessive, plusieurs personnes sont nécessaires pour maintenir le fébricitant dans l'eau et pendant un temps suffisant. Mais les symptômes nerveux ne durent pas et bientôt cet agité se laissera conduire au bain aussi docilement que les autres. Dans les cas de stupeur profonde, de coma, il est recommandé à l'infirmier de surveiller le malade avec une attention particulière, pendant toute la durée de l'immersion froide. L'infirmier pratique lui-même l'affusion froide avec l'eau du robinet et non avec l'eau de la baignoire. Dans quelques cabinets de bain, un tube de caoutchouc conduit directement l'eau froide sur la tête du patient, et un robinet permet de régler le volume et la force du jet d'affusion. — Le bain terminé, le typhique est rapidement et modérément essuyé dans un drap sec, enveloppé dans les couvertures et, sur le même fauteuil à roulettes, reconduit dans son lit. Un autre typhique vient prendre sa place au bain. Avec deux baignoires, le même infirmier peut très bien baigner simultanément deux malades, s'ils sont assez dociles et n'exigent pas une surveillance particulière. Quinze à vingt minutes après le bain, l'infirmier prend de nouveau la température rectale de tous les malades baignés, et ces notations nouvelles sont inscrites en face des températures avant le bain. Le lendemain, ces notations serviront à apprécier l'effet utile de chaque bain, la marche de la fièvre, la fréquence et l'intensité des exacerbations fébriles, renseignements précieux et d'après lesquels le médecin traitant peut continuer le même traitement ou bien y introduire quelques modifications.

Mieux vaut désigner quelques infirmiers pour donner les bains que de laisser cette fonction indistinctement à tous. En effet, un infirmier, spécialement chargé de ce service, s'il est doué de quelque intelligence, acquiert bientôt une expérience fort utile aux malades et au médecin ; il observe le typhique pendant la durée du bain, voit si l'immersion est bien ou mal tolérée, note les incidents qui peuvent survenir et peut, sur tous ces points, donner des renseignements exacts. — Dans les salles de femmes, ce sont les religieuses elles-mêmes qui baignent les malades, les unes pendant le jour, les autres pendant la nuit.

Tous nos aides s'acquittent généralement fort bien de leurs fonctions. Il est très rare que nous ayons à relever une incorrection de quelque importance dans le traitement. Les inexactitudes se révèlent souvent par des anomalies dans la marche de la maladie; ce qui peut donner l'éveil au médecin et faciliter la surveillance qu'il doit exercer sur les aides et les infirmiers. Les résultats remarquables que nous obtenons presque constamment dans les fièvres qui nous sont de bonne heure amenées à l'hôpital, prouvent assurément que la méthode est complètement et rigoureusement appliquée. D'ailleurs, nombre de nos aides finissent par acquérir une réelle expérience; ils baignent aussi bien que nous le ferions nous-mêmes. Tous sont convaincus de la très grande supériorité du traitement dont l'application leur est confiée, et c'est là certainement une garantie précieuse pour l'exécution de nos prescriptions. Ils savent très bien qu'il faut baigner la nuit comme le jour; aussi, qu'ils dorment ou qu'ils ne dorment pas, les malades sont régulièrement baignés pendant la nuit. Ils savent enfin que, depuis l'introduction de la méthode des bains froids à Lyon, la mortalité par fièvre typhoïde a considérablement diminué dans les hôpitaux où cette méthode est rigoureusement appliquée; aussi, lorsqu'ils sont atteints de la fièvre typhoïde, nos infirmiers acceptent ou même réclament pour eux-mêmes le traitement par les bains froids.

L'eau du bain peut être, dans le cabinet annexé à chaque salle, très souvent renouvelée. Des conduits munis de robinets l'amènent directement dans la baignoire. En hiver, une certaine quantité d'eau chaude est nécessaire pour élever l'eau trop froide du robinet à la température prescrite pour l'immersion. Mais chaque salle d'hôpital est partout pourvue d'un grand fourneau, dans lequel il est facile de faire bouillir de grandes quantités d'eau. On peut donc changer l'eau très souvent. Une ou deux fois par jour suffisent généralement. Il est clair que, s'il arrive qu'un typhique souille le bain de ses déjections, la baignoire doit être, après ce bain, complètement vidée.

Un cabinet particulier pour les bains est nécessaire. C'est un annexe indispensable d'ailleurs à toute salle d'hôpital convenablement aménagée. On ne donne pas que des bains froids et l'on ne baigne pas que les fièvres typhoïdes. Il y a de grands inconvénients à baigner le typhique dans sa salle, à côté de son lit. Dans la salle, en effet, il est plus difficile de remplir et de vider la baignoire. La préparation du bain ne se fait pas sans bruit, et ce bruit troublerait sérieusement le repos des autres malades et des typhiques eux-même.

Brand voudrait même que les convalescents fussent séparés des malades en traitement, dans une salle spéciale. Après une fièvre grave et d'une certaine durée, le convalescent a besoin d'un calme absolu. Aucun bruit ne doit troubler son sommeil réparateur. Il est devenu sensible au froid; il doit être bien abrité et soustrait aux variations de la température extérieure. Enfin il est, plus facilement peut être que d'autres malades, exposé aux contaminations accidentelles. Nous avons vu deux fois un typhique guéri, prendre la dysenterie infectieuse et en mourir, dans des salles où cette maladie avait été importée pendant qu'il y était traité. Il serait donc désirable que, du moins dans les grands hôpitaux, une salle fut spécialement réservée aux malades convalescents de la fièvre typhoïde et des maladies aigues.

HOPITAUX MILITAIRES. — Dans la première édition de son livre, en 1861, Brand exprimait le désir que le traitement de la fièvre typhoide par les bains froids se répandit de plus en plus dans la pratique de la médecine militaire. Déjà, en 1877, époque à laquelle parut sa seconde édition, Brand (1) pouvait constater que son

(1) BRAND, loc. cit., 2me édition, p. 337.

désir s'était en grande partie réalisé. Beaucoup de médecins de l'armée allemande avaient reconnu la supériorité de la méthode des bains froids et l'appliquaient, plus ou moins régulièrement, au traitement de la fièvre typhoïde. En effet, les avantages de la méthode sont grands, et particulièrement appréciables dans les hôpitaux militaires.

On peut simultanément traiter un grand nombre de malades, et Brand cite son propre exemple. Pendant la guerre de 1870, il était à la tête de deux ambulances comprenant ensemble 260 lits. Beaucoup de ses malades étaient atteints de fièvre typhoïde. Aidé de quelques assistants, il put suffire à ce service, et sans délaisser ses occupations particulières. La plupart des fièvres, traitées dès le début, évoluaient avec une remarquable simplicité. Pas de complications à traiter, pas de suites fâcheuses. Le rôle des infirmiers se bornait à prendre des températures, à baigner les malades et à leur donner des aliments. — M. Fr. Glénard était alors prisonnier de guerre à Stettin. Il accompagnait Brand dans son service des ambulances. La plupart de ces fièvres furent ainsi traitées sous ses yeux ; ce fut là l'origine de sa conviction profonde et de son ardent prosélytisme.

La mortalité par fièvre typhoïde, poursuit Brand, était considérable dans les armées allemandes, avant la vulgarisation de la méthode des bains froids. Jusqu'en 1863, elle était dans l'armée royale prussienne, de 20 à 25 p. 100. Sur un total de 134,000 hommes, il en mourait annuellement environ 487 de la fièvre typhoide. De 1849 à 1866, la garnison de Stettin compte 1970 cas de fièvre typhoïde, parmi lesquels il y a 519 morts. En éliminant l'année 1866, dans laquelle la mortalité s'est élevée à des proportions tout à fait insolites, la mortalité, pour cette période de 1849 à 1866, est, à l'hôpital militaire de Stettin, de 25,9 p. 100. En 1869, la méthode des bains froids est appliquée déjà par un certain nombre de médecins militaires. Or, cette année là, l'armée prussienne perd de la fièvre typhoïde 331 soldats et non plus 487, comme les années précédentes. A Stettin la mortalité tombe à 7,5 p. 100. — Et Brand fait remarquer que la plupart des médecins militaires sont encore loin d'appliquer sa méthode avec une rigueur suffisante. Les bains de la nuit sont généralement supprimés et souvent aussi les bains froids, remplacés par des bains tièdes. La quinine est fréquemment associée aux bains. Or cette association ne donne pas des résultats favorables. Brand ne doute pas que cette méthode défectueuse ne soit bientôt abandonnée. Les médecins militaires, dit-il, peuvent choisir entre la méthode de Jurgensen, celle de Liebermeister et la mienne. Et Brand trace le schéma d'un traitement très simple et qui n'est d'ailleurs que le développement de sa formule générale. Les résultats seront d'autant meilleurs, ajoute-t-il, que les médecins de régiments enverront les malades plus tôt à l'hôpital. On peut prévoir que les complications feront défaut, que la mort par fièvre typhoïde deviendra une exception, et que cette maladie n'occupera plus qu'une place très minime parmi les causes de mort dans les statistiques militaires.

Depuis 1877, les prévisions de Brand se sont de plus en plus confirmées. Les méthodes de réfrigération défectueuses, dont il avait signalé les imperfections, sont de plus en plus abandonnées. La plupart des médecins militaires allemands reviennent à la pure méthode des bains froids, telle que Brand l'a formulée. Les statistiques publiées par le Conseil de santé des armées allemandes, de 1877 à 1885, témoignent de cette tendance générale, et aussi du nouvel abaissement qu'elle a produit dans le taux de la mortalité par fièvre typhoïde. — Nous avons déjà cité ces statistiques. Il faut bien y revenir. Ainsi, la mortalité par fièvre typhoïde qui s'élevait autrefois, pour toute l'armée allemande, à une moyenne annuelle de 25 p 100, maintenant, dans ces dernières années, est tombée de 8 à 10 p. 100. Tous les ans, à partir de 1877, les plus faibles mortalités se rencontrent invariablement dans certains corps d'armée, en particulier le deuxième, dont le siège est à Stettin et où la méthode de Brand est plus rigoureusement appliquée. A Stettin, de 1877 à 1881, la mortalité n'est plus que de 1, 6 p. 100 (2 morts sur 186 typhiques traités par la méthode de Brand). — Ce fait a vivement frappé le Conseil de santé des armées allemandes. Des circulaires ministérielles le signalent à tous les médecins militaires et les engagent à poursuivre cette expérimentation, en préférant la méthode de Brand à toute autre méthode de réfrigération. M. Strube, directeur du service de santé, exprime cette opinion, légitimée d'ailleurs par les faits, qu'il est possible d'obtenir, dans les hôpitaux militaires et avec la méthode de Brand, une mortalité qui ne dépasse pas 3 p. 100. — Or la conséquence d'un pareil abaissement du taux de la mortalité, c'est que l'armée allemande qui, avant la vulgarisation de la méthode des bains froids, perdait annuellement 600 à 700 hommes enlevés par la fièvre typhoïde, désormais ne perdra plus qu'une moyenne annuelle de 90 hommes. « En trois ans, elle pourra conquérir sur la fièvre typhoïde un régiment tout entier. »

Certes voilà des faits nouveaux dans l'histoire de la fièvre typhoïde. Peut-on sérieusement contester des faits de ce genre? Les Allemands doivent assurément se préoccuper de la santé de leurs soldats. Il n'est pas admissible que les médecins militaires soient à ce point unanimes à reconnaître la supériorité d'une méthode stérile ou dangereuse, et moins encore que l'autorité militaire supérieure en recommande partout l'application rigoureuse et avec une telle insistance. Il y a d'ailleurs un argument péremptoire ; c'est la comparaison, au point de vue de la mortalité par fièvre typhoïde, des deux périodes, l'une avant et l'autre après la vulgarisation de la méthode des bains froids. Avant, c'est 25 p. 100 ; après, c'est 8 à 10 p. 100. Faut-il donc, ajoute M. Fr. Glénard, admettre que, dans les armées allemandes, la fièvre typhoïde fut, avant le bain froid, toujours très grave et, depuis le bain froid, toujours bénigne?

Au surplus, nous avons mieux à faire qu'à contester des résultats qui présentent de telles garanties d'exactitude. Cette vaste expérimentation qui, depuis plus de quinze ans, se poursuit avec un tel succès dans les hôpitaux militaires allemands, est bien faite pour éveiller la sollicitude des médecins militaires placés à la tête du service de santé de notre armée. Certes, la question en vaut la peine. Il ne s'agit rien moins que de la vie de plusieurs centaines de nos jeunes soldats qui meurent tous les ans de la fièvre typhoïde, et qui, les résultats obtenus en Allemagne le démontrent clairement, pourraient être sauvés par une application rigoureuse de la méthode des bains froids. — On a dit que la direction du service de santé devrait envoyer en Allemagne une mission chargée d'étudier l'installation de la méthode de Brand dans les hôpitaux militaires. Mais cette mesure n'est point nécessaire. Nos collègues de l'armée sont fort au courant de tous les progrès qu'a réalisés la thérapeutique des fièvres. Tôt ou tard, grâce à leur initiative personnelle, le traitement de Brand se répandra dans nos hôpitaux militaires. Mais il faudrait hâter ce moment si désirable. La direction du service de santé dispose de beaucoup de moyens pour répandre dans l'armée la connaissance des résultats obtenus, chaque année, dans les hôpitaux militaires allemands. Elle peut aussi prescrire toutes les mesures nécessaires pour rendre facile, rapide et complète, l'installation de la méthode de Brand, dans tous les hôpitaux dont les médecins exprimeront le désir de traiter la fièvre typhoïde par les bains froids.

Du reste, quelques tentatives ont été faites déjà dans nos hôpitaux militaires. — Dès les premières années qui ont suivi la guerre de 1870, M. Libermann expérimentait, à Paris, la méthode des bains dans le traitement de la fièvre typhoïde. Mais M. Libermann n'appliquait pas la méthode de Brand dans toute sa rigueur. Il ne baignait qu'un nombre restreint de malades (20 p. 100), et retardait souvent l'application du traitement jusqu'au huitième jour et même au delà. Les résultats furent néanmoins supérieurs à ceux que donnent les autres médications, et, dans les commentaires dont il accompagnait ses observations, M. Libermann ajoutait: « Le traitement hydrothérapique n'offre même pas, en campagne, des difficultés bien sérieuses. » — En 1874, M. Péchaud (1), médecin-major, et M. Carcassonne traitaient quelques fièvres typhoïdes par la méthode de Brand dans les hôpitaux de Nîmes, et en reconnaissaient tout à la fois l'efficacité et l'installation facile. — En 1873, M. Longuet (2), alors aide-major, se trouvait aux prises en Algérie, à Sidi-bel-Abbès, avec une épidémie meurtrière de fièvre typhoïde. Déjà, sur 37 malades traités par les moyens ordinaires, 10 avaient succombé. M. Longuet se décide alors à recourir à la méthode des bains froids. Ainsi sont traités 52 typhiques, parmi lesquels il n'y a qu'un seul décès. M. Longuet n'a pas remontré de difficultés réelles pour l'installation de la méthode ; il fait remarquer au contraire combien plus facilement encore et plus efficacement elle peut être appliquée dans les hôpitaux militaires :

(1) *Mémoires de médecine militaire*. 1874.
(2) *Mémoires de médecine militaire*. 1873

« A l'hôpital militaire, dit-il, les prescriptions des médecins empruntent à l'esprit de discipline, vis à vis des malades et des auxiliaires, un surcroit d'autorité qui en assure l'exécution fidèle..... Près de mille bains administrés sous nos yeux, en quatre mois, ne nous ont pas donné à constater un seul accident..... L'intervention de bonne heure est le meilleur auxiliaire du succès : la pratique militaire puise dans cette condition, la plupart du temps réalisée, une supériorité incontestable; avec l'aide du thermomètre et la donnée d'une influence épidémique, avant quarante-huit heures, on est généralement fixé. » L'expérience faite par M. Longuet a porté ses fruits. Ce distingué confrère nous apprend, en effet, que les médecins militaires qui lui ont succédé à Sidi-bel-Abbès continuent à traiter la fièvre typhoïde par les bains froids.

Depuis, nous le savons, d'autres tentatives ont été faites dans nos hôpitaux militaires, par exemple à Paris et à Lyon. Mais nous savons aussi que la méthode employée n'est qu'une image très infidèle de la véritable méthode de Brand. Comme au début de l'expérimentation faite dans l'armée allemande, la plupart de nos collègues de l'armée s'en tiennent à des procédés de réfrigération incomplets ou défectueux : les bains de la nuit sont très généralement supprimés ; on donne seulement deux ou trois bains dans la journée, bien rarement davantage; le bain tiède ou frais remplace trop souvent le véritable bain froid ; aux immersions, on associe les médicaments antipyrétiques; les malades ne sont pas baignés dès le début ou assez près du début; la méthode des bains est le plus souvent considérée comme une méthode d'exception, applicable seulement aux formes qui paraissent immédiatement graves. Nous ne sommes donc pas surpris d'entendre répéter que la méthode de Brand ne donne pas, dans nos hôpitaux militaires, de meilleurs résultats que les autres médications. Traiter de la sorte, par cette réfrigération très insuffisante, la fièvre typhoïde et de préférence les formes graves, c'est à peu près abandonner la maladie à l'évolution spontanée. L'expérience en a été faite dans les différents corps de l'armée allemande; on y a vu le traitement par les bains donner des résultats d'autant plus sûrs, et la mortalité devenir d'autant plus faible, que la méthode de Brand est plus exactement appliquée. C'est une expérience dont nous devrions profiter.

La pratique de la médecine militaire réunit les conditions les plus favorables pour l'application complète et régulière du traitement de la fièvre typhoïde par les bains froids. Mieux que partout ailleurs, peuvent être remplies, dans les hôpitaux militaires, les deux indications fondamentales : baigner dès le début, baigner toutes les fièvres typhoïdes, ou du moins le plus grand nombre possible des fièvres typhoïdes.

En temps d'épidémie, et même en temps ordinaire, le soldat atteint de fièvre peut être aisément, et dès les premiers instants de l'invasion, soumis à l'examen du médecin de régiment. Une exploration thermométrique fort simple renseigne aussitôt sur l'existence et l'intensité de la fièvre. Si le médecin de régiment a le moindre doute touchant le début probable d'une dothiénentérie, il envoie immédiatement le fébricitant à l'hôpital militaire, même avec un diagnostic forcément incertain. Dès son arrivée, le malade est soumis au traitement que Brand conseille dans la période d'incertitude du diagnostic. S'agit-il d'une fièvre gastrique ou de tout autre fièvre légère et de peu de durée? Après quelques immersions froides et quelques jours de repos, ce soldat, promptement guéri, rentrera au régiment et reprendra son service. S'agit-il au contraire d'une fièvre typhoïde, la résistance et la marche ascendante de la température fébrile auront fixé le diagnostic après deux jours d'observation au plus, et le malade bénéficiera du très grand avantage d'une intervention hâtive et sérieuse. Craint-on d'augmenter le nombre des journées d'hôpital? Mais on obtiendra un résultat tout à fait contraire. Les vrais typhiques, ainsi traités dès le début, resteront peu de temps à l'hôpital et de bonne heure pourront être envoyés en convalescence.

Quant à l'installation matérielle de la méthode de Brand dans les hôpitaux militaires, elle n'y présente pas plus de difficultés que dans les hôpitaux civils. On obtiendra très aisément des infirmiers militaires ce que nous obtenons depuis longtemps des infirmiers de nos hôpitaux lyonnais. Comme le fait si judicieusement observer M. Longuet, l'esprit de discipline est un auxiliaire précieux pour une méthode dont l'application réclame une régularité parfaite dans l'exécution des prescriptions médicales.

Que les vœux si légitimes de Brand et de F. Glénard (1) soient enfin réalisés: que les médications stériles et les méthodes imparfaites de réfrigération soient abandonnées; que la vraie méthode des bains froids soit introduite et partout appliquée dans nos hôpitaux militaires, et désormais nous pourrons, nous aussi, vaincre ce fléau qui décime nos jeunes soldats, la fièvre typhoïde. Nous aurons alors la satisfaction, qui jusqu'à présent nous a toujours été refusée, de voir cette maladie occuper, non plus le premier rang, mais un des derniers, sinon le dernier, dans les tables mortuaires de notre armée.

(1) GLÉNARD. Traitement de la fièvre typhoïde à Lyon en 1883. *Gazette hebd. de médecine et de chirurgie*. 1883.

TABLE DES MATIÈRES

Pages

Préface .... I-VI

Chapitre I. — HISTORIQUE DE LA MÉDICATION RÉFRIGÉRANTE APPLIQUÉE AU TRAITEMENT DES FIÈVRES I

Chapitre II. — OBSERVATIONS PERSONNELLES. — STATISTIQUE. — MORTALITÉ 57

Formes intenses 62
Formes moyennes 63
Formes légères 63
Complications 65
Cas mortels 66
Cas mortels baignés après le vingtième jour 96
Cas mortels baignés du huitième au quinzième jour 101
Cas mortels baignés avant le huitième jour 106

Chapitre III. — INDICATIONS. — CONTRE-INDICATIONS. — COMPLICATIONS. — ACCIDENTS IMPUTABLES AUX BAINS FROIDS.. 111

§ I. — *Les deux indications fondamentales* 112
Première indication : baigner dès le début 112
Incertitude du Diagnostic 121

Pages

Deuxième indication : baigner le plus grand nombre des fièvres typhoïdes.......... 135
Incertitude du Pronostic.......... 139

§ II. — *Contre-indications tirées de l'état du malade antérieur à l'invasion de la fièvre typhoïde*.......... 148
Grossesse.......... 148
Menstruation.......... 153
Etat puerpéral.......... 155
Allaitement.......... 156
Age avancé.......... 157
Enfance.......... 159
Obésité.......... 168
Alcoolisme.......... 169
Epilepsie. Hystérie. Nervosisme.......... 169
Rhumatisme aigu. Goutte.......... 171
Bronchite. Emphysème. Phthisie. Pleurésie ancienne. 172
Affections du cœur.......... 176
Affections cérébrales.......... 179
Affections chirurgicales.......... 180

§ III. — *Contre-indications tirées de la maladie elle-même et de ses complications*.......... 181
Répugnance pour les bains.......... 182
Accidents thoraciques. Bronchite dothiénentérique.. 185
Pneumonie.......... 188
Broncho-pneumonie. Hypostase.......... 200
Epistaxis.......... 223
Hémoptysie.......... 223
Pleurésie.......... 225
Accès d'oppression. Toux violente.......... 227
Enrouement. Dyspnée laryngée.......... 229
Affections cardiaques intercurrentes. Péricardite..... 229
Collapsus.......... 231
Lipothymies. Syncopes.......... 232
Albuminurie. Néphrite infectieuse. Œdème.......... 235
Vomissements.......... 237
Perforation. Péritonite.......... 237
Hémorrhagie intestinale.......... 238
Douleurs abdominales.......... 245
Etat de la peau. Sueurs.......... 246
Eschare.......... 247

Pages

Erysipèle 248
Longue durée de la fièvre........ 248
Résumé des contre-indications........ 253

Chapitre IV — Des modifications qu'imprime la méthode des bains froids aux symptomes de la fièvre typhoïde.. 255

§ I — *Influence des bains sur la température fébrile*........ 256
Modifications de la température centrale pendant l'immersion froide........ 256
Modifications de la température centrale entre deux bains. Abaissements thermiques 260
Modifications des courbes thermométriques........ 281
Formes légères........ 290
Formes moyennes 299
Formes intenses........ 310
Fièvres compliquées 319
Cas mortels........ 320

§ II. — *Influence des bains sur les symptômes de la fièvre typhoïde*........ 336
Troubles du système nerveux........ 336
Troubles des voies digestives. Influence de la méthode des bains froids sur le processus local de l'intestin 340
Troubles circulatoires........ 351
Troubles respiratoires........ 357
Troubles de l'excrétion et de la sécrétion urinaires.. 358
Etat de la peau........ 369
Etat des forces. Nutrition. Variations du poids du corps 375

Chapitre V. — Marche. — Durée — Rechutes. — Pronostic. — Mortalité........ 385

Marche 385
Formes intenses........ 386
Formes moyennes........ 395
Formes légères........ 399
Fièvres compliquées........ 402
Durée........ 403
Recrudescences. Récidives........ 425
Rechutes 426
Pronostic........ 430

Pages

Mortalité. Statistiques.... 441
Statistiques françaises.... 442
Statistique de M. F. Glénard.... 443
Statistique de M. Rollet.... 443
Statistique de M. Mollière.... 445
Statistique de l'hôpital de la Croix-Rousse.... 451
Statistiques allemandes.... 464
Statistique de Liebermeister.... 464
Statistique de Vogl.... 465
Statistiques officielles des armées allemandes.... 467
Statistique de Brand.... 472

Chapitre VI. — Traitement de la fièvre typhoïde par la réfrigération. — La méthode des bains froids et ses applications a ce traitement.... 477

§ I. — *Procédés divers de la médication réfrigérante*.. 477
Affusions froides.... 480
Lotions froides.... 483
Lavements froids.... 485
Enveloppements froids.... 488
Applications froides.... 491
Bains tièdes.... 494
Bains tièdes progressivement refroidis.... 499
Bains froids.... 502
Première méthode de Brand.... 502
Méthode de Jurgensen.... 506
Méthode de Liebermeister.... 507
Association aux bains des médicaments antipyrétiques 508

§ II. — *Méthode de Brand*.... 512
Formule générale.... 512
Du grand bain froid.... 513
Des compresses froides.... 516
Autres procédés accessoires.... 518
Température des bains.... 518
Fréquence des bains. Intervalle entre deux bains. Bains de la nuit.... 522
Durée du bain.... 525
Température du malade indiquant l'opportunité du bain.... 527
Notations thermométriques. Thermométrie.... 528
Cessation des bains.... 537

Pages

HYGIÈNE DU TYPHIQUE TRAITÉ PAR LA MÉTHODE DES BAINS FROIDS ... 539
Aliments ... 539
Boissons ... 544
Soins particuliers ... 547

§ III. — *Applications particulières de la méthode de Brand* ... 551
Schéma de l'application de la méthode des bains froids dans une fièvre typhoïde intense ... 552
APPLICATIONS DE LA MÉTHODE DANS LES DIVERSES FORMES DE LA FIÈVRE TYPHOÏDE ... 562
Fièvres intenses et moyennes ... 562
Formes légères ... 565
Dothiénentéries sans fièvre. Formes hypothermiques ... 566
Fièvres tardivement baignées ... 567
Fièvre typhoïde de l'enfance ... 569
Fièvre typhoïde des personnes âgées ... 571
Fièvre à convalescence traînante ... 572
Fièvre à rechute. — Rechutes ... 573
APPLICATION DE LA MÉTHODE DANS LES FIÈVRES COMPLIQUÉES ... 574
Symptômes nerveux graves ... 575
Symptômes et complications thoraciques ... 578
Troubles circulatoires ... 582
Frisson intense après le bain ... 585
Rougeurs et douleurs des extrémités ... 586
Troubles digestifs. Diarrhée. Météorisme. Constipation 587
Hémorrhagie intestinale ... 589
Perforation. — Péritonite ... 593
Abcès — Furoncles. — Eschares ... 595

§ III. — LA MÉTHODE DES BAINS FROIDS DANS LA PRATIQUE RURALE ET DANS LES HÔPITAUX ... 596
PRATIQUE RURALE ... 596
Epidémie de Thoiry ... 597
Epidémie de Curis ... 602
Epidémie de Saint-Germain ... 603
Epidémie de Neuville ... 604
Mortalité de la fièvre typhoïde traitée à la campagne par la réfrigération systématique ... 615
HÔPITAUX CIVILS ... 617
HÔPITAUX MILITAIRES ... 622

INDEX ALPHABÉTIQUE

A

Abaissements thermiques, 266, 435, 437, 482, 486, 490, 496.
Abcès, 371, 436, 595.
Action diurétique des bains, 2, 237, 361.
Action thérapeutique du froid dans les fièvres, 13, 15, 21, 47, 336, 477.
Affections cérébrales, 179.
Affections chirurgicales, 180.
Affusions, 15, 16, 480, 513, 614.
Age avancé, 157, 571.
Albuminurie, 235, 360, 367.
Alcool, 545.
Alcoolisme, 169.
Alimentation, 22, 539, 564.
Allaitement, 156.
Amaigrissement, 376, 382.
Anasarque, 169.
Angines, 342.
Antipyrétiques (médicaments), 281, 508.
Antipyrine, 281, 368.
Appareils à réfrigération, 493.
Appétit, 341, 343, 434.
Applications froides, 491.
Apyrexie, 265, 282, 387.
Asthme, 173.
Ataxie, 141, 431, 576.
Athérôme, 159, 612, 613,
Avortement, 151.

B

Bain froid, 278, 280, 502, 512, 518, 522, 525, 537.
Bain tiède, 494.
Bain tiède prolongé, 14, 24, 498.

Bain tiède refroidi, 199, 499.
Boissons, 32, 544.
Bouche, 341, 434,
Bronchite antérieure, 172.
Bronchite typhique, 185, 433, 578.
Bronchopneumonie, 131, 200, 439, 580.

C

Carbonique (acide), 383.
Céphalalgie, 336.
Cœur — affaiblissement, 99, 100, 203, 268, 351, 585 — affections antérieures, 176.
Collapsus, 167, 231, 583, 611.
Coma, 102, 107, 339, 431, 578.
Complications, 65, 116, 164, 278, 402, 318.
Complications thoraciques, 18, 41, 185.
Compresses froides, 516.
Congestion pulmonaire, 103, 187, 357, 433.
Constipation, 346, 588.
Contractures, 166, 339, 342.
Contre-indications, 16, 148, 253.
Convalescence, 199, 404, 427, 572, 622.
Convulsions, 339, 577.
Coqueluche, 133.
Courbes thermométriques, 284, 434.

D

Début, 18, 112, 119.
Défervescence, 292, 294, 298, 387.
Déglutition, 342.
Délire, 338, 431, 576.
Diarrhée, 141, 345, 434, 439, 587.
Dicrotisme, 353.
Diète hydrique, 11, 546.
Digitale, 49.
Diphthérie, 166, 342.
Douleurs abdominales, 245, 347.
— des extrémités, 165, 586.
Douleurs thoraciques. 581.
Durée, 403.
Dysentérie, 106.
Dyspnée, 171, 227.

E

Eclampsie albuminurique, 170.
Emphysème, 173.
Empirisme, 9.
Enfance, 159, 267, 569.
Enrouement, 229.
Enveloppements froids, 195, 488, 570.
Epilepsie, 169.
Epistaxis, 223.
Erysipèle, 2, 27, 165, 248.
Erythème, 375.
Eschares, 165, 247, 372, 436, 595.
Ether, 584.

F

Faciès, 337, 431,
Fièvre 8, 45.
Fièvres éruptives, 125.
Fièvres gastriques, 122.
Fièvres inflammatoires, 22.
Fièvres intermittentes, 17, 22,

Fièvre jaune, 19, 22, 23.
Fièvre pernicieuse, 22, 134.
Forces, 375.
Formes intenses de la fièvre typhoïde, 62, 136, 164, 270, 310, 386, 439, 562.
Formes légères, 63, 139, 163, 271, 290, 399, 440, 565.
Formes moyennes, 63, 137, 164, 270, 299, 395, 440, 562.
Frictions, 514, 583.
Frisson, 515, 526, 585.
Furoncles, 165, 370, 436, 595.

G

Gangrène, 98, 141, 374.
Gargouillement, 347.
Goutte, 172.
Grossesse, 148, 606.

H

Hématocèle, 155.
Hémoptysie, 220, 223.
Hémorrhagies 21, 357.
Hémorrhagie intestinale, 239. 357, 589, 614.
Hôpitaux civils, 617 — militaires, 622.
Hygiène, 38, 539.
Hyperthermie, 5, 17, 25, 27, 33, 39, 43, 153.
Hypostase, 200, 580.
Hypothermie, 427, 566.
Hystérie, 169, 171, 339.

I

Inanition, 540.
Incertitude du diagnostic, 121,
Incertitude du pronostic, 139.
Indications, 36, 101, 112, 135.
Infirmiers, 547, 620.
Insomnie, 337.

L

Larynx (œdème du), 104.
Lavement froid, 485.
Lipothymies, 232, 582.
Lotions, 17, 483.

M

Marche, 385.
Mémoire, 340.
Méningite, 49, 135.
Menstruation, 6, 22, 153.
Météorisme, 141, 346, 434, 587.
Méthode de Brand (première), 34, 502
Méthode de Brand (deuxième), 41, 512.
Méthode de Currie, 16.
— de Giannini, 20.
— de Jacquez 30, 491.
— de Jurgensen, 506.
— de Liebermeister, 507.
— de Riess, 498.
— de Ziemssen, 158, 499.
Méthodes mixtes, 508.
Miliaire (fièvre), 19, 22, 23.
Modifications fâcheuses de la méthode des bains froids, 115, 117.
Mort subite, 99, 105, 234.
Mortalité, 61, 441.
— chez les enfants, 161.
— chez les gens âgés, 157.
Mortalité dans les hôpitaux militaires, 119, 624, 625.

Mortalité dans les hôpitaux civils, 61, 463, 475.
Mortalité à la campagne, 601, 602, 604, 616.
Mortels (cas), 68, 116, 270, 320, 331.
Muguet, 343.

N

Néphrite aiguë, 129.
Néphrite dothiénentérique, 235.
Nervosisme, 169.
Nuit (bains de la) 432, 522.
Nutrition, 375.

O

Obésité, 168, 267, 373.
Œdèmes, 229, 235, 373.
Ondulations (type thermique à), 315.
Oscillations thermiques, 296.
Otite, 165, 371.

P

Paralysies consécutives à la fièvre typhoïde, 340.
Parotidite, 613.
Peau (état de la), 369.
Perforation de l'intestin, 237, 434, 593.
Péricardite, 230.
Périmétrite, 154.
Péritonite, 102, 237, 434.
Peste, 19, 22.
Pétéchies, 436.
Phénique (acide), 53, 283.
Phlébite, 606.
Phlegmatia alba dolens, 374.
Phlegmons, 104, 371.
Photophobie, 337.
Phthisie, 175.
Pleurésie, 174, 225.
Pneumonie, 2, 125, 165, 188, 438, 581.
Pneumo-typhoïde, 188.
Poids du corps, 375.
Polyurie, 359, 361.
Pouls, 142, 351, 432, 438.
Pratique rurale, 596.
Préjugés, 181, 596, 608.
Pronostic, 430.
Prophylactique (caractère) de la méthode des bains froids, 112.
Puerpéral (état), 155, 607.
Pyohémie, 221.

Q

Quinine, 49, 510.

R

Rechute, 426, 573, 606.
Récidive, 425.
Recrudescences, 298, 425.
Refoulement du sang, 21.
Répercussion, 13.
Répugnance pour les bains, 182, 437.
Résistance à la réfrigération, 334, 562.
Respiration, 357.
Rhumatisme articulaire aigu, 29, 165, 171.
Rougeole, 6, 19, 22, 130.

S

Salicylique (acide), 52, 244, 283, 509.
Scarlatine, 16, 22, 130.
Schéma de l'application de la méthode des bains froids 552.
Séjour (à l'hôpital) 405.
Septicémie, 98, 100, 107, 221.
Signes indiquant l'opportunité du bain, 532.
Soif, 342, 546.
Soins particuliers, 547.
Statistique, 441.
— des armées, 53.
— officielle des armées allemandes, 467.
— de Brand, 472.
— de F. Glénard, 443.
— de Liébermeister, 464.
— de M. Mollière, 445.
— de M. Rollet, 443.
— de Vogl, 465.
— de l'Hôpital de la Croix-Rousse, 451.
— personnelle, 61.
Stupeur, 164, 339, 431, 577.
Sueurs, 246, 372.
Syncope, 233, 584.

T

Taches rosées, 370, 436,
Température du bain, 518.
Température fébrile pendant le bain, 257.
Température entre deux bains, 260.
— nychthémérale, 274.
— indiquant le bain, 527.
— (Signe pronostique) 141.
Thermométrie, 528.
Thrombose artérielle, 107.
Toux, 227, 358, 579.
Traitement par les bains pendant la période du début, 147.
Traitement irrégulier, 289.
Traitement tardif, 97, 99, 101, 248, 437, 567.
Tuberculeux (antécédents) 174, 612.
Tuberculose aiguë, 122, 174.
Type inverse, 427.
Typhus, 13, 16, 19.

U

Ulcérations de l'intestin modérées par la méthode des bains froids, 348.
Urée, 366, 383.
Urine, 358, 433, 438.

V

Variole, 6, 12, 16, 17, 22, 132.
Vératrine, 50.
Vésanies, 340.
Vessies de glace, 492.
Vin, 545.
Vomissements, 237, 343, 344.

Imp. WALTENER ET Cie, rue Belle-Cordière, 14. — Lyon.

www.ingramcontent.com/pod-product-compliance
Ingram Content Group UK Ltd.
Pitfield, Milton Keynes, MK11 3LW, UK
UKHW020303200726
13857UKWH00001B/75

9 782011 901743